"十二五"普通高等教育本科国家级规划教材

"十四五"普通高等教育本科规划教材

供基础、临床、护理、预防、口腔、中医、药学、医学技术类等专业用

精 神 病 学

Psychiatry

（第 5 版）

主　编　王　刚　毛富强

副主编　司天梅　关念红　宁玉萍　张　玲

编　委　（按姓名汉语拼音排序）

曹莉萍（广州医科大学精神卫生学院/
　　　　广州医科大学附属脑科医院）

陈景旭（北京大学回龙观临床医学院/
　　　　北京回龙观医院）

陈　敏（济宁医学院精神卫生学院）

傅松年（新疆医科大学第一附属医院）

关念红（中山大学附属第三医院）

李　洁（天津市安定医院/
　　　　天津医科大学精神卫生中心）

李　平（齐齐哈尔医学院精神卫生学院）

李占江（首都医科大学附属北京安定医院）

刘可智（西南医科大学临床医学院）

陆　峥（同济大学附属同济医院）

毛富强（天津医科大学基础医学院）

宁玉萍（广州医科大学精神卫生学院/
　　　　广州医科大学附属脑科医院）

司天梅（北京大学第六医院）

王传跃（首都医科大学附属北京安定医院）

王东明（包头医学院精神卫生学院/
　　　　包头市第六医院）

王　刚（首都医科大学附属北京安定医院）

王华丽（北京大学第六医院）

夏　炎（哈尔滨医科大学附属第一医院）

闫　芳（首都医科大学附属北京安定医院）

阎立新（兰州大学第二医院第二临床医学院）

杨　蕊（首都医科大学附属北京安定医院）

杨世昌（新乡医学院第二附属医院）

张丽芳（长治医学院精神卫生系）

张　玲（首都医科大学附属北京安定医院）

郑　毅（首都医科大学附属北京安定医院）

周新雨（重庆医科大学第一临床学院）

北京大学医学出版社

JINGSHENBINGXUE

图书在版编目（CIP）数据

精神病学 / 王刚，毛富强主编 . — 5 版 . — 北京：
北京大学医学出版社，2024.8
ISBN 978-7-5659-3121-5

Ⅰ . ①精… Ⅱ . ①王… ②毛… Ⅲ . ①精神病学 – 高
等学校 – 教材 Ⅳ . ①R749

中国国家版本馆CIP数据核字（2024）第062975号

精神病学（第5版）

主　　编：王　刚　毛富强
出版发行：北京大学医学出版社
地　　址：（100191）北京市海淀区学院路 38 号　北京大学医学部院内
电　　话：发行部 010-82802230；图书邮购 010-82802495
网　　址：http：// www.pumpress.com.cn
E-mail：booksale@bjmu.edu.cn
印　　刷：北京瑞达方舟印务有限公司
经　　销：新华书店
责任编辑：刘云涛　　责任校对：靳新强　　责任印制：李　啸
开　　本：850 mm×1168 mm　1/16　印张：24.25　字数：696 千字
版　　次：2003 年 4 月第 1 版　2024 年 8 月第 5 版　2024 年 8 月第 1 次印刷
书　　号：ISBN 978-7-5659-3121-5
定　　价：55.00 元

第 5 轮修订说明

国务院办公厅印发的《关于加快医学教育创新发展的指导意见》提出以新理念谋划医学发展、以新定位推进医学教育发展、以新内涵强化医学生培养、以新医科统领医学教育创新，要求全力提升院校医学人才培养质量，培养仁心仁术的医学人才，发挥课程思政作用，着力培养医学生救死扶伤精神。《教育部关于深化本科教育教学改革全面提高人才培养质量的意见》要求严格教学管理，把思想政治教育贯穿人才培养全过程，全面提高课程建设质量，推动高水平教材编写使用，推动教材体系向教学体系转化。《普通高等学校教材管理办法》要求全面加强党的领导，落实国家事权，加强普通高等学校教材管理，打造精品教材。以上这些重要文件都对医学人才培养及教材建设提出了更高的要求，因此新时代本科临床医学教材建设面临更大的挑战。

北京大学医学出版社出版的本科临床医学专业教材，从 2001 年第 1 轮建设起始，历经多轮修订，高比例入选了教育部"十五""十一五""十二五"普通高等教育国家级规划教材。本套教材因骨干建设院校覆盖广，编委队伍水平高，教材体系种类完备，教材内容实用、衔接合理，编写体例符合人才培养需求，实现了由纸质教材向"纸质+数字"的新形态教材转变，得到了广大院校师生的好评，为我国高等医学教育人才培养做出了积极贡献。

为深入贯彻党的二十大精神，落实立德树人根本任务，更好地支持新时代高等医学教育事业发展，服务于我国本科临床医学专业人才培养，北京大学医学出版社有选择性地组织各地院校申报，通过广泛调研、综合论证，启动了第 5 轮教材建设，共计53 种教材。

第 5 轮教材建设延续研究型与教学型院校相结合的特点，注重不同地区的院校代表性，调整优化编写队伍，遴选教学经验丰富的学院教师与临床教师参编，为教材的实用性、权威性、院校普适性奠定了基础。第 5 轮教材主要做了如下修订：

1. 更新知识体系

继续以"符合人才培养需求、体现教育改革成果、教材形式新颖创新"为指导思想，坚持"三基、五性、三特定"原则，对照教育部本科临床医学类专业教学质量国家标准，密切结合国家执业医师资格考试、全国硕士研究生入学考试大纲，结合各地院校教学实际更新教材知识体系，更新已有定论的理论及临床实践知识，力求使教材既符合多数院校教学现状，又适度引领教学改革。

2．创新编写特色

以深化岗位胜任力培养为导向，坚持引入案例，使教材贴近情境式学习、基于案例的学习、问题导向学习，促进学生的临床评判性思维能力培养；部分医学基础课教材设置"临床联系"模块，临床专业课教材设置"基础回顾"模块，探索知识整合，体现学科交叉；启发创新思维，促进"新医科"人才培养；适当加入"知识拓展"模块，引导学生自学，探索学习目标设计。

3．融入课程思政

将思政元素、党的二十大精神潜移默化地融入教材中，着力培养学生"敬佑生命、救死扶伤、甘于奉献、大爱无疆"的医者精神，引导学生始终把人民群众生命安全和身体健康放在首位。

4．优化数字内容

在第4轮教材与二维码技术结合，实现融媒体新形态教材建设的基础上，改进二维码技术，优化激活及使用形式，按章（或节）设置一个数字资源二维码，融知识拓展、案例解析、微课、视频等于一体。

为便于教师教学、学生自学，编写了与教材配套的PPT课件。PPT课件统一制作成压缩包，用微信"扫一扫"扫描教材封底激活码，即可激活教材正文二维码，导出PPT课件。

第5轮教材主要供本科临床医学类专业使用，也可供基础、护理、预防、口腔、中医、药学、医学技术类等开设相同课程的专业使用，临床专业课教材同时可作为住院医师规范化培训辅导教材使用。希望广大师生多提宝贵意见，反馈使用信息，以便我们逐步完善教材内容，提高教材质量。

医学关乎人类生命的存在与繁衍，医学卫生事业的发展涉及国家安全、经济发展、社会文明和人民福祉。医者德为先，能为重，技为精。医学教育应既科学、严谨、规范，又充满温情与关怀。"健康中国"的美好愿景与目标，激励着医务工作者为之奋斗。医学教育要坚守为国育才、立德树人的根本任务，落实《关于深化新时代学校思想政治理论课改革创新的若干意见》《高等学校课程思政建设指导纲要》《教育部关于深化本科教育教学改革全面提高人才培养质量的意见》《关于深化医教协同进一步推进医学教育改革与发展的意见》《关于加快医学教育创新发展的指导意见》等文件精神，以适应我国"大医学、大卫生、大健康"的发展需求，为"健康中国"筑牢人才基础。

近年来，高等院校探索新医科建设，推进现代医学教育教学新模式，坚持以人和健康为中心，建立健全覆盖生命全周期和健康全过程、"促防诊控治康"一体化的人才培养体系，高度重视身心、社会、环境等要素，融通医工理文学科，提升新时代医学生的整体素养；运用现代数字信息技术，增强情境化教学，加强临床实践教学，有效地提高了学生专业胜任力。同时，高等院校深化落实党和国家关于加强大学生思想政治教育的指示精神，将思想政治教育贯穿于人才培养体系和课程教学，使习近平新时代中国特色社会主义思想进课堂、入头脑，培养人民群众满意的、医术精湛的社会主义卫生健康事业接班人。

北京大学是经历过百年洗礼的老校，为我国建设和发展做出了杰出贡献，与全国医学教育界的同道们共同努力，在医学教育教学研究、教师培养、教材建设、实践教学规范等多方面不断改革创新。北京大学医学出版社秉承医学教育宗旨，落实党和国家对教材建设的要求和任务，立足北大医学，服务全国高等医学教育，与各院校教师一起不懈努力，打造精品教材，以高质量完成课程教学活动的"最后一公里"。本套本科临床医学专业教材是在教育及卫生健康部门领导的关心指导下，由医学教育专家顶层设计，北京大学医学部携手全国各兄弟院校群策群力、共同建设的成果。本套教材多年来与高等医学教育改革相伴而行，与时俱进，历经多轮修订，体系日趋完善，符合专业要求，编写队伍与院校构成合理，编写体例不断优化创新，实现了纸质教材与数字教学资源结合的精品新形态教材建设。实践证明，这套教材满足本科医学教育的专业标准要求，在适应多数院校的教学能力与资源的情况下，能很好地引导、深化专业教学，已成为本科医学人才培养的精品教材，为我国高等医学教育事业发展做出了突出贡献。

第5轮教材建设坚持以习近平新时代中国特色社会主义思想为指引，积极探索思政元素融入教材，落实立德树人根本任务，坚持现代医学教育理念，体现生命全周期、健康全覆盖的整体要求，与相关学科恰当融合，全面更新了医学知识和能力体系，体现了"中国本科医学教育标准—临床医学专业（2022）"的要求，配合教学模式与方法的改革，吸收"金课程"建设经验，优化教材体例，融入医学文化，重视中华医学文明，强调适用、实用，行稳致远，开创新局，锤炼精品。

在第5轮教材出版之际，欣为之序。相信第5轮教材的高质量建设一定会为我国新时代高等医学教育人才培养和健康中国事业发展做出更大贡献。

前　言

精神心理健康工作对国民素质的提高、国民经济的发展乃至和谐社会的建设具有深远的影响。公众对精神心理卫生服务的需求日益增加，精神卫生是当前我国重要的社会公共卫生问题已成为社会共识。

当前精神医学发展迅速，基因组学、大数据与人工智能等新技术、新方法进入精神医学的研究领域，交叉学科、转化医学等均对精神医学的发展起到了促进作用。精神医学在基础和临床研究等领域不断发展，并在众多综合性医疗机构和社区精神卫生康复机构中推广应用。

习近平总书记指出，要树立大卫生、大健康的观念，把以治病为中心转变为以人民健康为中心。本教材编委会组织全体编写人员认真学习领会习近平总书记关于教育工作和教材工作的重要讲话精神，明确了要在大健康的认知框架下，积极探索精神医学各学科之间的知识整合与融合问题，突出中国科学家在精神医学研究和实践中的独特贡献，编写一本适应新时代要求、逻辑框架更清晰、知识体系更完善的高质量教材。

面对精神医学学科发展和社会需求的增加，国家《关于医教协同深化临床医学人才培养改革的意见》等文件要求，对五年制医学生要加强医学人文、职业素质和临床能力培养。本教材紧密联系执业医师资格考试、硕士研究生入学考试大纲，突出"三基""五性"，帮助学生在基本掌握精神医学基本理论、基本知识和基本技能的基础上，较全面地知晓精神医学近年来在国内外的新进展、新成果。为此，本教材在第 4 版的基础上新增了精神医学新技术、新方法、新进展的相关内容。此外，本版教材新增了案例讨论、知识链接模块，包括学科发展故事、研究前沿、临床治疗演变等，其中部分知识链接、教学视频等以手机微信二维码扫码形式呈现于手机端，将传统出版与数字技术有机融合，实现以纸质教材为核心、配套数字教学资源的立体化教材建设，落实了教育信息化的转型。

本教材的编写工作由首都医科大学、天津医科大学、北京大学医学部、同济大学、中山大学、重庆医科大学、哈尔滨医科大学、长治医学院、兰州大学、齐齐哈尔医学院、广州医科大学、济宁医学院、新疆医科大学、西南医科大学、包头医学院、山西医科大学、新乡医学院共 17 所医学院校的 26 名资深精神医学专家承担，大大提高了教材的专业水准和编写质量。同时，本教材的组织编写工作得到了北京大学医学出版社的全面支持和帮助。在此，对所有参编作者和北京大学医学出版社表示由衷的感谢。

尽管我们对新版教材的编写力图精益求精，但总会挂一漏万、顾此失彼，谬误难免，在此敬请同道斧正！

首都医科大学附属北京安定医院　王刚

目　录

第一章

绪　论

第一节　基本概念

一、精神与心理

精神（psyche）即心理，两者同义。正常状态时多用"心理"，异常状态时多用"精神"。大脑是负责人类一切精神活动的器官，人的精神（心理）是大脑对客观现实的主观反映，指人的意识、思维活动和一般心理状态。

二、精神活动及精神现象

精神活动及精神现象（psychic phenomena）由认知、情感和意志三个部分组成，其内容包括感觉、知觉、注意、记忆、思维、情感、意志、行为、个性特征和意识倾向等方面。人的精神活动是在适应和改造客观环境的实践中，通过不同层次的心理活动过程和大脑接受、储存、利用信息的功能，对环境和自身进行认识、预测、调节和控制，使个体与环境间的相互作用过程保持平衡。人类的精神活动按心理现象的特征可分为心理活动过程和个性（人格）两种表现形式。所谓个性，是指某个体自身各个心理活动过程特征的总和。这些特征具有相对稳定性，如个体的需要、兴趣、观念、气质、能力、性格等心理倾向，相对于心理活动过程而言要稳定得多。

三、精神疾病与精神障碍

精神疾病（mental illness）是指在体内外各种生物、心理、社会环境因素的影响下，大脑功能活动发生紊乱，导致认识、情感、意志和行为等精神活动出现不同程度障碍的疾病，如精神分裂症、心境障碍、焦虑障碍、精神发育迟滞、人格障碍等。在现代精神病学的研究与发展过程中，越来越多的学者采用精神障碍（mental disorder）一词来取代精神疾病的概念。所谓精神障碍，是指任何先天或后天的心理障碍，其含义广泛，是一个不严密的术语，包括一系列轻重不一的精神症状与行为异常。这些症状在大多数情况下会给个体带来痛苦，并使其社会功能受损，如生活自理能力，人际沟通与交往能力，工作、学习或操持家务能力，以及遵守社会行为规范能力的损害等。精神障碍的形成与发展是生物、心理、社会因素共同作用的结果，有先天或自幼便持续存在的，如精神发育迟滞；但大多数是后天出现的，即在原来心理状态正常的群体中，在有或无诱因作用的情况下发病的重性精神病性发作（psychotic episode）或症状较轻的神经症性发作（neurotic episode）。精神障碍的诊断主要依赖于症状群的特征与病程。就目前而言，常见的精神障碍并没有可作为诊断依据的器质性病理基础，未能发现特异性病因。因此，准确把握精神病理现象（即临床表现）的规律与特征，是诊治各类精神障碍的关键。对精神障碍的治疗，应根据不同的精神障碍和不同的病程阶段，在生物 - 心理 - 社会医学模式的指导下，采用各种药物治疗、心理治疗、物理治疗、中医治疗、工娱治疗、社会家庭康复治疗和护理等综合性措施。

四、精神病学与精神医学

按古希腊语的解析，psyche 即精神、灵魂之意，-iatria 为治疗之意，故精神病学（psychiatry）被定义为"治疗灵魂疾病"的医学，是古代医学的一部分。现代精神病学的概念是研究各种精神疾病（或精神障碍）的病因、发病机制、临床表现、疾病的发展规律，以诊断和治疗为主要目的的一门科学，它是临床医学的一个分支。随着医学科学的发展和社会需求的日益增长，现代精神病学的研究范畴日渐扩大，专业的划分更加深入和专业化，目前精神病学有临床精神病学（其中包括成人精神病学、儿童精神病学、老年精神病学）、司法精神病学、联络会诊精神病学、精神障碍流行病学、社会精神病学、社区精神病学、职业精神病学、跨文化精神病学等。进入 20 世纪 70 年代，国际和国内广泛采用精神医学（psychological medicine）和精神卫生学（mental health）的术语。精神医学主要包括精神病学和精神卫生学两个方面，本书中所讲述的内容，主要着眼于精神病学部分，也会少量涉及精神卫生学。精神卫生学是预防医学的分支，主要研究精神障碍发生、治疗、预防、康复的特点和规律，以预防和康复为主要目的。狭义的精神卫生是指预防各种精神障碍的发生；广义的精神卫生是指维护和增进心理健康，培养健全人格，提高人类对环境的适应能力和改善生活质量。

第二节　精神病学简史

精神病学的发展走过了漫长而曲折的道路，其发展速度与水平受各个不同历史阶段的学科水平、意识形态、哲学观点的影响与制约。因此，回顾历史，以史为鉴，对于理解精神病学发展的现状、展望与筹划今后的发展至关重要。简言之，世界精神病学的发展史可分为四个阶段，即远古阶段、中世纪阶段、近代史阶段和现代史阶段。

一、远古阶段

远古阶段的精神病学发展，主要表现在古代朴素的唯物主义思想对精神病的认识上。公元前 460—前 377 年，希腊医学家希波克拉底（Hippocrates）首先认识到精神疾病是大脑活动被破坏的结果，认为脑是思维的器官，精神异常是一种病，是可以治疗的。进而提出了精神病的体液病理学说，认为人体内有血液、黏液、黄胆汁和黑胆汁四种基本体液，此四种体液的正常混合保持了人体的健康，如若其中的某一种过多或过少或相互关系失常，人就会生病。如人体内黑胆汁过多，进入脑内，干扰和破坏脑的活动，人就会患抑郁症。同时，希波克拉底还对精神疾病进行了分类，划分出躁狂、抑郁、产褥精神病、酒精中毒性谵妄和痴呆等，并分别做了描述。由于希波克拉底的贡献，后人称其为医学奠基人和精神病学之父。此时期还有不少学者如公元前3世纪的阿雷提阿斯（Areteas），公元前128—前56年的阿斯克勒披亚底斯（Asclepiades），以及后来的奥雷里安纳斯（Aurelianus）等分别从精神病的分类、病因假设，以音乐、改变生活环境、工作娱乐和简单的物理、药物、心理等措施治疗精神疾病等方面做出了重大贡献，为精神病学的发展奠定了基础。

二、中世纪阶段

从公元476年至17世纪资产阶级兴起的漫长历史阶段中，医学被神学和宗教所约束，处在黑暗时期，人们对精神病的认识大大后退，精神病患者被视为魔鬼附体，被以拷打、烙烧以及驱鬼等惨无人道的手段对待，无数精神病患者受到残酷的迫害与摧残。更有甚者，部分对此类恶行持批评态度、主张伸张正义的学者也被视为危险分子而遭到迫害。此历史阶段，精神病学的发展停滞不前。

三、近代史阶段

18世纪法国大革命的胜利对精神病学发展的深远影响是近代史阶段精神病学发展的主要特征。此时期，由于工业革命高潮的到来，科学快速进步，迷信受到巨大打击，使医学逐渐摆脱了中世纪唯心主义及神学的束缚，精神病学的发展发生了质的飞跃，精神病真正被看作需要治疗的疾病，精神病患者被看作社会的成员。此时期最具代表性的人物是法国精神病学家比奈尔（Pinel，1754—1826年），他是法国第一位被任命的"疯人院"院长，1793年他对精神病院进行了历史性的改革，将"疯人院"变为真正意义的医院，解除了患者的铁链和枷锁，将患者从终身囚禁中解放出来，使医生对患者精神症状的研究成为可能，进而发现了错觉和幻觉的区别，对"环性精神病"等精神障碍进行了描述，对麻痹性痴呆进行了临床和病理解剖学研究，使法国的精神病学有了显著发展。应该指出，在18—19世纪的德国，仍然存在两个观点对立的学派，即所谓"精神学派"和"躯体学派"。受康德和黑格尔哲学思想的影响，精神学派认为精神病是精神和灵魂本身的病，是罪恶和居心不良所致，主张由哲学家进行道德教育，不应由医生治疗；而躯体学派认为，精神病是躯体原因所致，应从躯体变化中去寻找病因，积累资料和经验以利于疾病的治疗，这种观点体现了唯物主义的科学精神，对当时精神病学的发展有一定的积极意义。

四、现代史阶段

自19世纪中叶至20世纪40年代，自然科学包括基础医学如生理学、解剖学和病理学的发展以及大量临床资料的积累，推动了精神病学的发展。19世纪末至20世纪初期，德国学者克雷丕林（Kraepelin，1856—1926年）提出了临床疾病分类原则，即认为精神疾病可根据客观生物学规律分成数类，每一类精神疾病均应有其独特的病因、特征性的精神症状和体征、典型的病程和病理解剖改变，以及与疾病本质相关的预后和转归。据此理论，克雷丕林首次将早发性痴呆（现称为精神分裂症）视为独立的疾病单元，并认为青春痴呆、慢性系统性妄想症、紧张症和早发性痴呆是同一疾病的亚型。认为躁狂症和抑郁症临床表现虽然相反，但本质上是同一疾病的不同表现，并首先由他命名为躁狂抑郁性精神病。20 世纪初至 20 世纪 40 年代，还有许多精神病学家对精神疾病的命名、分类、病因、发病机制进行过心理学、生理学、遗传学、大脑解剖学等多学科的研究与探索。如布鲁勒提出以精神分裂症取代克雷丕林的早发性痴呆的命名，以及精神分裂症的"4A"症状（即联想障碍，association disturbances；矛盾意向，ambivalence；情感淡漠，apathy；内向性，autism）；弗洛伊德（Sigmund Freud）的精神分析学说；阿道夫·麦尔（Adolf Meyer）的精神生物学说以及巴甫洛夫的条件反射学说等等，都对精神病学的发展做出了卓越的、不可磨灭的贡献。

从 20 世纪初开始，在西方先后诞生了精神分析疗法、人本主义疗法、认知行为疗法等，在东方陆续出现了正念疗法、森田疗法、内观疗法等，这些心理疗法极大地丰富了精神障碍治疗体系。

1908 年美国人比尔斯领导成立了康涅狄格州心理卫生协会。1909 年美国心理卫生协会在纽约成立。1930 年首届国际心理卫生大会在美国首都华盛顿召开。国际心理卫生组织的成立有力地推动了世界精神卫生运动的发展。

1952 年法国医生迪莱（Delay，1907—1987 年）将氯丙嗪用于精神病治疗获得成功。抗精神病药物的问世是精神病学的一个新的里程碑，人们因此发现神经递质与脑中受体之间的关系，进而研发出多种抗精神病药物。

进入 21 世纪，精神病学取得了突飞猛进的发展。众多基础学科如神经生理、神经生化、精神药理、神经免疫的迅速发展，分子生物学理论与应用上的长足进步，电生理学、脑影像学、心理测查等新技术在精神疾病的诊治和研究中的广泛应用，特别是社会学、社会心理学乃至人类学的理论在精神疾病以及心理行为问题的病因、治疗、预防与康复等诸多领域研究中越来越受到重视，彰显了人类对疾病（特别是精神病）本质的认识发生了根本性的变化。如今，人们不仅能深入到分子水平，如从神经细胞膜、受体、酶和氨基酸的分子水平去探索精神疾病的病因和发病机制，而且还十分重视心理社会应激因素对精神疾病和各种心理与行为问题的致病作用。以生物、心理和社会三维的整体观念、结合现代高水平的基础医学理论和日新月异的高科技技术去研究疾病本质和重视患者的权益是当代"生物 - 心理 - 社会"医学模式的理论核心。这种疾病观念是标志当代精神病学迅速发展的里程碑，21 世纪的精神医学正以惊人的速度和史无前例的辉煌成果与时俱进。

第三节　精神病学与现代医学的关系

在现代医学中，精神病学与临床医学和基础医学的关系十分密切，这是由人体内中枢神经系统与其他生理系统密不可分的生物学基础决定的。大脑作为中枢神经系统的高级部分，对来自体内外环境的各种应激发挥着协调、筛选和整合的主导作用，大脑的功能活动与其他生理系统的功能活动彼此联系、相互制约、共组平衡，以维持人体功能的正常运转。正常情况下，人体内分泌功能的生理变化会导致中枢神经系统，尤其是脑功能的明显变化，反之亦然。病理情况下，这些变化会十分剧烈而持久。临床上，各种躯体疾病如心血管疾病、内分泌功能紊乱、营养代谢性疾病等均会影响脑功能而出现精神症状或诱发各种精神疾病。反之，脑功能紊乱同样会产生一系列内脏自主神经功能、代谢功能和内分泌功能明显且持续的失调。不少精神疾病患者，如抑郁症患者发病期间可出现月经紊乱、闭经、食欲下降、体重减轻、便秘、失眠和自主神经功能紊乱等症状。尤其应注意的是，神经系统疾病与精神疾病常互为因果，同一疾病过程中既可有神经系统疾病的症状和体征，又可有精神症状，两者并存。上述两类患者患病时，都会就诊于综合医院各临床科室或精神科。可见，精神病学与其他临床学科特别是神经病学的关系十分密切。有鉴于此，综合医院临床各科室的医护人员，要高度警觉各种躯体疾病、尤其神经系统疾病患者出现精神症状或患精神疾病的可能性，在诊治各类躯体疾病时，掌握识别和处置精神疾病的基本知识和技能。同样，精神科医生亦应学会常见躯体疾病的诊疗技术。对于严重或复杂的躯体疾病与精神疾病共病问题，可通过发展会诊联络精神医学（consultation-liaison psychiatry）加强临床医学各科与精神科之间的会诊来解决。

当今人类已充分认识到精神疾病是脑的疾病，是生物、心理和社会因素综合作用的结果。遗憾的是，迄今为止，绝大多数精神疾病的病因和发病机制尚未阐明。自然科学，特别是基础医学的发展，是精神病学发展的关键所在，精神病学的发展有赖于应用先进的基础医学理论和技术逐步揭开正常脑功能和脑功能紊乱的奥秘。近30年来，围绕着精神疾病病因学的问题，世界范围内开展了众多基础科学研究，如分子生物学、神经内分泌学、分子遗传学、神经生化学、精神药理学以及心理学的理论研究，以及相关新技术的开发和应用，如影像技术、放射免疫技术、微量测定技术等。这些理论和技术都纷纷应用于精神病学的研究中，建立了相应的基础医学研究分支，积累了大量与精神疾病病因及发病机制有关的宝贵资料，为最终揭示精神疾病病因及推动精神病学的发展奠定了广泛而深入的自然科学基础。另外，基础医学也在精神病学的研究中得以发展和完善。此外，精神病学与基础医学的关系还表现在：人们对情绪及心理活动如何影响躯体功能和心身健康、心理社会刺激与疾病间的关系等问题越来越关注；运用医学心理学、行为科学和心身医学等基础学科的原理解释精神障碍的病因、发病机制、临床表现，指导精神疾病的诊断和防治工作的趋势日益明显。这些均表明精神病学与基础医学的关系是相辅相成、互相促进、密不可分的。

第四节　中国精神病学及精神卫生服务发展现状

世界精神病学的发展一直推动着我国精神病学的发展。作为临床医学的一个学科，我国精神病学的发展，自100年前至今，经历了从无到有，从小到大，从相对落后到全方位与世界现代精神病学发展前沿接轨的发展历程。回顾我国精神病学的发展，从新中国成立前基础十分薄弱到20世纪50年代初期重新起步，再到20世纪七八十年代迅猛发展，直至21世纪与世界精神病学发展潮流全面接轨，尤其是20世纪末期到21世纪初，我国精神病学在学科建设、人才培养、学术交流以及精神疾病流行病学调查、社区精神卫生服务、国际学术交流与合作、精神卫生立法等方面发展迅猛，成果显著，取得了十分可喜的进步。

一、精神疾病患病现状

随着社会发展，与人们身心健康息息相关的疾病谱随之变迁。世界卫生组织（World Health Organization，WHO）在1990年的《全球疾病负担》中报道，传染性疾病等生物因素所造成的疾病负担（burden of disease，BD）已明显下降，非传染性疾病所致的疾病负担正逐渐上升。而后者中尤以精神疾病给人类社会带来的疾病负担为重，在中低收入国家精神疾病占其总疾病负担的10.5%，高收入国家则达23.5%，2003年卫生部宣布在我国精神疾病负担约占总疾病负担的20%。在高收入国家以及我国，精神疾病所致的疾病负担已居首位，超过了肿瘤、心脑血管病等所致的疾病负担。因此，精神疾病已成为严重危害人类健康的疾病。

2015年《柳叶刀·精神病学》（*Lancet Psychiatry*）公布了精神疾病与成瘾物质滥用障碍所致伤残调整生命年（disability adjusted life years，DALYs）为1.62亿，占全球全部DALYs的6.59%，是全球DALYs的第3位。精神疾病与成瘾物质滥用障碍所致DALYs中，排名前3位的是抑郁症（33.40%）、焦虑障碍（15.17%）、违禁药物使用导致的精神障碍（10.41%），其后依次是精神分裂症（9.55%）、酒精导致的精神障碍（6.89%）、孤独谱系障碍（6.19%）、双相情感障碍（5.54%）、儿童行为障碍（3.55%）、广泛性发育障碍（2.12%）、进食障碍（0.87%）和注意缺陷多动障碍（0.38%）。5种精神疾病排在全球疾病负担（global burden of disease，GBD）前20位，分别为抑郁症（第2位）、焦虑障碍（第7位）、精神分裂症（第11位）、恶劣心境（第16位）、双相情感障碍（第17位）。

1990—2013年中国精神疾病调查患病率显示，抑郁症的时点患病率男性为2.2%、女性为3.3%；焦虑障碍的时点患病率男性为2.0%、女性为3.3%；精神分裂症的时点患病率为0.5%；双相情感障碍的12个月患病率男性为0.5%、女性为0.6%；恶劣心境的时点患病率男性为1.1%、女性为1.8%；酒精依赖的时点患病率男性为1.4%、女性为0.3%。孤独谱系障碍的时点患病率男性为1.1%、女性为0.4%；注意缺陷多动障碍的时点患病率男性为0.8%、女性为0.3%；儿童行为障碍的时点患病率男性为0.7%、女性为0.4%。且1990—2013年这23年间，中国精神疾病所致DALYs依次为抑郁症1069万、精神分裂症521万、焦虑障碍363万、神经及物质使用障碍278万、酒精所致精神障碍194万、双相情感障碍17万、孤独谱系障碍166万、儿童行为障碍71万、广泛性发育障碍40万。由此可见，精神疾病给个人和中国社会带来巨大的经济负担。

二、精神疾病预防及诊疗现状

国内外在精神分裂症和抑郁症的一级预防（病因预防）和二级预防主要集中在精神分裂症和抑郁症病因学假说的探索过程和早期诊断方法的研究上，目前尚无一致性结论。精神分裂症和抑郁症的三级预防（预防复发和康复）是目前研究的重点。国内大部分省份普遍建立了初级精神卫生社区三级防治网络，但是社区精神卫生服务网络就其形式和内容而言，主要是针对精神分裂症，对抑郁症及其他心理障碍的社区服务尚需进一步完善和加强。

精神疾病临床诊断采用《疾病及有关健康问题的国际分类》第10版（ICD-10）。在治疗方面以药物治疗为主，引进、研究并尝试开展非药物治疗方法，如将心理治疗、电痉挛治疗、重复经颅磁刺激、迷走神经刺激、深部脑刺激、经颅直流电刺激、磁惊厥等治疗方法陆续应用到精神障碍的治疗中，提高临床治疗的有效率。在疾病的急性期、巩固期和维持期等不同阶段给予相应的生物、心理、社会干预治疗方法，即采用全病程治疗的方法，提高疗效和减少疾病复发。

中国精神疾病防治不断发展，随着精神病学学科的临床循证研究以及临床经验的不断积累，由十年前在《中国精神疾病防治指南》的指导下开展防治工作，到对《中国精神疾病防治指南》的修订，标志着中国精神疾病防治工作在遵循科学性、规范性、与国际接轨等原则下科学发展。自2015年陆续发布了《中国精神分裂症防治指南（第2版）》《中国抑郁障碍防治指南（第2版）》《中国注意缺陷多动障碍防治指南（第2版）》《中国双相障碍防治指南（第2版）》《中国失眠障碍诊断和治疗指南》《中国强迫症防治指南》，目前各类精神障碍的防治指南仍在不断修订中，这使中国精神疾病防治迈出了新的步伐。

三、社区精神卫生服务

截至2016年底，全国已登记在册的严重精神障碍患者540万人，其中88.7%的患者接受了基层医疗卫生机构提供的随访管理及康复指导服务。"十二五"期间，精神卫生工作作为保障和改善民生以及加强和创新社会管理的重要举措，被列入国民经济和社会发展总体规划。相关部门加强协作，组织实施精神卫生防治体系建设与发展规划，安排资金改扩建精神卫生专业机构，改善精神障碍患者就医条件，通过基本公共卫生服务项目和重大公共卫生专项支持各地开展严重精神障碍患者管理服务，将严重精神障碍纳入城乡居民大病保险、重大疾病保障及城乡医疗救助制度范围，依法依规对不负刑事责任的精神障碍患者实施强制医疗，积极开展复员退伍军人、流浪乞讨人员、"三无"（无劳动能力、无生活来源且无法定赡养、抚养、扶养义务人，或者其法定赡养、抚养、扶养义务人无赡养、抚养、扶养能力）人员中精神障碍患者救治救助。各级精神卫生工作政府领导与部门协调机制逐步建立，我国的精神卫生防治体系和服务网络基本形成。

▌四、中国精神卫生法的建立

《中华人民共和国精神卫生法》自 1985 年提上立法议题，直至 2013 年 5 月 1 日正式颁布实施，历时 28 年。在立法过程中，精神卫生立法的基本原则也在进行着微妙的变化，从呼吁改善精神卫生从业人员待遇，到强化重性精神病的管理，再到今天的"发展精神卫生事业，规范精神卫生服务，维护精神障碍患者的合法权益"。中间的这些变化，既反映了我国社会和文化环境的变迁，也反映了民众权利意识的高涨以及民众舆论与立法者的互动关系。首先，它是一部精神卫生的大法，强调了促进心理健康，而非仅关注精神病防治，因此，它是一部适用于全民的法律，符合世界卫生组织关于"人人享有精神健康的权利"和"精神健康是全面健康不可或缺的一部分"的宗旨。其次，精神卫生法对精神障碍的诊疗过程做了详尽的甚至带有操作性的规定，最重要的是强调了患者的权益，只要精神疾病患者外在的异常表现不妨害他人，不对自己的生命和健康带来威胁，就没有强制性医学干预的必要。这是最终出台的精神卫生法在保护患者个人权益上做出的最为坚决和明确的选择。当然，精神卫生从业人员以及部分法律界人士对此仍有不同的看法。精神卫生从业人员认为，精神障碍患者的治疗权也是其个人权益的一部分，而本法过于强调了其"自愿原则"；法律界人士认为，在保护患者个人利益上仍嫌不够，尤其是赋予家属过多的责任、权利。法律的边界到底能不能在"疾病"和"自由"的疆域中找到穿行的空间，这还需要我们在法律实施后检验。最后，法律对精神卫生法的实施从正反两方面提出了保障措施，即加强精神卫生服务体系、队伍的建设，加大对精神障碍患者的各项保障，对违法者进行相应的处罚。

精神卫生立法的目的主要是维护精神疾病患者的合法权益、依法规范精神卫生服务和推动精神卫生事业的发展，使精神卫生工作有法可依，为精神卫生工作的可持续发展提供政策保障，为精神病患者和精神卫生工作者的合法权益提供法律保护。特别是在保障精神病患者的社会地位、人身基本权利，疾病缓解后顺利回归社会，继续贡献社会、自食其力的意愿得以实现等方面形成良好的社会风气。

第五节　中国精神卫生发展的主要任务

▌一、在"中国脑科学计划"的部署下迎接脑科学和脑重大疾病研究的挑战

2012 年中国科学院和国家自然科学基金委出版的《未来 10 年中国学科发展战略》中，脑

与认知科学被列为重点学科，并提出"脑功能连接图谱计划"，致力于完整地描述认知功能相关的神经网络。中国脑科学项目制订了一个十五年计划（2016—2030 年），同时"十三五"规划纲要草案已经把脑科学研究列入国家重大科技项目，该项目将整合国家基础研究项目、国家自然科学基金和中国科学院资源，进行三方面研究项目，概括为"一体两翼"：以研究脑认知的神经原理为"体"，以研发脑重大疾病诊治新手段和脑机智能新技术为"两翼"，"两翼"之一为开发预防、诊断与治疗脑疾病的有效方法，研究集中在发育性障碍（如孤独症、精神发育迟滞）、情感性精神障碍（如抑郁症、双相情感障碍）、重性精神疾病（如精神分裂症、精神活性物质成瘾）。

毫无疑问，大数据时代下的脑科学研究，通过动态、整合的研究视角，规划出神经环路的宏观脑结构与功能性动态图谱，结合遗传学等多学科，全方位揭开神经元调控和精神疾病异常状态的密码，将会为精神分裂症、情感性精神障碍等精神疾病的精准诊治提供更为广阔的视野。

二、加强学科基础建设，促进学科发展

应充分利用分子遗传学、神经生化、神经免疫、神经影像学、神经电生理及精神药理的理论及相关的高科技技术发展生物精神病学，加速对各种精神障碍病因、发病机制以及开发新的生物学治疗方法的研究；发展社会精神病学，积极探索社会、生态以及文化差异对精神疾病及心理行为的影响；大力加强精神疾病的流行病学调查研究，摸清各种常见精神疾病和心理行为的发病率、患病率、疾病总负担以及卫生经济学相关问题等基本情况，为制定精神卫生的发展战略和行政决策提供科学依据；加强心身医学的研究，重视心理因素、社会环境变化以及重大自然灾害和灾难事故等应激因素对健康和疾病的影响，探讨生物学、心理学和社会学在人类健康与疾病之间的相互关系，促进精神医学和临床医学逐步从单一生物医学模式向生物 - 心理 - 社会综合医学模式转变。

应该强调，加强学科建设，促进学科发展的一个重要途径是赋予国家精神心理临床医学研究中心重任，负责制定我国的精神卫生发展战略，集中优势资源，瞄准当今世界精神医学发展前沿领域，统筹运作与我国社会发展和经济建设相适应的重大精神卫生研究项目，使我国精神医学总体水平尽快进入世界先进行列。

三、重视人才的培养与专业队伍的发展

培养能满足 21 世纪社会发展需求的高水平精神卫生专业人才和具备"生物 - 心理 - 社会"整体医学观念的医学生是发展精神医学长期的战略性任务的需要。据统计，截至 2015 年我国精神卫生人员每 10 万人口 8.9 名，距离中高收入国家每 10 万人口 16.1 名和世界平均水平每 10 万人口 11.3 名的专业服务资源配比仍有很大差距，这是我国社区精神卫生发展所面临的问题，尤其是中西部和农村地区精神卫生人才严重短缺，严重制约精神卫生事业的发展。因此，加大人才培养力度，特别是在全国范围内加快社区和县一级综合性医院培养合格精神科医师和设置精神科的步伐以扩大精神卫生服务的可及性是当前专业队伍建设的关键。当然，对我国大中城市的专业精神卫生中心，继续建立和完善包括精神科医师、精神科护士、心理治疗师、职业治疗师及社会工作者的高素质精神卫生队伍，同样是专业队伍建设不可忽视的重要工作，对于我国精神医学总体水平的提高、推动精神卫生事业的迅速发展至关重要。

另外，医学院校中对医学生的精神病学教育应加大改革的力度。目前医学院校的精神科教学课时仍然不足；教材中各类躯体疾病伴发精神障碍的诊断、治疗与康复内容以及针对各类心理障碍的心理咨询和心理治疗等内容过简；强调遵循各类精神药物使用规范、合理平衡其效益与风险关系的理念不够；缺少会诊联络精神医学的内容等，都对医学生整体医学专业素质的培养不利，给其今后的临床工作造成困难。因此，通过教学改革，强化精神卫生继续教育，开展多层次、多方面精神卫生专业人员的培训是加强精神卫生队伍建设，提高人员素质和服务能力，推动我国精神医学发展的必由之路。

四、加强社区精神卫生服务

大力发展社区精神卫生服务，扩大服务范围，增加受益人群。针对我国农村及边远地区相当部分患者得不到精神卫生专科服务的现实，应在广大的欠发达地区及农村地区培训专业人员，建立社区专科服务机构，逐步开展精神卫生工作，形成和建立以基层医院为中心的社区服务网络，覆盖一定范围的人群，使更广大群众享受精神卫生保健服务。这是当今发达国家普遍的做法，亦为世界卫生组织所提倡。国内部分地区的实践经验表明，上述做法投入少、收效高、方便患者、扩大服务范围，利于疾病的早期发现、早期诊断与治疗，可有效降低未治率，提高知晓率，减轻社会负担，是减少对精神疾病和精神障碍患者的偏见与歧视的行之有效的措施，应大力提倡，积极推广，卫生行政部门应给予政策扶持。此外，面对近年来出现的新问题，如儿童精神卫生问题、老年精神卫生问题、药物和酒精依赖问题以及一般心理行为等问题，各类精神卫生机构应适应社会需求，及时拓宽服务范围，开拓新的服务领域。

五、促进精神卫生健康教育，加强科普宣传，推进公众心理健康素质工程，改变公众健康观念

公众对精神疾病及相关精神卫生知识知晓率低，对精神障碍患者歧视，患者及其亲属对患病的病耻感是导致精神疾病就诊率低和精神卫生资源利用率低的主要原因。此种错误观念和上述一系列精神卫生问题的产生有其深刻的历史根源、社会根源、文化根源和思想根源。体现在全社会对精神卫生的本质及其对社会发展的影响认识不足，社会对精神障碍患者等弱势群体缺少关注，对精神疾病和精神障碍患者及其亲属存在偏见与歧视，对各类心理卫生问题的误解以及简单粗暴的处置方式，对健康概念的曲解和片面认识。然而，与现今社会发展状况最现实、最密切相关的根源有：社会转型，精神卫生问题日渐严重，服务需求急剧增大；政府、公众对健康的内涵及精神卫生问题的危害缺乏正确认知，应对措施不力；对心理障碍和精神障碍患者给个人、国家和社会造成重大而深远的影响明显忽视；对精神障碍和精神障碍患者普遍存在偏见与歧视，是一系列心理卫生问题的重要社会思想根源，以致应对措施不力，法律保障不足。现有精神卫生服务体系、保障体系、法律体系薄弱导致难以应对日益加剧的精神卫生问题。因此，应该充分利用电视、广播、报刊等新闻媒体，通过深入广泛的精神卫生科普宣传，宣传精神卫生知识，改变陈旧观念，反对歧视精神障碍患者，促进社会各界对精神卫生事业的支持与承诺。以提高社会各阶层特别是政府各个相关决策部门对解决当前精神卫生问题的必要性和紧迫性的认识为前提，以科学发展观为指导，以提升全民精神健康水平、全面推进和谐社会建设为目标，以和谐社会评价指标体系为准则，坚持科学规划、合理布局、稳步推进的原则，以试点先行、点面结合的方式，争取社会各方支持、集成各类优势资源，合力实施"精神健康提升

行动"计划,是解决当前我国精神卫生问题的根本途径。

六、将医学伦理学观念融入精神病学实践中,保护患者权益

第一,在医学临床实践中,需要遵循的医学伦理学原则是知情同意原则。知情同意是指临床医生在为患者做出诊断和治疗方案后,必须向患者提供包括诊断结论、治疗决策、病情预后以及诊治费用等方面的真实的、充分的信息,让患者或家属经过深思熟虑后自主地做出选择,并以相应的方式表达(一般要求书面表达或口头表达)其接受或者拒绝诊疗方案的意愿和承诺。在得到患者或家属明确承诺后,才可最终确定和实施拟定的诊治方案。由于精神障碍患者急性期病情的特殊性,他们的认知功能和自知力往往受到损害,在疾病发作期患者往往很难理解信息,当然也无法保证知情同意工作的完成。但是,知情同意原则仍然要坚持,为此,伦理学及法律规定可以由合法监护人代理执行知情同意,从而确保患者的权利,也保证医患关系朝着促进患者康复的方向发展。在疾病康复阶段,如果患者的认知功能得到恢复,能够理解信息、理性地分析信息并根据自己的处境作出选择,则需要对患者进行知情同意,由患者自己作出接受治疗与否的决定。第二,必须遵守另一条伦理学原则:有益(benefits)原则,即诊疗方案要对患者有最大的利益和最小的风险。特别是在早期干预和康复过程中,要确保对患者的评估是尽可能正确的,必要时需要用其他工具来评估患者的精神状态。在精神疾病的诊疗工作中,一定要把知情同意和有益原则这两条医学伦理学的主要原则作为指导工作的主要原则,注重保护患者的权益。

思 考 题

1. 何为精神、精神活动、精神疾病、精神障碍、精神病学和精神医学?
2. 世界精神病学发展经历了几个阶段,每一阶段的发展特征是什么?
3. 如何认识精神病学与现代医学之间的密切关系?增进此种认识有何实际意义?
4. 简述我国精神卫生法的主要内容及意义。
5. 简述当前我国精神医学面临的形势和发展的主要任务。

(王　刚)

第二章

精神障碍的病因与分类

第一节　精神障碍的病因

　　大部分精神障碍目前尚未找到确切病因，也未找到敏感且特异的体征和有诊断意义的实验室异常指标。对于精神障碍最常见表述是"病因未明"，这一表述主要有两层含义：一是指精神障碍致病因素很多，不能确定哪一个因素起主要作用，因此只好笼统地称为"病因未明"。精神障碍大部分属于多因性的疾病，是多种因素长期交互作用的结果。二是指目前被归为同一个诊断单元的精神障碍可能是异质性疾病，虽然具有相同或相似的临床表现但却是由于不同的原因所引起，因此就很难用一种病因或病理机制来解释同一种精神障碍。

　　精神障碍的病因非常复杂，主要包括生物学因素、心理学因素和社会学因素。根据研究角度不同还有很多分类方法，比如：遗传因素与环境因素；素质因素、诱发因素与持续因素；可修正因素（如吸烟、高血压、行为因素等），不可修正因素（如性别、种族等）。

一、生物学因素

　　生物学因素又称为躯体因素，是指通过生物学途径影响中枢神经系统的功能，导致精神障碍的因素。主要包括如下几类。

（一）遗传因素

　　遗传因素是指遗传物质基础发生病理性改变，从而发挥其致病作用，如染色体数目及结构异常、基因突变等。遗传因素对疾病所产生的影响程度称为遗传度（heritability）。一些常见的精神障碍如精神分裂症、心境障碍、人格障碍、物质滥用等皆具有较为明显的遗传倾向。

　　精神分裂症是遗传度较高的精神障碍，在一项对 1196 例精神分裂症患者的 54 576 个一级亲属的追踪调查中，共发现有 956 例精神障碍患者，其患病率为 17.5‰，是当地居民患病率 2.8‰ 的 6 倍多。还有人研究了 85 个父母皆是精神分裂症患者所组成的家庭，发现其子女的发病率为 51.5%，为正常家庭的 80 ～ 100 倍。

　　1. 染色体畸变　染色体是遗传信息载体。染色体数目和形态结构的异常通常会导致遗传信息的变化，在临床上则表现为比较严重的躯体疾病及精神障碍，有的还引起人格异常和行为异常，统称为染色体病。染色体畸变包括染色体数目异常及染色体结构异常。在常染色体数目异常方面，最常见的是 21 三体引起的先天愚型，其他还有如 13 三体、18 三体、21 单体或 22

单体等。在性染色体数目异常方面，常见的有 XXY、XO 等。常见的染色体结构异常包括 1 号环状染色体、4 号染色体短臂缺失、5 号染色体短臂缺失（猫叫综合征）等。近年报告发现，22q11 缺失的患者中，患精神分裂症及其他精神障碍的比例远远高于一般人群。此外，脆性 X 染色体不仅可导致精神发育迟滞，且与儿童学习困难、儿童行为障碍及儿童孤独症等有关。

2．单基因病　由于单个基因突变导致酶的质或量的改变引起的一类疾病称为先天性代谢缺陷或遗传性代谢病。在已知的 200 多种酶的缺陷病中，可引起精神发育障碍或行为异常者有 70 余种。大多数为常染色体隐性遗传，其中包括氨基酸代谢障碍如苯丙酮尿症，糖代谢障碍如半乳糖血症，溶酶体贮积病如神经节苷脂贮积病。也有常染色体显性遗传，如亨廷顿病、结节性硬化症。此外，还有 X 连锁遗传，如黏多糖贮积症Ⅱ型等。

3．多基因病　多数精神障碍都属于此类，称为复杂性遗传病。近 20 余年来，精神疾病分子遗传学研究取得了较大进展，其中一些在疾病发生机制上有所突破，如在家族性阿尔兹海默病患者中发现的淀粉样前体蛋白基因突变可引起淀粉样变性，是该病的病理基础之一。在研究方法上，传统的单一位点多态性研究已逐渐让位于基因 - 环境交互作用研究、多位点甚至基因间交互作用研究和全基因组研究。此外，近年兴起的表观遗传学研究则旨在探讨遗传序列变化之外的其他遗传因素在疾病中的作用。

4．表观遗传修饰　表观遗传学（epigenetics）是与遗传学相对应的概念，遗传学是指基于基因序列改变所致基因表达水平变化，而表观遗传学是指非基因序列改变基因表达水平变化。这种改变是细胞内除了遗传信息以外的其他可遗传物质发生的改变，即基因型未发生变化而表型却发生了改变，并且这种改变在发育和细胞增殖过程中能稳定传递。有关表观遗传修饰的研究主要分为基因转录过程的调控和基因转录后的调控两部分。前者主要研究作用于亲代的环境因素造成子代基因表达方式改变的原因，包括 DNA 甲基化、组蛋白共价修饰、染色质重塑、基因沉默等，后者主要研究 RNA 的调控机制，包括基因组中的非编码 RNA、微小 RNA、反义 RNA、RNA 核糖开关、可变剪切、RNA 编辑等。

表观遗传修饰导致精神障碍的神经生物学功能发生改变。表观遗传是基因 - 环境交互作用的衔接点，精神疾病的表观遗传学意义越来越明显。目前开发的表观遗传分析技术已用于评估精神疾病患者大脑功能的基因 - 环境交互作用的分子机制研究。基因 - 环境交互作用是精神疾病遗传学方面生物学机制的决定性因素。环境因素包括毒物、药物滥用，感染、营养、应激等。精神疾病不仅受环境因素影响，还受到基因突变和表观遗传多态性的影响，而基因突变和表观遗传多态性均基于基因间交互作用。表观遗传学研究为环境和基因的衔接提供了新的视角，尤其是调控长时程的行为效果。

大脑功能的表观遗传修饰是神经科学诞生的新学科领域。表观遗传是可遗传的，具体而言，表观遗传可能通过减数分裂和有丝分裂方式由亲代传给子代。因此，亲代发生的表观遗传可能会传递给子代并且影响其基因表达水平。亲代的成长环境不同，其传递给子代的表观遗传水平也不同。表观遗传不仅发生在胎儿发育期，还包括个体的整个生命过程。表观遗传的发生是一个渐变积累的过程。

表观遗传为精神障碍的诊断和治疗提供了新的方法。未来的重要目标是加深对精神障碍发病机制涉及的表观遗传、基因、环境之间相互作用的理解。表观治疗法可应用于精神障碍患者，例如治疗双相障碍的药物丙戊酸钠为组蛋白脱乙酰酶抑制剂，可改变组蛋白和 DNA 的甲基化模式，从而达到治疗躁狂症的目的。

（二）神经发育异常

神经发育异常学说已经成为精神障碍发病机制研究的重要前沿领域之一。患者的大脑由于遗传和神经发育危险因素的相互作用，在胚胎期大脑发育过程中就出现了某些神经病理改变，这些改变的即刻效应并不显著，随着进入青春期或成年早期，在外界环境不良因素的刺激下导致疾病的发生。目前认为，神经发育异常很可能是精神发育迟滞、儿童孤独症、精神分裂症等多种精神障碍的共同发病机制，表现为脑结构和功能的可塑性改变，包括额叶、颞叶内侧及海马等脑区的灰质和白质的减少。

（三）感染

全身感染、中枢神经系统感染和其他系统感染均可引起精神障碍。感染病原体可为寄生虫、螺旋体、立克次体、细菌、病毒等。最常引起精神障碍的感染有败血症、流行性感冒、伤寒、斑疹伤寒、肺炎、脑膜炎、神经梅毒以及获得性免疫缺陷病等。随着人类急性传染病逐渐被控制，急性传染病引起的精神障碍已较少见到。近年来由于性传播疾病及物质滥用引起的感染迅速发展，由这类病原体侵袭中枢神经系统引起的精神障碍逐渐受到关注。

（四）化学物质

各种亲中枢神经系统的有害化学物质都可引起精神障碍。常见的有，①成瘾物质：包括鸦片、海洛因、甲基苯丙胺（冰毒）、吗啡、大麻、可卡因等毒品。②酒精：酒精滥用对中枢神经系统可造成严重损害，也是全球关注的精神卫生问题。③医疗用药：如阿托品、异烟肼、利血平以及皮质类激素都可引起精神症状。④工农业毒物：如苯、有机汞、四乙基铅等易挥发性物质和重金属均可引起中毒，出现急性或慢性精神障碍；在农村有机磷农药使用不当也是引起精神障碍的常见原因。⑤有毒食物：进食某些有毒蕈类可引起意识模糊和幻觉。⑥一氧化碳中毒：可能产生精神障碍。

（五）脑和内脏器官疾病

精神活动是大脑的功能，因此能够影响大脑功能的颅脑疾病和内脏器官疾病都会导致精神障碍。颅脑疾病如颅脑损伤、脑血管疾病、颅内肿瘤、脑变性疾病是引起脑器质性精神障碍的主要原因，特别是脑的弥漫性损害和位于额叶、颞叶、胼胝体、基底节和边缘系统的病变更容易引起精神障碍。

内脏器官疾病如循环系统疾病包括高血压、动脉硬化和各种原因引起的心功能不全等；呼吸系统疾病如慢性肺功能不全；消化系统疾病如肝功能不全以及慢性胃肠功能紊乱；内分泌疾病如垂体、甲状腺、甲状旁腺、肾上腺和性功能紊乱等；泌尿系统疾病如肾功能不全和治疗肾功能不全的透析法等；代谢性疾病包括糖尿病、卟啉病等；结缔组织疾病如红斑狼疮等均容易出现精神障碍。

（六）年龄与性别

年龄并非致病因素，但年龄是某些精神障碍的重要发病条件。童年和少年期的脑功能尚未发育完全，特别容易出现发育障碍或者受到损害，出现起病于童年和少年期的各种精神障碍。40～55岁进入更年期，一些精神障碍在此期间可以出现第二个发病高峰。65岁以后进入老年期，随着年龄的增加，老年性痴呆的发病率迅速增加。

性别也非致病因素，但对一些精神障碍的发病具有重要影响。抑郁症、神经症、阿尔兹海默病等发病率女性高于男性；而儿童期精神障碍、物质依赖、酒精中毒、性偏好障碍等则男性发病率高于女性。形成这种差异的原因除生物学因素外，还有心理社会学因素对两性的不同影响。

二、心理学因素

心理学因素包括心理素质和心理应激两方面。心理素质是精神障碍的基础因素，而心理应激则常成为致病的诱发因素。

（一）心理素质

天津师范大学沈德立教授提出，心理健康素质是指个体在遗传和环境的共同作用下形成的某些内在的、相对稳定的心理品质，这些心理品质影响或决定着个体的心理、生理和社会功能，进而影响个体的心理健康状态。其以此为依据编制了《心理健康素质量表（Psychological Health Diathesis Scale，PHDS）》，包括五个分量表：①自我概念；②人际素质；③情绪性；④坚韧性；⑤心理弹性。其中有两个核心概念，与精神障碍密切相关。

1. 人格　人格是指个体在日常生活中所表现出的心理行为特征的总合。人格是在遗传的基础上，在个体成长过程中与社会环境相互作用下逐步形成的。人格并无优劣之分，但通常认为具有某些人格特征的个人，罹患特定精神障碍的风险较高。如具有高敏感、高自尊和高完美等人格特征的人，更容易内心冲突，往往思虑过度，自我纠结难以自拔，或者与外界和他人产生矛盾，在挫折和困难面前不肯寻求帮助，应对不力时烦躁不安或悲观自责，严重时容易罹患神经症、心身疾病，或者出现酒精与药物滥用等。

有些人的人格自幼就明显偏离正常，导致社会适应不良，称之为人格障碍。某些类型的人格障碍与某些精神障碍关系密切，如具有表演型人格的人容易罹患癔症，具有强迫型人格的人容易罹患强迫症，分裂样人格者则患精神分裂症的可能性较大。

2. 认知　认知是人最主要的心理过程，人脑接受外部信息输入，经过加工处理转换成内心活动，进而支配人的行为。在这个认知过程中，不同的人采取的是多种不同的认知模式。与客观现实相符合的被称为理性认知，与客观现实不符合的被称为非理性认知。遇到压力或挫折时，非理性认知会导致人心理失衡，怨天尤人，出现烦躁、郁闷、委屈、怨恨、愤怒等负性情绪，如果不能及时干预，可以诱发精神障碍。

（二）心理应激

心理应激简称应激，由加拿大生理心理学家塞里（Selye）提出，是指受到精神刺激而出现的心理反应。应激通常来源于一些重大生活事件（life events），当事人用既有解决问题的手段暂时不能应对或应对无效，引起认知、情感和意志等心理行为发生明显改变。

1. 应激源　外在应激源：既包括天灾（如地震、洪水、山火等）和人祸（如战争、交通事故、污染、传染病等）等社会因素，也包括在家庭、学校和工作单位中遇到的各种人际矛盾和冲突，以及来自学习或工作的压力，还包括生理缺陷（如疾病、残疾）和特殊遭遇（如被虐待、遗弃、强暴，财产、地位、感情或名誉损失等重要丧失）等个人因素。研究发现，配偶、子女或父母的亡故不仅可使居丧者躯体疾病发病率增加及死亡率升高，同时也可增加居丧者的抑郁症等问题的发生率。

内在应激源：主要来自于内在需要不能得到满足（如求而不得、失而不舍等）；或者内在需要之间出现矛盾或冲突（如双趋冲突、避趋冲突等），如事业抉择、情感纠葛、道德价值观的激烈冲突等。需要如果过高过强，会使人经常处于渴求的焦虑状态，或者挫折的抑郁状态。此外，多种需要之间冲突，以及多种冲突的叠加，都会增加精神障碍患病风险。

2. 应激反应　遭遇应激源后，是否出现应激反应以及障碍严重程度，既与应激源的性质、强度和持续时间有关，又与个体对应激源的认知评价、主观体验和应对方式有关。急剧而严重的精神刺激往往导致急性应激反应，即在受刺激数分钟至数小时起病，主要表现为精神运动性兴奋或抑制，症状持续时间较短，预后良好。

有一些人遭受精神创伤后并未立即起病，而是数日至数月后发病，称为延迟性应激反应，或者创伤后应激障碍（post-traumatic stress disorder，PTSD），其主要症状是闯入性再体验、警觉性增高和有关情境的回避。

在明显的生活改变或环境变化时产生的短期和轻度的心理行为异常状态被称为适应障碍，多见于升学、转学、搬家、结婚、移民、退伍、退休等情况，不出现精神病性症状。

需要指出的是，心理应激对于健康人并非都是有害的。相反，在很多时候，适当的心理应激具有动员机体潜力应付各种困难、提高反应效率的作用。有些应激会使当事个体经历之后变得更加坚强，即所谓"艰难困苦，玉汝于成"。

三、社会学因素

人是社会动物，社会每时每刻都给我们机遇，同时也给我们挑战。社会既是个体生存的温床，又常常构成各种心理应激及痛苦的渊薮。因此，社会因素与精神障碍的关系越来越引起人们的重视。

但是，相关问题的研究还存在困难之处，即使能证明两者之间具有相关性，但是因果关系却难以厘清。例如，有研究表明，失业与抑郁具有相关性，因此认为是失业导致了抑郁发生。但仔细调查后又会发现，不少人的失业是因为他们已经患有抑郁，终日无精打采，出现工作效率低下。也就是说，失业很可能是抑郁导致的结果。与精神障碍的发生、发展与转归相关的社会因素很多，主要包括：

1. 社会文化　社会环境与社会文化对躯体健康和心理健康都会产生重要影响。很多精神障碍的发生与特殊的社会文化背景具有密切关系。如恐缩症（Koro）表现为发作性地、强烈地害怕自己的外生殖器会缩回自己的腹腔，该疾病的流行是中国南部、印度和东南亚一些居民中特有的现象。物质滥用也与社会文化因素相关，如在信奉伊斯兰教的地区，因为教义禁止饮酒，所以酒精所致精神障碍的患病率明显低于其他地区。

2. 社会变迁　城市化、工业化、全球化等都是近年来描述社会变迁的常见用语，这些社会变迁对精神障碍的疾病谱产生了重大的影响。比如，我国 20 世纪 50 年代初常可见到的麻痹性痴呆，在 60 年代逐渐消失，但时隔半个世纪后，由于性病再度蔓延，又有死灰复燃之势。改革开放之后，以前很少见到的物质依赖也再度蔓延且愈演愈烈。另外，随着社会生活水平普遍改善，人均寿命延长，老年期精神障碍（特别是老年痴呆）的发生率逐渐增加。

3. 社会压力　源于战争、贫困、经济危机、种族歧视、暴力犯罪、政治迫害等问题的社会压力，对心理健康会造成严重损害。宏观研究表明，经济衰退常引起精神科住院人数和自杀者增多，而经济增长则能够降低自杀率。实际上，重大生活事件往往引起个体心理应激，因此在研究病因时常常将其合称为心理社会因素。

（1）极端经历：关于社会压力与精神障碍关系的研究中，对极端经历的研究较为充分。有研究对一群曾在第二次世界大战中的缅甸铁路和日本长崎监狱受过极端粗暴对待（包括强迫劳动、体罚、羞辱、饥饿等）的澳大利亚人进行调查，发现 40 年后他们抑郁症的患病率仍然高于一般人群。

（2）失业：失业与精神障碍之间有着确定无疑的联系，且再就业对恢复精神健康会产生有利的影响。对许多人来讲，心理上最困难的时期是失业最初的几个月。

（3）移民、难民与精神障碍：难民的精神障碍可归因于他们受到的虐待，生活状况的不稳定，物质生活的匮乏等因素。此外，离开家乡到另一个不同的文化环境中生活，对大多数人也是一种心理应激。

4. 社会支持　社会支持是指个体所处的社会环境给个体提供的帮助、保护与支持。有人将社会支持与个体的关系比喻为空气与飞鸟的关系。心理学家马斯洛认为，人在满足生理和安全等低级需要之后，就会在人际关系中寻求情感、归属和尊重等高级需要。

有关社会支持与精神障碍关系的假说有如下三类：①良好的社会支持本身对个体的躯体/精神具有保护、缓冲作用，它可保护个体，使之避免出现精神障碍，而不论有无不良经历存在；②社会支持对心理应激有缓冲、保护作用，但缺乏社会支持并无不良影响；③社会支持对业已出现精神症状的个体具有治疗效应，它可缩短病程，减轻症状。

有研究发现，精神障碍患者的亲密关系减少，个人交际网缩小。而社会支持的缺乏，尤其是在个体需要时不能及时得到社会支持，可能会使个体出现精神障碍。在澳大利亚的堪培拉进行的一项研究让患者评定自己的社会支持情况，结果发现，自觉社会支持不足者，在遇到不良经历时容易出现精神症状。

研究表明，良好的社会支持对个体具有保护缓冲作用。而缺乏社会支持网络，尤其是当患者出现症状得不到恰当的支持时，往往会使患者的症状难以缓解。在社会支持的构成中，家庭支持最为重要，诸多研究显示，良好的家庭支持不仅有助于缓解个体的心理应激、减少精神障碍的发生，也有助于精神障碍患者更好地康复。除家庭支持之外，来自邻居、同学、同事、朋友和组织的社会支持也是影响精神障碍发生、发展的重要因素。

四、生物－心理－社会综合病因模式

总体来说，任何精神障碍都是个体的生物学因素与心理社会学因素相互作用的结果，其中生物学因素是患病的基础因素，心理社会学因素是发病的条件因素。

（一）生物学因素、心理社会学因素

生物学因素和心理社会学因素在精神障碍发病中均起着重要作用，但是在不同类型精神障碍中的作用并非均等。精神发育迟滞、精神分裂症、双相障碍和躯体疾病所致精神障碍等被认为是生物学因素起主导作用，而应激相关障碍、神经症性障碍、心理因素相关生理障碍被认为心理社会学因素作用更为突出。

一方面，即使是生物学因素占主导的疾病，我们也不能忽视心理社会学因素对精神障碍发生、发展以及转归的影响，在很多时候，心理社会学因素往往会作为发病的诱因或促发因素。以精神分裂症为例，既有生物学因素如遗传因素、神经生化改变、素质因素的易感性和神经病理改变等作为发病的基础，又可能有生活事件如亲人突然亡故、创伤经历、失恋、离异、失业等心理社会学因素作为促发因素。

另一方面，急性应激障碍和创伤后应激障碍的起病，显然是心理社会学因素（严重精神创伤）起了主导作用，但个体的遗传素质仍然具有重要作用，因为遭遇同一事件的群体之中只有少数人（遗传素质脆弱者）发病，且其严重程度、持续时间及预后也因人而异。

（二）素质因素、诱发因素与持续因素

疾病发生过程中，可能由多种因素共同作用。但从时间上看，主要可有如下三种因素。

1. 素质因素（predisposing factors）　是指决定疾病易感性的个体因素，这类因素表现为个体对其他有害因素的承受能力。素质因素通常形成于生命的早期，是遗传负荷、母体子宫内

环境、围生期损伤以及婴幼儿时期心理和社会因素共同作用的结果。素质因素又分为生理素质（如身高、体重、自主神经系统的反应性等）及心理素质（如情绪的稳定性、各种心理能力、人格特征等）。心理素质是否健全对童年和成年精神障碍的发生都有重要影响。

2．诱发因素（precipitating factors） 是指在疾病发生前作用于个体、促使疾病发生的事件，可以是生理因素，也可以是心理社会学因素。生理因素包括颅脑损伤、感染、使用化学物质等，心理社会学因素包括亲人亡故、婚恋挫折、升学失败、失业、重大灾难等。有时可有多种因素共同作用，或同一事件产生多种影响。前者如某人突发重大躯体疾病后又失业，后者如患恶性肿瘤，既可产生躯体方面的影响，又会产生心理压力。

3．持续因素（perpetuating factors） 是指疾病发生后作用于个体，使疾病加重或病程延续不容易恢复的事件。如某人患抑郁症之后又出现婚姻危机，或患精神分裂症之后又失业等。有时，疾病本身的后果可使病情加重，形成恶性循环。例如社交恐怖症的难堪体验会使患者担心再次在社交场合"出丑"，并为此而紧张不安而进一步加重症状。特别需要重视的是，社会因素可能导致疾病状态的迁延与恶化，成为疾病的持续因素。研究发现，精神障碍患者缺乏社会支持，或遭受歧视，往往不利于疾病的治疗和康复。当然，对一些患者的过度保护也同样不利于疾病的转归。

需要说明的是，临床上往往将诱发因素简单看作病因，这并不全面，也不准确。仔细分析不难发现，一些患者及其家属所描述的"诱因"并非疾病发生的诱发因素，甚至反而有可能是疾病的结果。比如，某抑郁症患者及其家属均认为其疾病是由于"失恋"所致，但仔细了解后发现，女友之所以离他而去，是由于他近来情绪沉闷、寡言少语且悲观厌世。

第二节　精神障碍的分类

20世纪初，由德国医生克雷丕林（Kraepelin）创立的精神障碍分类与诊断标准制定，是精神病学领域中重大进展之一，极大促进了各国或各学派间的相互沟通，改善了诊断不一致的问题。诊断标准不仅用于有关的科学研究，也广泛用于临床实践，在探讨各种精神障碍的病理生理机制、新药研制、临床评估和合理用药等方面，均发挥了重要作用。

一、分类意义和原则

疾病分类是按一定的分类学原则，将全部疾病分门别类地纳入一个分类系统之中，使每一个疾病都有一个位置，也只有一个位置，既无交叉重叠，又无遗漏缺位。疾病分类的目的是把纷繁复杂的疾病按各自的特点和从属关系，划分为病类、病种和病型，并归成系统，其临床意义在于便于相互交流、合理治疗与预防以及预测疾病的转归。

疾病按病因分类，是医学各科共同追求的理想原则。然而，目前除器质性精神障碍外，大多数的精神障碍病因未明，全部按照病因进行分类是难以实现的。因此目前精神障碍主要按照症状学进行分类，即按照临床表现的主要症状或症状群进行分类。但必须指出，依据症状诊断只能说明疾病当时所处的状态，如果症状改变，特别是主要症状改变，诊断可能随之改变。

二、常用的分类系统

（一）国际精神障碍分类系统

世界卫生组织（WHO）编写的《国际疾病分类》（International Classification of Diseases, ICD），目前已出到第11版（2018年），简称ICD-11，其中第6章是关于精神、行为或神经发育障碍的分类，在精神科文献中，ICD-11主要是对ICD-11第6章的简称。

从2000年起，WHO开始筹备ICD-11的修订工作，历经建立内容模型的Alpha阶段和接受公开评审的Beta阶段（2012），已于2018年全面完成修订，并经世界卫生大会审议通过后正式发布。2007年以来，中国专家全程参与ICD-11的修订、研究及制定工作。

🕐 微整合

基础回顾

国际疾病分类（ICD）

国际疾病分类（ICD）是一种健康统计编码工具，旨在描述一种难以量化甚至更难以标准化的人类健康状况。ICD的历史可以追溯到16世纪的英格兰，那时有一份关于伦敦死亡率的清单，每周都会公布明显的因坏血病、麻风病和瘟疫造成的死亡。到19世纪末，由于《贝蒂隆死因分类》的引入和弗洛伦斯·南丁格尔的倡导，人们才开始收集疾病和死亡的统计数据。到20世纪40年代，世界卫生组织已经承担了ICD编制和修订工作，并对它进行了修改，以反映健康和医学科学领域的进步。

ICD-11于2022年1月生效，它包含约17000个唯一的代码，超过12万个可编码的术语，并且完全是数字化的。在ICD-11中更加关注精神健康，更简单的诊断描述使全球医疗保健专业人员更容易做出心理健康问题的诊断。

ICD-11中精神障碍的分类如下：

第6章：

神经发育障碍

精神分裂症或其他原发性精神病性障碍

紧张症

心境障碍

焦虑或恐惧相关性障碍

强迫性或相关障碍

应激相关障碍

分离障碍

喂食或进食障碍

排泄障碍

躯体不适或躯体体验障碍

物质使用或成瘾行为所致障碍

冲动控制障碍

破坏性行为或社交紊乱型障碍

人格障碍及相关人格特质

性欲倒错障碍

做作性障碍

神经认知障碍

与妊娠、分娩和产褥期有关的精神或行为障碍

与分类于他处的障碍或疾病相关的继发性精神或者行为综合征

此外，ICD-10 中的非器质性睡眠障碍未出现在 ICD-11 第 6 章，而是纳入到第 7 章睡眠 - 觉醒障碍中，第 7 章的分类如下：

失眠障碍

过度嗜睡障碍

睡眠相关呼吸障碍

睡眠 - 觉醒昼夜节律障碍

睡眠相关运动障碍

异态睡眠障碍

而 ICD-10 中的非器质性障碍或疾病引起的性功能障碍同样未出现在 ICD-11 第 6 章，而是纳入到第 17 章性健康相关情况中，在第 17 章中属于精神障碍的诊断主要为性功能障碍和性别不一致。

 知识拓展

ICD-11 新增诊断

ICD-11 相比 ICD-10 新增了一些诊断，主要有紧张症、双相 II 型障碍、躯体变形障碍、嗅觉牵连障碍、囤积障碍、抓痕障碍、复杂性创伤后应激障碍、延长哀伤障碍、暴食障碍、回避 - 限制性摄食障碍、身体一致性烦恼、游戏障碍、强迫性性行为障碍、间歇性暴怒障碍、经前焦虑性疾患。

（二）美国精神障碍分类系统

美国精神障碍分类系统是美国精神病协会出版的《精神障碍诊断与统计手册》（Diagnostic and Statistical Manual of Mental Disorders，DSM）。DSM-IV 于 1994 年出版，2000 年颁布了 DSM-IV-TR。DSM-5 已于 2013 年 5 月出版，值得注意的是 DSM-5 中精神障碍分类与 DSM-IV 相比有较大变化。

1. 分类与分型　DSM-5 仍采用描述性分类，但分类由 DSM-IV-TR 的 17 类变成了 DSM-5 的 22 类，分别为神经发育障碍、精神分裂症谱系障碍与其他精神病性障碍、双相障碍与其他相关障碍、抑郁障碍、焦虑障碍、强迫障碍与其他相关障碍、创伤和应激相关障碍、分离性障碍、躯体症状障碍及相关障碍、喂养和进食障碍、排泄障碍、睡眠 - 觉醒障碍、性功能障碍、性别焦虑、破坏性、冲动 - 控制和品行障碍、物质相关障碍与成瘾障碍、认知神经障碍、人格障碍、性欲倒错障碍、其他精神障碍、药物所致的运动障碍及其他药物的不良反应；另外包括其他可能成为临床关注焦点的问题。

DSM-5 不要求像 DSM-IV-TR 一样列出 5 轴诊断，而将轴 III 与 I、II 合并，轴 IV 建议仍然使用 ICD-10 的方法，轴 V 建议使用世界卫生组织残疾评定量表（WHO Disability Assessment

Schedule，WHO-DAS）。由此看来，DSM-5 要求列出精神障碍名称、障碍严重程度以及产生影响的心理社会因素，那么对精神障碍严重程度的判断显得愈加重要。DSM-5 对症状严重程度判断基于评估，所以比其他版本更强调对量表和问卷的运用。

2．诊断标准　基于临床实践和研究，DSM-5 在诊断标准方面也发生了一些重大的改变。

（1）精神分裂症：精神分裂症的 A 项诊断标准不再强调怪异的妄想和 Schneider 的一级症状中的幻听，诊断精神分裂症均需符合 A 项诊断标准 ≥ 2 个症状，且个体必须符合妄想、幻觉、言语紊乱 3 个阳性症状中的至少 1 个。

（2）双相障碍：为了提高某些障碍诊断的准确性或便于早期发现，确保患者得到更好的照料，某些症状标准被删除或者适当降低。躁狂和轻躁狂的 A 项诊断标准强调了活动、精力和心境等方面发生的变化。

（3）应激障碍：DSM-5 中急性应激障碍的应激源标准（A 项诊断标准）要求患者清楚直接经历的、目击的、间接体验的创伤性事件，删除了 A2 标准（主观体验标准）。

（4）其他：DSM-5 神经性贪食症和暴食症诊断标准将贪食及不适当的代偿行为的频率或者反复发作的暴食频率从"6 个月内至少每周 2 次"改为"3 个月内至少每周 1 次"；为了防止过度诊断或过度治疗，DSM-5 对某些诊断标准（通常是病程标准和发病年龄）做了适当的限定。

3．名词　为了避免混淆，更贴近实际，消除某些专业术语的贬义色彩，DSM-5 在措辞方面发生了一些变化，如：一般躯体情况（general medical condition）改为其他躯体情况（other medical condition）；精神发育迟滞（mental retardation）改为智能残疾（intellectual disability）；言语障碍（phonological disorder）改为语音障碍（speech sound disorder）；口吃（stuttering）改为童年期起病的流畅性障碍（childhood-onset fluency disorder）；原发性失眠症（primary insomnia）改为失眠障碍（insomnia disorder）；分离性神游症（dissociative fugue）改为分离性遗忘症（dissociative amnesia）；转换性障碍（conversion disorder）改为功能性神经症状障碍（functional neurological symptom disorder）；躯体形式障碍（somatoform disorders）改为躯体症状障碍及相关障碍（somatic symptom and related disorders）等。

（三）中国精神障碍分类系统

中国精神障碍分类系统为《中国精神障碍的分类与诊断标准》（Chinese Classification and Diagnostic Criteria of Mental Disorders，CCMD），现行的为 2001 年出版的 CCMD-3。CCMD-3 中精神障碍的分类兼顾病因学分类和症状分类，分类排列次序服从等级诊断和 ICD-10 分类原则。

CCMD-3 中精神障碍的分类如下：

1. 器质性精神障碍。
2. 精神活性物质与非成瘾物质所致精神障碍。
3. 精神分裂症和其他精神病性障碍。
4. 心境障碍（情感性精神障碍）。
5. 癔症、严重应激障碍和适应障碍、神经症。
6. 心理因素相关的生理障碍。
7. 人格障碍、习惯和冲动控制障碍、性心理障碍。
8. 精神发育迟滞与童年和少年期心理发育障碍。
9. 童年和少年期多动障碍、品行障碍、情绪障碍。
10. 其他精神障碍及心理卫生情况。

CCMD-3 具有以下特点：① CCMD-3 的制定主要以前瞻性现场测试结果为依据，同时也参考以前的 CCMD 版本和 ICD-10、DSM-Ⅳ。②分类更进一步向 ICD-10 靠拢，从而更有利于与国际接轨。③根据我国的传统特点及临床实践需要，保留某些精神障碍或亚型，如神经症、反复发作躁狂症、同性恋等。④根据我国的社会文化特点和传统，对某些精神障碍暂不纳入 CCMD-3，如 ICD-10 的 F52.7 性欲亢进、F64.2 童年性身份障碍、F66 与性发育和性取向有关的心理及行为障碍的某些亚型、F68.0 出于心理原因渲染躯体症状、F93.3 同胞竞争障碍等。⑤可操作性较以前的版本有所增强。

CCMD-3 在实行过程中始终存在诸多争议，随着 ICD-11 的推广普及，CCMD 系统也将完成自己的使命，逐步退出历史舞台。

思 考 题

1. 为什么说精神障碍"病因未明"？
2. 试述精神障碍的生理 - 心理 - 社会综合病因模式。
3. 精神障碍常用的分类系统有哪几种？

（毛富强　彭　睿）

第三章

常见精神症状和综合征

第一节 概 述

人的精神活动是一个复杂的、相互联系又相互制约的过程。精神活动是人脑的正常功能，异常的精神活动是人脑功能障碍的表现。异常的精神活动通过人的外显行为表现出来，如异常的语言、书写、动作等。精神症状就是常见精神活动外显行为和内心体验的异常，如临床常见的幻听、幻视、妄想等。精神症状主要表现为心理过程的异常，包括认知异常、情感异常和意志行为异常等。对异常精神状态的研究称为精神病理学（Psychopathology），又称精神障碍的症状学（Symptomatology）。

精神症状的特点包括：①症状的出现不受患者的意识控制。②症状一旦出现，难以通过转移令其消失。③症状的内容和外界客观环境不相称。④症状的出现多伴有痛苦的体验。⑤症状给患者带来或轻或重的社会功能损害。

异常的精神活动是否为病态需要全面的分析，首先要进行纵向比较，即与过去一贯表现相比，精神状态的改变是否明显。其次，要进行横向比较，即与大多数人的精神状态相比差别是否明显，持续时间是否超过一般限度。最后，还要结合当事人的心理背景及当时的处境进行具体分析与判断。

识别精神症状时需要注意：

（1）确定精神症状是否存在。如果有精神症状，有哪些症状？

（2）确定精神症状的特点。包括症状的形式、内容、强度、持续时间、严重程度如何。患者凭空听到有声音说他是同性恋，该症状的形式是听幻觉，内容是他是同性恋的陈述。另有患者凭空听到有人说警察要来抓他，形式仍是听幻觉，内容则不同了。症状的形式有助于诊断，而内容对于建立医患联盟和管理患者是非常重要的。

（3）确定症状之间的关系。注意症状与症状的鉴别，是原发症状还是继发症状？原发与继发症状的内涵有二，一为时间的先后，先出现的是原发症状，后发生的是继发症状；二为因果关系，原发是疾病直接起源的病理状况，继发则是对原发症状的反应。如患者凭空听到有声音责骂他，继而出现被迫害跟踪的妄想，原发症状就是幻听，继发症状是被害妄想。

（4）患者的体验。同样有被害妄想的患者，由于对症状的体验不同，行为方式千差万别。有些抱着无所谓的态度，有些非常愤怒要报复对方，有些感到不安反复寻求警察的帮助，有些感到绝望要轻生自杀。所以，了解患者症状时，需要了解患者对症状的看法和态度。精神科医生需要了解患者，才能理解患者对精神症状的体验。花时间耐心倾听患者的讲述是了解患者的最佳途径。此外，多阅读传记和文学作品以提高洞察力，也有助于理解儿童期和人生经历对不同个体的行为反应方式的影响。

（5）确定症状可能的原因和诱因。

精神症状的影响因素包括个体、环境和大脑发育状况等因素。性别、年龄、文化程度、躯体状况及人格特征等个体因素都可使某些症状表现不典型。

个人的生活经历、目前的社会地位、文化背景等环境因素可能影响患者的症状表现。精神症状的形式在不同的文化中大致相同，但精神科医生面对的症状仍然存在文化差异。抑郁发作时，偏远落后地区来的中老年患者多是诉说躯体的种种不适，很少和发达大城市的中青年患者那样多是直接诉说情绪低落。症状的内容也常常有差别，如前者的妄想多涉及妖魔鬼怪，后者的多与计算机、网络、监控设备等相关。文化差异也影响患者对疾病的体验，一些地区和文化中认为精神疾病是奇耻大辱，患者的体验就和生活在对精神疾病宽容的社区里的患者完全不一样。

出现精神异常前，大脑功能发展越是达到了比较完善、高级的水平，精神症状就越丰富多样，反之亦然。

许多精神障碍至今病因未明，尚缺乏有效的诊断性生物学指标。临床的诊断主要是通过病史和精神检查，发现精神症状，进行综合分析和判断而得出。精神障碍的诊断有赖于一组确定症状的出现。基本上任何单个症状均可见于健康人。如明显的精神病性症状幻听，也可以被健康人短暂地体会到。但明确而持久的妄想，即便是孤立的，常常被认为是精神障碍的证据。一般情况下，单个症状并非是精神障碍存在的证据，但提醒精神科医生应该进一步探索精神障碍的其他症状和征象。因此，掌握精神症状在临床工作中具有非常重要的意义。而精神症状并不是随时随地都表现出来的，必须进行仔细的观察和反复检查。精神检查的方法主要是交谈和观察，能否发现患者的精神症状，特别是某些隐蔽的症状常取决于医患关系及检查技巧。

第二节　常见精神症状

一、感知觉障碍

（一）感觉障碍

感觉（sensation）是大脑对客观刺激，如形状、颜色、声音、大小、重量和气味等作用于感觉器官所产生的事物个别属性的反映。感觉障碍多见于神经系统疾病和多种精神障碍。常见的感觉障碍有：

1. 感觉过敏（hyperesthesia）　是对外界一般强度刺激的感受性异常增高，感觉阈值降低。如感到室内灯光特别刺眼，日常说话声音特别刺耳，普通的气味异常刺鼻等。多见于疑病症、感染中毒后脑衰弱状态以及慢性疼痛障碍等。

2. 感觉减退（hypoesthesia）　是对外界一般强度刺激的感受性异常下降，感觉阈值增高。如强烈的疼痛感觉轻微，感觉不到开水烫，巨大的声响感觉模糊等。多见于神经系统疾病、意识障碍、抑郁状态和木僵状态等。感觉不到外界刺激，称感觉消失（anesthesia）。可见于癔症，属于转换症状，如失聪、失明等，这种症状没有相应的神经系统损害和生理功能障碍的证据。

3. 感觉倒错（paraesthesia）　又称感觉异常。对外界刺激物的性质产生错误的感觉。如对凉刺激产生热的感觉，棉球轻触皮肤产生疼痛感等。多见于癔症。

4. 内感性不适（senesthopathia）　是躯体内部产生的性质不明确、部位不具体的各种不适感或难以忍受的异常感觉，如牵拉、挤压、游走、蚁爬等。与内脏性幻觉不同，患者不能明确指出不适的具体部位。多见于精神分裂症、抑郁状态、脑外伤后精神障碍或更年期精神障碍等。

（二）知觉障碍

知觉是客观事物作用于感官在头脑中产生的对事物整体的认识。知觉具有整体性、恒常性、意义性和选择性等特性。

常见的知觉障碍有：

1．错觉（illusion）　是对客观事物歪曲的知觉。正常人在光线暗淡、恐惧及期待心理下，可以出现错觉，但很快就意识到错误并及时纠正。如半夜起床感到有个人站在窗户边，但很快就能察觉到不过是睡觉前挂起来的大衣。"草木皆兵""杯弓蛇影"等均为生理性错觉。病理性错觉常出现在意识清晰度下降、注意集中困难的患者中，多见于谵妄和精神分裂症。

2．幻觉（hallucination）　是在没有相应的客观事物作用于感觉器官时出现的知觉体验，是虚幻的知觉。幻觉有不同的分类方法。

根据复杂程度可分为：要素性幻觉和复杂性幻觉。

根据感觉类型可分为：幻听、幻视、幻味、幻触、幻嗅和内脏性幻觉。

根据性质可分为：真性幻觉和假性幻觉。

根据特殊性质可分为：幻听（包括第二人称幻听、第三人称幻听、命令性幻听、评论性幻听、争论性幻听、思维鸣响和思维回响等）、幻视（包括域外幻觉和自视性幻觉等）、功能性幻觉、反射性幻觉、入睡前幻觉和觉醒前幻觉。

（1）幻听（auditory hallucination）：最常见的幻觉。幻听能影响患者的思维、情感和行为，幻听的形式与内容均有助于诊断，可见于多种精神疾病。幻听的性质多种多样，可以是动物叫、机器轰鸣、音乐声等非言语性幻听，也可以是言语性幻听，持续性出现的言语性幻听具有诊断意义。言语性幻听可以对患者的言行随时随地发表议论（评论性幻听）；也可以是争论性的（争论性幻听），还可以是命令性的（命令性幻听），命令患者做某件事，即使是对患者不利，患者都可能听从执行。幻听最常见于精神分裂症，实时评论性或争论性幻听，且以"他"谈及患者的第三人称幻听对精神分裂症诊断意义最大。第二人称幻听以"你"指患者，如"你是失败者"。这类幻听的内容和患者的反应，有诊断意义。如患者听到"你真的是一无是处"这类贬损的内容，还认为这些评价是正确的时候，多提示为严重的抑郁障碍。若为精神分裂症患者，听到这样的评论多表现出愤怒。滥用精神活性物质和器质性精神障碍也可出现幻听。

案例　3-1

男，28岁，精神分裂症患者。2年前开始出现凭空听到有人突然叫出自己名字，起初未在意，之后听到的声音逐渐增多，有三五成群的人在一起议论自己，有表扬自己的说"他性格好，待人和善"，也有批评自己的，说"他能力差，技不如人，干脆辞职算了"，有时这些声音之间还会出现激烈争论。患者有时表情喜悦，有时表情极为愤怒，突然对空谩骂。近2个月总听到有声音在告诉自己，"生命在于运动，你要多活动，多晒太阳"，患者便照做，在自己院子里来回走动，午后经常站在烈日下晒太阳。

问题：

1．该患者出现了哪些性质的幻听？

2．评论性幻听和命令性幻听之间的区别是什么？

（2）幻视（visual hallucination）：幻视也较常见，常与其他幻觉一起出现。多提示器质性精神障碍的可能性，也可见于某些严重的情感性精神障碍、精神分裂症和解离性障碍。幻视的内容大多没有诊断意义。幻视形象多鲜明生动，带有恐怖性质，常伴有妄想和意识障碍。如脑炎患者，躁动不安，浑身发抖，称看见天花板站着一堆五颜六色的小人手拿刺刀刺向他。

域外幻觉（extrafield hallucination）：指患者具有超出感觉限度之外的幻觉。看见了人类感官所达不到的领域的奇特视幻觉体验，如看见异国的亲人、看见站在背后的人。

自视性幻觉（doppelganger）：指患者看到自己的身体投射到外界空间的体验，多发生在自己面前，较为短暂。类似的体验可见于感觉剥夺时，称为离体体验；或出现于濒临死亡或心脏病发作时，称为濒死体验。自视性幻觉偶见于颞叶癫痫或器质性脑病。

（3）幻嗅、幻味与幻触（olfactory，gustatory，tactile hallucination）：幻嗅、幻味与幻触较少见，主要见于精神分裂症，也可见于严重的抑郁障碍和器质性精神障碍。这些幻觉大多是不愉快的，一般与被害妄想相伴随。如患者总是闻到腐臭的死老鼠气味，食物总是吃到金属味，患者坚信这是有人在迫害他。需要注意的是，幻嗅首发时，要考虑颞叶癫痫或颞叶损害。幻触的感觉可以是电击、虫爬、针刺。性交幻触，特别是与被害妄想联系在一起时，多提示精神分裂症。

（4）内脏性幻觉（visceral hallucination）：是固定于躯体内部某个内脏或某个部位的异常知觉。如患者感到自己的内脏器官穿孔和被牵拉、切割、烧灼，异常感觉的部位明确并能清楚地描述令人痛苦的感觉性质。常与疑病妄想、虚无妄想和被害妄想伴随出现，多见于精神分裂症、抑郁症等。

（5）其他幻觉：①读心症（mind reading）与思维化声（audible thought），是出现于听觉系统的幻觉。患者头脑想什么，就听到什么，内容完全相同。若幻听来自客观空间，听到他人的声音说出了自己的思想称读心症。若幻听来自主观空间，脑内自己的语言同时或相继说出了自己的思想称思维化声。语声说出他正在想的内容是思维鸣响，语声紧接其思想后重复他的想法是思维回响。多见于精神分裂症。②功能性幻觉（functional hallucination）：指伴随现实刺激而出现的幻觉。即当某种感觉器官处于功能活动状态同时出现涉及该器官的幻觉，正常知觉与幻觉并存。最常见的是功能性幻听，如患者在听到高跟鞋敲打地面的脚步声的同时听到议论他的声音。前者是真实存在的声音，后者是幻觉，两者同时为患者所感知，互不融合。引发功能性幻听的现实刺激声音，多是单调的声音，如雨声、流水声、脚步声、鸟声、车轮滚动声等。多见于精神分裂症。③反射性幻觉（reflex hallucination）：指某一感官受到客观刺激时，另一感官同时产生幻觉。如听到狗叫，突然感到小腿疼痛，像被狗咬了。可见于服用麦角酸二乙基酰胺之类药物后，偶见于精神分裂症。④入睡前幻觉与觉醒前幻觉：分别发生于入睡和觉醒时的幻觉。如果见于健康人，多短暂且呈要素形式，如听到铃声或叫人的名字，此时往往会突然醒来并认识到该体验的虚幻。发作性睡病患者常出现此幻觉，多持续时间较长且复杂。⑤心因性幻觉：强烈的情绪体验中，随着想象回忆或期待所出现的幻觉。幻觉内容与心理因素密切相关，多见于心因性精神障碍和癔症。在暗示、自我暗示和互相感应的基础上，在群体中出现相同的幻觉，称集体性幻觉，是心因性幻觉的特殊形式，多见于军营和学校。

按幻觉的复杂程度，可以分为要素性幻觉和复杂性幻觉。

（1）要素性幻觉：或称原始性幻觉，指幻觉简单、原始，听到敲打声、口哨声或看到闪光等；这些幻觉都是不成形的，无确定结构的，对于患者没有象征意义。要素性幻觉没有诊断价值。

（2）复杂性幻觉：可以是听到说话声、音乐声或看到面容和场景等。

按幻觉的性质可以分为真性幻觉和假性幻觉。

1）真性幻觉（genuine hallucination）：患者体验到的幻觉形象与外界客观事物相同，幻觉存在于外部空间，是直接通过本人的感觉器官获得的。幻觉鲜明、生动、逼真、投射于外部空间，患者坚信他的亲眼所见，亲耳所听，并做出相应的情感和行为反应。

2）假性幻觉（pseudo hallucination）：以假性幻听、假性幻视较多见。患者体验到的幻觉形象存在于内部空间，不够鲜明生动，不是通过感觉器官获得的。如患者闭上眼睛，也能看见颅内有个外星人。

（三）感知综合障碍

感知综合障碍（psychosensory disturbance）：指患者可感知到客观事物本身，但对其个别属性（大小、形状、距离、颜色等）的感知出现了障碍。

1. 视物变形症（metamorphopsia） 指患者感到外界事物的大小、体积、形状等发生了改变，如患者看到自己左脸变得很大，与右脸不对称。若看到外界事物比原来大称之为视物显大症（macropsia），变小了称视物显小症（micropsia）。

2. 空间感知综合障碍（spatial psychosensory disturbance） 指患者感到周围事物的距离发生改变。如过马路时汽车已驶近斑马线，而患者却感觉距离自己很远，继续过马路，以致差点酿成交通事故。见于精神分裂症。

3. 时间感知综合障碍（temporal psycosensory disturbance） 指患者感到时间流逝变缓慢或迅速，或感到事物的发生发展不受时间的限制。见于精神分裂症。

4. 非真实感（derealization） 又称现实解体。患者感到周围事物和环境出现变化，变得不真实，周围的人、物好像与自身隔了一层膜，像是舞台布景，房屋、树木等像是纸板糊的，周围人显得没有生气好像没有生命的木偶，患者有恍若梦中之感，伴有非常不愉快的体验。可见于抑郁症、精神分裂症、焦虑障碍等。

▍二、思维障碍

思维是人脑对客观事物概括的和间接的反映，它反映事物的本质特征和内在联系。思维通过对感觉器官所感知的事物进行分析、比较、综合、抽象和概括，使人们能认识客观事物，掌握事物间的内部联系。了解人的思维，需要借助于语言或文字。

（一）思维形式障碍

通常根据患者的言语和文字来判断是否有思维形式障碍（disturbance of the form of thought），但有时患者的行为也可提供证据。

1. 思维奔逸（flight of thought） 又叫意念飘忽，是兴奋性的思维联想障碍。指思维联想速度加快，思维活动量增多，头脑中不停地出现大量的念头，患者讲话速度快、滔滔不绝，并因谐音、谐意而转换话题（音联意联），说话的主题极易随环境而改变（随境转移，distractability）。见于躁狂状态。

案例 3-2

　　女，50岁，躁狂发作。近1周出现言行增多，易激惹，与妹妹无故争吵，认为父亲对自己不公，多次报警要求主持公道。入院后主动去拥抱医生，问其名字，患者说"姓张，弓长张，桃园三结义的张飞，我叫张大胆儿，我弟弟叫张老蔫儿，我妹妹叫胖头三儿，从小我父亲对我很严厉，经常打我，我父亲是军人出身，我是一个兵，来自老百姓……"（开始敬礼，踢正步），见到有其他医生进来时便说"我以前的大夫姓冯，他是个好大夫，特别爱学习，三人行必有我师焉，爱学习就是好同志。"

问题：

该患者存在哪些思维奔逸的具体表现？

2．思维迟缓（inhibition/retardation of thought） 是抑制性的思维联想障碍。患者联想困难，联想速度缓慢，表现为语量减少，语调低沉，言语缓慢，反应迟钝。患者自诉"脑子变笨了"，在回答医生的提问时吞吞吐吐、拖延很久，有时再三提问，才能得到回答，患者也为此感到苦恼。常见于抑郁症。

3．思维贫乏（poverty of thought） 指联想数量减少，概念与词汇贫乏。患者表现为寡言少语，自我感觉脑子空洞无物，没有什么东西可想可说。被问及时答话常以"是""否""不知道""差不多"敷衍，患者对此漠然处之。多见于精神分裂症，也可见于脑器质性精神障碍和精神发育迟滞。

4．病理性赘述（circumstantiality） 患者的思维活动停滞不前迂回曲折，讲话啰嗦，抓不住重点，做不必要的过分详尽的累赘的描述，以致掩盖了主要的内容。患者的智能常受损，多见于癫痫、痴呆和其他脑器质性精神障碍。

案例 3-3

男，67 岁，血管性痴呆。当医生问"哪年退休的？"患者答："说起退休还得从我参加工作说起，我刚参加工作时是小学老师，那时候缺老师，语文数学啥都教，班里学生少，1 年级到 5 年级在一起上课，上课时连课本都没有。我文化程度不高，但在我们学校算是学历比较高的，但跟你们现在没法比，你们现在至少也是大学生，甚至研究生、博士生。后来我自学考了个大专毕业证，开始在我们当地教初中，大家都很尊重我，我也想继续发挥我的余热，但是因为身体原因这几年没法工作了，所以 3 年前我才退了休。"

问题：

病理性赘述与思维奔逸各有何特点？

5．思维松弛（loosening of associations） 又称思维散漫。患者的思维活动失去了正常的结构，言谈内容混乱，主题与主题之间缺乏连贯的逻辑。患者的回答既不切题，也不清晰，似乎总在接近交谈的主题，但却擦边而过从未能切合到主题，令人费解，而且这种缺乏逻辑不能通过进一步询问而澄清，以致造成交谈困难。严重时，可发展为破裂性思维。常见于精神分裂症。

6．思维破裂（splitting of thought） 是概念之间联想的断裂，各种概念之间缺乏内在的连贯和逻辑性。患者的言语有完整的句子，但是句与句之间缺乏连贯的逻辑关系，变成语句的堆积。严重时，言语支离破碎，词与词之间缺乏逻辑联系，出现"词语的杂拌"（word salad）。多见于精神分裂症。如果在意识障碍的情况下出现破裂性思维，称为思维不连贯（incoherence of thinking），患者往往言语杂乱，毫无主题，甚至言语片断而不成句。

案例 **3-4**

女，23岁，精神分裂症。当医生问患者姓名时，患者答"你我都是这个世界中的尘埃，道路千万条，安全第一条，有志者事竟成，得不到的才叫爱，太容易却不理睬。"

问题：

思维破裂与思维不连贯的区别是什么？

7．思维中断（blocking of thought） 又称思维阻滞。思维进程突然中断，患者感到头脑一片空白，而旁观者发现患者在交谈中突然停顿。可见于疲劳或焦虑的健康人群。如果这种情况明显且反复出现，强烈提示精神分裂症的诊断。如果患者用异乎寻常的方式解释这种体验，如说思维被外星人偷走了，诊断精神分裂症的可能性更大。

8．思维云集（pressure of thought） 又称强制性思维（forced thought）。指患者头脑突然不受控制地涌现大量无意义的想法。不受患者意愿的支配，强制性地在大脑中涌现，好像在神奇的外力下别人思想在患者脑中出现。内容多杂乱无序，甚至是患者所厌恶的。这些异己的思维有时在患者自主思维过程中闯入或在休息时出现，称为思维插入。有时大量的思想或观念接踵而至或几个概念同时挤入脑海中，称为思维云集。常突然出现，持续时间短暂，有时转瞬即逝。多见于精神分裂症、脑器质性精神障碍。

9．病理象征性思维（symbolic thought） 是患者用无关的、不为人理解的具体概念代表抽象概念，不经患者解释旁人无法理解的思维。以鸽子、橄榄枝代表和平，能为世人理解，是正常的象征性思维。女患者把红富士苹果上的标签贴纸撕下贴在衣服上，以代表"中国女性从此站起来了"，不经患者解释，他人是无法理解的。

10．语词新作（neologism） 患者自创文字、图形、符号，并赋予特殊的含义。语词新作需要与不正确发音、用词错误以及小团体自创自娱的"私房话"等相鉴别。患者把"美男女"三个字凑成一个字，称这代表了她是一个美女，是英国皇室散失在外的公主，会有英俊的白马王子来拯救她。多见于精神分裂症青春型。

11．逻辑倒错性思维（paralogism） 主要特点是推理缺乏逻辑，无前提也无根据，或因果倒置，推理离奇古怪，不可理解，非常荒谬。多见于精神分裂症。

案例 **3-5**

男，25岁，精神分裂症。家属发现患者有吃卫生纸的行为，问其原因，患者解释道"纸是由树木、草等植物做成的，卫生纸也不例外。羊和牛能吃这些植物，人是高级动物更应该能吃，而且卫生纸遇水就会化掉，我吃了卫生纸也能在胃消化，所以我吃点卫生纸也没什么。"

问题：

逻辑倒错性思维的特点是什么？

12．持续言语（perseveration of speech） 患者往往持续或不恰当地重复某一词语或短句。有时患者会重复提问者语句末尾的词，或者连续问话中，患者只能正确回答第一个问题，此后对所有的问话均予以同样的回答。如医生问"您多大？"患者答"65"，医生再问"您贵姓？"，患者答"65"。持续言语多出现在痴呆、癫痫性精神障碍或其他脑器质性精神障碍。

（二）思维内容障碍

1. 妄想（delusion） 是在病理基础上产生的歪曲信念、病态的推理和判断，既没有事实根据，也与个体所处的背景和文化中公认的信念不一致，用事实、说理都无法纠正。妄想具有以下特征：①妄想的内容虽与事实不符，但患者坚信不疑，不因提供相反的证据而改变。一个相信邻屋有人要谋害他的患者，不会因邻屋无人居住而改变想法，可能认为检查邻屋时，迫害者刚刚离开。患者对妄想的坚信通常是一开始就有的，但在病初起和恢复时可出现部分怀疑。②妄想常是自我中心的，妄想的内容对患者本人至关重要，均涉及患者本人的利害关系。③妄想内容受个人经历和时代背景的影响。患者的妄想内容常带有浓厚的文化背景和时代色彩。如某中年女患者参加同学聚会时被取笑当初学生时代与某男同学有暧昧关系，聚会结束后坚信有同学把当天的情况拍了视频，剪辑为色情视频发朋友圈，并合成了她的裸体相片放到朋友圈中伤害她。

妄想有不同的分类方法。

根据妄想的固定程度可分为：完全性妄想和部分性妄想。

根据妄想的发生可分为：原发性妄想和继发性妄想。

根据妄想的内容可分为：被害妄想、被控制妄想、关系妄想、夸大妄想、罪恶妄想、虚无妄想、嫉妒妄想、钟情妄想、非血统妄想、疑病妄想和内心被揭露妄想。

根据妄想的其他特征可有：共享性妄想。其他妄想体验常见：妄想心境、妄想知觉、妄想记忆。有关思维据有的妄想可见：思维插入、思维被夺、思维播散等。

妄想可分为原发性妄想和继发性妄想。原发性妄想，也被称为自发性妄想，是在没有任何心理事件发生的情况下突然出现的、并且坚信不疑的妄想。原发性妄想对精神分裂症有重大诊断价值。如某精神分裂症女患者突然确信自己已经怀孕，此时患者正在月经期，此前患者从不曾想过这方面问题，也找不到可能得出这一结论的合乎情理的先导观念或事件。常见原发性妄想有：①妄想知觉（delusional perception）：在正常知觉体验时突然产生与此知觉内容毫无关系的妄想，但患者确认他的妄想信念是由知觉引起的。如某男患者与家人一起外出进餐时，突然产生一直坐在旁边的太太已与餐馆的老板发生了不正当关系的想法。②妄想心境（delusional mood）：患者感到他所熟悉的环境突然变得令人迷惑，并且含有某种特殊意义和不祥征兆，并迅速发展为妄想。如某个患者走在马路上，突然感觉周围的一切都变得很奇怪，周围的一切都变得跟以前不同，连天空都变得晦暗且透着诡异，随即认为有阴谋集团正在猎杀他。③突发妄想（sudden delusional idea）：突然产生的妄想观念，与患者所处的外在环境和当时的心理活动毫无联系。

继发性妄想起源于先前的病理体验。可见于下列情况，①继发于幻觉：如患者凭空听到声音就认为有人跟踪他。②继发于心境障碍：严重抑郁的患者可能相信别人都认为他毫无价值。③继发于意识障碍。④继发于记忆障碍：记忆障碍患者易出现被窃妄想。⑤继发于智能缺陷：如痴呆伴发的妄想。⑥继发于原已存在的妄想，如继发于夸大妄想出现的被害妄想或继发于被害妄想出现的夸大妄想，某患者拿着父母给的 5000 元投入股市，1 个月后被深度套牢中的他认为自己已经通过买卖股票成为亿万富豪，现正受到有关部门的监控，他的被害妄想就是继发于夸大妄想的。

临床上的妄想可分为以下几种。

（1）被害妄想（persecutory delusion）：是最常见的妄想，对诊断帮助不大。患者坚信某些人或组织加害他。方式多种多样如背后议论诽谤，造谣中伤，跟踪监视，在患者的食物或饮水中放毒，用非人道的方式对患者做实验，用各种现代仪器探测或者控制患者的身体、大脑。被害妄想常与幻觉相关联，并可与其他妄想同时存在。常见于器质性状态、精神分裂症、妄想性障碍和严重的情感性障碍。

（2）被控制妄想（delusion of control）：又称物理影响妄想（delusion of physical influence）。患者相信自己的意志、行为、思想、言语和情感被某种外力所控制，丧失了自我支配的能力。此症状是精神分裂症的特征性症状。要特别注意与命令性幻听区分，命令性幻听是患者自愿服从幻听的命令。有患者坚信他的行为均由外界力量所引起，并非本人意愿。这一般是精神分裂症的特征性症状。

案例 3-6

男，26岁，精神分裂症。病史5年，坚信自己的大脑被植入了某种芯片控制了自己的思想，进而控制了自己的言行，谈话时患者神色诡异地说道"别问了，不能说了，现在我的脑子被掏空了，什么也不知道了"，患者除了感觉自己的大脑被控制之外，感觉家里的开关、马桶也受到控制，于是将开关砸坏，便后不敢冲马桶，担心会爆炸。

问题：

如何区分被控制妄想与命令性幻听？

（3）关系妄想（delusion of reference）：又称牵连观念（idea of reference）。多与被害妄想一起出现。患者认为环境中与他无关的事件、物品或人物都与他有某种关联。如患者认为报纸、电视、网络上的某些报道或广告是专门针对他的，别人看他的目光总是躲躲闪闪的，患者使用"含沙射影""指桑骂槐"形容他人对自己的议论，认为他人咳嗽、吐痰、敲打东西是故意针对他。

案例 3-7

患者，女，27岁。精神分裂症。诉"这1年多单位同事总是故意针对我，处处刁难我，我也不知道哪里得罪了他们，他们聊天时虽然没有提到我的名字，但我知道是在含沙射影讽刺我，有时从我旁边经过时用轻蔑的眼神看，我心里很难过，多次找同事理论，他们还不承认，我只好找领导反映问题，可领导居然也包庇他们，还总说是我的不是。"认为同学、朋友的微信群的聊天内容也在聊自己，之后主动退群，删除了所有同学及朋友的联系方式。

问题：

该患者的妄想有何特点？

（4）夸大妄想（grandiose delusion）：患者病态地夸大自我的重要性。认为自己很富有、天赋某些非凡的才能或是一个特殊人物。短暂而不荒谬的夸大妄想可见于躁狂发作，持久而荒谬的夸大妄想多见于精神分裂症。

（5）罪恶妄想（delusion of guilty）：指患者认为自己犯了严重的错误甚至是不可饶恕的罪责，罪大恶极死有余辜。典型表现为认为自己过去并没有过错的行为或微不足道的违法行为将会被发现，会给他带来耻辱或家人会因他的罪恶而遭报应。为此患者会拒食或自杀，甚至找警察投案自首，要求坐牢以赎罪。多见于抑郁症、精神分裂症。

案例　3-8

男，47岁，妇产科医生，抑郁发作。称自己过去为不少来院要求做人流的患者做了人流，是杀人犯，找警察自首，要求判他极刑。被拒绝后跑到高楼楼顶，称要进行自我审判，试图跳楼自杀。

问题：

罪恶妄想与虚无妄想有哪些相同点？

（6）虚无妄想（nihilistic delusion）：是关于某些人或事物已经不存在或将要不存在的信念。患者会认为自己不复存在，或者身体的某一器官完全丧失了功能，如患者诉"胃和肠子全烂光了，不能吃东西的""脉搏已经停止，血液不流动了"；或认为他没有钱、他的前途毁灭了，或世界末日即将到来。多见于抑郁症、精神分裂症及老年期精神病等。当严重的抑郁障碍出现这种妄想时，即为Cotard综合征。

（7）嫉妒妄想（delusion of jealousy）：患者坚信配偶对自己不忠实。多为男性。并非所有的嫉妒观念都是妄想，轻微的嫉妒先占观念较为常见，有些强迫观念也可表现为怀疑配偶的忠实。嫉妒妄想的重要在于它可能导致对被认为不忠实者采取危险的攻击行为。患者会对其病态信念采取行动，例如，采取各种手段搜集所谓证据如跟踪、盯梢配偶，暗中检查配偶衣服、床单精液痕迹，搜查配偶的提包、翻看配偶的手机以期发现私通情人的证据如情书。患者不会因为未找到有关证据支持其信念而满足，他还会继续搜寻，有可能在妄想支配下采取伤害配偶的行为。可见于精神分裂症及妄想性障碍。

案例　3-9

女，48岁，妄想性障碍。坚信丈夫与单位多名女性有不正当关系，丈夫上班时偷偷尾随跟踪丈夫，丈夫下班后盘问丈夫工作时的细节情况，试图发现一些蛛丝马迹，以致丈夫在家接到异性电话就匆匆挂断，患者又认为是有意回避自己，经常偷偷翻看丈夫手机，将丈夫通讯录里异性的电话全部删除，看到陌生电话也要反复盘问丈夫是不是异性打来的，多次到丈夫单位找领导反应问题，要求为自己主持公道。

问题：

如何区分嫉妒观念与嫉妒妄想？

（8）钟情妄想（delusion of being loved）：指患者相信自己正被平素难以接近的异性所爱，后者多有较高的社会地位。大多数有钟情妄想的患者从未与对方讲过话，但仍认为对方通过眼神、与第三者对话向自己示爱。即便遭到对方拒绝，仍会纠缠不已，认为这是考验。多见于精神分裂症。

（9）非血统妄想（delusion of non-consanguinity）：患者认为自己的父母非亲生，认为自己的亲生父母另有其人，且常是名人或拥有巨大财富。患者常在自己身上寻找特殊之处，企图作为证据。有的患者坚信自己是国家某领导人的后代，称为显贵血统妄想。见于精神分裂症。

案例 3-10

男，19岁，精神分裂症。近1年逐渐变得孤僻少语，有时发呆，对父母发脾气，坚信自己并非父母亲生，多次逼迫父母做DNA鉴定，但拒不接受鉴定结果，认为是被父母动了手脚，与鉴定机构串通好做假报告欺骗自己，强烈要求断绝关系。多次表示离家出走去找亲生父母。问起怎么能证明不是父母亲生的，患者答"父母对待弟弟比对我好，对我要求严厉苛刻。"

问题：

非血统妄想与夸大妄想的相同点有哪些？

（10）疑病妄想（hypochondriacal delusion）：患者坚信自己患了不治之症，反复、详细的医学检查并不能纠正。面对各种相反的医学证据，患者仍错误地认定自己患有某种疾病。此类妄想在老人中较为常见，因老人对健康更为关注。疑病妄想可涉及癌症或性病，或部分身体的外形，尤其是鼻子。有后面这种妄想的患者有时会要求做整形手术。多见于老年期精神障碍如老年期抑郁或老年期痴呆。Cotard综合征患者的虚无妄想也可视为疑病妄想。

案例 3-11

男，67岁，抑郁发作，近半年心情差，兴趣丧失，乏力，时有心慌、胸闷等症状，一次在电视上看到关于吸烟的宣传片后患者便怀疑自己患上了"肺癌"，多次到本地三甲医院及北京各大医院进行详细检查，告知患者并未患"肺癌"，患者不相信。每天过分关注自己的呼吸及咳痰情况，担心自己随时会因病情恶化出现呼吸困难，自行购买吸氧机每日间断吸氧。

问题：

疑病妄想与疑病观念的区别是什么？

（11）内心被揭露感（delusion of being revealed）：又称被洞悉感，是原发的病态体验，患者觉察到自己的思想还未表达出来就已被许多人了解，尽管患者说不清自己的思想如何被别人探知，但确信已经人尽皆知。这是精神分裂症的特征性症状。

根据妄想的其他特征可有：

1）共享性妄想（shared delusions）：和有妄想的患者共同生活的人，若他们处于从属地位，会可能与患者一起拥有妄想信念，这种情况称为共享性妄想或二联性精神病。往往发生于同一环境或家庭中长期相处密切接触的亲属或挚友中，如母女、姐妹或夫妻和师生等。一般为两例患者，其精神症状极为相似，1例患者为原发者，另1例为被感应者。偶有报道可超过两例患者，称作三联性精神病或四联性精神病等。

共享性妄想主要特点为：①原发病例或感应者与继发病例或被感应者之间往往存在密切的血缘关系或婚姻关系。②"感应"或"分享"的主要精神病性症状是妄想，内容怪异。③原发病例的诊断多为精神分裂症，但也可以是偏执性障碍或有精神病性特征的心境障碍。④继发病例除妄想外，行为通常无明显异常或怪异，病情也不如原发病例严重。⑤当首先发病者的症状消失，或将受感应者与之分离后，则后者的妄想可以很快随之消失，一般预后良好。

2）与思维据有相关妄想：人们理所当然地认为思想是属于他们自己的，思想是私人的体验，只有说出来，或者通过书写，或者由面部表情、姿势和动作等躯体语言表示后，他人才能知道。有思维据有相关妄想的患者丧失这些正常的信念，与精神分裂症密切相关，可表现为：

①思维插入：指患者坚信某些思想并非自己的，而是由外界注入的。如患者认为迫害者使用无线电插入一些思想进其脑内。这与强迫症苦恼的与其本性不符合的思想不同，后者从不怀疑这些想法是自己的；前者则认为这些想法不是自己的，而是被插入的。

②思维抽取：指患者相信思想已经被从内心中取走了的信念。这一妄想常伴有思维中断，患者体验到自己思维进程突然停顿并相信失去的思想已被某种外力夺走。

③思维播散：指患者坚信未说出的思想通过广播、心灵感应或其他一些方式而为他人知道了的信念。有些患者还会认为自己的想法能被他人听到，该信念也可伴发于听到了自己的思想被说出的体验。

2．超价观念（overvalued ideas） 指涉及自我的先占信念，就患者的人格和个人经历而言，其发生有一定的事实根据，推理也比较合乎逻辑，有可理解之处。如有人的父亲和兄弟先后罹患癌症，他认为癌症具有传染性。超价观念既非妄想，也非强迫观念，它可支配一个人的生活多年并影响其活动。这种观念偏激，不为相同文化背景下的大多数人接受，易于导致人际冲突。超价观念带有强烈的情感和动机，对患者的心理活动和行为有着明显的影响。超价观念可见于某些人格障碍、疑病障碍和神经性厌食患者。体型与体重的超价观念是神经性厌食的突出特征。

3．强迫观念（obsessive ideas） 某些思想、冲动或意象，在患者头脑反复出现，明知不必要且努力加以抵抗，却摆脱不掉，为此感到痛苦。特征性的是挣扎的主观感受：患者抵制强迫观念，但其仍闯入意识，这是与妄想鉴别的要点。但当强迫观念存在较长时间后，抵抗的程度会减弱。另一特征是确信想到某件事便会使这件事更容易发生。患者知道这些观念是他自己的而非其他地方移入的（与思维插入妄想相反），是不真实的和无意义的——这也是与妄想区别的要点；当强迫观念非常强烈时，患者对其内容的不真实性可能不那么肯定。然而一旦强度减弱，前面那种并不确信则会再度出现。它所涉及的事物往往使患者感到苦恼或不快。

案例 3-12

女，30岁，强迫性障碍。反复思考一些无意义的事，比如别人说做饭，她必须把做饭的全过程想一遍，包括做饭的每一个步骤、每一个细节都不能遗漏，明知没有必要，却无法自控为之苦恼。

问题：

如何区别强迫观念和强制性思维？

尽管强迫观念的内容各式各样，但大多为以下六种：肮脏与污染、攻击、讲究秩序、疾病、性、宗教。肮脏与污染的思想常与被污染而引发疾病的观念有关；攻击性思想可能是打人或在公共场合大叫大骂；讲究秩序的思想可能与物体摆放需整齐和工作的组织方式有关；有关疾病的思想通常带有恐惧性，如惧怕艾滋病或狂犬病等；有关性的强迫观念通常涉及令患者感到羞耻的与性相关的行为；有关宗教的强迫观念常表现为对信仰基础的怀疑（如真的有神灵吗？我这样想亵渎神灵了吧，会不会受到惩罚？）或反复怀疑罪恶是否已经充分忏悔（"良心的责备"）。

强迫观念的临床类型包括：

（1）强迫怀疑（obsessive doubt）：患者对已做的事反复怀疑或担忧，反复表达对刚才的动作的不确定性。如是否关掉了可能引起火灾的电气设备，反复疑虑，不得不多次返回，检查核实。不管怀疑属于什么性质，都能认识到他怀疑的程度以及随之的苦恼是不合理的。

（2）强迫性穷思竭虑（obsessive rumination）：患者反复思虑一些缺乏现实意义的问题，不获得满意答案，不能安心。如患者反复思虑：女孩子为什么要吃饭呢？

（3）强迫回忆（obsessive reminiscence）：患者对经历、往事反复回忆，确保没有遗漏，明知没有必要，但无法停止。患者每日要花大量时间仔细回忆当天发生了的各种细节：见了哪些人，说了什么话，力争做到分毫不差，否则焦虑万分。

（4）强迫性对立观念（obsessive contradictory ideas）：患者头脑总是无法克制地冒出与现实完全对立的念头，如患者正在拜祭祖先祈求家人平安健康，却不由自主地联想"会得病，会出事，会死人！"，努力克制却无效。

（5）强迫意向（obsessive intention）：又叫强迫冲动（obsessional impulse），患者反复出现执行某种动作的冲动，通常动作具有攻击性、危险性或是不良的社会影响。患者并不希望去做，极力抵抗并且也没有使冲动见诸行动，但是患者为此感到害怕紧张。如患者在高处，并没有自杀的想法，但出现跳下去的冲动感，虽然没有行动，但患者很恐慌。

三、注意障碍

注意（attention）是指个体的精神活动专注于一定对象的过程。注意有几个特征，①注意的广度：指同时间内所能把握的对象数量；②注意的稳定性：指长时间地集中于某一客体或某一活动；③注意的紧张性：指人们完全沉浸于他所注意的对象，而不关注其他周围的事情；④注意的分配与转移：前者指同时关注两种或多种活动；后者指停止对原来信息源的关注而注意新信息源的能力。注意障碍通常包括以下几种表现：

1. 注意增强（hyperprosexia）　指对他人的举动、自身身体状况和环境过分关注，常与妄想相联系。多见于焦虑障碍、躯体相关障碍和精神分裂症偏执型。

2. 注意减退（hypoprosexia）　指患者不能长时间将注意集中于某一事物，且所能注意到的事物显著减少，稳定性也降低。多见于疲劳状态、神经衰弱、脑器质性精神障碍及意识障碍。

3. 注意涣散（divergence of attention）　指患者不能把注意专注于某一事物并坚持一段时间。多见于神经衰弱及精神分裂症。

4. 注意范围狭窄（narrowing of attention）　指患者专注于某一特定对象，无法注意其他事物。主动注意范围缩小，被动注意减弱，表现迟钝。主要见于智能障碍及意识障碍者。

四、记忆障碍

记忆是过去事物与经验的重现。

临床上将记忆分为瞬时记忆（数分钟之内）、近记忆（数天之内）和远记忆（数月至数年）。不同精神障碍，记忆障碍（disturbances of memory）的特点不同。如意识障碍的患者瞬时记忆损害明显，而痴呆患者的近记忆很差，瞬时记忆却相对完好。

临床上常见的记忆障碍症状有：

1. 记忆增强（hypermnesia）　对自身过去经历的事件，甚至是细节都能够回忆起来。可见于躁狂状态、强迫症及偏执障碍等。

2. 记忆减退（hypomnesia）　多见，近事记忆减退主要见于老年人及脑器质性精神障碍者早期，远事记忆减退主要见于痴呆。

3．遗忘（amnesia） 记忆缺失称为遗忘。患者对某一事件或某一时期内经历的记忆丢失。①顺行性遗忘（anterograde amnesia）：主要是近记忆减弱。患者只能回忆病前的经历，而病后的事随即忘却，难以回忆。主要见于脑器质性病变。②逆行性遗忘（retrograde amnesia）：可发生在头部外伤后，神志清醒后患者对受伤前一段时间内的经历无法回忆。③选择性遗忘（selective amnesia）：遗忘的内容和范围与某种生活事件、生活处境密切相关，与此无关的记忆保持相对良好。多见于与心因有关的精神障碍。

4．错构（paramnesia） 是记忆错误，患者对过去曾经历过的事件，在某些细节如发生时间、地点、情节上出现错误回忆，并坚信不疑。多见于酒精依赖所致的精神障碍和外伤性精神障碍。

5．虚构（confabulation） 患者以一段虚构的故事来填补他所遗忘的经历片断。内容多为患者既往记忆的残余，串联在一起，丰富生动，但常转瞬即忘，无法记住虚构的内容。多见于麻痹性痴呆和酒精依赖所致的精神障碍。

6．旧事如新症 指患者不能识别以前发生过的事件，对早已熟知的事物，产生初次接触的陌生感。对熟悉的人感到生疏，对故地感到陌生。常与似曾相识症一起出现。多见于癫痫。

7．似曾相识症 患者坚信在重复既往的经历，而实际上是新发生的事件。多见于癫痫。

五、智能障碍

智能又称智力（intelligence），指运用既往获得的知识、经验，解决新问题、形成新概念的能力。以理解力、计算力、分析能力、创造能力等为表现，是复杂的综合的精神活动功能。智能与遗传、教育状况等因素有关。

智能障碍（disturbances of intelligence）可分为智力低下与痴呆两大类型。

1．智力低下（mental deficiency） 又称精神发育迟滞，指先天或在生长发育成熟以前（18 岁以前），大脑由于各种有害因素，如遗传、感染、中毒、外伤或缺氧等，造成发育受阻或不全，智能发育停留在一定阶段的某个年龄段，明显低于同龄正常儿童。

2．痴呆（dementia） 慢性或进行性的大脑疾病导致的综合征，意识清晰状态下，出现涉及广泛的高级皮质功能紊乱，包括记忆、思维、定向、理解、计算、学习能力、语言和判断等众多方面。患者的控制能力、社交行为或动机的衰退常与认知损害相伴随，同时有明显的生活和社会功能损害。

痴呆可分为：

（1）全面性痴呆（generalized dementia）：大脑的病变主要表现为弥散性损害，痴呆涉及智能活动的各个范畴，影响了患者的全部精神活动，人格改变突出，患者对自身状况缺乏自知力。可见于阿尔茨海默病。

（2）部分性痴呆（focal dementia）：大脑的病变只涉及大脑的某些部位，患者只产生记忆力减退、理解力削弱和分析综合能力困难，人格基本保持，有一定自知力，定向力完整。可见于血管性痴呆。部分性痴呆病情进展到晚期时，就是全面性痴呆。

在临床中可以见到一些与痴呆类似的表现，主要是由于精神创伤所致，不存在脑器质性损害，这类痴呆称为假性痴呆（pseudodementia），大多持续时间短，治疗预后较好。包括：

（1）抑郁性假性痴呆（depressive pseudodementia）：与抑郁症伴发的假性痴呆，患者沉默少语、语音低微、反应迟缓、表情呆板、主动性缺乏，计算力、理解力、记忆力下降。在抑郁症好转后，智能可恢复。

（2）心因性假性痴呆（psychogenic pseudodementia）：又称 Ganser 综合征。指患者对简单问题给予近似而错误的答案，如 2+3=4；伸出 2 根手指或者问："这是几根手指？"患者答："5 根"。多见于分离障碍、在强烈精神压力或创伤作用下产生的精神障碍。

（3）童样痴呆（puerilism）：指患者的言行举止幼稚如幼童，学儿童说话声，自称只有 3 岁，逢人便叫"叔叔、阿姨"，主要见于分离障碍。

六、定向障碍

定向（orientation）指对时间、地点、人物及自身状态的心理觉察能力。定向障碍（disorientation）是大脑受损所致，是意识障碍的特征性表现之一。常随意识清晰度改变而发生变化，最早出现的是时间定向障碍，接着是地点定向障碍，再次是人物定向障碍，最后是自我定向障碍。定向障碍也见于严重记忆障碍及痴呆患者，因遗忘而对时间、地点、人物定向障碍。

1. **时间定向障碍（time disorientation）**　患者对所处的时间不能做出正确判断，如白天与黑夜、晨与昏分不清，或对年月日及季节说不清。可见于意识障碍、痴呆及精神分裂症。

2. **地点定向障碍（place disorientation）**　患者对所处地点不能做出正确判断，如在医院中不能辨别出所处之地为医院和所在城市、分不清东南西北、找不到家的方向等。见于意识障碍及痴呆。

3. **人物定向障碍（person disorientation）**　患者对周围的人物不能正确感知，如对亲人的错认，说不出名字、与自身的关系弄错，无法判别出医护人员的职业等。见于严重记忆障碍及痴呆。

4. **自我定向障碍**　患者对自身姓名、性别、年龄、职业等状况产生错误的判断。见于严重记忆障碍、痴呆和分离障碍。

七、心境障碍

心境异常可表现为三种方式：心境的性质发生改变，心境的波动程度超过了常规，心境与患者的思维、行为或所处处境不协调。这就是通常所说的病理性优势心境，心境的稳定性和协调性。

（一）心境的性质发生改变

包括焦虑、抑郁、情绪高涨、易激惹和愤怒。这类改变可能与患者的生活事件相关，但无明显原因也可能出现。心境性质的改变常有相伴症状，如焦虑常伴有自主神经功能亢进，而抑郁则常伴有悲观的先占观念和精神运动性迟缓。

1. **抑郁（depression）**　是负性情感的增强。抑郁是对丧失或不幸遭遇的一种正常反应，与其所遭受的不幸不成比例或持续过久则为异常。抑郁常伴有其他改变，尤其是自我评价过低、自责和悲观想法。悲伤的人具有特征性的表情，如口角下垂、眉头紧蹙以及弯腰弓背、灰心丧气的姿势。抑郁是抑郁障碍的确定特征，也常见于精神分裂症、焦虑与强迫障碍和进食障碍。

2. **情感高涨（elation）**　指过度心情愉快，与现实环境明显不相称。常伴有其他改变，如自信心增强和自我感觉良好、活动增多以及警觉水平提高。体验通常是愉悦的，但有时则为坐立不安的不愉快感。多见于躁狂症或轻躁狂症。无法理解的、自得其乐，给人愚蠢感觉的情感高涨状态，称为欣快症（euphoria），见于脑器质性精神障碍及醉酒状态。

3. 焦虑（anxiety）　焦虑是对危险的正常反应，当焦虑程度与危险不相称或持续时间过长时则为异常。焦虑心境主要感受为恐惧和忧虑，伴有紧张不安、注意专注于危险源、令人烦恼的念头、伴有失眠的警觉性增高以及易被激怒等。躯体症状常包括：肌紧张和呼吸频率加快，体验为肌紧张性震颤，或者呼吸不畅。自主神经症状常有心率加快、出汗增多、口干，以及急于排尿或排便等。多见于焦虑症、抑郁症及各种精神障碍。

急性发作性焦虑称为惊恐发作（panic attack），持续时间短，多为数分钟到数十分钟。患者不但有严重的自主神经功能紊乱表现，同时有濒死感或死亡恐惧，失控感或害怕会发疯。

伴严重运动性不安的焦虑又称为激越（agitation）。患者表情痛苦，手足无措，不停地改变姿势。

4. 易激惹和愤怒　易激惹指易于发怒。这两种情形有可能伤害他人，或伤害自己。见于焦虑障碍、心境障碍、精神分裂症、痴呆以及酒精或药物中毒。

5. 恐怖（phobia）　又称恐惧，指习惯性地回避某种情景，超出了危险的程度，并且患者也能认识到这一点。引起恐惧的物体包括动物、昆虫（如狗、蛇和蜘蛛），以及自然现象（如闪电、雷鸣）。恐惧的场所则包括高处、人群以及空旷的地方。有恐怖症状的患者不仅在遇到那些物体与场所时出现焦虑，想到它们就可引起焦虑（预期性焦虑）。多见于各种焦虑障碍，还可见于儿童。

（二）心境的波动性改变

正常心境的波动常与处境和先占观念有关。在异常情形下，心境波动超过或低于正常水平。波动增大称为情感脆弱，波动非常大称为情绪失禁（emotional incontinence）。

波动减弱时称为迟钝（blunted）或平淡（flattened），严重的平淡称为情感淡漠。

1. 情感淡漠（apathy）　指情感活动的严重衰退，患者对外界刺激缺乏相应情感反应。患者对能引发正常人悲伤或愉快的事无动于衷，对周围的事漠不关心，声调平淡，表情呆板，内心体验贫乏或完全丧失。见于精神分裂症。

2. 情感脆弱（emotional fragility）　在外界轻微刺激下甚至无明显外界因素影响下，患者的情绪容易发生波动。一旦流泪或发笑，便会失控而痛哭不止或笑个不停。多见于分离障碍、抑郁症及脑器质性障碍。

（三）心境的协调性发生改变

1. 情感倒错（parathymia）　心境与患者的言行、周围处境严重不协调，如在谈及别人在迫害他时，面露愉快之色。或嬉笑着讲父母的去世。多见于精神分裂症。

2. 情感幼稚（emotional infantility）　指情感受直觉和本能活动影响，情感反应退化到儿童时期，反应迅速、强烈而缺乏节制，表情幼稚、孩子气，缺乏理性。可见于癔症及痴呆。

八、意志行为障碍

意志指自觉地确定目标，克服困难采取行动实现目标的心理过程。意志对行为的发动、坚持、制止和改变有调节控制作用。

（一）意志活动的障碍

1. 意志增强（hyperbulia）　患者意志活动增多，出现病态的自信和固执的行为。如患者在被害妄想支配下，坚信有人要害他，反复到有关部门要求惩处对方。多见于偏执性精神病、精神分裂症和躁狂状态等。

2．意志减退（hypobulia）　患者意志活动减少，伴有情绪低落，对周围事物不感兴趣，不愿参加外界活动，多呆坐或卧床，懒于料理工作学习甚至个人生活。常见于抑郁症及精神分裂症。

3．意志缺乏（abulia）　患者对活动缺乏明显的动机，没有确切的打算和要求。不关心学业、工作，缺乏主动性和积极性，生活懒散，甚至连个人卫生也不顾，孤僻独处，行为退缩。常见于精神分裂症，多与思维贫乏、情感淡漠共存，构成阴性症状群。

4．意向倒错（parabulia）　指意向要求违背常情、常理，活动或行为使人感到难以理解。如患者将粪便搓成球状，津津有味地享用，称美味如小笼包。多见于精神分裂症。

简单的随意和不随意运动称为动作。有动机和目的进行的复杂随意运动称为行为。思维、情感、意志方面的失调，肯定会带来动作行为方面的紊乱。

（二）运动行为的障碍

1．精神运动性兴奋（psychomotor excitement）　指整个精神活动增强。

（1）协调性精神运动性兴奋：患者言语动作增多，与其思维、情感活动的增多相一致，并和环境相匹配。患者活动增多是有目的的，是可以理解的。多见于轻躁狂状态。

（2）不协调性精神运动性兴奋：患者言语动作增多与思维情感活动不匹配，动作单调杂乱，无动机，无目的，使人难以理解，与外界环境也不相协调。多见于精神分裂症青春型、紧张型及脑器质性精神障碍。

2．精神运动性抑制（psychomotor inhibition）　指整个精神活动降低。

（1）木僵（stupor）：以缄默、随意运动减少或缺失以及无精神运动反应为特征的状态。严重时患者保持固定姿势，不语不动，不进饮食，不主动排便，对刺激不起反应。意识程度因病因不同，可清晰，也可有障碍。多见于精神分裂症紧张型、严重的抑郁症和脑器质性精神障碍。

患者的肢体可任人摆布，即使被摆成不舒服的姿势，也较长时间如蜡一样维持不变，称为蜡样屈曲（waxy flexibility）。若将患者的头部抬高好似枕着枕头，患者也能保持这样的姿势一段时间，称之为空气枕头（air pillow）。

（2）违拗症（negativism）：患者对于向他提出的要求不仅没有相应的行为反应，甚至加以抗拒。患者对要求采取拒绝或消极反应，称为被动性违拗。如患者拒绝完成医生的指令，拒食，拒绝更衣，甚至大小便也解在裤裆里。如果患者做出与要求完全相反的动作，如让张口时把嘴闭得更紧，让闭嘴时却慢慢开口，称为主动性违拗症。

（3）缄默症（mutism）：患者缄默不语，不回答问题，但可用手势或以纸笔表达意思。见于精神分裂症、分离障碍及选择性缄默。

3．作态（mannerism）　患者做出古怪的、愚蠢的、幼稚做作的动作、姿势、步态与表情。如患者举手敬礼，却同时在做鬼脸和单脚独立。可见于精神分裂症。

4．刻板动作（stereotyped act）　患者持久地重复某一单调动作，常与刻板言语同时出现。常见于精神分裂症紧张型。

5．模仿动作（echopraxia）　患者无目的地模仿他人的动作，常与模仿言语同时出现。见于精神分裂症。

6．强迫行为（compulsive act）　指反复出现的刻板行为或仪式动作。患者主观上感到这些行为必须完成，又认为是无意义的，竭力想抵制。常伴有强迫观念。如强迫性反复洗手通常伴有手被污染的强迫观念。主要包括：①强迫洗涤，最常见的是怕不洁或感染疾病而反复洗手。②强迫计数，毫无必要地数生活中碰到的物体。患者通常用特殊的方式计数，如以五个为一组，多与强迫怀疑思想有关。常以默数的方式进行，旁观者可没有觉察到这种仪式动作。如走在大街上计算见到的电线杆。③强迫性仪式动作，患者总以一套动作象征吉凶祸福。如患者离家上班前，总要上下楼梯三次，再连续三次环绕所住的小区，认为如此外出才不会遭遇车祸，否则会感到焦虑难忍。④强迫检查，常与安全有关，如总要反复多次检查煤气、门窗等是否关好。见于强迫症。

许多强迫观念患者完成动作缓慢，因其强迫仪式动作或反复怀疑费时，并使他们注意分散而离开主要目的。

案例 3-13

> 男，20岁，强迫性障碍。近1年来对手机APP的排列有着严格要求，且不允许"小红点儿"（未读消息）出现，为此整日盯着手机屏幕点击，生怕有遗漏，如若未读消息较多时，患者只能反复卸载软件再重新安装，导致无法专注学习，为此十分苦恼，但又无法摆脱。
>
> **问题：**
> 强迫行为和刻板行为有何区别？

九、意识障碍

意识指保持一定的觉醒水平，对环境和自身的识别与观察能力。意识水平可从极度警觉到昏迷。在发生意识障碍时，可表现为：①感知清晰度下降、迟钝，甚至出现错觉和幻觉。②保持注意能力下降，如注意涣散需要就同一个问题反复发问，转移注意的能力也减退。即刻回忆及近记忆受损，事后多遗忘。③思维过程瓦解，言语不连贯，抽象思维与理解力下降，判断能力也降低。④情感反应迟钝，茫然，或情绪紊乱如抑郁、焦虑或恐惧，易激惹等。⑤醒睡节律紊乱，夜间兴奋，白天嗜睡。⑥动作行为迟钝，缺乏目的性和指向性。有时少动，甚至完全不动，有时又会多动如无目的、重复性的动作。⑦起病急骤，一天之内甚至几小时之内临床表现变化很大。⑧出现定向力障碍，是意识障碍的重要特征。

意识障碍可为意识清晰程度的降低，也可为意识范围缩小或意识内容改变。

1.嗜睡（drowsiness）　意识清晰度水平的轻微下降。安静环境中患者呈睡眠状态，呼叫或推动，患者可立即清醒，也能正确地交谈，但当刺激消失就再次入睡。此时正常生理反射均存在。

2.意识混浊（clouding of consciousness）　又称反应迟钝状态。强烈的刺激才能引起患者的反应。患者反应迟钝，思维混乱，对事情可能给予错误的解释，注意、记忆、理解都有困难，对时间、地点、人物可有定向紊乱。生理反射存在，可出现原始动作如舔唇、伸舌、强握、吸吮等。

3.昏睡（sopor）　意识清晰水平更低，对周围环境及自我意识均丧失，在强烈疼痛的刺激下，如以手指压患者眶上缘内侧时，可出现面肌防御反射。角膜、睫毛等反射减弱，对光反射、吞咽反射仍存在，可出现不自主运动及震颤。

4.昏迷（coma）　意识完全丧失，是意识受损最严重的形式。没有精神活动的外在表现，除了呼吸几乎没有活动。对任何刺激均无反应，吞咽、防御，甚至对光反射都可消失，可引出病理反射。可根据反射活动保留程度和脑电活动类型进行分级。以上四种意识障碍主要见于脑器质性和躯体疾病伴发的精神障碍。

5. 朦胧状态（twilight state） 是在意识清晰度下降的基础上，出现了意识范围的狭窄，并且事后有遗忘。患者在一定的范围内，对人和物有清楚的感知，甚至可以完成连贯的复杂动作。但范围之外的事物就不能正确感知判断。常突然发生、突然中止，持续时间从数分钟到数小时不等，也有持续数日之久的。朦胧状态可见于入睡初期和觉醒早期。也可见于癫痫、头部外伤、急性酒精中毒。在分离障碍、催眠状态下出现的朦胧状态主要以注意障碍为主，即注意的范围缩小且局限于某些事物，是一种意识改变状态。

6. 谵妄（delirium） 意识清晰度降低的背景下，产生大量的幻觉、错觉。以幻视常见，幻觉内容多为生动而鲜明的形象性情境，如昆虫、猛兽等。有的内容具有恐怖性，患者出现紧张、恐惧的情绪，表现兴奋不安，常见不协调性精神运动性兴奋。思维不连贯，理解困难，可有片断妄想。有定向力障碍，自我定向及环境定向均受到严重损害。谵妄状态多昼轻夜重，持续数小时至数日，甚至数月。意识恢复后常有部分遗忘或全部遗忘。主要见于躯体疾病所致的精神障碍和急性脑病综合征。

7. 意识改变状态（altered state of consciousness） 因宗教仪式、迷信活动、催眠或某些精神活性物质诱发，暂时对外界刺激觉察减低。包括出神（trance），是醒时的暂时意识改变状态，表现为身份感的丧失，注意和暗示性增强，出现某些刻板性行为，对环境刺激的反应明显下降。还有附体（possession），与特定的文化或宗教信念有关，认为自身的心灵或灵魂完全被神仙或鬼魂所占据，个体以占据者的身份讲话行事。

十、自知力缺乏

自知力又称内省力、领悟力，指患者对自己精神疾病的认识判断能力。即患者是否能够觉察到自己的精神状态存在异常，对异常表现能否正确分析和判断，并指出自身既往和现在的哪些表现属于异常。正确认识自己的精神病理状态为"有自知力"，认为自己的精神病理状态不是病态为"无自知力"，两者之间为"有部分自知力"。可以用以下四条标准判断患者有无自知力：

（1）患者能不能意识到别人认为这种行为或这种精神状态是异常的。如当别人谈论到他乱语，患者能够意识到他人认为他乱语是异常的。

（2）患者能不能意识到自己这些现象是异常的。患者能够意识到自己的情况，同时也意识到自己这种情况不同于过去，知道是异常的。

（3）患者能不能意识到这些异常是自己的精神疾病所致。有些患者仅仅认为这些异常是高血压或者其他躯体疾病造成，不认为是精神疾病所致。

（4）患者能不能意识到治疗是必须的。有些患者虽然能认识到自己异常，还知道是精神疾病所致的，但不愿接受治疗。

多数精神障碍患者有不同程度的自知力缺失，常不承认有精神障碍，也不主动就医，甚至拒绝看病、服药、住院。在精神疾病的初期，有的患者自知力尚保存，患者感到自己与以往有所不同，甚至会主动诉说自己的异常体验。急性起病的患者会表现得十分困惑，意识到自我发生了改变，却说不出原因。随着疾病的发展，患者常对自己的精神症状丧失了判断能力，自知力丧失。当病情好转时，自知力逐渐恢复。

临床上常将有无自知力，以及自知力恢复的程度作为判定病情轻重和病情改善程度的重要指标。精神症状消失，并认识到所患精神症状是病态的，意味着患者在临床上的痊愈。

十一、自我意识障碍和体象障碍

（一）自我意识障碍

自我意识是指个体对当前主观状态的确认，包含，①存在意识：对自己的存在有现实的、确切无误的体会；②能动性意识：意识到自身的精神活动是受本人支配和控制的；③同一性意识：意识到在不同的时间中自己是同一人；④统一性意识：意识到在同一时间中自己是单一的人；⑤界限意识：意识到自己与其他人或事物之间存在界限，并是相互独立的不同个体。

自我意识障碍（disturbance of self-consciousness）是指以上诸方面中的某个或几个方面均受到不同程度的影响，以致患者对自身当前主观状态不能正确认识。常见的有：

1. 双重人格（double personality） 是统一性意识障碍，同一时间同一个人体验着两个人的内心体验和活动。患者一方面以甲的身份、语调、行为出现，另一方面以乙的身份出现。女性患者被诬陷偷东西后，打自己嘴巴称"我打了坏人嘴巴""用头撞墙称""坏人撞墙了"。多见于癔症，亦见于精神分裂症。

2. 交替人格（alternating personality） 是同一性意识障碍，同一个人在不同时间内表现出两种完全不同的人格，在不同时间内交替出现。通常其中一种占优势，两种人格意识不到另一方的存在。从一种人格向另一种的转变，通常很突然，与创伤性事件密切相关。多见于癔症，也见于精神分裂症。

3. 人格解体（depersonalization） 是指对自我和周围现实的一种不真实的感觉。对自身精神活动和躯体的存在产生不正确认识或丧失真实感或现实感。如患者体会不到自己的存在，体会不到自己的情感。多见于抑郁症、焦虑性障碍，精神分裂症或颞叶癫痫。

4. 现实解体 见本节前述非真实感。

（二）体象障碍

体象（body image）也称身体图式（body schema），最早由奥地利精神分析师 Paul Schilder 提出，指的是我们的身体在自己头脑中形成的样子。体象包含着人对自己身体的美感和性吸引力的看法。对自己的体象持消极态度，认为自己的身体不能令自己满意或不符合社会审美，就会产生体象焦虑。体象焦虑是广泛存在的，大多也是正常的，如早晨洗漱时看到面部的痤疮，或是称体重时突然发现自己胖了不少，都可能会有所相心，但这种焦虑是偶发的、非持续性的，调整认知就能够有效地缓解和消除。但过度担心，难以抵抗或控制，并引发了明显的痛苦，严重影响了个人生活和社会职业功能，就是病态了。

体象障碍，又被称为躯体变形障碍（body dysmorphic disorder，BDD），是指患者强迫性地认为自己身体的某些部分有严重的缺陷，并采取特殊的方式来掩盖或"修复"。而这些被感受到的缺陷，通常是想象出来的；即便缺陷确实存在，它的严重性也是被夸大的。

体象障碍患者担心的区域主要是以下四类：①皮肤的瑕疵：包括肤色、皱纹、伤疤、痤疮、瘢痕和纹理等。②毛发：头发或其他部位的毛发，或是毛发的缺失。③五官：鼻子是其中最受关注的部位，也包括整个面部的形状和大小。④体重或肌肉张力。其他的关心区域还包括肌肉、胸部、大腿、臀部、性器官的大小和特殊的体味。

体象障碍者可能会强迫地重复一些特定的、耗时的行为，如：①不停地照镜子检查外貌，或根本不敢照镜子。②挑剔皮肤或拔毛。③和街上的人或杂志上的模特进行比较。④不满意地频繁化妆。⑤总是询问别人对于自己外貌的看法。⑥担心生活和工作会因外貌而受到负面影响。

厌食症常有体象障碍症状。很多体象障碍者针对自己认为的外貌缺陷选择了美容治疗，但绝大部分人对治疗效果不满意。这样的结果对于患者和整容医师都不利。

第三节　常见精神综合征

精神综合征（psychiatric syndrome）是经常同时或先后出现的一组症状，这些症状与症状之间存在内在联系，这样的症状组可见于多种精神障碍，成为其临床相的组成部分或核心症状，具有重要的诊断意义。常见的综合征可归纳为以下类型。

1. 幻觉妄想综合征　以幻觉为主，多为幻听，并继发被害、影响等妄想。特点是幻觉和妄想相互依存，互相影响。常见于精神分裂症及器质性精神障碍。

2. 精神自动症　也称康金斯基-克拉伦波综合征（Kaginski-Clerambault syndrome），指在意识清晰状态下产生的综合征，包括假性幻觉、被控制体验、被洞悉感及系统化的被害妄想、影响妄想等相互联系的综合征。此综合征的突出特点是患者的病态体验为异己感、被外力控制感、为外力所影响，不是自己的体验。常见于精神分裂症和脑器质性精神障碍。

3. 紧张综合征　因患者全身肌张力增高而得名，包括紧张性木僵和紧张性兴奋两种，可交替出现，是精神分裂症紧张型的典型表现，也可见于躯体疾病所致的精神障碍、抑郁症、脑器质性精神障碍和心因性精神障碍。

4. 遗忘综合征　也称科萨科夫综合征（Korsakoff syndrome），主要特点是近记忆障碍遗忘、定向障碍尤其是时间定向障碍、虚构。多见于酒精、脑外伤所致精神障碍。

5. Cotard 综合征　以虚无妄想或否定妄想为主的综合征。患者认为自身内部器官和外部现实世界发生了变化，部分已经不存在了。严重的患者认为自己和外部世界都已不复存在。多见于抑郁状态。

6. Capgras 综合征　亦称双重错觉综合征、易人综合征、冒充者综合征等，主要表现为患者认为其亲友已被假扮者顶替，两者极端相似，但还是坚持认为他们是不同的，是有细微差别的也有认为二者躯体不同的情况出现。多见于精神分裂症。

7. Fregoli 综合征　1927 年由 Courbon 及 Fail 描述被认为是 Capgras 综合征的变异，是一种幻觉的变形特殊形式。患者相信有人能够不断地改变面容并有转变为各种人的能力。多见于精神分裂症或癫痫症。

8. Othello 综合征　又称病理性嫉妒综合征。以怀疑配偶不贞的嫉妒妄想为核心症状，其他方面的精神活动基本正常。患者个性固执、多疑，好发于 30～40 岁，患者以许多似是而非的证据证明其配偶另有新欢，但往往说不出具体的对象，为此反复侦察、盘问、跟踪、拷打，症状可持续数年，可能产生攻击行为，甚至杀死配偶。

思 考 题

1. 简述错觉和幻觉的异同点。
2. 简述妄想的概念，根据内容分类主要妄想有哪些。
3. 简述精神发育迟滞与痴呆的异同点。
4. 简述病理性优势心境有哪些症状类型。
5. 简述精神运动性兴奋和精神运动性抑制的主要表现。
6. 简述何为疑病综合征，常见于哪些疾病。
7. 何为自知力，请回答自知力与精神疾病严重程度的关系，并举例分析说明。

8．综合性案例题

患者，女，21岁，学生，因"敏感多疑、凭空闻声、紧张害怕3年"由家属陪同入院。

患者3年前无明显诱因渐出现敏感多疑，认为同学咳嗽是在针对自己，眼神也很怪异，都不怀好意，逐渐认为路上的陌生人故意朝自己吐痰，充满敌意。耳边凭空听到有人说"你是失败者，一无是处"，还有的声音说"他和他的家人都应该被制裁"，患者感到紧张害怕，常感觉周围的人和环境特别陌生、不真实。经常想"让这些人连同地球一起爆炸，或让这些人凭空消失，这样自己就可以解脱"。同时大脑里又有个声音说"你这种让人类毁灭的想法不对，是严重犯罪问题，要让国际法庭制裁你"，患者便后悔不该这么想，认为自己犯下了不可饶恕的罪行，为此惶恐不安。同时怀疑自己被人监听、监视，不然别人怎么会知道自己的想法，感觉有仪器控制自己，还用电针刺激自己，患者感到紧张害怕，没有安全感，对周围环境较关注。患者经常说话时突然停顿，无故发呆。情绪低落、悲观绝望，认为自己罪恶的想法连累了家人，无心做其他事情，终日无所事事，个人卫生差，日常生活需督促。请从以下两个方面分析：

（1）患者可能存在哪些精神症状？

（2）还需进一步澄清患者有哪些症状？

（关念红　王东明）

第四章

精神障碍的诊断与评估

精神障碍的诊断与评估是临床医生很重要的一项素质和能力。精神疾病目前缺乏可靠的客观诊断指标，其诊断主要依赖于临床病史和精神症状的表现，医患沟通、病史采集和精神状况检查所获得的临床信息对精神疾病的诊断有重要的意义。对患者进行详细的病史收集和精神状况检查是精神疾病诊断过程中必须熟练掌握的基本功。沟通技巧是病史收集和精神状况检查的基本技能。精神障碍的评估也为正确诊断提供重要的参考。

第一节　医患沟通、病史采集与精神检查

一、流行病学

（一）概述

医患沟通（doctor-patient communication），狭义指医患双方为了诊疗患者的疾病，满足患者的健康需求，在诊治疾病过程中进行的一种交流。医患沟通不同于一般的人际沟通，患者特别渴望医务人员的理解和关爱，因而对医护人员的语言、表情、动作姿态、行为方式更为关注、更加敏感。

医患沟通通常分为：访谈开始、访谈内容和访谈结束三个方面。

1. 访谈开始　一般而言医生尽量避免站着与患者交谈，眼睛应与患者的眼睛保持在同一水平，表示对患者的尊重，也利于与患者进行眼神交流。初次与患者访谈时，正式的自我介绍会帮助医生和患者建立一种良好的访谈氛围。例如说"您好，我是某某医生"。接着对访谈过程做一个简单的解释，比如"接下来的时间将要询问您一些基本问题，以便更多地了解您的一些情况，最后，会告诉您有什么问题，以及如何帮助您解决这些问题。同时，您也有机会询问我一些问题。"以这种坦诚的言语向患者了解信息是承认对病情是一无所知的，我们需要学习和熟悉开始访谈的技巧，而且清晰地向患者表达我们是来提供帮助的。

2. 访谈内容　包括患者的一般资料、现病史、既往史、家族史、躯体病史、个人成长史等。

（1）一般资料：又被称为识别项目，包含身份资料。一般从简单的问题开始，如姓名、年龄、职业、民族、亲属关系、日常生活，此环节也有利于良好医患关系的建立。

（2）此次就诊的主要原因及时长，即什么问题困扰着这个人。最常见的问题是"您现在存在什么问题（症状）或有什么困难（痛苦）？""已经持续了多长时间？"。

（3）当患者步入医生眼帘，就已经开始采集病史了，包括预先收到患者的相关信息、在诊

室的表现、与我们交谈的方式。访谈时，建议让患者主动叙述、陈述他的不适，从中得到很多有效的信息。此阶段，尽量避免打断患者的陈述。获得这些信息后，再去探究症状、应激源、结局及相关风险因素等。发现一些慢性症状时，一定要询问病情是否有变化或逐渐恶化。最容易引起访谈者不安的两个问题是性和死亡。我们经常会忽略询问"性问题"，精神疾病和精神科治疗可能会影响性功能，可以就事论事直接询问患者的性活动状况。关于自杀，可以直截了当询问，例如"您一直有自杀的想法吗？"。直接询问可能使患者有些不安或难以开口，也可采用循序渐进的方式。询问病史时，还要注意询问有无精神应激事件，重点了解这些事件对个体的影响和临床意义，间接了解这个人患病的认知模式。

（4）既往疾病的相关信息，过去的精神疾病发作可能会预测目前发作情况。问诊技巧显得特别重要，例如，问"您第一次看精神科医生是什么时候？"这种询问忽视了潜在的重要信息，因为许多精神疾病发作未经干预也会自然缓解。如"您认为第一次发病是什么时候？""疾病加重是什么时间？"这样的提问有助于了解疾病发作次数，以及病情的严重程度、预后和结局，预测临床痊愈和功能恢复的可能性，以及既往疾病发作与本次疾病的关系。

（5）询问患者"家族"精神障碍的发生情况，了解患者核心家庭的精神状况，还要询问"叔叔、舅舅、姑姑、姨姨、爷爷、奶奶"等的患病情况。

（6）了解目前的躯体疾病是否对诊断及治疗产生影响，以及精神疾病与躯体疾病共病的相互作用。

（7）成长史：可根据患者起病年龄、疾病特点有侧重点询问，需要关注两个主要问题，首先是在人际关系和职业等方面的行为模式和成长经历，其次是经历过的恋爱、婚姻、生育、学习、工作和娱乐消遣活动。这样的访谈更有助于确定一个人的成长过程和个性特征。

3．访谈结束　医生应预留两三分钟的时间结束访谈，把所倾听的内容进行综合分析，再用简明扼要的语言向患者陈述，以便核实、梳理交流获得的就诊主要原因、存在的症状及特点。访谈结束时，根据病史、精神检查以及实验室检查结果，告诉患者可能的诊断、治疗和预后等家属及患者关心的问题。对这些问题给予中肯的解释。

另外，因精神疾病患者多无自知力，特别是急性期不合作，难以进行有效的沟通，此时应与患者家属、知情人进行有效的沟通。精神疾病患者在诊断和治疗过程中，需根据具体情况，让监护人、家属或患者本人了解病情、治疗过程可能出现的问题，知情并同意，建立良好的医患关系及治疗联盟，有利于疾病的恢复。

（二）医患沟通的常用技巧

精神检查的方法主要是交谈与观察，掌握医患沟通技巧、建立良好的医患关系是精神状况检查的基本功。医患沟通时避免连珠炮似步步紧逼，应因人因病而异。常常就患者最关心、最普通的问题开展交流，由浅入深，先采用开放性问题，继而使用闭合性问题，全面系统地收集疾病信息，防止片面性。

1．观察　了解精神活动有无异常的可靠方法，通过观察患者的衣着打扮、卫生状况、眼神交流、表情、情绪反应、姿势动作等外在表现，判断其精神活动是否正常。如果患者打扮时髦，表情喜悦，主动与医生或陌生人打招呼，兴奋话多，可能提示躁狂状态的诊断。

2．倾听　是精神检查中一项基本技术。医生必须花时间耐心、专心地倾听患者的叙述。如果患者离题太远，医生可以通过提醒或打断的方法，引导患者回到谈话的主题上，如患者认为邻居故意在吵闹自己，医生在倾听的同时，应深入询问邻居用什么方法去影响他，当时有什么情绪反应？对生活有无影响？倾听是建立良好医患关系、获得更多信息及诊断的开始，是建立良好医患关系的基本素质和技巧。

3．接受　指无条件地接受患者。无论患者是怎样的人，描述如何离奇荒谬的症状，或者痛苦感时，医生都必须如实地加以接受，不能有任何拒绝、厌恶、嫌弃、嘲笑和不耐烦的表现。坚持不陷入争辩、不轻易打断、不对患者进行法律和道德评判的"三不"原则。

4．肯定　指肯定患者感受的真实性。并非赞同患者的病态信念或幻觉体验，但可以向患者表明医生理解他所叙述的感觉。家属常因不能理解患者的感受而与患者发生冲突等，接纳和理解患者的痛苦和感受，有助于医患间的沟通，促进建立良好的医患关系。

5．澄清　就是弄清楚事情的实际经过，以及事件从开始到最后整个过程中患者的情感体验和情绪反应。比如看到患者"自言自语"，进一步询问"是否听到有人和您说话，是一个人还是……？是男的声音还是？"采用此技巧最好让患者完整地叙述事件经过，并了解患者在事件各个阶段的感受。

6．重构　把患者说的话用不同的措辞或句子加以复述或总结，但不改变患者谈话的内容和目的。修饰可以突出重点谈话的内容，也表明医生能够充分理解患者的感受。

7．代述　医生可以用推测的口气代述患者不好开口或不愿明说的想法、感受。例如治疗中出现"性功能障碍"，医生可以这样开始"别人在这种状况下常可能出现 ×× 问题，不知您有没有"。如果患者表示赞同，再进一步鼓励其自我表述，以获得患者真实的内心体验和想法。

8．自我暴露　是向患者坦率地表达、陈述自己的一些事例。医生采用举例甚至可以用本人亲身经历能引发患者的共鸣，从而得以与患者沟通。

9．鼓励患者表达　可以采用一些非语言或肢体语言表示，比如适时地点头。医生也可以用一些未完成句，意在鼓励患者接着说下去。

学习沟通技巧的最佳方式是在资深医生的指导下多接触临床患者实践并领悟。

二、病史采集

（一）采集病史的注意事项

1． 依据相关法律，遵照自愿的原则。自愿就诊并能自主讲述病史的，病史可由患者本人提供，如需向家属补充询问病史时，应征得患者同意。非自愿就诊的患者，病史由亲属和知情者提供。采集病史时要取得供史者的合作，向他们说明介绍病史的重要性，并耐心倾听和询问。尽量做到客观、全面、准确。

2． 采集住院病史前，应阅读门诊或转诊病历记录，以便询问重点问题。如为再住院患者应复习以往病历，加以完善和补充。

3．采集病史的顺序　门诊由于时间所限，一般先从现病史问起。住院病史采集则多从既往史、个人史、家族史谈起，如果了解发病的背景更有利于现病史的收集，根据具体情况灵活掌握。顺序需根据临床具体情况而定。

4．记录病史　应如实描述，但需整理加工使条理清楚、简明扼要，能清楚反映疾病的发生发展过程以及各种精神症状特点。病史的内容应是知情者和患者双方所提供资料的结合，知情者提供的资料作为病史书写，而患者所谈内容可记录在精神检查之中。对一些重要的症状可记录患者原话，记录时避免使用医学术语。

（二）病史采集的具体内容

采集病史，除与患者面谈，还应向家属及知情人了解。对患者、家属及知情人的调查，不仅采集患者成长过程中的生活史，还需了解过去和目前精神活动及行为的变化过程，有助于确立正确的诊断。

1．一般情况　包括姓名、性别、年龄、婚姻、民族、籍贯、职业、文化程度、宗教信仰、住址、电话号码、病史提供者及对病史资料的可靠性评估。

2．主诉　患者就诊主要症状、病程、就诊的原因，要简明扼要，避免使用专业术语。

3．现病史　是精神科病历的主要内容，应按发病的时间顺序加以描述，包括：

（1）诱因或原因：诱因是精神疾病发生的诱发因素等，大多数人不会因此精神异常；所谓原因是指重大精神创伤，突发的、常人难以忍受的事件如地震丧失亲人、被强奸，导致急性应激反应或创伤后应激障碍，或药物中毒引发的精神障碍。

（2）发病的时间：从发现精神异常明朗化之前如早期失眠，情绪波动，注意力不集中等，可计算为发病时间，有时很难确定准确的发病时间。一般来说，以2周内起病急性发病，以2～4周为亚急性发病，以1个月以上缓慢起病。

（3）病程：是从最初发病到本次就诊的时间，应按日、月、年描述疾病的演变过程。

（4）症状的发展过程：包括症状的演变与起伏过程，严重程度以及症状对生活、学习、工作、人际关系等社会功能的影响。另外，患者发病后一般情况，如起居、饮食、大小便、睡眠及有无冲动、暴力、自杀。消极言行等情况都应进行详细的了解，月经周期及性生活情况也应询问。

（5）治疗情况：了解患者起病后就诊情况，包括既往诊断、治疗、用药情况包括疗效、住院次数及间歇期的社会功能等具体情况。例如了解药物疗效，不能只描述"服用过舒必利效果不佳"，应了解服用剂量、时间、是否规律服药、效果、副作用等为下一步用药提供参考。

4．既往史　重点了解既往有无精神障碍、躯体疾病及神经系统疾病。询问有无高热、抽搐、昏迷、药物过敏、感染、脑外伤、中毒、传染病等病史。应注意这些情况与精神障碍在时间上有无关系，是否存在因果关系。

5．个人史　一般从母孕期到发病前的成长经历都需详细了解，应根据不同年龄段、疾病的特点以及具体情况具体询问，如儿童青少年，应询问出生、身体心理发育情况、学习及家庭教养方式、有无精神创伤或受虐待等。需要了解性格、兴趣爱好、人际关系、工作等，尤其需要了解是否有烟酒、成瘾物质等嗜好。

6．家族史　主要了解家族成员包括一级亲属父母和同胞，二级亲属祖父、祖母、叔伯、姨舅，三级亲属堂兄弟等是否有精神障碍、人格障碍、自杀、近亲婚配等。血缘关系越密切，遗传的倾向越大。

另外，家庭结构、经济状况、社会地位、家庭成员特别是父母、亲子间的关系、人格特点以及家庭中发生过的特殊事件、家庭教育模式等，对患者人格形成及疾病发生发展均有一定影响。

三、精神检查

精神检查是一项技术性较强的工作，是面对面地访谈及观察患者的言行和情绪变化，主要目的在于全面重点了解患者的病史、精神状况或精神症状以及相关的影响因素，以综合分析评估、确定诊断、制订合理的治疗计划及建立良好的医患关系。

（一）精神检查的注意事项

应注意如下几点：

1．设置一个轻松温馨的环境。精神检查应在比较安静的环境中进行，尽量避免外界干扰，以便深入交谈。对于没有暴力风险者，理想的访谈是检查者和被检查者一对一进行，以使患者感到自己的隐私受到保护。

2．检查者应主动与患者打招呼，说明访谈的目的。对初次来诊者，检查者应简单作自我介绍，并根据其年龄身份确定称谓；交谈结束时，应表示感谢。

3．医生应宽容理解精神检查过程中患者的病态表现。

4．保持敏锐的观察力。医生需仔细观察患者的表情、姿势、态度及行为表达方式，并善于发现患者的细微变化。通过观察不仅可以发现某些症状（幻觉），还可以评价情感反应的性质和强度，有助于判断患者的整体精神活动状况。

5．重视躯体状况的查询。在精神检查的同时还应重视全面了解患者的躯体健康状况，以减少误诊和漏诊，制定全方位的治疗方案。

6．使用与患者文化及智能水平相应的语言进行交谈，对于语言交流困难或接触不良的患者，可以采取书写的方式。

7．访谈的时间没有固定要求，取决于检查者的经验和问诊的技巧，也有赖于患者的合作水平。对初次访谈的患者，访谈的时间需长些；对不配合或难以配合的患者，时间不宜过长。

8．鼓励患者自由陈述，并适当引导。对焦虑障碍、文化水平较高的患者采取非定式的检查方式，例如"您需要医生帮助吗？"。对重性精神病、谵妄、痴呆的患者，可以采用相应的定式检查方法，只要患者回答"是""否"即可。避免诱导式或有暗示性的提问，如"您的情绪很低落，是吗？"。最好多提开放性问题，如"最近一周您的情绪如何？""最近工作能力怎样？"等等。另外，不要让患者感到类似于审问或命令的感觉，如"您为什么打人！您为什么不说话！"。对不肯暴露想法的患者，应循循善诱，注意访谈的方式方法。

（二）精神检查内容

1．一般表现

（1）意识状态是否清晰，定向力是否完整，接触是否合作。

（2）观察外表、步态、衣着、相关姿势、面部表情。患者的年龄与实际年龄相比显的苍老或年轻。

（3）活动水平（精神运动性兴奋、精神运动性抑制），有无痉挛、震颤、做作，有无失控行为、蜡样屈曲，与检查者的眼神接触情况等。

（4）交谈中有无发怒、攻击、防卫、敌意、淡漠、无所谓等表现。

（5）日常生活，包括仪表、饮食、大小便及睡眠；女性患者的经期情况；与其他病友的接触，参加病房集体活动及工娱治疗情况等。

2．认识活动过程

（1）感知觉障碍：包括错觉、幻觉和感知综合障碍，检查症状种类、出现时间、持续时间及频度与强度，与其他精神症状的关系及对患者生活、学习、工作的影响。特别要检查是否存在诊断价值较大的症状如评论性幻听等。

（2）思维障碍：①思维形式障碍，重点了解患者思维联想过程和逻辑结构如何，有无思维松弛、破裂、病理性象征性思维、逻辑倒错或语词新作。患者的言谈是否属于病理性赘述，有无持续性言语等。②思维内容障碍，有无妄想内容，并描述妄想的种类、内容、性质、出现时间、是原发还是继发的、发展趋势、涉及范围、是否成系统、内容是荒谬还是接近现实，与其他精神症状的关系等。是否存在强迫观念、超价观念。

（3）记忆力：评估瞬时记忆、近记忆和远记忆，是否存在遗忘、错构、虚构等症状。

（4）注意力：评定是否存在注意减退或注意涣散、随境转移、注意增强方面的问题。

（5）智能：包括一般常识、专业知识、计算力、理解力、分析综合能力及抽象概括能力。必要时可进行智力量表测查。

（6）自知力：是指患者对自身精神状况和所患疾病的认识和判断能力。自知力是检验患者疾病严重程度和恢复的重要标志之一，医生应根据患者的整体精神状况做出自知力的判断。自知力一般分为自知力缺乏、部分自知力或自知力完整。

3．情感活动过程

（1）情感的性质：评价患者持续的情绪状态（心境），包括抑郁、情感高涨、焦虑、恐惧。

（2）情感的稳定性：患者是否存在情绪不稳定、易激惹、情感淡漠、病理性激情、情感麻木。

（3）情感的协调性：患者是否存在情感倒错、情感幼稚、情感矛盾。

4．意志与行为活动过程　　是否有意志减退或缺乏、矛盾意向，本能活动（如食欲和性欲）的减退或增强，有无兴奋躁动、冲动伤人、毁物、木僵及怪异动作、自残自杀行为。与其他精神活动的相互影响等。

（三）不合作患者的精神检查

1．患者由于兴奋躁动、缄默或木僵状态或敌意冲动而不配合医生的精神检查，医生要通过患者的意识状态、定向力、姿势、日常生活料理以便获得正确的诊断。

2．观察患者言语、交流的表达方式、面部表情、对外界刺激的反应、动作行为、本能活动、治疗护理配合情况。

3．同时要进行风险评估，评估自杀、自伤或伤人、噎食、跌倒、躯体疾病等风险，对于风险较高的患者要提早干预和防范。

第二节　躯体检查及辅助检查

全面的临床评估和实验室检查对精神疾病的诊断和鉴别诊断十分重要，临床中应以精神状态检查和病史采集的结果为基础来确定其他检查项目，要求全面且重点突出。包括躯体神经系统检查、实验室检查、特殊治疗的评估、药物治疗的效果及副作用评价、心理测查等。

一、躯体及神经系统检查

门诊患者应根据病情进行相应的体格检查，特别是神经系统检查。住院患者必须进行全面的躯体检查。

二、实验室检查

门诊患者需根据诊治的需要进行基本的，有助于诊断、鉴别诊断以及治疗的常规检查。入院患者一般均应做血尿便常规、电解质、肝肾功能、血糖、血脂、心肌酶、催乳素、甲状腺功能、人类免疫缺陷病毒等检测。特殊情况可能需要做脑脊液、梅毒抗体、铜蓝蛋白检测等。

对以往有肾功能不全者，或需服用锂盐的患者，应注意检查肾功能，包括内生肌酐清除率试验及血清尿素氮/肌酐测查。肝功能检查是了解治疗前肝功能情况，治疗后精神药物对肝功能的影响。甲状腺功能的检查是为了排除甲状腺功能病变，疑有潜在的甲状腺功能低下，或疑有锂盐诱发甲状腺功能低下时，该项检查有助于诊断与鉴别诊断。根据需要选择一些实验室检查，主要是明确躯体疾病伴发的精神障碍，或是否伴发躯体疾病，或药物治疗前后对器官的影响。

三、物理检查

物理检查一般包括心电图、心脏彩超、腹部彩超、胸部 X 线或 CT、头部 CT 或 MRI、脑电图。这些检查有助于躯体或脑部器质性疾病的诊断或鉴别诊断。

脑电图（electroencephalogram，EEG）通过各种诱发方法如声、光、过度换气、药物诱导等可发现异常的脑电活动变化。有助于癫痫、颅内占位性病变和颅内感染等器质性疾病的诊断。

计算机断层扫描（computer tomography，CT）可用于各种脑器质性精神障碍的诊断，如脑萎缩、脑梗死、脑肿瘤、脱髓鞘疾病等。

磁共振成像（magnetic resonance imaging，MRI）与 CT 相比，MRI 的优点在于对软组织的对比度较好，如对灰质和白质之间的分辨能力较强，可形成多维多参数成像，对脑器质性疾病有较高的诊断价值。

四、特殊检查

1. **视频脑电图**（video electroencephalogram，VEEG） 是借助电子放大技术，通过计算机描记脑部自发性生物电位，同时结合视频技术检测患者的临床表现，以研究大脑功能有无障碍。视频脑电图的导联数由从前的 32 导、64 导到目前的 128 导甚至 256 导联。对睡眠障碍、癫痫等有辅助诊断或鉴别诊断的意义。

2. **多导睡眠脑电图**（polysomnography，PSG） 观察指标主要包括睡眠进程（睡眠潜伏期、睡眠总时间、醒转次数、觉醒比等），睡眠结构（快动眼睡眠与非快动眼睡眠）和快动眼睡眠周期数、潜伏期、强度、密度、时间等，对睡眠障碍、癫痫、偏头痛、物质滥用、抑郁症等都有辅助诊断作用。

3. **脑诱发电位** 临床常用的有视觉诱发电位（visual evoked potential，VEP）、听觉诱发电位（auditory evoked potential，AEP）和躯体感觉诱发电位（somatosensory evoked potential，SEP）。有助于精神发育迟滞、儿童多动症、精神分裂症、抑郁症的辅助诊断，有待于深入研究。

4. **功能性磁共振成像**（functional magnetic resonance imaging，fMRI） 狭义的 fMRI 就是指血氧水平依赖性测量（blood oxygenation level dependent，BOLD）成像，精神科应用较多的也是 BOLD 成像。它有两种类型：Block 设计（Block design）fMRI 和事件相关（event-related）fMRI，常用于精神疾病的生物学基础研究，对认知功能研究具有较大的应用价值，是目前精神科研究的热点及重要发展方向之一。

5. **正电子发射计算机断层扫描**（positron emission tomography scan，PET） 利用某些放射性同位素标记体内各种化合物及其代谢物，有利于研究体内各部位的生理、生化代谢过程。常用于精神障碍患者的受体功能以及精神药物的受体结合率的检测。

6. **眼动跟踪检查** 精神分裂症患者及其家属许多不能较平稳地追随目标，而出现较多的"扫视"。精神分裂症患者大约 60% 异常，而正常对照者仅为 8%，在未患病的亲属中也有 45% 的阳性率。是精神分裂症诊断的生物学指标。

7. **事件相关电位**（event-related potential，ERP） 如 P300 已经广泛应用于认知功能的研究，它可作为临床评估认知功能的一个生物学指标，特别对轻度认知损害、阿尔兹海默病、抑郁症、精神分裂症等认知功能损害进行评估，弥补了传统神经心理测验灵敏度低等缺陷。

8. **近红外脑功能成像检查**（functional near-infrared spectroscopy，fNIRS） 为非侵入式

成像技术，具有无痛、无创、实时、连续性等特征。近红外脑功能成像的原理与 fMRI 相似，即大脑神经活动会导致局部的血流动力学变化。其主要利用脑组织中的氧合血红蛋白和脱氧血红蛋白对 600～900 nm 不同波长的近红外光吸收率的差异特性，来实时、直接检测大脑皮质的血流动力学活动。通过观测这种血流动力学变化，即通过神经血管耦合规律可以反推大脑的神经活动情况。fNIRS 目前用于抑郁症、精神分裂症等疾病的研究、辅助诊断，以及药物检测和治疗评估。

五、与精神药物有关的检查

了解患者既往精神药物的使用情况，哪种药物治疗有效，副作用情况。定期评估疾病情况及躯体状况。例如计划使用具有抗胆碱能作用的药物时，应检查患者有无青光眼、前列腺疾病等。

苯二氮䓬类药物使用前应检查肝功能，了解有无成瘾或跌伤情况。使用三环类抗抑郁药前应重点检查心脏功能。使用单胺氧化酶抑制剂前要测定基础血压，禁止与其他抗抑郁药物同时使用，限制酪胺类饮食，避免产生酪胺综合征或高血压危象。锂盐主要在肾代谢、对甲功有影响，治疗前后重点检查肾功能、甲状腺功能、电解质等。

有些药物需要进行血药浓度监测，如碳酸锂、丙戊酸盐。监测血药浓度可以了解患者服药情况、指导治疗和科研。另外，可行基因检测以进一步了解对药物的效果、副作用，为临床用药提供参考。

第三节　精神障碍的评估

评估贯穿诊疗活动的全过程，包括病史采集、风险评估、诊断与治疗方案的确定、疗效判定、不良反应监测等环节。"基于量化评估的治疗"已作为一项指导原则，写入全球多个权威的精神障碍诊疗指南。随着医学技术的飞速发展，实验室检查结果和神经影像学资料越来越成为临床评估的重要依据。但是由于精神疾病缺乏明确客观的生物学诊断指标，各种临床评估量表、测查仍是目前量化衡量精神科疾病临床表现、诊疗过程的可靠工具。量表的关键作用是把在不同时间、由不同观察者收集的信息标准化。标准化能确保评估是一致又全面的，这样，借由评估就能够确定诊断、确保症状描述是详尽的、识别共病状况、并描述其他影响治疗反应的因素，从而协助制定治疗计划。使用量表还可以建立基线，便于追踪疾病随时间推移的发展或对特定干预的反应。在有多个医生参与的时候（例如联合诊疗、精神病学研究）这一点格外有用。本节聚焦于临床常用的评估工具，大体可分为症状量表、诊断问卷、智能测验、人格测验、其他量表。

一、症状量表

1. 临床总体印象量表（clinical global impressions，CGI）　主要用于判断疾病严重性及其变化，CGI 由三个项目组成。（1）疾病的严重程度：根据检查者的临床经验分为 8 级评分，⓪无病，①基本无病，②极轻，③轻度，④中度，⑤偏重，⑥重度，⑦极重。（2）疗效总评：主要是治疗的效果，⓪未评，①显著进步，②进步，③稍进步，④无变化，⑤稍恶化，⑥恶化，⑦严重恶化。（3）疗效指数：是指患者在治疗中的获益，分为 4 级，④显效，③有效果，

②稍有效，①无变化。

2. 简明精神病量表（brief psychiatric rating scale，BPRS）　用于评价精神病性症状严重程度的简短量表。其主要目的是评估住院患者精神病性症状的变化，涵盖范围广泛，包括思维障碍、情绪淡漠、焦虑抑郁、敌对猜疑等。由经验丰富的评分员进行评估时，该量表的信度十分优秀，但未经充分培训的评分员可能无法达到理想的效果。

3. 阳性和阴性症状量表（positive and negative syndrome scale，PANSS）　涵盖简明精神病量表的 18 个条目，并在此基础上增加了额外的条目，用以弥补简明精神病量表在评估精神分裂症阳性、阴性症状及一般精神病性症状方面的缺陷，为全面评估症状提供了有力支持。评估需要深入询问与临床判断，应当由临床医生进行，目前也有半结构化访谈指南可供使用。它的高可靠性及对阳性、阴性症状的兼顾，使其成为了优秀的临床与科研评估工具。在临床实践中也可用于追踪症状严重程度的变化，详细的评分标准使其便于操作。

4. 汉密尔顿抑郁量表（Hamilton depression scale，HAMD）　用于监测抑郁症的严重程度。汉密尔顿抑郁量表评估应由临床医生进行，但经过系统培训后，无精神科背景的评分员也可使用。评估过程包括与患者的访谈及评分员对患者的观察，使用结构化访谈指南可提高评分可靠性。评估时间一般在 15～20 min。现已被广泛应用于评估药理学及其他干预措施的疗效，并在广泛的干预试验中体现出具有可比性的优势。

5. 汉密尔顿焦虑量表（Hamilton anxiety scale，HAMA）　用于评估躯体及认知方面的焦虑症状。量表评估应当由临床医生进行。为保证评估的可靠性，应在量表评估前进行正式培训。量表被广泛用于监测广泛性焦虑障碍临床试验中的疗效，且对临床环境下的疗效监控同样有效。

6. 杨氏躁狂量表（Young mania rating scale，YMRS）　由 RC Young 编制而成，该量表为一症状分级量表，主要适用于双相情感障碍躁狂状态、分裂情感性障碍躁狂状态评估，同其他量表一样，从总分、单项分及它们的变化可以判断病情轻重及疗效，正常预期分值大于 20 分。

7. 耶鲁 - 布朗强迫症量表（Yale-Brown obsessive compulsive scale，YBOCS）　用于测量强迫症症状的严重程度。它是基于 10 个条目的半结构化访谈。前 5 个条目与困扰有关：症状所消耗的时间，症状对正常功能的干扰程度，症状所造成的痛苦，患者试图抵抗强迫症状的程度，以及患者控制强迫症状的能力。剩下的 5 个条目是关于强迫行为的。量表共有 10 题，根据症状的严重程度从 0 分到 4 分为 5 级，最后将每道题评分相加得出总分，轻度为 6～15 分，中度为 16～25 分，严重为 25 分以上。半结构化的访谈和评分可以在 15 min 内完成。YBOCS 已成为评估强迫症严重程度的标准工具，几乎应用于所有药物试验。它也可用于临床监测疗效。

8. Achenbach 儿童行为量表（Child Behavior Checklist，CBCL）　CBCL 是一系列自我评估工具，调查从学龄前到青春期的儿童遇到的问题。CBCL 的一个版本是为 4～18 岁的孩子的父母设计的。另一个版本适用于 2～3 岁孩子的父母。11～18 岁的儿童填写青年自我报告，教师报告表由学龄儿童的教师填写。该量表不仅包括行为问题，而且还包括学业和社会功能方面的问题。每个版本包括大约 100 个条目并提供 3 分类选项。评分可以通过手工或计算机来完成，三个分量表（问题行为、学业功能和适应性行为）都有可用的规范数据。CBCL 作为临床评估的辅助手段可能是有效的，因为它提供了全面的症状学评估，也可用于追踪随访。它经常被用于类似目的涉及儿童的研究中，因此可以与临床经验进行比较。然而该量表不提供诊断信息，其长度也限制其作为随访工具的效率。

9. 90 项症状清单（symptoms checklist 90，SCL-90）　该量表共有 90 个项目，包含有较广泛的精神病症状学内容，从感觉、情感、思维、意识、行为直至生活习惯、人际关系、饮食睡眠等，均有涉及，并采用 10 个因子分别反映 10 个方面的心理症状情况。本量表用于评估患者的主观症状和特点，广泛用于精神科和心理咨询门诊患者。

二、诊断问卷

1. DSM 临床定式检查（**Structured Clinical Interview for DSM Disorders，SCID**）SCID 从人口统计学信息和临床背景开始，然后根据不同的诊断组分为 7 个模块：心境障碍、精神病性障碍、物质使用障碍、焦虑障碍、躯体形式障碍、进食障碍和适应障碍。每个模块可单独操作，有必选和可选部分，在不需要进一步询问的情况下可跳过。信息来源包括医疗记录、家属提供和观察所得的信息。SCID 由经验丰富的临床医生操作，通常不适用于卧床患者，并且还需要使用专业书籍和视频进行培训。虽然 SCID 主要用于精神科患者的检查，但还有非患者版本（无主诉）和更适用于临床的版本（无具体分型）。它是临床试验中验证诊断的标准，被广泛应用于各种形式的精神疾病研究中。尽管 SCID 的长度限制了它在临床中的常规应用，但 SCID 可以确保对精神科患者进行系统评估，比如入院评估或在门诊时，以及精神司法鉴定。

2. 简明国际神经精神访谈（**Mini-International Neuropsychiatric Interview，MINI**）MINI 是一个简单、有效和可靠的定式访谈工具，主要用于筛查、诊断《精神障碍诊断和统计手册（第四版）》（DSM-Ⅳ）和《国际精神障碍统计分类手册》（ICD-10）中的 16 种精神疾病，包括 130 个问题。每种诊断为一题组，大部分诊断都有排除诊断的筛查问题。目前 MINI 已广泛应用于临床试验和临床实践。MINI 的使用确保了诊断过程的准确性和一致性，并且可以发现潜在的精神科共病。由于访谈过程简短，问题简洁，易于被患者接受，可在临床实践中广泛使用。

三、智能测验

1. 韦克斯勒智力量表（**Wechsler Intelligence Scale，WIS**）　分为儿童和成人量表，可计算出言语智商、操作智商和总智商分数。

2. 简易智力状态检查量表（**Mini-mental State Examination，MMSE**）　MMSE 是在 20 世纪 70 年代中期开发的 30 项认知测试，旨在对认知功能进行床旁评估，主要用于痴呆筛查。该量表包括对定向力、注意力、记忆力、结构能力和语言能力的评估。它可以在 10 min 内完成，并通过手工计算快速得到评分。MMSE 已被广泛研究，并发现具有良好的信度。与各种更全面的心理功能测试和临床病理相关性具有良好的效度。

四、人格测验

明尼苏达多相人格量表（Minnesota Multiphasic Personality Inventory，MMPI）　MMPI 只需要初中水平的阅读理解能力，由 567 个关于各方面问题的"是或否"的判断题组成。MMPI 的评分包括将多个量表上的反应数量相加，并将结果与某些常模信息进行比较。主要对各类精神障碍和人格倾向的评价，作为临床辅助诊断。

五、其他量表

残疾评定（World Health Organization Disability Assessment Schedule，WHODAS）由世界卫生组织（WHO）开发的 WHO 残疾评定量表是应用最广泛的残疾评定量表之一，现已更新至第二版（WHODAS 2.0）。这是一个多维度的自评工具，包括认知、人际关系、工作及社会功能的损害等。它可用于病程的各个阶段，并且可有效追踪病情变化以及干预后的疗效。

精神科量表一般通过问卷法、操作法、投射法等几种方式自评或者他评。该项工作为心理测量技师的主要工作内容，临床医师也应当了解和掌握测量方法、测验的选择、常用量表的结果分析。值得注意的是，任何评定量表的测量结果都不能替代精神科的临床诊断，只能作为辅助性评估依据。

第四节　精神障碍的诊断

一、诊断原则与诊断标准

疾病诊断是为了选择合适的治疗和预测疾病的结局，同时有利于统计分析和交流。疾病的治疗有针对病因的治疗，也有针对症状的治疗。针对病因的治疗方案会使疾病治疗得更彻底，因此，病因诊断相比症状诊断更有利于治疗。但目前大多数精神障碍的病因并不明了，所以精神障碍的诊断也大多从症状的分析开始，依据症状群进行诊断。尽可能地早期识别症状，早期诊断以便于早期治疗。在搜集诊断线索时不但要注重精神症状的相关线索，也要重视躯体症状的线索。依据收集的相关线索、精神症状、躯体症状以及分析判断做出确定诊断。同时要避免由于收集的病史不可靠、资料不客观、诊断标准不充分、诊断思路不科学等因素造成误诊或漏诊。

世界卫生组织及美国精神病学会先后依照疾病定义的方式制定了针对各种精神障碍的统一诊断标准，并根据学科发展不断进行修订或补充，即《疾病及有关健康问题的国际分类》（ICD）及《精神障碍诊断与统计手册》（DSM）分类与诊断系统。ICD-10 是目前官方的精神障碍分类系统，国家卫健委要求临床工作需统一使用的是 ICD-10。DSM 是另一颇具影响的精神障碍分类系统，目前在进行科学研究和学术交流时大多使用 DSM-5。

二、诊断思路

精神障碍的诊断主要遵循症状 - 综合征 - 诊断（symptom-syndrome-diagnosis，SSD）的思维模式。具体的程序为：首先确定精神症状（symptom，S），再根据症状组合确定综合征（syndrome，S），然后对精神症状或综合征的动态发展趋势，结合发病原因或诱因、病程、病前性格、家族史、社会功能等相关资料进行综合分析，提出各种可能诊断的假设，并根据可能性从小到大的次序逐一予以排除，最后做出结论性诊断（diagnosis，D），即做出症状性诊断或结合病因做出病因性诊断。精神障碍的诊断必须遵循实践—认识—再实践—再认识的原则，临床诊断确定以后，应继续观察和随访，通过实践检验诊断的准确性。最后需要进行临床风险评估和预后评估。

在临床工作中，具体疾病的 SSD 诊断过程，大致通过下列环节：①发病基础；②病因与诱因；③起病及病程；④临床表现。

1. 发病基础 包括一般资料、家族遗传史、病前性格、既往疾病史等。这些相关因素常常可以影响疾病的临床表现、病程发展或是疾病的病因或诱因。患者有无接触有害物质史，如农药接触史、一氧化碳中毒或毒品等；既往疾病史中有无急慢性躯体疾病，躯体疾病与精神障碍的关系以及发病形式、症状特点、预后等因素加以判断。某些精神障碍发生前的躯体症状，如发热、上呼吸道感染症状可能是散发性脑炎的前驱症状；应注意病前性格、家庭与学校的教育方式对患者个性形成和发展的影响，人格倾向或个性偏离常态与罹患某种疾病有一定联系，如分裂人格易患精神分裂症；强迫人格易患强迫症；家族成员中存在精神疾病、癫痫、精神发育迟滞及人格异常等病史，均可作为精神障碍诊断的参考指标。

2. 病因与诱因 对精神障碍的诊断同躯体疾病的诊断一样，尽量做出病因学诊断。精神科医生在收集病史及精神检查、体格检查与实验室检查时，应结合疾病特点和各种检查结果，综合分析比较，尽可能明确病因。一般而言，精神障碍的致病因素大致分为生物学因素、心理因素和社会因素。由生物学因素引起的精神障碍，一般伴有相关阳性症状与体征，通过体格检查或实验室检查可获得相应异常发现。心理或社会因素引起的精神障碍，起病前往往有明显的精神创伤或应激事件（生活事件）。目前大部分精神障碍，如精神分裂症、抑郁障碍和双相障碍等病因未明，一般认为是个体素质与环境因素影响的相互作用所致。在这种情况下，我们需仔细辨别发病与这些心理社会因素的确切关系，应特别注意精神创伤与发病的时间关系，如果在应激性事件之前就已经存在或偶尔出现不适当的言行，那么评估当前生活事件只是其诱因或负荷因素之一。

3. 起病及病程 精神障碍起病与病程的时间界定尚无统一规定。按照美国研究用的诊断标准（research diagnostic criteria，RDC）所描述的：发病时间在 2 周以内者为急性起病，2 周以上到 3 个月为亚急性起病，3 个月至 2 年为亚慢性起病，而慢性起病则为 2 年以上。一般说来，急性起病多见于器质性精神障碍（如感染、中毒所致精神障碍等）或急性应激障碍、分离（转换）性障碍等，对这些疾病应特别注意寻找病因。此外，阵发性或反复发作的病程，常见于癫痫、分离（转换）性障碍、抑郁症和双相情感障碍等。

4. 临床表现 根据 SSD 思维方法，首先要确定精神症状。然后根据症状组合确定综合征，并将每一个症状或综合征与类似表现进行比较，弄清楚症状的特点及与心理背景、环境之间的相互关系。通过深入细致地综合分析，判断推理，作为可能的诊断依据。老年患者或意识障碍、痴呆（包括相应综合征）常提示脑器质性精神障碍或躯体疾病所致精神障碍。特别需要指出的是，同一种症状或综合征可见于多种精神障碍，例如脑衰弱综合征既可能是精神分裂症的早期症状，也可能为脑动脉硬化的前期表现，或慢性躯体疾病的表现。要透过这一综合征的外在表象去了解背后的真正内涵与本质，应从临床实践出发，认真分析症状的主次关系，再根据不同疾病的其他特征性表现加以鉴别。

第五节 精神科住院病历书写

住院病历的书写首先是要遵守有关病历书写的法律法规和行业规范。精神科住院病历的内容要求全面完整，不但要掌握精神科的知识，还要具备内科、神经科等相关科室知识。住院病历是对患者疾病相关情况完整的记录，是对疾病诊断、治疗和预后估计的重要依据，也是对临床实践的总结。住院病历是医疗、教学、科研等工作不可缺少的重要资料。书写病历内容要求实事求是、重点突出、主次清晰、有层次性和连贯性，书写需字句通顺，避免使用不规范的文字和涂改粘贴。

一、住院病历的书写要求

精神科病历内容较为广泛，包括一般状况、主诉、现病史、既往病史、个人史、家族史、躯体检查、精神检查、实验室检查或辅助检查。最后完成初步诊断、医师签字、上级医师签字等项目。值得注意的是，必须明确患者是否存在某种脑器质性障碍或躯体疾病；患者是否存在自杀或杀人、伤人、外逃的风险性。以上两项内容在病历上要明确记录，以防发生意外事件。病历书写格式在形式上有电子病历（按格式化书写）、书写病历（按项目，依据精神科常规进行书写和描述），二者各有利弊，应相互结合，弥补不足。精神症状的描述需要客观、具体、生动形象。既不要繁琐，也不要过于笼统。在现病史中描述精神症状应尽量避免使用精神病学或医学的专门术语，以避免主观性，应该以客观的态度描述患者的精神状态。在记录精神检查内容时，如发现有肯定的精神症状可用术语描述，同时需描述其具体内容。如幻听，听到什么内容（侮辱、谩骂、表扬等），听到多少人讲话，对患者的情绪行为有何影响等。可以采用问答式记录方式，同时记录患者的应答速度、语气、语调、表情、姿势及动作等反应。

二、病程记录的书写要求

1. 首次病程记录应包括简要的病史，本次就诊的目的和原因（主要症状），门诊的诊断和治疗情况，体格检查，精神检查，初步诊断和鉴别诊断，治疗的计划和具体措施，以及下一步的实验室检查或相关的辅助检查。

2. 日常病程记录包括精神症状的变化和躯体疾病的表现和体征、特殊治疗（MECT 治疗）、药物的疗效以及药物的不良反应、实验室检查结果分析、治疗的依从性、自知力恢复情况以及风险评估等。同时记录住院期间的特殊情况及处理、补充的病史、病例讨论、交接班及请假离院等情况。另外还包括上级医生查房和会诊的意见和执行情况。要求写出具体内容，并对患者病情进行分析和评价，提出下一步的治疗意见。新入院患者前 3 天必须连续书写病程记录，记录患者的病情变化，治疗措施，检查结果等。若病情较稳定无特殊情况，可根据具体病情变化 3～5 天记录病程一次，最长不能超过 7 天记录一次。如有躯体和精神状态的突发变化应随时记录。一般来说，每月需记录一次病程小结，归纳分析整体的病情变化、治疗情况以及目前的精神状况。

3. 出院记录（小结）要求包括以下内容：患者的一般资料、入院和出院日期、病史的简要概述、主要临床表现、躯体和精神检查结果、具体的治疗过程、治疗效果、出院讨论及出院诊断等。值得注意的是，还需记录出院时的精神状态、出院时治疗情况、维持治疗的意见、出院后注意事项以及具体的复诊时间。并与家属一起协商出院后的社会职能训练方面的计划，定期保持与医院的联系。

思 考 题

1. 精神科检查技巧有哪些?
2. 精神科常用临床诊治量表有哪些?
3. 精神科常用心理测量工具有哪些?

（杨世昌　杨 蕊）

脑部疾病所致精神障碍

第五章数字资源

脑部疾病所致精神障碍又称为脑器质性精神障碍，其病因是大脑疾病、脑损伤或其他导致大脑功能紊乱的伤害。其功能紊乱可能是原发性的，如直接或主要影响脑的疾病；或继发性的，如某些全身性疾病，脑部只是众多受侵害的器官之一。常见的可引起脑器质性精神障碍的疾病有：脑变性疾病、脑血管病、颅内感染、脑外伤、脑肿瘤、癫痫等。ICD-10 仍沿用此诊断，但目前在美国《精神障碍诊断与统计手册（第 5 版）》（DSM-5）则被改称为神经认知障碍。

在精神病学中，"器质性"是相对于"功能性"而言的，是指明确诊断有脑部的或躯体疾病所导致的精神障碍。器质性精神障碍一词并不意味其他功能性精神障碍没有生物学因素，实际上，根据遗传学、生物化学和病理学等研究，现已发现许多功能性精神障碍如精神分裂症及心境障碍等有神经生物学基础。已有越来越多的证据表明，某些功能性精神障碍，如精神分裂症也是大脑疾病的一种。因此，近年来所谓功能性、器质性的概念划分有逐渐模糊的趋势，但现阶段的临床实践中沿用器质性精神障碍这一概念并采用等级诊断原则，在临床工作中具有一定的实际意义。

最常见的脑器质性精神障碍有急性脑病综合征（谵妄）和慢性脑病综合征（痴呆）。此外还有遗忘综合征（亦称科萨科夫综合征）、器质性幻觉症、器质性妄想障碍、器质性心境障碍等。在独立疾病章节中会谈到颅脑外伤所致精神障碍、颅内感染所致精神障碍、颅内肿瘤所致精神障碍、癫痫所致精神障碍。精神科医生接触最多的是在综合医院会诊时见到的谵妄，以及精神科日常诊疗过程中碰到的痴呆。

 知识拓展

科萨科夫综合征

科萨科夫综合征（Korsakoff syndrome）又称遗忘综合征，属于脑部器质性病变引发的认知功能障碍。多数患者在一次或多次震颤谵妄后发生，也可在饮酒数十年后以及营养缺乏的基础上缓慢起病。临床特点为近记忆缺损突出，学习新知识困难，常有虚构和错构，患者无意地编造经历与情节或远事近移以填补记忆的空白。除近事记忆损害之外，许多患者有欣快表情、定向力障碍和感觉运动性失调。尽管病情较重，但多数患者无明显即刻记忆障碍、意识障碍和广泛的认知功能损害。该病可单独存在或合并韦尼克脑病（Wernicke's encephalopathy，WE），合并后者叫韦尼克科萨科夫综合征（Wernicke-Korsakoff Syndrome，W-KS）。

第一节　谵　妄

一、概述

谵妄（delirium）又称急性脑病综合征，是一种病因非特异的综合征，特点是同时有意识、注意、知觉、思维、记忆、精神运动行为、情绪和睡眠 - 觉醒周期的功能紊乱。可发生于任何年龄，但以 60 岁以上多见。谵妄状态是短暂的，严重程度有波动。多数患者在 4 周以内恢复，但持续达 6 个月的波动性谵妄也不少见。特别是在慢性肝病、癌症或亚急性细菌性心内膜炎基础上所发生的谵妄。有时人们将谵妄区分为急性和亚急性，这种区分的临床意义不大。应将谵妄视为病程易变，从轻微到极重严重程度不一的单一性综合征。谵妄状态可继发于痴呆或演变成痴呆。

二、临床表现

往往迅速起病，病情每日波动，有昼轻夜重的特点。下述临床表现的特征十分明显，以至于病因尚未完全搞清就能明确谵妄的诊断。如果诊断存在疑问，躯体或脑有关疾病的病史、大脑功能紊乱的依据可提供帮助，如脑电图（EEG）常显示背景活动减慢，但并非所有病例均如此。具体表现如下：

1. 意识和注意损害　从混浊到昏迷；注意的指向、集中、持续和转移能力均降低。

2. 认知功能的全面紊乱　知觉歪曲、错觉和幻觉（多为幻视）；抽象思维和理解能力损害，可伴有短暂的妄想；但典型者往往伴有某种程度的言语不连贯；即刻回忆和近记忆受损，但远记忆相对完好；时间定向障碍，较严重的患者还可出现地点和人物的定向障碍。

3. 精神运动紊乱　活动减少或过多，并且不可预测地从一个极端转变成另一个极端；反应的时间增加；语流加速或减慢；惊跳反应增强。

4. 睡眠 - 觉醒周期紊乱　失眠，严重者完全不睡，或睡眠 - 觉醒周期颠倒；白天困倦；夜间症状加重；噩梦或梦魇，其内容可作为幻觉持续至觉醒后。

5. 情绪紊乱　如抑郁、焦虑或恐惧、易激惹、欣快、淡漠或惊奇困惑。

三、治疗

对于谵妄的治疗主要包括病因治疗、支持治疗和对症治疗。积极治疗原发疾病，这是最重要的治疗环节，但由于病因往往难以明确或不容易解决，病因治疗即变得困难。支持治疗一般包括维持水电解质平衡，适当补充营养。给患者营造舒适的环境，如夜间可处在安静、灯光柔和的房间中。对症治疗是指针对患者的精神症状给予精神药物治疗。为避免药物加深意识障碍，应尽量给予小剂量的短期治疗。抗精神病药如氟哌啶醇，因其嗜睡、低血压等副作用较轻，可首先考虑。建议与患者家人充分沟通，在告知药物风险的情况下使用。

第二节　阿尔茨海默病

案例

　　张奶奶是一名小学退休教师，今年76岁。她的女儿觉得她记忆力下降，于是陪她到附近记忆障碍门诊就诊。和张奶奶及她的女儿沟通了解到，张奶奶近3年来常容易忘记刚发生过的事情，经常"丢三落四"，东西放下就找不着了，有时候熟悉的物品叫不上名字，比如说水杯只能说"喝水的"，有几次在做饭时忘记在煮菜而出门导致烧糊锅，致使张奶奶做饭时不敢离开厨房。1年前不会烹饪自己熟悉的菜肴，看见老邻居不知道叫什么名字，经常走错房间，外出不知回家的路，认为家人嫌她笨。半年前生活能力下降，不能胜任简单的家务，不会正确穿衣，吃饭不知饥饱。神经系统查体无明显阳性体征。头颅 MRI 提示广泛脑萎缩，额、顶叶较明显。双侧海马萎缩。

　　问题：

　　1. 张奶奶最可能的诊断及诊断依据是什么？

　　2. 张奶奶可以应用哪些种类的药物呢？

　　3. 如果给张奶奶推荐康复训练，你想推荐什么？

一、概述

　　阿尔茨海默病（Alzheimer disease，AD）是一种中枢神经系统原发性退行性脑变性疾病，主要临床相为皮质型痴呆综合征。因 Alois Kraepelin Alzheimer 于1906年首次报道一例51岁的女患者而得名。本病起病缓慢隐匿，呈进行性病程且不可逆，病因迄今未明，在老年前期和老年期痴呆中较多见。AD 从发病到死亡平均病程一般为 8～10 年，部分患者病程可持续15年或以上。发病早、有痴呆家族史者病程进展较快。最初 2～4 年逐渐发展，愈来愈重，治疗效果不佳，最终常因营养不良、压疮、肺炎等并发症或因衰竭死亡。

　　AD 是最常见的痴呆类型，占50%～60%，是一种与年龄相关的疾病，多见于60岁以上老人，患病率随年龄增加而稳定上升，多数研究报道 AD 患病率在5%～8%，女性较男性多（患病数女性是男性的 2～3 倍）。流行病学研究提示，阳性家族史、女性、头部外伤、低教育水平、抑郁症病史可能与 AD 的发生有关。对 AD 患者的大脑病理解剖检查可见大脑半球皮质弥漫性萎缩，脑回皱缩，脑沟增宽，尤以颞叶、顶叶和前额叶最明显，枕叶、运动和感觉皮质受损较少，小脑一般正常。组织学检查存在大量神经元脱失，皮质突触显著减少，其中特征性病理改变为：神经细胞内由双股螺旋微丝构成神经原纤维缠结（neurofibrillary tangles，NFT），以淀粉样蛋白（amyloid protein）为核心形成细胞外老年斑（senile plaques，SP），神经元颗粒空泡变性及血管壁淀粉样变性。

　　AD 的分子生物学研究已有了很大进展，为 AD 病理生理和病因学研究奠定了基础。可能的病因假说及发病机制有，①遗传因素：家系调查、孪生子调查以及遗传流行病学的调查资料表明，AD 有一定家族聚集性，说明遗传因素在发病中起着一定作用。近年发现三种早发型家族性常染色体显性遗传（familial autosomal dominant，FAD）的 AD 致病基因，分别位于21号染色体、14号染色体和1号染色体。此外，载脂蛋白 E（APOE）基因是老年型 AD 的重要危险基因。有 APOEε4 等位基因者，患 AD 的风险增加，并可使发病年龄提前。②淀粉样蛋白沉积学说：细胞外老年斑是患者脑部重要的特征性病理改变。细胞外老年斑的核心成分为淀粉样蛋白（amyloid protein，Aβ）。Aβ 由细胞分泌，在细胞基质沉淀聚积之后则有很强的神经毒性，是 AD 患者脑细胞外老年斑周边神经元变性和脑死亡的主要原因。正常老年人脑内也可出现细胞外老年斑，但数量比 AD 患者明显少。有人发现，细胞外老年斑分布范围与 AD 的认知功能受损程度呈正相关。③ Tau 蛋白异常修饰学说：NFT 亦是 AD 的病理特征之一。NFT 由成对螺旋纤丝（paired helical filaments，PHF）在神经元内积累而成，主要成分是过度磷酸化的微管相关蛋白 tau 蛋白。tau 蛋白是一种神经元特异性蛋白，主要分布于神经元轴突，起稳定微管的作用。tau 蛋白的生物作用受其磷酸化调控，磷酸化 tau 蛋白不利于微管蛋白聚合成为微管，而高度磷酸化 tau 蛋白则丧失了对微管的稳定作用。在正常成人脑中也可观察到一定比例的过度磷酸化的 tau 蛋白，但这一比例远比 AD 脑组织低。④中枢神经递质：现已明确，AD 脑内有很多重要神经递质广泛缺失，特别是在大脑皮质和海马联合区。一般认为，AD 的核心症状——记忆丧失是由于乙酰胆碱缺失，即 AD 的胆碱功能低下假说。但是，胆碱能理论也有其局限性，因为 AD 患者脑中亦有非胆碱能神经递质的减少，比如去甲肾上腺素（NE）、5- 羟色胺（5-HT）及其受体、生长抑素及其受体和谷氨酸受体等非胆碱能神经递质的减少。阿尔茨海默病的危险因素，除了年龄和遗传因素之外，还与吸烟、有害性饮酒、听力下降、高血压、糖尿病、肥胖、抑郁以及缺乏体育锻炼、社交和认知活动等有关。

二、临床表现

AD 临床表现为全面智能减退，不仅记忆力明显减退，还包括理解、推理判断、抽象概括和计算等认知功能下降，并伴有精神与行为症状以及社会和日常生活能力衰退。

1. 认知功能障碍

（1）记忆障碍：记忆障碍是 AD 早期的核心症状，早期主要累及近事记忆，记忆保存和学习新知识困难。表现为遗忘，经常丢三落四，如重复问题或谈话，乱放个人财物，经常把家中的物品放错位置，不能在熟悉的地方找到；常常依靠记事本，即便如此，也常常忘记说过的事情或已安排的事情；不能记住新地址、新场所，常常迷失方向，甚至在自家附近熟悉的地方也容易走失。在疾病早期，患者学习新知识、掌握新技能的能力减退，只能从事简单的工作。随着疾病进展，远期记忆也逐渐受累，记不住自己的生日、家庭住址和生活经历。严重时，连自己的姓名、年龄等都不能准确回答，甚至可出现错构和虚构症。有的早期患者对自己记忆力减退尚有一定的自知力，有的患者则极力掩饰甚至否认自己的记忆缺陷，尚能完成基本熟悉的日常生活，个人生活如吃饭、穿衣、个人卫生等基本能够自理。

（2）视空间和定向障碍：视空间和定向障碍也是 AD 的早期症状之一。由于记忆力下降，患者对人物、时间、地点的定向力亦进行性受累，如常在熟悉环境中迷失方向，在家中找不到自己的房间，分不清上午还是下午。画图测验提示患者常不能精确临摹简单的立体图。尽管患者的定向力受到损害，但意识水平并未受损。

（3）言语障碍：患者常出现明显的言语障碍，有一定的模式，先有语义学障碍，表现为找词困难，用词不当或张冠李戴，说话赘述、不得要领，可出现阅读障碍和书写困难。继而出现命名障碍（认识物体或能正确使用，但不能确切命名），可逐步扩展到普通常见物体命名困难。言语障碍进一步发展可出现语法错误、语句颠倒，最终音素破坏而胡乱发音，或变得缄默不语。

（4）失认、失用与失能：患者还可出现失认、失用，如不能识别物体、不认识亲近的家人，进食不会使用筷子、勺子等餐具。对安全隐患的理解力差，无法管理财物，决策制定能力差，无法规划复杂或连续的活动。

（5）执行功能与抽象思维障碍：患者以全面性智力减退为特征，表现为思维能力迟钝，不能进行抽象逻辑思维，说话常自相矛盾而不能觉察，不能区分事物的异同，不能进行分析归纳，判断力差。如患者进行简单的计算测试却不能算清楚。

2. 精神与行为症状　常见的精神症状有妄想、幻觉、抑郁、焦虑、异常行为活动。痴呆患者的妄想常表现为：认为有人偷自己的东西；出现 Capgras 综合征（详见第三章），怀疑配偶（或其他亲属）是冒充者；认为自己被家人抛弃，自己会无人看管；怀疑配偶对自己不忠，甚至怀疑配偶有外遇等。这些荒谬的想法有时可能会导致患者对他人进行暴力攻击。额、颞叶受累的患者常有个性改变。患者表现为懒散、退缩、以自我为中心，对周围人较冷淡，情绪不稳、易激惹，对周围环境兴趣减少，难以适应新的环境。

幻觉中最常见的是幻视，如凭空看见家中有其他人，或者在客厅行走或者与自己同卧于床上。继而患者会产生老伴有了新相好或者家里进了小偷等妄想症状。

抑郁情绪是痴呆患者较多见的心境障碍，有许多病例在早期被误诊为抑郁症。也有研究认为抑郁症可能是 AD 的前驱症状。此外，焦虑不安也较常见，可与其他症状同时出现，也可单独出现。患者常对一些无关紧要的事情担忧，比如担忧即将要做的事，因而会反复询问；还有的患者担心自己会被单独留在家里，有的会大哭。

常见的行为症状有无目的徘徊、激越、反复抱怨等；患者经常做一些无目的的事情，如反复翻抽屉、反复检查等；藏匿物品，藏后又找不到；有的患者还可出现脱抑制行为，如当众脱光衣服，搂抱陌生人，造成护理困难。

有的患者可于夜间出现错乱、激动、幻觉和妄想，称为日落综合征（sundown syndrome）。

3. 社会和生活能力衰退　患者日常社会和生活能力逐渐衰退，如开始可以独立参加一些户外活动，慢慢不能独立到室外活动，需要照料者陪伴；继续发展为不能带到室外活动。患病早期日常个人生活可以料理，既往的兴趣爱好也可以保持，逐渐衰退到简单家务仍可以完成，放弃难度较大的家务及爱好，如不再弹琴，不再进行小家电维修，不会操作洗衣机。个人照理如穿衣、个人卫生、饮食等均需要帮助，最终患者个人料理能力丧失，二便失禁，日常生活起居均需要照料。

神经系统检查在早期无明显异常，在疾病进展中，可出现肌张力增高、震颤等锥体外系症状，也可出现伸跖、强握、吸吮等原始反射。晚期可出现癫痫样发作。

知识拓展

轻度认知损害和轻度行为损害

轻度认知损害（mild cognitive impairment，MCI）是介于正常老化和痴呆之间的过渡阶段，主要特征为认知功能下降，包括记忆损害、学习或注意力困难。客观认知功能测验可发现异常，但达不到痴呆、器质性遗忘综合征的诊断标准。与年龄和教育程度匹配的正常老年人相比，患者存在轻度认知功能减退，但日常生活能力没有受到明显影响。被认为是防治阿尔茨海默症退行性变的最佳阶段。

轻度行为损害（mild behavioral impairment，MBI）转化为痴呆的风险很高，可与MCI并存，也可独立于MCI。常见的表现包括动机下降、情感不协调、冲动控制障碍、社会不适切，以及异常知觉或思维内容等。这些行为问题足够严重，可影响患者人际关系、社会功能、日常工作能力等的任何方面，而本身仍可独立生活，并不需太多协助。这些行为变化不能由其他疾病解释，不符合痴呆诊断标准。

三、诊断与鉴别诊断

1. 诊断　由于 AD 病因未明，临床诊断仍以症状为主，确诊的"金标准"为病理诊断（包括活检与尸检）。各项心理测查和辅助检查，可提高诊断正确率。心理测查是评价有无痴呆及痴呆严重程度的重要手段。我国已引进和修订了许多国际通用的简单快捷的测试工具，可从认知和非认知两个方面对痴呆症状的严重程度加以评定。

影像学技术的发展对早期发现 AD 有很大帮助，其中 CT 和 MRI 是诊断的重要工具。AD 患者的头颅 CT 表现为弥漫性脑皮质萎缩、脑沟增宽、脑室扩大，其中颞叶萎缩对 AD 颇具辅助诊断意义。MRI 是观察颞叶、海马较理想的影像技术，AD 患者常有海马神经元脱失，MRI 检查可见海马透明区扩大这一特征，因此，MRI 是 AD 患者的首选检查方法。海马体积定量分析可用于区分正常与轻微认知功能损害，故有利于早期 AD 的诊断。更新的功能性脑影像检查技术如正电子发射断层扫描（positron emission tomography，PET），特别是使用可以同 Aβ 或 tau 特异性结合的配体的 PET 影像，最终将可能在生前确诊 AD。

2011 年美国国立老化研究所与阿尔茨海默病协会（NIA-AA）发布了修订版阿尔茨海默病（AD）诊断标准，即 NIA-AA 诊断标准，以下列出：

（1）痴呆的核心临床标准：A. 工作能力或日常生活功能受到影响。B. 与既往的功能和执行力比较有所下降。C. 无法用谵妄或重性精神障碍解释。D. 通过联合以下两者来检测和诊断患者的认知损害：a. 来自患者和知情人的病史采集；b. 客观的认知评价。E. 包括以下至少两个领域的认知或行为损害：a. 学习并记住新信息的能力受损；b. 推理能力和处理复杂任务的能力受损，判断力差；c. 视空间功能受损；d. 语言功能受损（说、读、写）；e. 人格、行为或举动改变。

（2）很可能的 AD 痴呆：核心临床标准：A. 符合上述痴呆核心临床标准。B. 起病隐袭。症状在数月至数年中逐渐出现，而不是数小时或数天内突然发生。C. 通过报告或观察得到明确的认知损害的病史。D. 在病史和检查中，起始的和最突出的认知障碍在以下某一方面表现明显：a. 遗忘性表现。b. 非遗忘性表现：b.1 语言表现最突出的是找词困难，但其他认知领域也应该存在障碍。b.2 视功能障碍表现最突出的是空间认知障碍。其他认知领域也应该存在障碍。b.3 执行功能障碍最突出的是推理、判断和解决问题能力受损。其他认知领域也应该存在障碍。

（3）有 AD 病理生理过程证据的很可能的 AD 痴呆：A. 符合很可能的 AD 痴呆的核心临床标准，同时有 AD 病理生理过程的生物标志物证据，或是符合 AD 的神经病理学标准的患者。B. 脑 β 淀粉样蛋白（Aβ）沉积的生物标志物：a. 脑脊液中 Aβ42 水平降低；b. PET 阳性显像的淀粉样蛋白。C. 继发的神经元变性或损伤：a. 脑脊液中 tau 蛋白升高，包括总 tau（t-tau）和磷酸化 tau（p-tau）；b. PET 显示颞顶叶皮质摄取氟化脱氧葡萄糖（FDG-PET）下降；c. 结构磁共振成像（sMRI）显示基底节、颞叶外侧面、顶叶中央皮质不成比例的萎缩。

（4）排除标准：当有下列证据之一时排除诊断很可能的 AD 痴呆：A. 伴确凿的脑血管病。有与认知障碍起病或恶化暂时相关的卒中病史；存在多发或广泛脑梗死，或严重的白质高信号病灶。B. 有路易体痴呆的核心特征，而不是痴呆本身的特征。C. 行为变异性额颞叶痴呆的显著特征。D. 语义变异性原发性进行性失语或非流利变异性原发性进行性失语的显著特征；E. 有同时发生的、活动期的神经系统疾病，或非神经系统的医学共病，或有对认知功能造成重大影响的药物应用的证据。

2. 鉴别诊断　AD 主要与下列疾病鉴别：

（1）血管性痴呆（vascular dementia，VaD）：脑血管病包括脑梗死、脑出血、脑缺血等均可引起痴呆，我国 VaD 较西方国家多见。AD 与 VaD 早期症状鉴别较容易，晚期症状严重时鉴别较困难。除临床症状、病史特点外，临床上目前仍广泛应用哈金斯基缺血指数评分表（Hachinski ischemic scale，HIS）作为辅助鉴别诊断工具。

（2）正常压力脑积水（normal pressure hydrocephalus，NPH）：多数病因不明。病理改变为脑基底池和蛛网膜下腔膜增厚粘连，阻碍脑脊液从脑室流向矢状窦，从而引起各种症状。多在 60 岁左右发病，男女均可罹患。临床主要表现为痴呆、步态不稳、尿失禁三联征。多亚急性起病，病程呈波动性，常在数月内达高峰。检查脑室对称性扩大，尤以侧脑室前角明显。脑室分流术可缓解神经精神症状。

微整合

基础回顾

颅内压

颅内压是指颅腔内容物对颅腔壁上所产生的压力，又称脑压。由于存在于蛛网膜下腔和脑池内的脑脊液介于颅腔壁和脑组织之间，并于脑室和脊髓腔内蛛网膜下腔相通，所以脑脊液的静水压就可代表颅内压，通常以侧卧位时颅脑脊液压力为代表。穿刺小脑延髓池或侧脑室，以测压管或压力表测出的读数，即为临床的颅内压力。这一压力与侧卧位腰椎穿刺所测得的脑脊液压力接近，故临床上都用后一压力为代表。正常颅内压，在侧卧位时，成人为 0.7 ~ 2.0 kPa（80 ~ 180 mm H_2O），儿童为 0.5 ~ 1.0 kPa（40 ~ 100 mm H_2O）。

（3）麻痹性痴呆：由梅毒螺旋体引起的一种慢性脑膜脑炎，呈逐渐发展和进行性病程。主要临床表现为进行性痴呆和人格改变。血清康华反应和脑脊液胶体金试验阳性。

此外，还应与其他可引起痴呆的疾病加以鉴别，如额叶肿瘤、帕金森病等。临床上结合病史、体检和实验室检查等，可资鉴别。

四、治疗与康复

由于 AD 病因不明，目前尚无特效疗法。其主要治疗原则为：改善 AD 认知功能，降低疾病的进展速度，延缓疾病的发生，治疗行为方面的症状。

1. 改善认知功能的药物治疗　目的在于改善认知功能，延缓疾病进展。目前 AD 药物治疗策略主要基于"胆碱功能低下"假说，临床广泛使用的主要为胆碱酯酶抑制剂（acetyl cholinesterase inhibitor，AChEI），通过抑制 ACh 降解而提高脑内 ACh 含量，达到改善认知功能的作用，这类药物主要有：多奈哌齐、重酒石酸卡巴拉汀、加兰他敏。

微整合

基础回顾

胆碱酯酶抑制剂

胆碱酯酶抑制剂（AChEI）是一类能与胆碱酯酶（ChE）结合并抑制 ChE 活性的药物（也称抗胆碱酯酶药）。其作用是使胆碱能神经末梢释放的乙酰胆碱（Ach）堆积，表现毒蕈碱样和烟碱样作用增强而发挥兴奋胆碱受体的作用，故该类药又称拟胆碱药。

毒蕈碱样症状（M 样症状）主要为副交感神经过度兴奋，表现为大汗、流泪、流涎、流鼻涕、呼吸困难、腹泻、腹痛、瞳孔缩小、大小便失禁。

烟碱样症状（N 样症状）主要为横纹肌神经肌肉表现，全身肌肉痉挛、肌力减弱、呼吸困难、血压升高、心律失常等表现。

多奈哌齐（donepezil）是美国 FDA 批准的第二个用于治疗 AD 的药物。其半衰期长达 70 h，故每日一次用药，推荐剂量为 5 ～ 10 mg。偶有恶心、呕吐、腹泻、疲劳和肌肉痉挛，但较轻且短暂，在继续治疗中会消失。无肝毒性。

重酒石酸卡巴拉汀属于假性不可逆性胆碱酯酶抑制剂，具有 AChE 和丁酰胆碱酯酶双重抑制作用，也具有改善认知功能的潜在作用。有效剂量范围为每天 6 ～ 12 mg，分两次服用，建议与早餐、晚餐一起服用。起始剂量为 1.5 mg，2 次 / 日，如该剂量服用至少两周仍良好耐受，则可逐渐增量。推荐最大日剂量为 12 mg。最常见的副作用是恶心、呕吐和腹泻，可能与外周胆碱能神经过度兴奋有关。未见明显肝毒性。

加兰他敏（galanthamine）不仅可抑制胆碱酯酶活性，增加突触间隙乙酰胆碱的浓度，而且还可调节烟碱样乙酰胆碱受体，促使突触前膜释放更多乙酰胆碱。可用于轻度到中度 AD 治疗。起始剂量为 8 mg，维持剂量为 16 mg，分两次服用，建议与早餐及晚餐同服。主要的不良反应为恶心、呕吐、食欲下降、体重减低、头晕、头痛等。多奈哌齐、卡巴拉汀、加兰他敏可能有导致 Q-T 间期延长和尖端扭转室性心动过速的风险。

美金刚（memantine）是一种低到中等亲和力的非竞争性 N- 甲酰 -D- 天冬氨酸（NMDA）受体拮抗剂，具有调节谷氨酸能神经元活性，减轻兴奋性神经毒性的作用。兴奋性氨基酸谷氨酸对中枢神经系统 NMDA 受体的持续激活引发兴奋性神经毒性与 AD 有关。目前，美金刚主要用于治疗中、重度 AD，剂量范围在每日 10 ～ 20 mg。

2. 对症治疗　目的在于控制伴发的精神行为症状。

（1）抗焦虑药：可用于伴有焦虑、激越、失眠症状的患者，建议使用短效苯二氮䓬类药物，如阿普唑仑（佳静安定）、劳拉西泮（罗拉），且剂量应小，不宜长期使用。使用过程中应注意过度镇静、嗜睡、言语不清、共济失调和步态不稳等不良反应。

（2）抗抑郁药：25% ～ 50% 的 AD 患者有抑郁症状，有时抑郁程度较为严重，必要时可采用抗抑郁剂治疗。可首选 SSRI 类，NaSSA 类、SNRI 类也可考虑，以低量（通常起始量的 1/3 ～ 1/2）起始，在可耐受的情况下逐渐增加剂量，而且无须无限期维持抗抑郁治疗。

（3）抗精神病药：有助于控制患者的行为紊乱、激越、攻击性和幻觉与妄想等症状。传统抗精神病药物的抗胆碱能副作用限制了其在 AD 患者中的应用。新一代抗精神病药如利培酮、奥氮平、喹硫平等，因无明显抗胆碱能副作用，更适合于痴呆精神行为症状的治疗。起始剂量宜小，有报道该类药物可以增加心血管事件和死亡的发生率。因此这类药物都应考虑为短期对症性使用，一旦病情控制就应逐步减量。

3. 康复保健　AD 患者生活质量的高低，患者生存时间的长短，与科学的照护方式有着密切的关系。对轻症患者重点应加强心理支持和行为指导，使患者尽可能长期保持生活自理及人际交往能力。重症患者应加强照护，注意营养，预防感染。目前我国大多数地区已经开设了记忆门诊，患者和家属可以通过多方面渠道了解关于照护的方式方法。

第三节　血管性痴呆

一、概述

脑血管性疾病可致多种器质性精神障碍。其中以血管性痴呆（vascular dementia，VaD）较为多见。VaD 作为脑血管病的结局，病程的进展呈现明显的阶梯性、波动性，有时可在较长的时期内处于稳定阶段，有的患者记忆障碍可有一定的缓解。

VaD 是仅次于阿尔茨海默病的第二位常见痴呆类型，占 10% ~ 20%。有报告在 65 岁以上痴呆中占 20% 左右。一般认为 VaD 的危险因素与卒中相同，常见的有高血压、糖尿病、高胆固醇血症、吸烟、心肌梗死、房颤等；老年、男性、人种差异也可能成为 VaD 的危险因素。遗传因素比较少见。

近年来对 VaD 病因及发病机制的研究很多，多数学者认为，VaD 的病因是脑血管病变（包括出血性和缺血性）引起的脑组织血液供应障碍，导致脑功能衰退。除了脑血流量降低的程度与痴呆的严重程度成正比外，脑血管病变的部位与痴呆的发生也有重要的关系。

二、临床表现

VaD 的临床表现与病损部位、大小及次数有关，主要分为两大类，一是构成痴呆的记忆障碍和精神症状，二是脑损害的局灶症状体征。如额叶病变主要表现为失语、失用、淡漠、脱抑制等症状，海马病变以遗忘为主，角回病变出现结构性损害，顶叶损害出现失读、失写等症状。VaD 起病缓急不一，可呈现稳定、缓解、进展等病程，缓慢发病者，近事记忆减退常为首发症状，并有情绪不稳、抑郁、哭泣，即"情感失禁"，生活、工作能力下降，但人格保持良好。急性起病者常为关键部位或较大面积的病损引起，也可以为多次发作相对稳定后，智能突然明显下降。总的来说，主要症状为近期记忆力、时间定向力、计算力、自发书写及抄写能力降低，精神症状相对较少。由血管病引起的脑损害，依部位不同而出现相应的神经精神症状。

三、诊断

首先有痴呆的病史和症状，经神经心理学评定确认痴呆的存在并排除假性痴呆，其次有脑血管疾病的症状和体征，脑 CT 或 MRI 等神经影像学检查支持脑血管病变，此外痴呆的发生和脑血管病在时间上关系密切。神经影像学研究中，CT 和 MRI 的应用，大大提高了缺血性脑血管病的诊断水平。CT 不仅可以确定脑血管病的存在、部位、大小以及周围组织的变化情况，还可以区分梗死、出血以及不同形态的钙化，目前认为 CT 是脑出血的最可靠的检查方法。MRI 不仅具有 CT 的优点，弥散灌注技术还可早期发现梗死灶，提高了早期诊断阳性率。SPECT 和 PET 都是早期诊断的最新技术，具有更灵敏、发现病灶早、病变范围大等优点。其他检查，如眼底检查、血脂含量测定等都应列为常规检查，以作为了解动脉硬化的外周依据。

四、治疗与康复

由于 VaD 的发生与脑血管病及其各种危险因素密切相关，因此，积极防治脑血管病的发生，对减少 VaD 的发生、发展尤为重要。除了预防和治疗原发脑血管疾病外，血管性痴呆的治疗原则为：改善血流、预防再发脑梗死、阻止疾病进展、改善脑功能的治疗、改善认知功能的治疗及认知康复训练。

第四节   其他脑变性疾病所致的精神障碍

一、路易体痴呆

路易体痴呆（dementia with Lewy bodies，DLB）是老年期痴呆的一种常见类型。在医院进行的尸检中发现 10% ~ 20% 的痴呆为路易体痴呆。路易体痴呆患者典型的神经病理表现在边缘旁叶、黑质、新皮质、海马区及迷走神经背核处有大量的路易氏小体（一种神经元包涵体）。相当比例的患者同时也存在阿尔茨海默病的组织学变化如老年斑，但合并神经纤维缠结的很少。路易体痴呆表现为进行性加重的认知损害，以注意功能和视空间能力损害突出。DSM-5 核心诊断的特征为：①波动的认知，伴注意和警觉的显著变化。②反复的视幻觉，且是完整的和详尽的。③自发的帕金森病的特征，且在认知能力下降后发生。其他建议诊断特征为：①符合快速眼动睡眠行为障碍的诊断标准。②严重的神经阻滞剂的敏感性。可以使用抗帕金森药物如美多巴、多巴胺受体激动剂等，也可以使用胆碱酯酶抑制剂（AChEI）改善认知症状。

二、额颞叶痴呆

额颞叶痴呆（frontotemporal dementia，FTD）是由额叶和颞叶出现变性所导致的痴呆。按疾病类型可以分为行为变异型额颞叶痴呆和原发性进行性失语。通常在 45 ~ 65 岁起病（最早有报告 21 岁起病），男女性别比例相等，平均病程 8 年。过去所说的匹克病（Pick's disease），现已被划分为额颞叶痴呆的亚型。本病起病隐匿，行为变异型额颞叶痴呆早期特征为有明显的人格改变和社交行为改变，如既往性格外向变得沉默寡语。突出的脱抑制行为，如在公共场所随地大小便，不恰当的社会行为。早期出现淡漠、缺乏同情/同理心及刻板行为，记忆受损比 AD 患者轻，视空间相对保存。原发性进行性失语患者早期可能表现为命名障碍，词语理解障碍，失读或失写、说话费力等。治疗上不推荐使用胆碱酯酶抑制剂（AChEI），可以试用美金刚。针对患者的情绪和行为症状推荐使用 SSRIs 类药物。

三、帕金森病所致的精神障碍

帕金森病是原发性中枢神经系统变性疾病，主要的病理变化是中脑黑质和脑桥蓝斑的色素细胞变性、减少、脱失，导致作用于纹状体的多巴胺减少。多于60岁起病，男性患者多于女性。临床表现以运动（运动缓慢或不能、僵硬、震颤）、自主神经功能障碍和精神障碍为主。常见的精神障碍包括，①心境障碍：一项研究显示，在帕金森病患者中，有45%的患者同时符合重症抑郁或心境恶劣的诊断标准。其中以强直和运动迟缓为主要表现的患者合并抑郁症的比例比以震颤为主的患者多，治疗可选用抗抑郁药物，但慎用三环类药物。②痴呆：15%～20%的帕金森病患者最终发展成全面的认知功能障碍，如帕金森病性痴呆，治疗可选用抗认知功能障碍的药物。③精神病状态：多巴胺类药物治疗可能会诱发幻觉和妄想。在治疗帕金森病伴发的精神病性症状时，一定要注意选用锥体外系不良反应低的抗精神病药物如小剂量的氯氮平（每日不大于50 mg，I级证据，B级推荐）。匹莫范色林（pimavanserin）是一种非典型抗精神病药，2016年美国食品药品监督管理局批准其用于帕金森病伴幻觉、妄想等精神症状的治疗，目前国内尚无此药。

第五节　颅内感染所致的精神障碍

颅内感染按感染部位可分为蛛网膜下隙（脑膜炎）、脑实质（脑炎）或局限于脑或脑膜并形成包围区域（脑脓肿）。按病原体可分为病毒、细菌、寄生虫或螺旋体中枢神经系统感染。

一、急性病毒性脑炎所致精神障碍

患者多急性或亚急性起病，表现为头痛、极为疲倦、呕吐、易激惹、怕光、颈部强直及视盘水肿等，发热有时并不严重。当大脑受影响时，患者会出现意识障碍，表现为昏昏欲睡，严重时可导致昏迷，部分患者亦有谵妄、癫痫发作和局灶性神经系统体征。患者亦会出现精神症状，少数患者甚至在发病初期只出现精神症状，而没有意识障碍和神经系统体征。曾有报告病毒性脑炎病例被误诊为精神分裂症等精神障碍。

脑炎的诊断一般根据病史、体征及辅助检查。脑脊液、脑电图、病毒分离、聚合酶链反应或病毒抗体测定等检查可有助于诊断。神经影像学检查如 CT 可用于排除颅内占位性病变。

二、克－雅病所致精神障碍

克-雅病（Creutfeldlt-Jakob disease），是朊病毒（蛋白）疾病的一种（其他还有库鲁病、致死性家族性失眠症等），由朊病毒传递所致的中枢神经系统变性，主要侵犯大脑皮质，可见灰质内神经细胞脱失及星形细胞增生，星形细胞内出现大小不等的圆形空泡。目前认为存在两类克-雅病，除了散发病例外，1996年起报告了新变异型克-雅病，可能与接触感染了疯牛病的生物制品有关。临床表现多为亚急性起病，早期以精神行为症状如焦虑、注意涣散为主，伴有视觉障碍如视物模糊、复视甚至视幻觉。病程呈进行性发展，很快出现认知障碍及各种神经系统症状。成年人发生迅速进展的痴呆和肌阵挛而脑脊液正常，需考虑本病。EEG 可见棘－慢波综合和高幅三相波。多数患者在 1～2 年内死亡，目前无特殊治疗方法。

三、麻痹性痴呆

麻痹性痴呆（general paresis of insane，GPI）是由梅毒螺旋体侵犯大脑引起的一种晚期梅毒。在 19 世纪至 20 世纪初期，麻痹性痴呆是精神病院中十分常见的精神障碍。随着抗生素的应用，梅毒发病率显著下降。但自 20 世纪末期起，梅毒再次流行，有时可与 HIV 合并感染。2%～5% 的患者在初次感染梅毒 2～30 年后（多数为 10～20 年）发展为麻痹性痴呆。

典型病程常隐匿起病，发展缓慢。早期阶段常表现为类似神经衰弱的症状，如头痛、头晕、睡眠障碍、易兴奋、易疲劳、记忆力减退等，可伴发出现智能方面改变，如思考问题费力，理解分析能力下降。发展阶段时精神障碍日益明显，其中最引人注意的是个性和智能方面的改变，表现行为一反常态、轻率、道德伦理观念消失、情绪暴躁、有的变得极端自私，智能障碍也越来越重，记忆力显著减退，从近记忆力到远记忆力，简单计算都不能。神经系统症状如阿-罗氏瞳孔（Argyll-Robertson pupil）。晚期阶段表现严重痴呆的同时，可有多种症状，如欣快、幼稚的自夸和夸大妄想。

青霉素是各类梅毒治疗的首选药物，但治疗剂量需在脑脊液中达到治疗浓度。抗精神病药和抗抑郁药可用于对症治疗。

知识拓展

阿-罗氏瞳孔

阿-罗氏瞳孔（Argyll-Robertson pupil）表现光反射消失，调节反射存在，为顶盖前区病变，使光反射径路受损。病因为神经梅毒，如脊髓痨，应积极治疗原发病。检查发现：①视网膜对光有感受性，视网膜和视神经无异常；②瞳孔缩小（3 mm 以内）；③瞳孔对光反射消失；④辐辏、调节反射正常；⑤毒扁豆碱滴眼可引起缩瞳，而阿托品滴眼扩瞳不完全；⑥瞳孔形态异常和不对称；⑦这些障碍为恒久性，多呈双侧性，偶为一侧性。

四、自身免疫性脑炎

自身免疫性脑炎（auto-immune encephalitis，AE）是机体对神经元抗原成分的异常免疫反应所致的中枢神经系统炎症性疾病，典型的临床表现包括认知障碍、精神行为症状及癫痫发作。神经病理学上以淋巴细胞为主的炎症细胞浸润脑实质并在血管周围形成套袖样结构为主要表现，虽类似病毒性脑炎改变，脑组织却检测不到病毒抗原、核酸及包涵体。主要分为细胞内抗原抗体相关脑炎和细胞表面抗原抗体相关脑炎。既往给予临床或病理表现，AE 几乎毫无例外地被诊断为"病毒性脑炎"或"散发性脑炎"，而错过了及时给予免疫调节治疗的时机。本组疾病目前缺乏特效治疗，主要采用免疫调节疗法。

第六节　脑外伤所致的精神障碍

颅脑外伤占全身各部位损伤总数的 20% 左右，发生率仅次于四肢损伤，而死亡率却居首位。脑外伤后精神障碍是否出现、表现的严重程度、病程及预后，既与受伤的部位、有无神经系统并发症、患者的年龄、对脑外伤的治疗有关，也与患者病前的人格，患者对受伤的认识和态度，家属的态度，是否存在索赔，是否有法律纠纷等心理社会因素相关联。

在脑外伤的急性期患者会出现意识障碍，严重者会表现为谵妄甚至昏迷。部分患者会出现脑外伤后遗忘（post-traumatic amnesia，PTA），是一种顺行性遗忘，患者忘记脑外伤当时及其后一段时间的经历。PTA 的长度是指由受伤一刻开始，直至正常的连续性记忆恢复为止，通常由数分钟至数星期不等。PTA 的长度可作为临床评估脑外伤严重程度的一个指征，即 PTA 愈长，脑损伤便愈严重。

脑外伤的慢性精神障碍有智能障碍、人格改变及精神病性症状。智能障碍以反应迟钝、注意力降低、记忆力减退为主，很少出现痴呆。患者的人格改变多伴有智能障碍，一般表现为情绪不稳、焦虑、抑郁、易激惹、甚至阵发暴怒。患者亦可变得孤僻、冷漠、自我中心或丧失进取心。如仅损害额叶，患者可出现如行为放纵等症状，但智力可能依旧正常。头部外伤后部分患者经过一段时间会出现重性精神病症状，如精神分裂样症状与偏执性精神病症状。脑外伤与精神病之间的因果关系很难确定。

脑震荡后综合征（post-concussional syndrome）是各种脑外伤的慢性后遗症中最普遍的。主要表现为头痛、眩晕、注意力不集中、思考困难、记忆力减退、对声光敏感、疲乏、情绪不稳、焦虑、易激惹及失眠。部分患者在求医过程中表现出疑病倾向。中枢神经系统神经影像检查并未发现显著的弥漫性或局灶性损害征象。这一综合征与心理社会因素有很大关系，如患者正在为受伤而索赔。此外有研究发现，这类患者在病前有明显的神经症素质倾向。

在脑外伤的急性期，精神科面临的治疗通常是协助控制谵妄状态。对持续的躁狂和精神病性症状应给予积极的对症治疗。对脑震荡后综合征应仔细地甄别是否有维持症状的心理社会因素，治疗重点应帮助患者重树对生活的信心，并帮助患者逐步适应正常的生活，同时应建议较快解决诉讼索赔之类的问题。

第七节　脑肿瘤所致的精神障碍

脑肿瘤可损害正常大脑组织、压迫邻近脑实质或脑血管、造成颅内压增高，以致产生神经系统症状或癫痫发作，同时有 20% ～ 40% 的脑肿瘤患者出现精神症状。此外尚有少数脑肿瘤患者，在早期却只有精神症状，可能会导致误诊。

一般推测脑肿瘤所致的精神障碍可能有以下几种机制：①肿瘤本身直接或间接引起；②肿瘤所致癫痫而表现为精神性发作；③患者对肿瘤和（或）手术所产生的心理反应及精神病性反应；④脑肿瘤对易感者诱发了精神障碍。影响精神症状的因素有肿瘤的性质、生长的部位、生长速度、颅内高压和个体素质。

快速生长的肿瘤常导致意识障碍，特别是在颅内压显著升高时，意识状态会迅速恶化。生长缓慢的脑肿瘤通常导致人格改变。部分患者表现为遗忘综合征或痴呆。在肿瘤生长早期情绪常为易激惹，不稳定，进一步发展则出现焦虑、抑郁，最后可能出现欣快、淡漠。极少数患者出现精神病性症状。

肿瘤发生的部位与精神症状有关。额叶肿瘤在早期少有神经系统定位征，而精神障碍较其他部位肿瘤更为多见。智力广泛受损，但也有患者出现单纯的记忆力受损而没有其他损害。情感易激惹，也可表现出抑郁、欣快和淡漠。许多患者会出现人格障碍，患者的行为可能变得幼稚、轻浮和不负责任。严重的出现性脱抑制，如有猥亵行为或性欲亢进。在两侧额叶损害的患者中还可出现无欲 - 运动不能 - 意志缺乏综合征，表现为情感淡漠，对周围缺乏兴趣，丧失主动性，行动缓慢等。颞叶肿瘤使患者多伴有智力缺损和神经系统体征，也可出现与额叶受损类似的人格改变。颞叶肿瘤患者常见的情感障碍包括欣快、焦虑、易激惹、抑郁，有时甚至出现类似躁狂或轻躁狂的情况。小部分患者可出现类似精神分裂症的症状，如幻觉、妄想等。约50% 的患者会出现颞叶癫痫。胼胝体肿瘤与额叶肿瘤的精神症状较相似，但引起精神运动性抑制症状更常见。

影像学检查如颅脑磁共振成像等技术是针对颅内肿瘤良好的检测方式。患者在被诊断为脑肿瘤后，常出现以焦虑、抑郁为主要症状的心理反应。在临床处置时应鉴别精神症状是继发于肿瘤还是对肿瘤的心理反应。

外科手术是治疗脑肿瘤的主要方法，若肿瘤较小，可用 γ 刀或 X 刀治疗。手术前的精神病性症状可采用对呼吸抑制小的抗精神病药治疗，为手术创造条件。术后的精神症状以抗精神病药最小有效剂量为治疗量。抑郁和焦虑症状可选用相关药物进行治疗。

第八节　癫痫所致的精神障碍

癫痫是神经科的多发病和常见病，伴有精神障碍的癫痫患者并不在少数。有报道 10% ～ 20% 的颞叶癫痫患者存在明显的抑郁或焦虑症状。我国的一项研究也提示，癫痫伴有持久性精神障碍者占 12%。由于癫痫本身在诊断和治疗上的复杂性，对癫痫伴有精神障碍的诊断与处理也常常需要精神科和神经科医生共同参与。

癫痫实际上是一组疾病或障碍，是由于大脑细胞异常过度放电而引起的一过性、反复发作的临床综合征。目前通用的两个分类系统一个是癫痫发作的国际分类，将癫痫划分为部分性发作和全面性发作。另一个是癫痫及癫痫综合征的分类，按病因及部位将癫痫分为特发性、症状性和全身性、部分性。精神障碍可在发作前、发作时、发作后及发作间期表现出来。

一、发作前精神障碍

表现为前驱症状（prodromata）和先兆（aura）。前驱症状发生在癫痫发作前数小时至数天，尤以儿童较多见。表现为易激惹、紧张、失眠、坐立不安，甚至极度抑郁，症状通常随着癫痫发作而终止。先兆是临床发作的开始，紧挨癫痫发作前出现，通常只有数秒，很少超过 1 min。不同部位的发作会有不同的表现，但同一患者每次发作前的先兆往往相同。可表现为各种类型的精神障碍如情感、情绪、认知障碍，先兆对决定癫痫源的起始部位有很大的定位价值。

二、发作时精神障碍

1. 癫痫自动症（epileptic automatisms）　自动症是指发作时或发作刚结束时出现的意识混浊状态，此时患者在意识障碍的情况下完成无目的、无效率的简单或复杂的运动和行为。自动症主要与颞叶自发性电活动有关，有报道 75% 的颞叶癫痫有自动症发作。约 80% 患者自动症发作少于 5 min，也有长达 1 h 者。发作前常有先兆，如头晕、流涎、咀嚼动作、躯体感觉异常和陌生感等。发作时出现无意识的重复动作如咀嚼、咂嘴、吞咽、舔唇、咳嗽、吐痰、扮鬼脸等，偶然亦可完成较复杂的技术性工作。在此期间询问患者往往无法获得迅速、正确的回答。事后患者往往对这段时间发生的事情完全遗忘。

2．神游症（fugue）　比自动症罕见，历时可达数小时、数天甚至数周。意识障碍程度较轻，异常行为较为复杂，对周围环境有一定感知能力，能做出相应的反应。表现为无目的地外出漫游，患者可出远门，甚至能从事协调的活动，如购物、简单交谈。发作后遗忘或回忆困难。

3．朦胧状态（twilight states）　是癫痫患者最常见的发作性精神障碍。发作突然，通常持续1至数小时，有时可长达1周及以上。患者表现为意识障碍，伴有情感和感知觉障碍，如恐怖、愤怒等。也可表现为淡漠，思维及动作迟缓。

三、发作后精神障碍

可出现自动症、朦胧状态，或产生短暂的偏执、幻觉等症状。通常为十几分钟至数小时。

四、发作间期精神障碍

1．慢性精神分裂样精神病　有研究发现癫痫患者平均在癫痫发作开始14年后出现精神分裂样症状。不过这类患者跟一般精神分裂症患者的表现是有一些区别的，如视幻觉多于听幻觉，情感表达和社会接触相对精神分裂症患者保持较好，也较少出现紧张症状群，而且常伴有器质性病变的一些临床特征，如迟钝、思维刻板和记忆障碍等。大部分患者的病变位于颞叶。

2．情感障碍　以焦虑和抑郁为主，以焦虑为主的患者会出现过度换气等症状，可能会被误诊为癫痫发作。也有周期性心境恶劣，患者在无明显诱因的情况下突然出现情绪低落、紧张、苦闷、易激惹，可出现攻击行为。癫痫伴发躁狂状态较罕见。应警惕患者自杀，因为癫痫患者的自杀率是常人的4～5倍。

3．人格改变　过去曾认为许多癫痫患者都有人格障碍，并认为这是患者精神衰退的必然后果。现已证明仅少数患者会出现人格障碍，而且并无特异性。患者表现为人际交往和就业困难。虽然人格改变以左颞叶病灶和大发作的患者较多，但与脑器质性损害、社会心理因素、癫痫发作类型、长期使用抗癫痫药物及患者原有的人格特征等因素有关。

4．智能障碍　少数癫痫患者会出现记忆衰退、注意不能集中和判断能力下降，有些伴有人格障碍和行为问题。这些多见于继发性癫痫及长期的严重癫痫病例。

除了采集详细病史外，躯体和神经系统与脑电图检查亦十分重要。脑电图的多次重复描记，并结合缺睡眠诱发和睡眠记录，可使癫痫诊断的阳性率增加到85%。必要时可作脑脊液、头颅CT、磁共振成像（MRI）及单光子发射计算机扫描（SPECT）等检查。

治疗癫痫的一般原则是对初诊患者尽可能单一用药，鼓励患者遵从医嘱并定期进行血药浓度监测。药物应根据癫痫发作的类型来选择，并考虑不良反应等因素。

治疗癫痫性精神障碍应在治疗癫痫的基础上，根据精神症状选用药物，但须留意选择致癫痫作用弱的药物。在抗精神病药物中氟哌啶醇、氟奋乃静的致癫痫作用较弱，在抗抑郁药物中，三环类药物会降低癫痫发作的阈值从而诱发癫痫，需慎用或禁用。米安色林、文拉法辛等药物较为安全。

思 考 题

1. 阿尔茨海默病的早期症状及确诊依据是什么？

2. 谵妄最主要的临床特征是什么？

3. 一名癫痫患者在发作间期可能有哪些精神障碍的表现？

4. 综合性案例题：

患者，男，20岁。一周前有发热病史，目前表现为自言自语、情绪不稳、易冲动发脾气，时有伤人毁物行为，有时听见耳边有人说话，生活懒散，不修边幅。

（1）患者最可能的诊断是什么？

（2）患者目前要与精神分裂症进行鉴别的重要依据是什么？

（3）患者目前的治疗措施是什么？

（王华丽）

第六章

躯体疾病所致精神障碍

=== 第一节　概　述 ===

躯体疾病所致精神障碍（mental disorders due to physical disease）是指由脑以外的各种躯体疾病，如躯体感染、内脏器官疾病、内分泌疾病、营养代谢疾病、结缔组织疾病、染色体异常、性激素平衡失调等影响脑功能所产生的一类精神障碍。

主要致病因素包括：能量代谢障碍、中枢神经系统缺氧、毒性物质、水和电解质代谢紊乱与酸碱平衡失调、中枢神经生化改变等，除此之外，性别、年龄、遗传因素、人格特征、环境因素、应激状态、缺乏社会支持以及既往神经精神疾病史等均可影响本障碍发生。

临床主要表现为意识障碍、认知障碍、智能障碍、人格改变、精神病性症状、情感症状、神经症样症状等，或以上症状的混合状态。患者常有日常生活能力或社会功能受损。在临床上，由于饥饿、疲劳、手术所致精神障碍一般也被归于本障碍，但不包括精神分裂症、心境障碍（情感性精神障碍）的严重躁狂或抑郁发作等精神病性障碍，严格意义上讲也不包括个体对罹患躯体疾病所出现的一般心理反应。

鉴于本障碍除精神障碍外，还存有躯体疾病，因此精神科医生除了具有精神科专业知识外，还应具备一定的综合科临床知识和经验。对非精神科的临床各科医生而言，也需掌握一定的精神科诊疗技术。

案例 6-1

患者，男，65岁，反复咳嗽、咳痰20年，活动后气促5年。1周前，因淋雨后受凉病情加重，出现呼吸困难，睡眠差，称听到死去的父亲跟他说话，看到家里有鬼，怀疑有人害己，恐惧害怕，分不清时间地点，有时不认识家人，体查呼吸急促，口唇发绀，桶状胸，双肺底可闻及湿啰音，心界向左下方扩大，神经系统检查无异常。

问题：

1. 首先最需要进行的检查是什么？

2. 该患者的精神障碍首先要考虑为哪种？

3. 在该患者的症状中，哪一个症状对该患者的诊断最有诊断价值？

一、临床表现

躯体疾病所致精神障碍的临床表现具有以下共同特点：

1. 精神障碍与原发躯体疾病发生的时间常有先后关系，病情在程度上有平行关系，临床表现也随躯体疾病的严重程度变化而改变，可由一种状态转变为另一种状态。

2. 一般在躯体疾病的急性期或严重阶段出现精神障碍。

3. 急性躯体疾病常引起急性脑病综合征（如谵妄），慢性躯体疾病则引起慢性脑病综合征（如智能损害、人格改变等）。从急性过渡到慢性期间，可有抑郁、躁狂、幻觉、妄想、兴奋、木僵等精神症状，并在躯体疾病的整个病程中，具有多变和错综复杂的特点。

4. 精神症状与各种躯体疾病之间并无特异性联系。同一躯体疾病可表现出不同的精神症状，类似的精神症状也可由不同躯体疾病引起。

5. 精神症状在许多情况下呈现"昼轻夜重"现象，即白天症状减轻或消失，夜间症状加重或突出。

6. 治疗原发躯体疾病并及时处理精神症状，可使精神障碍好转。精神障碍预后一般可逆。

二、分类

在 ICD-10 中，躯体疾病所致精神障碍包含在器质性（包括症状性）精神障碍（F0）中，并以主要精神症状分类：痴呆（F02）、遗忘综合征（F04）、谵妄（F05）、其他精神障碍（F06）、人格及行为障碍（F07）、未标明的精神障碍（F09）。

在《中国精神障碍的分类与诊断标准》第三版（CCMD-3）中，躯体疾病所致精神障碍（03）与阿尔茨海默病（00）、脑血管所致精神障碍（01）、其他脑部疾病所致精神障碍（02）和其他待分类器质性精神障碍（09），一并归属在器质性精神障碍（0, organicmental disorders）章节中。与 ICD-10 不同，CCMD-3 按致病因素和器官系统分类为：躯体感染、内脏器官疾病、内分泌疾病、营养代谢疾病、染色体异常、物理因素等所致精神障碍。具体条目如下（括号中前为 CCMD-3 编码，后为 ICD-10 编码）：

1. **躯体感染所致精神障碍（03.1；F02-F06）** 指由病毒、细菌、螺旋体、真菌、原虫或其他感染病原体所致的全身感染，如人类免疫缺陷病毒（human immunodeficiency viruse, HIV）感染、败血症、钩端螺旋体病、恶性疟疾、血吸虫病所致精神障碍。无颅内感染的证据。

人类免疫缺陷病毒（HIV）所致精神障碍（03.11）：艾滋病是由一种反转录病毒导致的传染病，主要通过性接触或输血及血制品等传染，导致人体免疫功能障碍。本病的智能损害主要有健忘、注意力不集中、解决问题困难和阅读困难。其他精神症状，如淡漠、主动性减少、社会性退缩也很常见，少数出现情感障碍、精神病性症状，或癫痫发作。躯体检查常发现震颤、共济失调、肌张力增强、腱反射普遍亢进、额叶脱抑制综合征、眼球追踪障碍。一般迅速（数周或数月）发展成严重的精神衰退、缄默进而死亡。

2. **内脏器官疾病所致精神障碍（03.2；F02-F06）** 由心脏、肺、肝、肾等内脏器官疾病引起脑供血、供氧不足，代谢产物积累，或水与电解质紊乱，继发脑功能紊乱导致的精神障碍。精神症状随原发疾病的严重程度变动。如能明确内脏器官疾病，则命名为该病所致精神障碍，如心脑综合征（03.21）、肺脑综合征（03.22）等。

3. **内分泌疾病所致精神障碍（03.3；F02-F06）** 由内分泌疾病引起内分泌功能亢进或低下导致的精神障碍。可分为 3 类：①内分泌疾病本身引起精神障碍，特征是情感激越或迟钝，食欲、性欲、睡眠等本能活动亢进或减退，人格改变和精神活动的周期性改变。一般无智能损害。②疾病严重影响脑代谢，造成急性脑病，如甲状腺危象等。③慢性内分泌疾病常造成持续的弥漫性脑病，导致慢性脑病综合征。编码用 03.3x 方式，如经前期紧张综合征（03.31）、更年期综合征（03.32）。能明确内分泌疾病性质者，则命名为该病所致精神障碍，如甲状腺功能减退所致精神障碍（03.34）等。

4．营养代谢疾病所致精神障碍（03.4；F02-F06）　包括营养不良和维生素缺乏，如糙皮病、水电解质紊乱以及糖尿病等代谢疾病所致精神障碍。

5．结缔组织疾病所致精神障碍（03.5；F02-F06）　常见的结缔组织疾病有系统性红斑狼疮、结节性动脉周围炎、皮肌炎、多发性肌炎、硬皮症及白塞病等。临床表现以精神障碍为主的有播散性红斑狼疮，以持续性疼痛为主的有慢性风湿性关节炎和白塞病等。

系统性红斑狼疮所致精神障碍（03.51）：系统性红斑狼疮是一种病因未明的结缔组织疾病，病程反复迁延，病变损害皮肤、血管、内脏器官及神经系统，表现为多形性水肿（如鼻梁及两颊部蝶形红斑）、发热、出血、淋巴结肿大。本病的精神症状出现较早，可有幻觉、妄想、躁狂或抑郁综合征或意识障碍等；神经系统症状可有癫痫发作、偏瘫、失语及颅内压升高等。血象可见红斑狼疮细胞。

6．染色体异常所致精神障碍（03.6；F02-F06）　包括 Klinefelter 综合征、Turner 综合征、XYY 综合征、X- 三体综合征等所致精神障碍。

7．物理因素所致精神障碍（03.7；F02-F06）。

8．以上未分类的其他躯体疾病所致精神障碍（03.9；F02-F06）　还包括围生期精神障碍（03.91；F53），如妊娠期及产褥期精神障碍。

9．其他或待分类器质性精神障碍（09；F06，F09）　以上未分类的其他器质性精神障碍，器质性精神障碍无法确定类型时也用本编码。

 知识拓展

ICD-11 躯体疾病所致精神障碍

在《疾病和有关健康问题的国际统计分类（第 11 版）》（ICD-11）中，取消了 ICD-10 中的器质性（包括症状性）精神障碍（F0）章节，因此躯体疾病所致精神障碍也不再被包含在内，而是主要被包含在神经认知障碍中的谵妄、遗忘障碍、痴呆，和与分类于他处的障碍或疾病相关的继发性精神或行为综合征中。如：神经认知障碍中的分类于他处的疾病所致谵妄（6D70.0），分类于他处的疾病所致遗忘障碍（6D72.0）；暴露于重金属或其他毒素所致痴呆（6D85.2）；与分类于他处的障碍或疾病相关的继发性精神或行为综合征中的继发性精神病性综合征（6E61），继发性心境障碍（6E62），继发性焦虑综合征（6E63），继发性强迫或相关综合征等（6E64）。

DSM-5 躯体疾病所致精神障碍

在美国《精神障碍诊断与统计手册（第五版）》（DSM-5）中，并没有为躯体疾病所致精神障碍单独设立章节，而是将此疾病的诊断散在在各个章节中。如：精神分裂症谱系及其他精神病性障碍章节中的由于其他躯体疾病所致的精神病性障碍，双相及相关障碍章节中的由于其他躯体疾病所致的双相及相关障碍，抑郁障碍章节中的由于其他躯体疾病所致的抑郁障碍，睡眠 - 觉醒障碍章节中的继发于另一种躯体状况的发作性睡病，神经认知障碍章节中的由 HIV 感染所致的重度或轻度神经认知障碍、由其他躯体疾病所致的重度或轻度神经认知障碍等，人格障碍章节中的由于其他躯体疾病所致的人格改变等。

三、病因

躯体疾病是本精神障碍发病的最主要因素，导致脑功能紊乱，引发了各种精神症状。然而某种躯体疾病的患者中仅少数发生精神障碍，精神症状的出现与躯体疾病的严重程度并不总成正比。因此躯体疾病并非本障碍唯一病因，尚有其他因素与精神障碍的发生、发展和转归有密切关系：如患者的其他生物学因素，包括性别、年龄、遗传因素，既往神经精神病史等；心理因素包括性格缺陷、应激状态、心理冲突等；社会因素如缺乏社会支持、居住拥挤、环境嘈杂、潮湿、空气污染等，均可成为躯体疾病所致精神障碍的促发因素。

四、发病机制

躯体疾病发生精神障碍主要是因为躯体疾病导致中枢神经系统功能紊乱，进而出现了各种精神症状，其发病机制可以有以下途径：

1. 能量代谢障碍　躯体疾病引起机体代谢障碍，导致能量供应不足。而大脑对能量供应非常敏感，当躯体罹患疾病时，大脑对能量需求增长，此时机体发生能量供求矛盾，使大脑正常生理功能发生紊乱。

2. 中枢神经系统缺氧　由于躯体疾病，特别是心血管疾病引起机体和脑循环障碍、肺部疾患或贫血、血液携氧能力不足，或机体在有害因素影响下出现微循环障碍等，均可导致脑供血、供氧不足而发生脑功能受损，是发生精神障碍的重要机制。

3. 毒性物质　由于外源性物质如细菌、病毒、寄生虫、化学物质、有害气体等侵入机体，其毒素或中间代谢产物直接作用于脑细胞，造成脑细胞受损而发生脑功能紊乱引起精神障碍。某些躯体疾病造成体内的氨、吲哚、丙酮酸等毒性代谢产物堆积，影响脑功能活动是导致精神障碍的重要原因。

4. 水和电解质代谢紊乱与酸碱平衡失调　如酸中毒、碱中毒、低钾血症、高氨血症；内分泌激素的剧变，如皮质醇、雌激素、孕激素、催乳素、甲状腺激素等水平的剧烈变化，以及某些维生素的不足等均可导致代谢酶活性障碍，进而影响新陈代谢，使能量供应不足，影响脑功能而出现精神障碍。

5. 中枢神经生化改变　某些有害物质、药品或机体必需物质不足时可直接引起脑内单胺类递质代谢异常。如锰可选择性地作用于苍白球及视丘，抑制多巴胺脱羧酶而使多巴胺含量减少；血紫质病及糙皮病伴发精神障碍时均发现不同程度的色氨酸代谢障碍。肝性脑病的某些神经精神症状也可能与神经递质有关。在疾病过程中所产生的假性神经递质，干扰了去甲肾上腺素的传递时患者便会产生情绪、行为和意识障碍。

 知识拓展

急性或慢性躯体疾病可能通过神经递质前体氨基酸的水平影响抑郁症状

躯体疾病导致抑郁的生理机制与多种因素有关，如炎症反应、细胞因子等，外周免疫反应可以通过几种机制与大脑相互作用，如传入神经、体液途径或炎症诱导的单胺类神经递质前体的变化，细胞因子可以通过改变酶辅因子四氢生物蝶呤（BH4）的可用性来影响儿茶酚胺的合成。此外一项研究显示躯体疾病可能通过影响神经递质前体氨基酸的水平从而导致抑郁、焦虑。该研究纳入了177名受试者，评估了他们手术前和出院时的 C 反应蛋白、新蝶呤、犬尿氨酸 / 色氨酸（KYN/TRP）和苯丙氨酸 / 酪氨酸（PHE/TYR）水平，结果显示 PHE/TYR 与急性躯体疾病和抑郁相关，而 KYN/TRP 与慢性躯体疾病相关。PHE/TYR 是儿茶酚胺合成途径中重要的指标，KYN/TRP 则是 5- 羟色胺前体氨基酸色氨酸代谢途径的重要指标，因此躯体疾病可能通过神经递质前体氨基酸的水平影响抑郁症状。

6. 应激反应　外源性有害因素，包括生物性应激源和心理社会性应激源作用于机体会产生一系列应激反应。应激反应主要通过神经生理、神经生化、神经内分泌及免疫机制进行。在应激反应中，大脑或直接参与或间接受累，其正常生理功能受到影响而发生紊乱导致精神障碍。

五、诊断及鉴别诊断

（一）诊断依据

躯体疾病所致精神障碍的诊断主要依据以下三点。

1. 有相应躯体疾病的证据，有文献报告该躯体疾病可引起精神障碍。

2. 有精神障碍的证据，但临床表现常不典型，不能归因于功能性精神障碍。

3. 有证据显示精神障碍是该躯体疾病所导致，躯体疾病与精神障碍在发生、发展和转归上有时间和病情严重程度的密切关系。

（二）诊断标准

1. 症状标准

（1）通过病史、躯体及神经系统检查、实验室检查发现并确定躯体疾病的证据。

（2）确定精神症状的性质、特点和症状群诊断，至少有下列 1 项：①智能损害（如痴呆）；②遗忘综合征；③人格改变；④意识障碍（如谵妄）；⑤精神病性障碍（如幻觉、妄想、紧张综合征等）；⑥情感障碍（如抑郁、躁狂等）；⑦神经症样症状（如焦虑、强迫、疑病、神经衰弱等）；⑧以上症状的混合状态或不典型表现。

（3）通过精神障碍的发生、发展及病程与原发躯体疾病的相关分析，确定精神症状是由该躯体疾病所引起。

2. 严重程度标准

（1）主观痛苦体验。

（2）社会功能受损。

3. 排除标准

（1）无其他原因导致精神障碍的证据，如酒精或药物滥用等。

（2）排除精神分裂症、心境障碍严重的躁狂发作或抑郁发作。

（三）鉴别诊断

1. 与躯体疾病并存的精神障碍的鉴别　躯体疾病所致精神障碍与原发躯体疾病在发生、发展和转归上有时间和病情严重程度的密切关系，而与躯体疾病并存的精神障碍两者间无明确的关联，详细了解精神障碍与躯体疾病过程及阳性躯体体征及实验室检查结果则可予以鉴别。

2. 与脑器质性疾病所致精神障碍的鉴别　引起精神障碍的原发疾病是否在脑部是本鉴别的关键，可以借助一些躯体症状和实验室检查来查知是否存在脑部病理改变，如脑 CT、脑脊液检查等阳性所见及定位性神经体征等均可提供鉴别证据。

六、治疗原则

躯体疾病所致精神障碍治疗应遵循以下原则。

1. 躯体疾病治疗　本病首先要积极治疗引起精神障碍的原发躯体疾病，停用用于躯体疾病治疗但可能引起精神症状的药物。

2. 躯体支持治疗　如补充营养水分，纠正酸碱平衡及电解质紊乱，保持心血管系统的功能，给予大量维生素及神经营养物质，改善中枢神经系统的循环与代谢，以促进脑细胞功能的恢复，如给予谷氨酸、三磷腺苷、辅酶 A、烟酸等。

3. 精神障碍治疗

（1）药物治疗：应选用能有效控制精神症状、副作用小的短效药物，且用量宜小，时间宜短。如：①对伴有幻觉妄想及兴奋不安症状的患者可服用抗精神病药物，如奥氮平、利培酮、喹硫平等；②对伴有抑郁症状的患者可服用抗抑郁剂，如舍曲林、帕罗西汀、度洛西汀等；③对伴有焦虑症状的患者可服用抗焦虑剂，如劳拉西泮、丁螺环酮、坦度螺酮等；④对伴有失眠症状的患者可服用镇静催眠药，如艾司唑仑、唑吡坦、佐匹克隆等；⑤对伴有意识障碍的患者，应慎用或禁用镇静催眠药及抗精神病药物，以免导致意识障碍加重。

（2）心理治疗：在进行药物治疗的同时，要积极进行心理治疗，主要包括，①沟通支持：与患者交流沟通，对患者体贴和照顾，建立融洽的医患关系。②健康教育：针对患者的病情和顾虑进行耐心解释、劝慰和鼓励。使患者了解躯体疾病与精神症状的关系，学习疾病治疗和预防知识，以消除患者的紧张、恐惧和疑虑，树立信心，积极配合各项治疗计划。③心理疗法：对于有文化基础且有心理治疗意愿的患者，可以采用认知行为疗法、正念疗法、森田疗法和内观疗法等系统心理疗法进行辅助治疗。

4. 躯体精神护理　安静的环境和良好的护理非常重要。在护理过程中要注意态度和蔼、言语温和、动作轻柔，避免不适刺激。特别是当患者有意识障碍出现恐怖性幻觉或不协调性精神运动性兴奋时，护理人员更应加强护理，以防走失、伤人、毁物、自伤、摔倒、冲动和发生意外。对有抑郁症状的患者，应提高警惕，加强防范，防止自杀。

（毛富强　彭　睿）

第二节　常见躯体疾病所致精神障碍

一、躯体感染所致精神障碍

躯体感染所致精神障碍是由于各种细菌、病毒、真菌、螺旋体、寄生虫等作为病原体造成中枢神经系统以外的全身感染所产生的精神障碍。精神症状的产生与病毒、细菌毒素引起身体功能和代谢紊乱，直接或间接损坏脑细胞，最终导致脑功能障碍有关。多数躯体感染者出现的精神症状轻微且短暂，如难以集中注意力，轻度意识障碍、焦虑、抑郁、失眠或嗜睡、精神疲乏等，仅少数患者出现比较严重的精神障碍。

1. 流行性感冒 简称流感，是由流感病毒引起的急性呼吸道传染病。流行性感冒所致精神障碍的急性期和恢复期均可出现一些精神症状。一般早期可有脑衰弱综合征；与高热相伴随可以出现意识障碍或谵妄状态；在恢复期可出现抑郁症状、焦虑症状，部分患者可出现片段的幻觉和妄想。

2. 肺炎 指终末气道、肺泡和肺间质的炎症。细菌性肺炎是最常见的肺炎。各种肺炎均可产生精神障碍。肺炎出现精神症状多在高热期，以意识障碍多见，患者多数有意识模糊，严重的谵妄状态少见。意识障碍持续时间不长，随肺炎的控制而好转。急性肺炎出现意识障碍与细菌毒素、大量出汗导致的脱水、低钠以及急性低氧血症有关。

3. 感染性心内膜炎 是由心脏表面的微生物感染。发热期多数患者有轻微的精神症状，极少数出现谵妄等严重的精神症状。如心内膜炎并发脑膜炎时，常会出现激越、行为改变、意识障碍等，亦可伴有局部神经系统体征。

4. 伤寒 是由伤寒沙门氏菌引起的急性消化道传染病。临床特征为长程发热、全身中毒症状、相对缓脉、肝脾大、玫瑰疹及白细胞减少等。精神症状是伤寒的重要临床表现之一，主要发生在伤寒的极期，可持续到恢复期。主要表现为意识障碍，在高热情况下出现谵妄；情感障碍，表现为情感淡漠；精神病性症状，可出现片段的牵连观念、被害妄想等；反应迟钝。

5. 病毒性肝炎 是指由嗜肝病毒所引起的肝感染性疾病，病理学上以急性肝细胞坏死、变性和炎症反应为特点。病毒性肝炎所致精神障碍有脑衰弱综合征：患者可表现为情绪不稳定、精神和躯体易疲劳、失眠等；意识障碍：多数患者表现为嗜睡，在病情严重的情况下，患者可以出现谵妄状态甚至昏迷；情感障碍：有的患者可出现焦虑，有的患者可出现抑郁，表现为情绪低落、自我评价低，有自杀观念甚至行动，还有的患者可表现出易激惹。

6. 小舞蹈病 又称风湿性舞蹈病或 Sydenham 舞蹈病，是由 A 型溶血性链球菌感染引起的自身免疫系统疾病。多发生于儿童少年期，女性多见。早期表现情绪不稳、注意力不集中、焦虑不安、易激惹和冲动行为等精神症状。随着病情发展，特征性舞蹈样动作越趋明显，期间偶可见木僵和缄默。若病情复发，可出现神经症和抑郁症状，遗留抽动障碍或性格改变。

7. 人类免疫缺陷病毒感染 又称获得性免疫缺陷综合征（acquired immune deficiency syndrome，AIDS），是由人类免疫缺陷病毒（HIV）感染所致，临床常表现为全身衰竭和免疫功能低下，引起一系列"机会感染"，同时伴随神经精神障碍。感染 HIV 后 80% 的患者不表现临床症状，因体内携带 HIV 能传给他人，具有主要的流行病学意义。10% ~ 20% 的患者经过 2 ~ 10 年潜伏期后可出现临床症状，其潜伏期长短与感染 HIV 的量有关。HIV 具有亲神经性，故出现神经系统症状较多，可有脑瘤症状、脑炎症状、周围神经症状等。在 HIV 感染后各期，患者可产生各种脑器质性精神障碍，如谵妄、痴呆、情感障碍、行为和人格改变等。

二、内脏器官疾病所致精神障碍

内脏器官疾病所致精神障碍是指由重要内脏器官如心脏、肝、肺、肾等严重疾病，继发性引起脑功能紊乱所致的精神障碍。精神障碍的严重程度随原发疾病的严重程度而波动。

（一）呼吸系统疾病

几乎所有严重呼吸系统疾病都可以产生精神症状。呼吸困难和（或）呼吸衰竭引起的低氧血症、CO_2 潴留和酸中毒三个因素共同损伤脑血管和脑细胞是导致精神障碍的根本原因。

1. 慢性阻塞性肺病　简称慢阻肺，其特征是持续存在的呼吸系统症状和气流受限。该病患病率和死亡率较高，患者焦虑、抑郁症状常见，部分重度患者或病情急性加重时可出现惊恐障碍。对患者进行抗焦虑治疗时要避免苯二氮䓬类药物对呼吸中枢的抑制，新一代抗抑郁剂安全性较好，可从小剂量开始应用。

2. 肺性脑病　又称呼吸性脑病、肺脑综合征，是指由慢性肺部疾病引起重度肺功能不全或呼吸衰竭时的一种神经精神障碍。随病情加重，患者可表现为先兴奋后抑制现象。精神障碍的主要表现中意识障碍最多见，患者可表现为嗜睡、意识模糊、谵妄状态，严重时可发生昏迷。意识障碍的程度常有波动，有时呈间歇性清醒；情感障碍较为多见，如焦虑、紧张、恐惧、情绪低沉、自责自罪及悲观厌世等。也可表现为躁狂状态，欣快、话多，常伴轻度意识障碍；精神病性症状多在意识障碍消失后或发病初期，表现兴奋躁动、思维散漫，伴被害妄想和听幻觉，有的则表现为刻板言语和木僵，少数患者有癔症样发作。

3. 肺栓塞　是以各种栓子阻塞肺动脉系统为发病原因的一组临床综合征，主要精神症状为突然烦躁不安、惊恐发作以及濒死感等。

（二）消化系统疾病

1. 肝豆状核变性　是一种常染色体隐性遗传的铜代谢障碍，本病因首次由 Wilson 报道，故又称 Wilson 病。本病具有不断进展的病程，大都预后不良。首发症状以锥体外系症状较多见，以精神障碍为首发症状者约占 20%。儿童患者多以精神症状起病，表现为情绪异常或学习能力下降；本病的精神症状呈复杂多样化。急性病例可有意识障碍、情绪不稳、吵闹不安、兴奋躁动，甚至冲动毁物，有的表现类躁狂状态，极易误诊。部分患者表现为类分裂症状，自言自语自笑，情感淡漠，幻听。妄想症状也可出现，如迫害、嫉妒等内容，但较少见。抑郁状态也可见到，表现沉默少语、运动迟缓等症状。到疾病晚期，则以智力障碍较为明显，记忆力、智力等大为减退，严重者呈现痴呆状态或性格改变，此时患者日常生活不能自理，可出现某些本能亢进表现。据报道，精神症状可高达 70%，而且为首发症状也不少见。锥体外系症状、肝损害和角膜色素环为本病三大主要症状和体征。

2. 肝疾病导致精神障碍　主要是由于肝功能不全，不能有效地执行解毒功能以及门腔静脉的分流，体内代谢所产生的有害物质或由消化道吸收的有害物质直接作用于中枢神经系统，造成中枢神经系统功能混乱所致。严重的肝疾病引起的中枢神经系统功能障碍为主要表现的综合征在临床上统称为肝脑综合征或肝性脑病。肝脑综合征的临床表现包括躯体、神经系统和精神三方面的症状。

3. 胰腺疾病　能引起精神障碍的胰腺疾病有急、慢性胰腺炎和胰腺癌等。临床表现主要为抑郁、谵妄、幻觉、妄想和智能障碍等。

（三）泌尿系统疾病

1. 肾性脑病　又称尿毒症性脑病，是指由于各种原因引起的急性、慢性肾衰竭导致的精神和神经障碍。临床表现包含精神症状和神经症状两大类。精神症状有神经衰弱综合征，多为初期症状，常出现在肾衰竭前期和高氨血症时；睡眠障碍，患者可出现入睡困难、早醒、夜间觉醒次数增多、过度睡眠等表现，有的患者还可出现睡眠不安腿综合征。患者可出现明显的情绪低落、广泛性焦虑等情绪障碍，情绪明显低落的患者可出现自杀行为。慢性肾功能不全的患者，特别是进入肾衰竭期的患者可出现人格改变，表现为固执敏感多疑、易冲动、明显的以自我为中心。部分患者还可出现幻觉、妄想等精神病性症状，如听幻觉、被害妄想、关系妄想等；意识障碍，当肾衰竭严重时可出现由轻而重的意识障碍，直至昏迷。

2. 肾透析所致精神障碍　是指急慢性肾功能不全和肾性脑病患者在透析过程中急剧出现

的精神障碍和神经症状。可表现为神经衰弱综合征，多出现在疾病初期，常为短暂性；抑郁、焦虑状态，以焦虑为主，伴有恐惧；兴奋状态，有兴奋、躁动、烦躁不安等；意识障碍，有嗜睡、昏睡或谵妄、错乱状态等；神经症状以头痛、恶心、呕吐多见，其他有扑翼样震颤、肌阵挛、痉挛发作等。偶尔可见硬膜下血肿、蛛网膜下腔出血等。透析的慢性作用可造成持久的神经系统症状和智能的进行性下降及人格改变，出现透析性痴呆。

三、内分泌疾病所致精神障碍

内分泌与精神活动有着密切联系，因此精神障碍时常出现内分泌功能异常，内分泌疾病有时也导致精神障碍。

（一）甲状腺功能障碍

1. 甲状腺功能亢进症　简称甲亢，系指由多种病因导致体内甲状腺素（thyroid hormone，TH）分泌过多，引起以神经、循环、消化等系统兴奋性增高和代谢亢进为主要表现的一组疾病的总称，故通常所指的甲亢是一种临床综合征。在临床上以弥漫性毒性甲状腺肿（diffuse toxic goiter，GD）最常见，约占所有甲亢患者的85%。GD所致的精神障碍的临床表现的主要形式是在高代谢症状群的基础上出现精神症状，表现为怕热、出汗多、食欲亢进、体重明显下降、皮肤温暖潮湿等，有的患者有体温轻度增高。精神症状可出现躁狂综合征的表现，有的患者可以出现幻觉、妄想等精神病性症状。甲状腺危象时，可出现意识障碍，主要表现为谵妄，同时伴有体温明显增高。

典型的甲状腺功能亢进诊断不难，根据临床症状结合血清T_3、T_4的升高大多患者可得到较早诊断，有部分患者早期易被误诊为躁狂，但两者只要稍加注意，根据有甲状腺肿大、患者怕热而不畏寒、体重下降而食欲亢进、安静后及睡眠时心率正常、T_3、T_4的浓度升高等特点，就可鉴别。

2. 甲状腺功能减退症　又称甲减，由于甲状腺激素的分泌减少，造成躯体代谢的低下，引起透明质酸、黏蛋白、黏多糖在躯体各器官和组织浸润，造成脑血流量减少、脑细胞萎缩、神经纤维的退行性变等中枢神经系统病变，最终导致各种精神障碍的产生。主要表现为：抑郁综合征；情感平淡或情感淡漠；幻觉、妄想等精神症状；智能障碍，患者可以出现智能的全面减退，如果及时发现并治疗原发性疾病，智能障碍是可逆的；黏液性水肿性昏迷。一般在冬季发生，老年患者多见。在发生昏迷以前，一般有畏寒、嗜睡、体温下降等前驱表现。婴儿期由于甲状腺激素水平低下，造成躯体和智能发育明显缺陷，因此婴儿期甲状腺功能减退又称为呆小症。

（二）肾上腺功能异常

1. 皮质醇增多症　又称库欣综合征（Cushing syndrome），是指糖皮质激素分泌过多，并伴有盐皮质激素与雄性激素分泌过多。有1/2～3/4的患者出现精神症状，以抑郁综合征最为常见。患者可表现为明显的情绪低落、自我评价下降、精神萎靡不振、睡眠障碍、思维和行为抑制等，也伴有明显的焦虑情绪，患者的抑郁程度为中重度，因此有的患者可有自杀观念和自杀行为，还有的患者可表现出抑郁性木僵，此外，有的患者可在抑郁综合征的基础上出现思维障碍，如被害妄想、关系妄想、疑病妄想等。常见的认知功能损害有注意损害和记忆减退。慢性患者可出现人格改变及痴呆状态。

2. 肾上腺皮质功能减退症　是由于肾上腺分泌的三种类固醇激素不足所致。急性肾上腺皮质功能减退常威胁生命，可发展为谵妄、木僵或昏迷。慢性肾上腺皮质功能减退症状隐匿，类似抑郁症状，注意和记忆可受影响。

（三）甲状旁腺功能异常

1. 甲状旁腺功能亢进症　简称甲旁亢，是甲状旁腺分泌过多甲状旁腺素而引起的钙磷代谢失常。甲状旁腺功能亢进症常见精神症状为类抑郁状态，情绪低落、乏力、缺乏主动性和易激惹，也可出现记忆减退和思维迟缓。甲状旁腺危象可出现急性器质性综合征，表现为意识浑浊、幻觉、妄想和攻击行为等，患者可反复抽搐，出现昏睡和昏迷。

2. 甲状旁腺功能减退症　大多发生在甲状腺手术后，其次为甲状旁腺切除后。主要是因血钙降低导致的精神障碍，因此又称"手足抽搐性精神病"。本病的精神症状发病率约为30% ～ 60%。情感障碍表现为情感不稳、多变、易哭、易激惹、易怒等；躁狂或抑郁状态，多为抑郁、焦虑状态，有的表现为轻躁狂；幻觉或妄想状态，有幻听、被害、关系妄想等；在儿童期发生的特发性甲状旁腺功能减退者，约18% 可出现智力障碍，严重的病例可有记忆力严重减退、人格衰退等；部分可有意识障碍，表现意识混浊、急性错乱状态或类木僵等。

（四）嗜铬细胞瘤

起源于肾上腺髓质、交感神经节或其他部位的嗜铬组织，能产生过量的儿茶酚胺，引起持续性或阵发性高血压和多个器官功能及代谢紊乱。可出现自主神经功能亢进症状，表现为心悸、心动过速、脸红、出汗、头晕、手颤抖以及恶心、呕吐等，患者可有极度焦虑及濒死感，偶可出现意识浑浊。

四、营养代谢疾病所致精神障碍

营养代谢疾病种类较多，如糖尿病、低血糖症、卟啉病、各种营养缺乏和代谢性障碍如糙皮病等，均可导致脑功能紊乱而产生精神障碍。

（一）糖尿病

糖尿病（diabetes）是一组以血糖升高为主要表现的内分泌 - 代谢疾病，其主要发病机制是由于胰岛素分泌绝对或相对不足及（或）靶细胞对胰岛素敏感性降低而引起的糖、蛋白质、脂肪及水、电解质代谢紊乱。糖尿病与精神病学的关系，在其发病原因、发病机制、精神症状的产生、预防治疗等方面越来越受到重视。

其临床表现为：①神经衰弱综合征；②抑郁状态；③焦虑状态；④幻觉状态；⑤意识障碍。如若糖尿病进一步恶化，意识障碍也随之加深，在恶化前先出现口渴、恶心、呕吐等酮症酸中毒症状，最后陷入昏迷期间可有错乱状态。

治疗的根本措施在于控制血糖。目前尚无有效的病因治疗，故糖尿病需终生治疗，疗效满意与否在于能否长期坚持治疗（包括饮食疗法、应用降糖药物等）。精神障碍时可酌情应用各种抗精神药物，如抗抑郁药、抗焦虑药、抗精神病药等。

案例　6-2

患者，女，52岁，因消瘦乏力6个月到某三甲综合医院就诊。自述近1年出现睡眠障碍、情绪低落、食欲减退，近半年疲乏劳累感加重，不能正常工作和承担家务，经常感到委屈、悲观，有紧张、烦躁、注意力不集中，伴有头晕、口干等躯体症状。实验室检查，空腹血糖 13 mmol/L，尿糖 ++，其他血尿便常规和实验室检查指标均正常。诊断为"2 型糖尿病"，服用格列本脲每日 20 mg 治疗，并进行饮食治疗。1 个月后，患者自述前述症状无明显好转，在此期间每周验一次血糖结果为 9 ~ 12 mmol/L。因躯体症状改善不明显及睡眠障碍请精神科医生会诊，诊断：抑郁状态。治疗建议：①维持原有格列本脲和饮食治疗；②每早给予抗抑郁剂氟西汀 20 mg；③每晚睡前给予镇静催眠剂唑吡坦 10 mg；④生物反馈仪进行 10 天放松训练。按此方案治疗 1 个月后，空腹血糖结果为 6.5 ~ 7.5 mmol/L，睡眠、情绪均明显改善；再次会诊后，建议氟西汀保持、停用唑吡坦、格列本脲调整为每日 10 mg；3 个月后空腹血糖 5.4 mmol/L。

问题：

从该患者的治疗过程中，我们可得到什么启发？

（二）低血糖症

低血糖症是指由多种原因引起的血糖低于 2.8 mmol/L 的一组疾病，常伴有交感神经兴奋性增高和（或）大脑功能障碍的临床征象。低血糖症所致精神障碍主要为意识障碍，与胰岛素休克治疗时的临床表现相似，由嗜睡、意识朦胧、昏睡直至不同程度的昏迷，也可出现谵妄状态。在昏迷前可出现运动兴奋，烦躁、不安、喊叫、冲动或攻击行为等。有时意识障碍可呈现间歇性短暂的意识丧失，如血糖下降很快时。临床表现以精神行为异常、癫痫样发作、意识障碍等为首发症状者，易误诊为精神病或器质性脑病。由于血糖并不能完全反映脑内的含糖量，因此不能以血糖量作为昏迷程度的标准；若为亚急性发病者，可出现醉酒状态，缺乏自制力、控制力等。有的寡言、少动、人格解体等；慢性病程者可出现情感不稳，易激惹急躁、焦虑、恐惧、抑郁等，也可出现幻视、幻听和妄想，也可见躁狂状态。

五、结缔组织疾病所致精神障碍

结缔组织疾病又称胶原性疾病，目前认为是一组自身免疫性疾病，以血管和结缔组织慢性炎症的病理改变为基础，病变常累及多系统和多脏器。

（一）类风湿性关节炎

类风湿性关节炎是一种以侵袭性、对称性多关节炎为主要临床表现的慢性、全身性自身免疫性疾病。确切发病机制不明，躯体疾病引起的功能障碍使患者工作、家庭生活受限，引起焦虑、抑郁等情绪障碍和治疗不合作，对此心理治疗有效。非甾体类抗炎药、改善病情的抗风湿药、糖皮质激素等类风湿性关节炎药物治疗可以导致一些精神症状，而抗抑郁抗焦虑药物的使用需注意与以上治疗药物间的相互作用以及其本身可能导致的一些不良反应。

（二）系统性红斑狼疮

系统性红斑狼疮是一种累及多系统、多器官，具有多种自身抗体的自身免疫性疾病，是结缔组织疾病中最为常见的疾病。临床以颜面、皮肤红斑，同时累及多个脏器结缔组织病变为特征。以青年女性多见，神经精神症状的发生率为 15% ~ 37%，并称为神经精神狼疮。精神障碍的发生可能由于自身抗体经免疫介导参与脑血管损伤，进而影响脑功能所致。此外，心、肝、肾等器官受损，导致代谢紊乱也是继发出现精神症状的原因。患者的精神症状缺乏特异性且多样化，很容易引起误诊。

常见的精神症状有：①急性脑综合征患者主要表现为谵妄状态，持续时间可为数小时至数天，并可反复出现；②慢性脑综合征较为少见，出现该综合征的患者以记忆障碍、智能障碍和人格改变为常见症状；③躁狂综合征患者出现类似躁狂综合征的表现，如情感高涨或易激惹、活动增多、自我评价过高等；④抑郁综合征是较为常见的精神障碍，多表现为情感平淡，或思维、行为的抑制症状，在症状较为明显的情况下，可出现亚木僵或木僵状态，在较为严重的情况下，可出现自杀观念和行为；⑤分裂样精神障碍可出现幻觉、妄想、思维形式障碍及不协调的精神运动性兴奋、紧张综合征；⑥各种焦虑障碍的表现可出现类似分离性障碍、疑病症、焦虑症、脑衰弱综合征等神经症的表现。

六、染色体异常所致精神障碍

人类常染色体异常多伴有明显的躯体畸形和严重的智能障碍。性染色体异常者除具有某些躯体特征外，部分患者有轻度智能缺陷或心理、人格发育的异常，易于产生行为偏离和社会适应困难，甚至出现精神障碍。

性染色体异常可以为数目或结构上的改变，从而导致睾丸或卵巢发育不全、性腺内分泌不足，干扰下丘脑 - 垂体 - 性腺（hypothalamus-pituitary-gonadal，HPG）轴的功能，进而影响大脑发育，出现成熟缺陷或发育受阻，这些是构成本病发生的生物学基础。由于性腺发育障碍、内分泌不足、第二性征不全，严重影响患者的心理发育，形成不成熟的个性特征和消极心理防御机制，遇到生活应激因素时可诱发精神障碍。

（一）XXY 型

先天性睾丸发育不全或称小睾丸症是一种性染色体异常所致的疾病，本病的发生率约占男性的 1/800。患者在儿童时无任何症状，青春期后出现下述临床特征：体高、去势特征、乳房发育，喉结小，体毛稀少，大多无须、无腋毛，阴茎短，睾丸小，无精子，不育等。其个性特征以不成熟性和被动性为著，表现为情绪冷漠、沉静、胆怯、动作笨拙、难以合群、优柔寡断、较少交友、缺乏上进力量和信心。患者自身缺乏男子气概，经常感到不安，对其性功能低下和无生育能力甚为焦虑，形成强大的心理压力。约 1/4 患者智力发育低于正常水平，多属轻度低下或边缘性智力。检查口腔黏膜细胞 X 染色体阳性；外周血染色体核型为 47，XXY，或呈 47，XXY/46，XY 嵌合体。

有 10% ~ 34% 的患者伴发精神障碍，其精神症状并无特异性。常类似精神分裂症或情感性障碍的躁狂抑郁发作，但多缺乏典型的核心症状和病程演变过程。类精神分裂症型主要表现为思维松散、自言自语、乱语、哭闹、评论性幻听、被害或夸大妄想、情感淡漠、易激惹、情绪欣快、活动较多、行为怪异、赤身外跑、毁物、自知力缺乏等，但意识清楚。类情感型主要以不同程度的情绪改变为主，或兴奋高涨，或抑郁低落。部分患者可出现性犯罪和其他反社会行为。

（二）XO 型

也称 Turner 综合征或先天性卵巢发育不全，临床上以卵巢、子宫和女性性征发育不全及原发性闭经为主要特征。其个性特征以孤独、幼稚、行为被动和缺乏控制、易于冲动为著。患者对自身过于矮小、无月经和缺乏正常女性特征尤为敏感，从而产生害羞和自卑心理，甚至嫉妒别人的恋爱和婚姻活动。部分患者可有轻度智力发育障碍或呈边缘性智力，智力测查显示操作智商受损明显。Turner 综合征系先天性两侧卵巢发育不全也称 45，X 型个体，查口腔黏膜细胞 X 染色体阴性，外周血染色体核型为 45，X，或 45，X/46，XX 和 45，X/46，Xi（Xq）等异常嵌合体，精神障碍较多见于杂合子基因型中。

七、性激素平衡失调所致精神障碍

主要是指女性在月经、妊娠、分娩、绝经等生理情况下，或在性腺发育不全等病理生理情况下造成的性激素平衡失调所产生的精神障碍。

（一）经前期综合征

经前期综合征，又称经前紧张症，常见的症状有躯体症状，表现为头痛、乳房胀痛、腹部胀痛、肢体水肿、体重增加等；精神症状表现为烦躁、紧张、易怒、焦虑、抑郁及饮食、睡眠、性欲改变等；行为变化表现为注意力不集中、自信心降低、工作效率下降、意外事故及冲动行为倾向等。

经前期紧张症一般多采用心理治疗为主、药物为辅的综合性治疗，针对不同个体制订治疗方案，以缓解症状为主，其中心理疏导十分重要，寻找心理因素的根源，纠正不正确认知，保持健康的生活方式建立应对疾病的自信心。如果情绪不稳定，严重影响生活工作，要考虑到抑郁障碍、焦虑障碍，如果诊断明确，选用抗抑郁药及抗焦虑剂等药物治疗。

（二）围生期精神障碍

围生期包括妊娠后期、分娩及产褥期。既往曾笼统地称为生殖性精神病，现称为围生期所致精神障碍。产褥期精神障碍系指分娩 6 周内由于生理因素、心理因素的影响，产妇所出现的精神障碍。

临床表现主要出现急性脑病综合征、功能性精神病、神经症等症状。开始多为严重失眠、早醒，情绪变化无常，突然痛哭或莫名其妙地大笑。意识障碍多在产后数日内发生，开始有失眠、兴奋，以后逐渐发展至谵妄或错乱状态，常出现在合并感染时。有言语性幻听、思维散漫、离奇行为、类精神分裂症症状，也可出现紧张综合征或紧张性木僵等。躁狂或抑郁状态：躁狂状态除情感高涨较明显外，往往伴有冲动、攻击等行为，有轻度意识障碍。抑郁状态，表现抑郁、苦闷、伤感、焦虑、自责，并有罪恶感，担心自己不能做个好母亲，孩子长大是否会成傻子，害怕孩子不是自己的等，较多见的是对婴儿的健康过分担忧，有自杀观念，甚至出现扩大性自杀，即在杀害婴儿后自杀，也有部分严重患者可进入抑郁性木僵。痫样发作，如痉挛发作、情感暴发、朦胧状态或躯体多处不适感等。

在诊断时，要注意以下两点：①患者的精神障碍为产后 6 周内发生；②精神障碍的发生与分娩有明显关系。在鉴别诊断方面，应排除精神障碍是以分娩为诱因导致原有精神疾病的复发，同时应和其他躯体疾病所致精神障碍进行鉴别。

（三）更年期精神障碍

更年期是成熟性腺的衰退期，也是从中年向老年过渡时期。女性大约在 45 ~ 55 岁，以月经不规则为开端至完全闭经的 2 ~ 3 年时间内，期间内分泌系统发生异常波动而产生以多种自主神经症状为特征的全身性综合征，临床称之为更年期综合征。

1. 更年期综合征 更年期会引起一系列生理、心理变化。①生理方面：感觉异常，有感觉过敏、感觉减退、蚁走感、麻木感；全身各处疼痛包括腰痛、肌痛、脊椎痛、关节痛、肩酸及坐骨神经痛等；自主神经症状，如潮热感、冷感、心悸、心动过速或过缓、尿频、尿痛、腹泻或便秘、口干、多汗、常饥饿或食欲差等。②精神症状：头痛、头重、头昏、眩晕、耳鸣、眼花、疲劳、无力，情绪喜怒无常、焦虑、紧张、易激动、抑郁、多疑、注意力不集中、记忆力减退及失眠等。

2. 更年期情绪障碍　此时情绪改变较严重而突出，躯体及自主神经症状相对不显著。临床常见的有更年期抑郁和更年期焦虑，其临床表现与抑郁症、焦虑症类似，但患者无既往史，并伴有更年期综合征的症状特点。

3. 更年期偏执状态　患者既往并无精神异常，在更年期出现了以被害、嫉妒、疑病妄想为主的精神障碍，妄想内容多涉及亲友、邻居，比较具体接近现实，不泛化，可伴有幻听。患者的人格保持完整，与妄想对象以外的人接触良好，病程虽长也不发生衰退。

八、癌症所致精神障碍

癌症患者常见的精神障碍包括焦虑障碍、抑郁障碍和谵妄，临床表现与诊治原则与普通人群基本类似，但也有一些与疾病相关的特点。焦虑和抑郁会导致患癌的风险增加13%，因癌症死亡的风险增加27%。应激易感人格、不良的应对方式、负性的情绪反应以及生活质量差的人，患癌的风险更高，癌症生存期更短，死亡率更高。

（一）癌症患者的焦虑障碍

面对威胁生命的疾病，焦虑是一种正常的反应。若焦虑症状持续存在，则会发展为焦虑障碍。焦虑障碍患病率的范围在10%～30%。焦虑的癌症患者常会对死亡、毁容、残疾和依赖等过分担心，看起来无助、无望，常伴随食欲差或失眠等躯体症状，常与抑郁症状共病。焦虑障碍可以按时间分为急性焦虑和慢性焦虑。急性焦虑最常见于刚得知癌症诊断时，感到死亡的威胁，感到痛苦无助和恐惧，可伴随躯体症状。常规检查、疾病复发、疾病进展、癌症转移和应用新的治疗方法时，也会引发患者的焦虑。慢性焦虑常出现在病情平稳时，患者总担心癌症复发，不确定感和不安全感日渐增长，甚至出现惊恐发作。

（二）癌症患者的抑郁障碍

癌症患者重度抑郁障碍的患病率为10%～25%，晚期癌症患者的抑郁高达26%，但在临床上仍存在识别率低和治疗率不足的状况。常见导致抑郁的肿瘤科药物有：类固醇（地塞米松、泼尼松），一些化疗药物如干扰素、白细胞介素-2、长春新碱、甲基苄肼等。抑郁可能与器官衰竭有关，或与癌症的营养、内分泌和神经系统并发症有关。致炎细胞因子如白介素-1、白介素-6和肿瘤坏死因子可能导致抑郁。肿瘤患者易发生抑郁的生物社会因素有：①生物学因素：如年龄小、有抑郁家族史、既往患抑郁障碍、晚期癌症、某些肿瘤类型（胰腺癌、头颈部肿瘤、肺癌、脑肿瘤、胃癌）、疼痛、疲乏等；②心理因素：如低自尊、消极的态度、习惯性压抑自己的负性情绪；③社会因素：如社会支持系统差、社会功能差、应激生活事件、物质滥用等。

（三）癌症患者的谵妄

谵妄是癌症患者，特别是晚期癌症患者常见的精神症状。在住院癌症患者中，15%～30%有谵妄表现，终末期患者则达到85%。癌症患者发生谵妄的原因比较复杂，可以是癌症对中枢神经系统的直接影响，也可以是疾病或治疗（如副肿瘤综合征等）对中枢神经系统的间接影响。肿瘤临床常导致谵妄的药物有麻醉药、化疗药（包括甲氨蝶呤、氟尿嘧啶、长春新碱、顺铂等）、糖皮质激素、白介素-2 等。

九、手术后精神障碍

手术对患者是一种严重的心理应激，手术前后患者普遍存在心理紧张、焦虑、抑郁、恐惧等应激反应。国外有学者报道，手术前后引起的焦虑其发生率为 15% ~ 60%，国内的一个报道心外科手术患者焦虑的检出率术前为 25%，术后为 13%。胜利等（1997）报道腹部手术 103 例中，术前焦虑的检出率为 64%，但术后较术前明显下降。在妇产科、五官科也有类似报道。术后精神障碍并非为独立疾病单元，大多为症状性精神障碍。

1. 常见原因　手术后精神障碍的病因及发病机制可能与下列因素有关：①手术对身体状况的影响；②手术操作和麻醉剂对中枢神经系统的影响；③手术并发症；④手术后环境和心理因素；⑤手术前后患者的心理压力及个体因素。

2. 临床表现　本障碍可分为急性和慢性两类：①急性者多数在手术后 2 ~ 5 天发病，以谵妄状态和类精神分裂症症状群较为多见。②慢性者以神经症样症状或慢性脑衰弱症状群较为多见。精神症状表现形式与手术种类及麻醉方法无关。

3. 诊断要点　包括：①症状出现在术后 2 ~ 10 天；②术前无精神病史；③经治疗症状通常迅速缓解。

4. 治疗与预防　手术前后对患者进行手术过程讲解和相应的心理疏导，消除其紧张不安心理。有条件的情况下，可以安排患者及家属参观手术室及 ICU，或者观看既往的手术过程视频。精神药物的应用主要为对症治疗，在术前、术后均可应用，对焦虑的识别和治疗进行得越早越好。

思　考　题

1. 躯体疾病所致精神障碍主要致病因素有哪些？
2. 常见躯体疾病所致精神障碍有哪些？
3. 躯体疾病所致精神障碍的预防和治疗原则有哪些？
4. 综合性案例题。

患者，女，24 岁，农民。2 周前因家中被盗急起精神失常，兴奋话多，疑神疑鬼，胡言乱语，打人毁物，近 2 天病情加重入院。2 周前因家中被盗，丢失 500 元，当晚彻夜不眠，反复想自己做事考虑不周。情绪激动，烦躁不安，做事不能集中注意力，睡眠与饮食均明显减少。第 3 天起更为兴奋躁动，话多，话题多变，内容凌乱而不易理解。近 2 日病情加重，哭笑无常在地上打滚，躁动不安，大汗淋漓，拒绝饮食，小便在床，生活不能自理被抬到医院就诊。

追问病史，既往无类似情况发生，半年来曾因消瘦、心悸、急躁、遇事易激动、睡眠差、多汗等多次就诊，具体诊疗不详。体格检查：T 37.4 ℃，HR120/min，R 30 /min，BP135/90 mmHg，甲状腺 II 度肿大，双手细微震颤，心肺未闻及病理性杂音，腱反射亢进。精神状况检查：被约束在担架上抬入病室，蓬头散发，满身污秽，大声喊叫，扮鬼脸，嬉笑，向周围乱吐口水，自语内容难以理解。问话不答，说一些不相关的话，无法深入接触。定向力、记忆力及智能检查不配合。

问题：

（1）根据上述资料，患者最可能的诊断是什么？

（2）为了进一步明确诊断，仍需收集哪些病史资料？需要做哪些检查？

（3）此患者目前的治疗措施是什么？

（张丽芳）

第七章

精神活性物质与非成瘾物质所致精神障碍

第一节　概　述

人类对精神活性物质的使用历史悠久，最早可以追溯至几千年前酿酒技术的发明，而烟草的使用从 16 世纪延续至今。新石器时代的人们发现了野生罂粟（阿片），辗转于公元 6 世纪传入我国。起初，人们使用罂粟治疗疾病，作为罂粟中主要有效成分的吗啡被提炼后，于 19 世纪中期开始被滥用。20 世纪 50 年代后，世界各地精神活性物质成瘾者呈上升趋势，逐渐成为重大公共卫生问题和社会问题，引起许多国家关注。精神活性物质滥用和依赖已成为 21 世纪新的社会危机和流行病。近年来，中国政府大力开展禁毒工作，《2022 年中国毒情形势报告》显示，截至 2022 年底，全国现有吸毒人数连续 5 年下降，戒断 3 年未发现复吸人数连续 10 年上升，毒品滥用治理成效持续显现，但又面临着新的形势和挑战，如毒品滥用品种多样叠加，滥用替代物质危害显现等问题。

非成瘾物质所致精神障碍（mental disorder due to non-addictive drug）是指一氧化碳、有机化合物、重金属等某些非依赖性物质进入体内，虽不产生心理或躯体性依赖，但可影响个人精神状态，如摄入过量所致的中毒症状或突然停用所致的停药综合征。临床上较为常见的非成瘾物质有工业毒物、农药和医用药物，临床表现可分为急性症状和慢性症状两类，常伴有躯体症状和神经系统体征。

第二节　精神活性物质所致依赖

┃一、基本概念

1. 精神活性物质（psychoactive substance）　又称成瘾物质或成瘾药物（drug），指用于个体时，除了其药理作用外，还会影响个体的心境、情绪、行为、意识状态，以致导致依赖的一类物质，人们使用这类物质以获得或维持某种特殊的心理、生理状态。

根据药理特性，可将精神活性物质分为以下几类：

（1）中枢神经系统抑制剂（depressants）：能抑制中枢神经系统，如巴比妥类、苯二氮䓬类、酒精等。

（2）中枢神经系统兴奋剂（stimulants）：能兴奋中枢神经系统，如苯丙胺、可卡因、咖啡因等。

（3）大麻（cannabis，marijuana）：是世界上最古老的致幻剂，主要成分为△⁹四氢大麻酚。适量吸入或食用可使人欣快，增加剂量可使人进入梦幻。

（4）致幻剂（hallucinogen）：能改变意识状态或感知觉，如麦角酸二乙酰胺、仙人掌毒素。

（5）阿片类（opiates）：包括天然、人工合成或半合成的阿片类物质，如阿片、海洛因、美沙酮、吗啡、二氢埃托啡、哌替啶等。

（6）挥发性溶剂（solvents）：如丙酮、甲苯等。

（7）烟草（tobacco）。

2. 依赖（dependence）　是指对物质强烈的渴求，难以控制、不计后果地反复使用，以取得快感或避免停药后痛苦的一种精神性和躯体性病理状态。

依赖分为精神依赖（psychological dependence）和躯体依赖（physical dependence）。精神依赖，也称心理依赖，是指患者对药物的渴求，以期获得服药后的特殊快感。容易引起精神依赖的药物有吗啡、海洛因、可待因、哌替啶、巴比妥类、苯丙胺、大麻等。躯体依赖是指反复服用药物使中枢神经系统发生某些生理、生化变化，以致需要药物持续地存在于体内，避免戒断现象的发生，表现为耐受性增加和戒断症状。容易引起躯体依赖的药物包括吗啡类、巴比妥类。

3. 耐受性（tolerance）　是指某种精神活性物质在反复使用后，临床效应逐渐减低，如欲得到与物质使用初期相同的效应，必须加大剂量。耐受的程度因个体差异和物质种类而有所不同。交叉耐药性是指对某种药物产生了耐药性，往往对同类药理作用的药物也产生耐药性，出现敏感性降低的改变，临床中常见苯二氮䓬类药物之间出现交叉耐药性。

4. 滥用（abuse）　是一种不适当的使用物质的方式，指由于反复使用药物导致明显的不良后果，如损害躯体健康，无法完成重要的工作，甚至出现法律问题等。滥用强调的是不良后果，而没有明显的耐药性或戒断症状的产生。

5. 戒断（withdrawal）　是长期大量使用物质的个体，在其血液或组织中的物质浓度下降时发生的一种综合征，其表现为特殊的精神、生理症状和体征。当戒断症状出现后，个体很有可能使用此物质来缓解症状。其发生机制是由于长期用药后，突然停药引起的适应性反跳，不同药物导致的戒断症状因药物的药理特性不同而不同，通常表现为与所使用药物的药理作用相反的症状。

二、病因与发病机制

（一）生物学因素

1. 犒赏效应　20世纪50年代后，有研究者发现动物脑内存在"愉快中枢"或"强化区"，用弱电流刺激该区域可产生一种"犒赏（reward）"效应。在此基础上，研究者们对精神活性物质如何作用于脑的"犒赏系统（reward system）"进行大量研究，并发现了内源性阿片肽及其受体。现已证明，在大鼠、猴、猫等动物脑内，除新皮质以外的脑区几乎所有的部分都有与犒赏有关的区域，控制情绪反应的中脑——边缘多巴胺系统可能是犒赏系统的中枢所在。

多巴胺是一种与愉快情绪有关的神经递质，在人特别愉快时，有关犒赏通路上的神经细胞就发出较多的兴奋性冲动，同时释放出一定量的多巴胺。正常情况下，释放的多巴胺很快被重新摄取，但精神活性物质进入体内时，就能刺激大脑富含多巴胺的区域兴奋，兴奋的多巴胺系统就会连续刺激下一个神经元受体，从而产生一连串强烈而短暂的刺激"高峰"，刺激大脑奖赏中枢发出愉悦信号，令使用者产生陶醉感和欣快感，使机体产生对物质使用的欲望，进而形成物质依赖。由此可见，位于边缘系统的犒赏系统是导致物质依赖的重要结构基础，由此产生的神经递质和突触信息传递过程的变化，是人类依赖行为产生的重要条件。

2．遗传学因素　物质依赖具有遗传性。大量关于物质依赖的遗传或家系研究证明，动物对某些物质依赖的形成具有显著的遗传性，如不同品系的大鼠对阿片类物质依赖的形成有显著性差异。37% ~ 60% 的物质依赖患病风险可归因于遗传因素。酒精依赖患者的同胞发生酒精依赖的概率是一般人群的 3 ~ 8 倍。通过对家系、双生子和寄养子的研究发现，物质依赖的易患性由多个基因决定，多个基因可独立作用，或相互作用，或与环境相互作用，对物质依赖的患病风险产生相加甚至相乘的效应，并可能通过直接遗传的方式传给下一代。

3．酶作用与耐受性　阿片类物质可抑制酶的合成、使神经递质合成减少，也可抑制蛋白质合成、使神经递质水平下降。神经递质减少可反馈性地使蛋白质合成增加。这样机体就需要更多阿片类物质去抑制蛋白质合成的增加，形成耐受性。

4．受体失用性增敏　受体长期被精神活性物质阻断，一旦停用物质，失用的受体敏感性就明显增高，而出现戒断症状。

此外，还有生物活性胺作用、神经内分泌作用、受体后效应等机制，但目前相关发病机制尚不明确，且不同精神活性物质的生物学机制也有很大差异，有待今后的进一步研究。

（二）社会环境因素

社会环境、文化背景和生活条件及其方式在物质依赖中起到重要作用。开放的国际化社会环境给毒品的泛滥以可乘之机，很多国家和地区都形成了所谓"毒品文化"，人们以此来展示自己特殊的个性。社会文化背景经常决定人们对精神活性物质的可接受性，如吸烟被许多国家认为是一种嗜好，导致烟草依赖在一些国家呈逐年上升的趋势。由于社会态度的影响，物质滥用及依赖出现了性别的差异，多年来在吸毒的人群中都是男性远多于女性，其原因可能是吸毒女性不易被人们理解和接受。

引起物质依赖的因素很多，如毒品价格、获取机会、物质的应用与管理、社会压力、社会阶层与文化等；不和睦或破裂家庭、移民家庭等家庭因素；同伴群体相互影响、相互模仿、相互学习；还有教育、经济、种族、职业、环境、生活习俗等因素。

（三）个性和心理因素

物质滥用和依赖者个性多是社会适应不良、反社会、过度敏感、情绪控制较差、易冲动、耐受性差、缺乏有效的防御机制、追求即刻满足、不顾及人际关系及社会义务等，这些个性特征往往是导致物质滥用和依赖的根本因素。另外，许多物质滥用者对精神活性物质的接触开始于青春期，此期除生理发育变化剧烈外，心理状态也处于不稳定期，容易受外界各种因素的影响。

三、临床类型及临床表现

（一）阿片类物质依赖

阿片类物质指对人体产生类似吗啡效应的一类药物，有天然的、也有人工合成的。主要包括阿片（opium），阿片中提取的生物碱吗啡（morphine），吗啡的衍生物海洛因（heroin），人工合成的哌替啶、美沙酮（methadone）等。阿片类物质的主要药理作用包括镇痛、镇静，抑制呼吸中枢，抑制咳嗽中枢，抑制胃肠蠕动，兴奋呕吐中枢，产生缩瞳作用、致欣快作用等。

1．临床表现　初次使用阿片类物质的人绝大多数出现不愉快的体验，如恶心、呕吐、头昏、全身无力、视物模糊等。随着重复使用，不适感逐渐减轻，出现欣快感。多次使用后，欣快感逐渐减弱或消失，此后使用主要是避免戒断反应。阿片类物质依赖常见为海洛因依赖，以中青年男性多见，大多于吸食一个月后产生依赖。海洛因依赖的常见临床表现包括：①精神症状：情绪低落，易激惹；性格变化，自私、说谎、缺乏责任感；记忆力下降，注意力不集中，睡眠障碍。②躯体症状：营养状况差，体重下降，食欲丧失，性欲减退、头晕、冷汗、心悸，体温升高或降低，白细胞升高，血糖降低。③神经系统体征：可见震颤，步态不稳，缩瞳，腱反射亢进，也可有掌颏反射、吸吮反射，脑电图轻度异常、β或θ波活动增加。

2.　戒断综合征（withdrawal syndrome）　根据使用阿片类物质的剂量、使用次数、使用方式、停药时间不同，戒断症状的强烈程度也不一致。一般在中断用药后8～12 h出现。最初表现打哈欠、流涕、流泪、寒战、出汗等。随后陆续出现各种戒断症状，如厌食、恶心、呕吐、腹泻，瞳孔扩大，肌肉抽动、疼痛、失眠、抑郁、烦躁不安，意识障碍、嗜睡、谵妄，伴有鲜明生动的幻觉等。戒断症状一般在停药后24～36 h症状达到高峰，2～3天后开始减轻，至第7～10天逐渐消失。

3.　阿片类药物过量与中毒　使用阿片类物质后引起的认知、情感、行为、意识障碍，与剂量相关。过量中毒者，多有意识不清、可达深度昏迷。呼吸极慢，甚至每分钟2～4次。皮肤冰凉、体温下降、血压下降。瞳孔呈针尖样，当缺氧严重时，瞳孔可扩大，对光反射消失。肌肉松弛，舌后坠阻塞气道。常因休克、肺炎、呼吸衰竭导致死亡。入院前要详细询问病史，特别是吸毒史及与吸毒有关的问题和社会心理状况等。在躯体检查中要注意注射痕迹、瘢痕、立毛肌竖起、瞳孔扩大、流涕等情况。此外，除完成实验室常规检查外，应注意肝炎病毒、梅毒、HIV试验等检测。

案例 7-1

　　患者，男，35岁，已婚，某小型私企老板。使用海洛因3年，于2017年10月由家人强行送住院治疗。

　　该患者于3年前因觉得生活缺乏刺激，受朋友引诱开始吸含海洛因的香烟，自觉产生"飘飘然"的感觉，连续使用两三个月后停用了几天，开始出现头痛、骨关节疼痛、全身发热、打哈欠、不思饮食、全身不适，再次吸入海洛因后立刻感觉心情舒畅、话多、精力充沛。为了避免再次出现这些不适感，患者开始千方百计地寻找海洛因，并感吸香烟的方法不过瘾，转为用"追龙"，用量越来越大。患者不再管理企业，每日只想着吸食海洛因，企业倒闭也不闻不问。为了筹钱买海洛因，他偷取家中财物，被妻子发现后，把阻拦的妻子打伤，扬长而去，买回海洛因继续吸食。家人为了让患者戒毒，强行将其捆绑送来医院。

　　既往史、个人史、家族史无特殊。

　　体格检查：体温正常，心率88次/分，余无阳性体征。

　　神经系统检查无异常。

　　精神检查：意识清楚，语言流利，检查不合作。反复喊叫"我的药哪，放我出去"，对家人态度冷漠、有敌意。躯体检查不配合。

　　辅助检查：头部CT、生化、脑电图均未见异常。

　　诊断：阿片类物质依赖。

　　问题：

　　1. 该患者的诊断依据是什么？

　　2. 该患者的治疗方案有哪些？

（二）苯丙胺类物质依赖

苯丙胺类兴奋剂（amphetamine-type stimulants，ATS）主要指苯丙胺及其同类化合物，包括苯丙胺（安非他明，amphetamine）、甲基苯丙胺（冰毒，methamphetamine）、麻黄碱（ephedrine）、伪麻黄碱（pseudoephedrine）、3，4-亚甲二氧基甲基安非他明（摇头丸）等。苯丙胺类物质可引起中枢神经兴奋，减少嗜睡和疲劳感，并有致欣快作用，在医疗上主要用于治疗儿童多动症和发作性睡病，而近年来冰毒、摇头丸，以及一些以苯丙胺成分为主的合成毒品，在我国的滥用有明显增加的趋势。

服用苯丙胺类物质后，使用者可很快出现头脑活跃、精力充沛、能力感增强，可体验到腾云驾雾感或全身电流传导般的快感。但使用后数小时，出现全身乏力、沮丧、疲倦、精神压抑，即进入"苯丙胺沮丧期"。这种正性和负性体验令使用者陷入反复使用的恶性循环，是形成精神依赖的重要原因。

苯丙胺急性中毒主要临床表现为明显的心理和生理变化，心理方面：欣快感、精力旺盛、情感迟钝、紧张、愤怒、刻板行为、幻觉等；生理方面：心动过速或过缓、血压升高或降低、精神激越或阻滞、出汗、寒颤、恶心呕吐、肌肉无力、呼吸抑制、胸痛、错乱、抽搐、谵妄、昏迷等。苯丙胺的有效剂量与致死量相差很大，直接中毒死亡者少见。但长期服用可引起慢性中毒，出现颜面发红、瞳孔扩大、血压上升、心率快、腱反射增强；有少睡、少食，精神活动无目的性。突然停用药物可出现戒断反应，戒断反应的严重程度取决于使用的剂量和时间，主要表现为全身倦怠感，情绪变化、抑郁、焦虑。严重时可出现强烈的痛苦体验、恐怖性噩梦、自杀企图；还可出现定向障碍、意识障碍、头痛、大汗、剧烈的肌肉挛缩、忽冷忽热感。此外，长期使用还可出现"苯丙胺性精神病"，表现为幻觉、感觉过敏、牵连观念、被害妄想等类似精神分裂症的症状。

案例 7-2

患者，男，22岁，初中文化。吸食毒品后自残1周。

患者独自离家在山东打工，打工期间闲时无聊，常与一些同龄工友去迪厅消遣。在朋友的引诱下溜了一次"冰"，患者即狂奔，谁也拦不住。吞服5寸钢钉一枚，将自己小指砍断。当时狂暴，不认识并推打周围的人，被强制送到医院急救。苏醒后患者认为周围的人（包括家人）下药害他。遂转到精神科治疗。

精神检查：意识清，言语流利，年貌符。接触尚可。不承认有病，但承认"溜冰"。对医生描述"溜冰"后，感觉天地间一片黑暗，只有一处光明，他朝光亮处不停地奔跑，但怎么也跑不到目的地。他觉得周身不适，似万蚁钻身，当时他脑海中立刻浮现以前看过的电影中的血腥画面，并认为将手指剁掉就不会痒，因此砍断小指。但不知为何吃钢钉。因家人给他吃东西，他感觉口中有异味，再加上身上麻、痒，所以认为家人害他。既往史、个人史、家族史无特殊。体格检查无阳性体征。辅助检查：头颅CT、生化检查均正常。脑电图示广泛轻度异常。

诊断：甲基苯丙胺急性中毒。

问题：

1. 该患者有哪些症状？

2. 该患者应如何治疗？

（三）大麻类物质依赖

大麻（cannabis，marijuana）是一年生草本植物。大麻中含有 400 种以上的化合物，其中的精神活性物质称为大麻类物质，主要成分为 $\triangle^9$ 四氢大麻酚，通过与位于中枢神经系统特定的大麻酚受体相互作用而发挥其药理作用。用药方法包括咀嚼、口服和吸取，吸入的作用比口服高 3 倍。

1. 急性中毒　大麻急性中毒时有两个特征性的生理征兆：结膜变红和脉搏加快。吸食大麻的急性精神症状分为 4 期。①陶醉兴奋期：自身感觉特别愉快，出现欣快感，精力充沛，充满自信心，还可产生不同程度的梦样状态、松弛感和滑稽感；②发展期：视、听、嗅等感官敏感，外界微小刺激都可通过自身的想象扩大，将现实世界感知成一个不真实的、扭曲的世界；③深度幻觉期：通过想象，深深地进入虚无缥缈的境界，虽然保持一定的自知力，但有思维联想障碍；④沉睡期：陷入沉睡状态，醒后有疲劳感。

2. 慢性中毒　大麻长期大量使用可引起躯体和精神的变化，即慢性中毒。可产生戒断、渴求与耐受，有的滥用者甚至在停止使用后仍长期残留躯体和精神改变，如易激惹、工作能力下降，精神活动迟钝等。严重时可出现谵妄、痴呆、幻觉、妄想、思维障碍等症状。

（四）氯胺酮依赖

氯胺酮（ketamine），化学名称为 2- 邻氯苯基 -2- 甲胺环己酮，由美国药剂师 Calvin Stevens 于 1962 年合成。氯胺酮注射液（ketamine hydrochloride，KAN）是一种医用静脉全麻药品，具有安眠、镇痛作用，临床上主要用于小手术、小儿检查或诊断操作时麻醉诱导及辅助麻醉。氯胺酮注射液经简单加工后即可得到固体氯胺酮，变成毒品，即俗称的"K 粉"。20 世纪 90 年代以来，氯胺酮作为一种新型合成毒品在世界范围内流行，蔓延至亚洲地区。氯胺酮滥用者一般是鼻吸氯胺酮粉剂或溶于饮料后饮用，毒瘾深的吸食者将液态氯胺酮直接进行肌内或静脉注射。作为一种非巴比妥类静脉麻醉剂，氯胺酮可抑制丘脑 - 新皮质系统，选择性地阻断痛觉，使人痛觉消失，意识模糊而非完全丧失，呈意识和感觉分离的状态，称"分离型麻醉"。另外，氯胺酮可兴奋边缘系统，产生欣快感。近年来，关于氯胺酮注射液静脉注射用于治疗难治性抑郁症，降低患者自杀风险的研究逐渐增多，其活性成分艾司氯胺酮鼻喷雾剂已在国内上市，与口服抗抑郁药物联合，可缓解伴有急性自杀意念或行为的成人抑郁症患者症状，但其使用是否会带来药物滥用风险尚有待观察。

1. 急性中毒的临床表现　氯胺酮急性中毒在使用过程中或者使用后可很快发生，主要包括：

（1）行为症状：表现为兴奋、话多、自我评价过高等，患者出现理解、判断力障碍，可导致冲动、自伤与伤害他人等行为。

（2）精神症状：表现为焦虑、紧张、惊恐、烦躁不安、濒死感等。

（3）躯体症状：表现为心悸、气短、大汗淋漓、血压增加等心血管系统症状；表现为眼球震颤、肌肉僵硬强直、构音困难、共济运动失调、对疼痛刺激反应降低等中枢神经系统症状。严重者可出现高热、抽搐发作、颅内出血、呼吸循环抑制，甚至死亡。

（4）意识障碍：表现为意识清晰度降低、定向障碍、行为紊乱、错觉、幻觉、妄想等以谵妄为主的症状，严重者可出现昏迷。

2. 精神病性症状　氯胺酮滥用者常出现精神病性症状，临床上与精神分裂症非常相似。主要表现为幻觉、妄想、易激惹、行为紊乱等症状。幻觉以生动、鲜明的视幻觉、听幻觉为主；妄想多为关系妄想、被害妄想，也可有夸大妄想等；行为紊乱主要表现为冲动、攻击和自伤行为等。少数患者可出现淡漠、退缩和意志减退等症状。患者也可有感知综合障碍，如感到自己的躯体四肢变形，感到别人巨大而自己变得非常矮小等。氯胺酮所致精神病性症状一般在末次使用4～6周后消失，也可能持续长达6周及以上。药物反复使用可导致精神病性症状复发与迁延。

3. 认知功能损害 患者表现为学习能力下降，执行任务困难，注意力不集中，记忆力下降等。由于氯胺酮的神经毒性作用，慢性使用者的认知功能损害持续时间可长达数周、数月甚至更长，症状难以逆转。

4. 躯体并发症 较常见躯体并发症是泌尿系统损害和鼻部并发症等。氯胺酮相关性泌尿系统损害是一种以下尿路症状为主要临床表现的全尿路炎性损害，机制不明。临床主要症状为排尿困难、尿频、尿急、尿痛、血尿、夜尿增多以及急迫性尿失禁等，可伴有憋尿时耻骨上膀胱区疼痛感。鼻部并发症主要因鼻吸食氯胺酮粉末所致，可并发慢性鼻炎、鼻中隔穿孔和鼻出血等鼻部疾病。

（五）镇静催眠药和抗焦虑药物依赖

此类药物临床上主要包括两大类：巴比妥类（barbiturates）和苯二氮䓬类（benzodiazepines），巴比妥类现在已很少处方使用，目前最常见被滥用的药物是苯二氮䓬类，由于这类药在临床上广泛应用，一旦使用不当，易产生依赖。

苯二氮䓬类药物的药理作用包括抗焦虑、催眠、松弛肌肉、抗癫痫等，通过与特定的苯二氮䓬受体相结合来发挥作用。其中毒症状表现为冲动或攻击性行为、情绪不稳、说话含糊不清、共济失调、眼球震颤、记忆受损甚至昏迷。患者的戒断症状一般在停药1～3天后出现，包括焦虑症状、感知觉改变，如人格解体、现实解体，一过性幻觉、欣快、兴奋等。严重的戒断症状如抽搐、震颤谵妄较少见。

案例 7-3

患者，女，65岁，已婚。失眠，服催眠药5年余，现因服药剂量过大来院减药。

该患者入院前5年因失眠、入睡困难、烦躁，听朋友介绍自行服用阿普唑仑，开始每晚0.4 mg，服用3个月后用量逐渐加大，而且每日必用，少服或不服均难以入睡。后来发展到白天也需要服药，否则就心悸、出汗、烦躁不安，每天需服用60余片。由于医院限制安定类药品的处方量，患者想尽办法托人开药，或1日数次到数家医院、药店买药。但近日服这些药也难以入睡，经常烦躁不安、心悸、手抖，整日困倦，却无睡意，遂来医院治疗。

精神检查：意识清楚，语言流利，困倦，检查合作。焦虑、注意涣散，有自知力。

既往史、个人史、家族史无特殊。体格检查：无阳性体征。

头颅CT检查正常，生化检查均正常。

入院后即停用阿普唑仑，给予地西泮5 mg每日3次口服，次日上午患者突然出现头痛，寒战，大汗，腹痛，二便失禁。心率120次/分，血压80/50 mmHg。给予地西泮20 mg静脉注射以及对症治疗后好转。

诊断：苯二氮䓬类药物依赖、戒断综合征。

问题：

该患者应如何进一步调整治疗方案？

四、诊断标准

依赖综合征是一组生理、行为和认知现象，使用某种或某类精神活性物质对特定的个人来说极大优先于其他曾经比较重要的行为。依赖综合征的特点是对使用精神活性药物的渴望变得无法克制。也有证据表明，依赖者经过一段时间的禁用后，当重新使用该物质时，较非依赖者更为迅速地再现本综合征的其他特征。

依赖综合征通常需要在过去 1 年的某些时间内体验过或表现出下列至少 3 条：

(1) 对使用该物质的强烈渴望或冲动感。

(2) 对活性物质使用行为的开始、结束及剂量难以控制。

(3) 当活性物质的使用被终止或减少时出现生理戒断状态，其依据为：该物质的特征性戒断综合征；或为了减轻或避免戒断症状而使用同一种（或某种有密切关系的）物质的意向。

(4) 耐受的依据，例如必须使用较高剂量的精神活性物质才能获得过去较低剂量的效应（典型的例子可见于酒精和阿片依赖者，其日使用量足以导致非耐受者残疾或死亡）。

(5) 因使用精神活性物质而逐渐忽视其他的快乐或兴趣，在获取、使用该物质或从其作用中恢复过来所花费的时间逐渐增加。

(6) 固执地使用活性物质而不顾其明显的危害性后果，如过度饮酒对肝的损害、周期性大量服药导致的抑郁心境或与药物有关的认知功能损害；应着重调查使用者是否实际上已经了解或估计使用者已经了解损害的性质和严重程度。

包含：慢性酒精中毒、发作性酒狂、药瘾。

五、治疗

使用者一旦对精神活性物质产生依赖，就很难戒除，一般应采取住院治疗方式。

1. 脱瘾治疗　①缓慢脱瘾：对依赖药物和替代药物的剂量均采用递减、缓慢撤药的方法。根据患者的年龄、身体状况、服用精神活性物质的类型及剂量，决定减药的速度，一般以不出现明显的戒断症状为宜，可在 1 ~ 2 周内减完精神活性物质。②快速脱瘾：指硬性快速停用精神活性物质，7 ~ 10 天完成戒断。此方法患者痛苦较多，不适于年老体弱者。还可根据精神活性物质的种类，使用拮抗剂替代治疗，如用纳曲酮（naltrexone）、纳洛酮（naloxone）、可乐定（clonidine）替代阿片类依赖。

2. 对症治疗　主要治疗躯体症状、戒断症状和精神症状。对兴奋躁动、幻觉妄想、谵妄状态等症状，可采用小量抗精神病药治疗，如用氯丙嗪 25 ~ 50 mg，每日 3 次口服；肌内注射氟哌啶醇 5 ~ 10 mg，每日 2 ~ 3 次；氯丙嗪和异丙嗪各 25 ~ 50 mg，每日 3 次，亚冬眠治疗。巴比妥类及其他镇静安眠药引起的戒断症状严重时，可引起癫痫大发作，抗精神病药又可促使抽搐发作，所以对巴比妥类镇静安眠药戒断时，不建议使用抗精神病药。对癫痫发作者给予抗癫痫治疗。根据临床症状，可用抗焦虑药巩固治疗。

3. 支持治疗　应用改善患者营养、促进大脑代谢的药物，如维生素 C、维生素 B，烟酸、谷氨酸钠、能量合剂等；关注患者是否有离子紊乱和酸碱失衡等问题，根据其身体状况对症治疗。

4. 康复治疗　主要从社会支持和心理治疗角度，对戒毒者进行康复治疗。采用改善环境、行为疗法、家庭疗法、个体或集体心理治疗的方法。这对戒药成功、避免复发、促进社会康复均具有重要意义。

第三节　酒精使用所致障碍

一、概述

酒精是世界上应用最为广泛的成瘾物质，酒精中毒（alcoholism）和酒精依赖（alcohol dependence）已成为严重的社会问题和医学问题，引起了全世界的普遍关注。酒精不仅损害人们的身体健康，导致躯体多系统的并发症，而且还给家庭和社会带来了沉重负担，如与饮酒有关的犯罪、交通肇事等问题。20世纪80年代初，我国对4省12个地区进行了包括酒精滥用在内的精神障碍流行病学调查。结果表明与饮酒有关的精神疾病的发病率仍处于低水平，慢性酒精中毒患病率仅为0.16‰。2019年黄悦勤教授主持的中国精神障碍流行病学调查数据显示，中国酒精使用障碍（包括酒精依赖和酒精滥用）的终身患病率为4.4%。全球每年大约有250万～300万人的死因与酒精有关，超过了艾滋病、肺结核和暴力事件的总和。过量饮酒可导致躯体、心理、社会等多方面损害，特别是对消化系统和神经系统损害更明显。而一次相对大量饮酒即可导致精神异常，如果长期反复大量饮酒，则会引起脑功能减退和各种精神障碍，甚至导致不可逆的病理改变。

二、病因与发病机制

（一）遗传因素

家系研究表明，酒精中毒具有明显的家族聚集性。酒精中毒发生率在一级亲属中比一般人群高3～4倍，而单卵双生子的酒精中毒发生率比一般人群高6～8倍。寄养子研究也显示，嗜酒者的子女被非嗜酒者收养后，发生酒精中毒的危险性依然明显增高。酒精对大脑不同部位损害的敏感性与遗传有关，对酒精神经毒性具有高度易感性的人倾向出现大脑萎缩和认知功能障碍，对维生素B_1缺乏具有高度易感性的人倾向出现短暂的韦尼克-科萨科夫综合征。近年来，很多学者对酒精依赖患者的遗传基因多态性进行了探索性的研究。

（二）生物学因素

1. 中枢神经递质　酒精依赖的形成与5-羟色胺（serotonin，5-HT）、多巴胺（dopamine，DA）、谷氨酸（glutamate，Glu）以及阿片肽（opioid peptide）系统等中枢神经递质改变关系比较密切。5-HT功能低下可能是酒精依赖形成的原因之一。酒精滥用者脑脊液中5-HT代谢产物处于低浓度水平。单光子计算机断层扫描（SPECT）发现，酒精依赖者脑内5-HT转运体（5-HT transport，5-HTT）数量要比正常对照组减少30%。多巴胺是伏隔核（NAc）区域的主要神经递质，伏隔核被认为是酒精刺激大脑的主要区域。在动物实验中，给予DA受体激动剂，可使伏隔核处DA水平下降，饮酒行为减少；给予DA受体拮抗剂，可使边缘系统及皮质DA水平上升、饮酒行为增多。酒精具有刺激、兴奋多巴胺系统的作用，多巴胺系统兴奋能引起犒赏效应。谷氨酸是中枢神经系统重要的兴奋性氨基酸，有研究表明，酒精可引起谷氨酸及其受体N-甲基-D-天冬氨酸（NMDA）功能变化，而该系统功能异常又可促使饮酒者对酒的渴望，导致戒断后复发。研究发现酒精对谷氨酸及受体的直接作用是抑制，小剂量的酒精即可抑制 NMDA 受体，减弱兴奋电信号，使突触后神经元递质释放减少。还有研究发现，酒精依赖形成的机制可能与阿片肽缺乏有关。

2. 酒精神经毒性作用 酒精进入神经细胞膜类脂层时，可以使神经细胞脱水、变性、坏死、缺失，胞体萎缩、树突减少，从而导致大脑萎缩。长期慢性酒精中毒可导致痴呆的发生，虽然其发病机制还不十分清楚，但多数学者认为，主要因素就是酒精神经毒性作用和维生素 B_1 缺乏。酒精神经毒性和维生素 B_1 缺乏均可以降低神经元活动，干扰神经递质的合成、释放和再摄取。二者还可以导致基底节神经核损伤，使乙酰胆碱、去甲肾上腺素等神经递质合成减少，慢性酒精中毒患者及科萨科夫综合征患者的记忆障碍可能与乙酰胆碱减少有关；当乙酰胆碱减少明显时，还会发展成痴呆。

3. 神经内分泌 下丘脑 - 垂体 - 肾上腺素（hypothalamic-pituitary-adrenaline，HPA）轴是机体最重要的神经内分泌系统之一，酒精对 HPA 轴的直接作用是强化作用，一次性饮酒或长期饮酒都会导致 HPA 轴功能亢进，促进下丘脑释放促肾上腺皮质激素释放激素和垂体后叶加压素，导致血循环中皮质醇浓度维持在高水平，对女性影响更明显。

（三）社会环境心理因素

社会、家庭、经济以及文化习俗等因素均与酒精所致精神障碍的发生有关。地处寒冷、潮湿的重体力劳动者酒精依赖的患病率较高。酒精依赖的发生与家庭成员饮酒的相互影响和饮酒文化的习俗也可能有关。此外，由于饮酒可减少焦虑，当个人遭遇现实困难和精神压力时，经常出现借酒消愁的现象，长期持续也会增加酒精依赖的患病率。

三、临床类型及临床表现

（一）急性酒精中毒

急性酒精中毒初期患者表现出自制能力差，兴奋话多、言行轻佻、不加考虑等类似轻躁狂的兴奋期症状；随后出现言语零乱、步态不稳、困倦嗜睡等麻痹期症状。可伴有轻度意识障碍，但记忆力和定向力多保持完整，多数经数小时或睡眠后恢复正常。急性酒精中毒是一种短暂现象，中毒的程度随时间的推移而逐步减轻，中毒症状的严重程度与血液酒精浓度有关，血中酒精浓度上升越快、浓度越高，中毒症状可能越严重，但存在一定的个体差异。血液酒精含量超过 400 mg/ml 以上，可能导致呼吸、心搏抑制，甚至出现生命危险。

（二）酒精依赖

酒精依赖是由于长期反复饮酒所致的对酒渴求的一种特殊心理状态，以及停饮后出现的心理、躯体的特殊反应。其特征有：①对饮酒的渴求、强迫饮酒、无法控制。②固定的饮酒模式，定时饮酒。③饮酒高于一切活动，不顾事业、家庭和社交活动。④耐受性逐渐增加，饮酒量增多；但酒精依赖后期耐受性会下降，每次饮酒量减少，饮酒频数增多。⑤反复出现戒断症状，当患者减少饮酒量或延长饮酒间隔、血液酒精浓度下降明显时，就出现手、足和四肢震颤，出汗、恶心、呕吐等戒断症状。若及时饮酒，此戒断症状迅速消失。此现象常发生于早晨，称之为"晨饮"。⑥戒断后复饮，如戒酒后重新饮酒，就会在较短的时间内再现原来的依赖状态。

（三）酒精戒断综合征

酒精依赖患者突然停酒或减量后可出现一系列神经精神症状，可表现为较轻的焦虑、失眠、兴奋、坐立不安、肢体震颤或抖动、恶心、呕吐、心动过速、血压升高、大汗、短暂性幻觉等，也可出现严重震颤、谵妄等威胁生命的症状。

震颤谵妄（delirium tremens）是在酒精依赖的基础上，突然停酒或减少酒量引发的一种历时短暂并有躯体症状的急性意识模糊状态。经典的三联征包括伴有生动幻觉或错觉的谵妄、全身肌肉震颤和行为紊乱。幻觉以恐怖性幻视多见，如看到大小不同的动物、丑陋的面孔等。常伴有自主神经功能亢进，症状呈昼轻夜重的规律，严重时可危及生命。震颤谵妄持续时间不等，症状高峰期发生在戒断后 3 ～ 5 天，病情恢复后可有不同程度遗忘。

（四）酒精所致精神病性障碍

1. 酒精所致幻觉症（alcoholic hallucinosis）　长期饮酒引起的幻觉状态，一般在突然停饮或减少饮酒量之后 48 h 内发生。幻听多为言语性，内容对患者不利，如侮辱、诽谤等。幻视多为原始性或各种小动物。不伴有意识障碍、精神运动性兴奋和自主神经功能亢进。病程长短不定，少则几小时，但不超过 6 个月。

2. 酒精所致妄想症（alcoholic delusiveness）　长期饮酒者在意识清晰情况下出现嫉妒妄想与被害妄想，受其支配可出现异常行为。起病缓慢，病程迁延，戒酒后可逐渐恢复。

（五）酒精中毒性脑病

长期（一般多于 5 年）大量饮酒引起严重的脑器质性损害，临床以谵妄、记忆缺损、人格改变、痴呆为主要特征。

1. 韦尼克脑病（Wernicke's encephalopathy，WE）　是慢性酒精使用过程中常见的一种代谢性脑病，也是一种维生素 B_1（硫胺素）缺乏所致的急症。一般在酒精依赖基础上，连续几天大量饮酒，又不进饮食，引起维生素 B_1 缺乏，导致 WE。典型的 WE 患者可出现三组症状：眼肌麻痹、精神异常和共济失调。WE 病死率为 10% ～ 20%，但如能及时治疗可完全恢复，或转为科萨科夫综合征或痴呆。

2. 科萨科夫综合征（Korsakov's syndrome）　又称酒精中毒性遗忘综合征，多在酒精依赖伴有营养缺乏的基础上缓慢起病，也可在震颤谵妄后发生。临床以近记忆缺损、顺行性或逆行性遗忘、虚构和错构等记忆障碍为主要表现，还可表现幼稚、欣快、时间定向力障碍。往往经久不愈，仅有少数患者可恢复正常。

3. 酒精中毒性痴呆（alcoholic dementia）　长期大量饮酒所导致的以慢性智能损害为主的慢性脑病综合征，先出现人格改变、记忆障碍，逐渐发展成痴呆。严重者个人生活不能自理，预后极差，多因严重的躯体并发症而死亡。

案例 7-4

患者，男，40 岁，已婚，初中文化，工人。持续每日饮酒 20 年，停饮酒后胡言乱语、凭空视物、肢体震颤 3 日，于 2018 年 7 月住院治疗。

患者 18 岁参加工作，在某搬运公司当搬运工，因工作劳累，下班后常与工友一起饮酒，最初经常醉酒，后酒量逐渐增加，从最初一次仅能喝二两白酒，逐渐增加到每次喝一斤半 50 度白酒。后患者开始每天均要饮酒，一日至少两顿酒，每次至少五两，最多时一顿喝一斤半 50 度白酒。近两年每日早晨起床后出现手抖，需要喝几口白酒才能有所缓解。经常因饮酒而影响工作，受到领导的批评和家人的责骂。患者曾数次下决心戒酒，均未成功。入院前 5 天患者在工作中手臂受伤，家人担心患者服用抗生素喝酒会出现不良反应，遂强行禁止其喝酒。停止饮酒第 1 天，患者无明显不适，但感觉馋酒、第 2 天，开始出现心慌、手抖，大量出汗；第 3 天，患者出现胡言乱语，惊呼有蛇、虫子、老鼠、怪物等，双手在空中乱舞，双脚在地上乱跺，紧张恐惧，一阵一阵不认识家人。家人遂带其来医院就诊。

既往史、个人史、家族史无特殊。

体格检查：体温正常，心率 108 次 / 分，余无阳性体征。

神经系统检查：四肢粗大震颤，腱反射亢进，余无异常。

精神检查：意识模糊，时间、地点、人物定向障碍，躁动不安，约束于床，乱喊，"有蛇，有老鼠，快打啊"。表情紧张恐惧，问话答非所问或不答，不能进行有效的交谈，躯体检查不配合。

入院后给予奋乃静口服，肌内注射地西泮 10 mg，每天 2 次，连用两天，补充大剂量 B 族维生素，同时给予支持治疗，三日后患者意识清晰，肢体震颤明显减轻，对疾病发作过程和体验能部分回忆。

诊断：酒精所致精神障碍。

问题：

1. 该患者的诊断依据是什么？

2. 后续的治疗方案应如何调整？

四、诊断原则

要对酒精所致精神障碍进行全面、可靠的诊断，首先要建立良好的医患关系，然后进行详细的病史采集及躯体、精神检查。酒精相关疾病的病史询问内容主要包括饮酒史、饮酒方式、饮酒频度、日饮酒量、与饮酒相关的社会及家庭问题、与饮酒相关的躯体问题及精神问题等。

酒精所致精神障碍的诊断，首先看是否符合精神活性物质所致精神障碍的诊断标准。诊断的主要依据是有确定的饮酒史，并能断定患者的精神障碍是由饮酒或戒断引起的。急性酒精中毒与饮酒量密切相关，一般常在一次大量饮酒后急剧发生；但在某些器质性因素基础上，或对酒精过敏者，少量饮酒即可发生严重的急性中毒反应。酒精所致精神障碍是在长期饮酒、形成酒精依赖之后出现的精神异常，如果突然减少酒量或停止饮酒也可突然产生精神症状。

五、治疗与康复

（一）治疗

1. 戒酒　戒酒是治疗中最重要的一步，首先要保证断绝酒的来源，一般根据酒精依赖的程度控制戒酒进度。轻者可一次性戒酒；重者可用递减法逐渐戒酒，以避免出现严重的戒断症状，危及生命。在戒酒过程中，特别是在戒酒开始的第一周，应密切观察与监护，关注患者的生命体征、意识状态等。

2. 酒精戒断综合征的处理　酒精依赖患者骤然戒酒后，可出现震颤、恶心、呕吐、出汗、情绪激动、惊厥等戒断症状，治疗可使用与酒精有交叉依赖性的镇静催眠药或抗焦虑药来替代，常用的是地西泮等长效苯二氮䓬类药物。替代成功后戒断症状消失，再将替代药物逐渐递减，直至停药。

3. 预防酒精依赖复发的药物治疗

（1）戒酒硫（disulfiram）：在最后一次饮酒后 24 h 服用，每日一次，每次 0.25 ～ 0.5 g，连用 1 ～ 3 周。戒酒硫抑制乙醛脱氢酶，服此药后再饮酒，数分钟内体内乙醛聚积产生恶心、呕吐、心悸、焦虑、脸红等"潮红反应"，使之厌恶饮酒。但如果饮酒量多，可能产生"乙醛综合征"，危及生命。有心血管疾病、躯体状态较差者禁用。

（2）纳曲酮（naltrexone）：是非选择性的长效阿片受体拮抗剂，美国 FDA 1994 年批准纳曲酮用于治疗酒精依赖，它可以降低酒精依赖者对饮酒的渴求，减少酒精摄入量。每日剂量是 25 ～ 50 mg，不良反应包括头痛、眩晕和体重下降。

（3）阿坎酸钙（acamprosate）：是 γ- 氨基丁酸（GABA）受体激动剂，美国 FDA 2004 年批准阿坎酸钙用于酒精依赖患者的戒断治疗，阿坎酸钙可以显著提高戒酒率，减少酒瘾复发次数。常用剂量为每日 3 次，每次 2 片（每片 333 mg），随进食服用；体重较轻（低于 60 kg）患者推荐每日 4 片。阿坎酸钙的耐受性良好，少有药物间相互作用。

4. 对症治疗 首先采用立即肌内注射维生素 B_1 100 mg，一是补充可能存在的维生素 B_1 缺乏，二是防止韦尼克脑病的发生。如有韦尼克脑病发生的可能性，可立即静脉注射维生素 B_1 100 mg，在开始治疗的 12 h 内，静脉滴注维生素 B_1 安全剂量可达 1 g。一般每日肌内注射维生素 B_1 100 mg，持续 2 周或直到患者能进食为止。对出现戒断症状、抽搐发作者，肌内注射地西泮 10 ～ 20 mg，每 2 ～ 4 h 注射一次。对兴奋躁动或伴有幻觉妄想者，可用小剂量氯丙嗪或氟哌啶醇肌内注射或口服治疗，非典型抗精神病药物奥氮平、喹硫平、利培酮等也可用于治疗精神症状。对伴有焦虑和抑郁的患者，可使用抗焦虑药和抗抑郁药对症治疗。对合并胃炎和肝功能异常者，也应对症治疗。

5. 支持治疗 改善患者的营养状态，促进大脑代谢，注意纠正代谢紊乱，维持水电解质平衡。

6. 心理治疗 对于加强医患治疗联盟和坚持戒酒是至关重要的，除了帮助患者发展应对技巧，还是优化疾病管理、预防复发和恢复过程的有效治疗方案。包括动机强化治疗、行为列联管理、预防复发干预等。

（二）康复

当戒酒治疗结束后，患者回到社会，为避免复发，应采用康复治疗，如改善环境、参加各种文体活动、激发保持长期戒酒的愿望，促进职业康复。美国的酒精依赖者匿名戒酒协会（Alcoholic Anonymous），简称为"AA"，由戒酒者同伴组成，以匿名自愿的形式参加，通过定期活动分享戒酒体会，酗酒者可以感受到其他成员因酗酒或酒精所致各种严重后果的实例，从而引以为戒；同时还可以从他人的经验教训中获得启迪，或为他人提供帮助，从中找回以往只能在饮酒中才能体会到的自尊和自信。

（夏 炎）

第四节　镇静催眠药物所致精神障碍

一、概述

镇静催眠药不仅在失眠人群中被广泛使用，在焦虑障碍、抑郁障碍和其他精神障碍人群中也有不规范使用的报道。目前临床常用的镇静催眠药物主要有苯二氮䓬类和非苯二氮䓬类药物。如果此类药物使用不规范，或者长期大量使用会产生药物依赖，突然停药则可能出现显著的依赖症状和戒断症状，严重者会出现疾病反弹和抽搐。该类药物滥用或依赖会对个体行为产生不良影响，导致危险驾驶、意外事故和学习工作能力受损。

二、依赖及戒断的机制

本类药物的作用机制是促进脑内 GABA 功能而产生临床疗效。通过激动 GABA-CI 受体复合物，增强 Cl^- 内流，细胞产生超极化，发挥 GABA 介导的神经元抑制作用。当持续使用时，GABA 和苯二氮䓬类受体的敏感性发生适应性变化以抵消药物对 GABA 神经递质的促进作用，此时就出现耐受现象，个体需增加药物剂量以达到相同的药理效应。耐受一旦形成，若突然停药，由于受体功能的适应性调节仍存在，可导致 GABA 活性的突然下降，这一理论能够解释镇静催眠药戒断时出现的焦虑、失眠和抽搐，也可以解释酒精、抗焦虑药和催眠药之间的交叉耐受现象。因此，在药物依赖的形成过程中，药物的正性强化效应是促进持续用药的主要因素，为避免戒断效应的发生而持续用药也为依赖的形成发挥了相当的作用。

三、临床表现及治疗

1. 苯二氮䓬类　苯二氮䓬类药物的主要药理作用有四类：抗焦虑、抗癫痫、催眠、肌肉松弛。在使用治疗剂量超过 6 个月以上的患者中，1/3 可能会出现依赖性。

苯二氮䓬类药物成瘾的危险因素有：①超过四周的持续性使用；②大剂量使用；③使用短效苯二氮䓬类药物；④有成瘾性人格特点和滥用倾向的人。多数个体在较长时间服用后停药并不出现明显的戒断症状，但易感素质者，如既往成瘾者或有家族史者，服用治疗剂量的药物 3 个月后，如突然停药，可能出现严重戒断反应甚至抽搐。半衰期短且对苯二氮䓬类受体作用强的药物戒断症状更为严重。

本类药物依赖的治疗原则是缓慢减少药物剂量直至停药，疗程应由医师和患者根据患者的具体情况共同制定，短者数周，长者数月，但一般不超过 1 年。通常撤药期持续至少 8 周，对大多数苯二氮䓬类药物，最初的减药速度可以快些，如在第一周减少 30% ~ 50%，后面的减量速度放慢，建议每 2 周减少原用量的 1/8 ~ 1/4，撤药过程中如出现难以忍受的戒断症状，可暂缓减量或暂时加量直至戒断症状缓解，同时合并心理治疗。逐渐停药也可能会出现戒断症状，但逐渐停药可以降低症状的频率和程度，特别是当患者使用短半衰期药物时。对于半衰期短的苯二氮䓬类药物依赖，则首先换用半衰期长的药物（如地西泮及氯硝西泮），而后逐步减量。撤药过程中的失眠、焦虑症状必要时可考虑使用镇静作用较强的抗抑郁药，如曲唑酮、多塞平或阿米替林。抗惊厥药、褪黑素可能起到辅助脱瘾作用，但往往不能减轻戒断症状。

如前所述，苯二氮䓬类药物依赖的形成存在相当的医源性因素，故其预防的一大重点在于限制处方。对于焦虑障碍、失眠等临床应当考虑包括心理治疗在内的非药物性干预，仅在存在短期内缓解患者工作能力、社会功能损害及强烈的主观痛苦体验的临床需要时，才处方苯二氮䓬类药物。医生的宣教可能使已经长期用药的患者中的 20% ~ 40% 减少每日药量或停止用药。对于确有继续用药必要的患者，应当要求患者定期复诊，控制所服药物剂量当量每日不超过地西泮 30 mg。

2. 非苯二氮䓬类 当前临床常用的非苯二氮䓬类镇静催眠药主要有扎来普隆（zaleplon）、唑吡坦（zolpidem）、佐匹克隆（zopiclone）及其右旋异构体右佐匹克隆（eszopiclone）四种，因为前三种药物名称均以字母 Z 开头，故又称"Z 药"。Z 药于 20 世纪 80 年代中后期作为苯二氮䓬类的替代物进入临床使用，佐匹克隆及右佐匹克隆的清除半衰期较唑吡坦长，扎来普隆最短，仅 1 h，在快速诱导睡眠的同时，也大幅减小了服药次日的残余效应。尽管具有相对的安全性，应用本类药物仍然可能出现记忆及精神运动性受损表现。

尽管并不鼓励长期使用本类药物，但它们在临床实践中长期的应用实际已被医务人员所接受，并且研究显示，唑吡坦和佐匹克隆是相对安全的，发生成瘾的可能性显著低于苯二氮䓬类，仅对于特定群体存在滥用和依赖的易感风险，包括同时使用多种抗焦虑药及安眠药的老年患者、有药物或酒精滥用史的患者。相对于苯二氮䓬类，唑吡坦较少出现耐受和依赖可能与其选择性结合含有 α1 亚基的 GABA-A 受体有关。

第五节 医用药物所致精神障碍

常用的医用药物包括肾上腺皮质激素类（如地塞米松）、抗结核药物（如异烟肼、环丝氨酸）及抗胆碱能药物（如阿托品）等易导致精神障碍，某些抗抑郁药，缓泻剂、镇痛药等，持续不恰当地使用也可能导致精神障碍，因此，使用这些药物时要加以注意。

一、肾上腺皮质激素所致精神障碍

肾上腺皮质激素几乎对全身所有脏器都有作用，主要参与糖、脂肪和蛋白质的代谢，维持水电解质平衡，具有抗炎、抗过敏、免疫抑制等作用。医疗常用的肾上腺皮质激素有可的松、强的松、地塞米松等，它们均可引起精神症状。发病机制尚不清楚，可能与其影响糖、脂肪和蛋白质代谢，引起脑功能改变、干扰水电解质平衡有关；个体素质对精神障碍的发生也具有一定作用。

（一）临床表现

肾上腺皮质激素所致精神障碍一般急性起病，服药数天后或 1 ~ 2 个月内即可出现精神症状，病程较短暂。早期表现欣快、活动增多、兴奋躁动、失眠等类轻躁狂症状。严重者可出现如下表现，①躁狂抑郁状态：躁狂状态较多见，患者出现兴奋话多、欣快、情感高涨、易激惹，部分患者出现抑郁状态，严重者可有自杀企图；②幻觉、妄想状态：可出现片断零乱的幻觉和妄想，妄想的内容多为被迫害性质，幻觉以幻视、幻触为主，患者的情绪可受幻觉、妄想支配，表现恐惧不安；③意识障碍：仅见于少数患者，出现轻度意识障碍，患者对时间的定向力不完整，对外界反应迟钝，伴有鲜明的幻觉；④兴奋状态：患者出现言语增多、内容杂乱、吵闹不休、恐惧或易激惹；⑤假性脑瘤状态：多见于儿童，出现意识障碍、头痛、呕吐、抽搐发作等症状；⑥躯体症状：长期用药者可表现满月脸、毛发增多、皮肤紫纹和向心性肥胖等症状。

（二）治疗

肾上腺皮质激素所致精神障碍的治疗要注意两种倾向，一是原发疾病本身需要激素继续治疗，二是突然停用激素可能会恶化精神症状（反跳现象）。因此，是否停用激素治疗应视躯体疾病等具体情况而定。治疗原则如下。

1. 逐渐减药，或停用原有的激素类药物，或改用其他激素。如因躯体疾病的原因不能停用激素治疗，尽量减低其每日维持治疗剂量，也可采用隔日或间歇给药方法，同时配合抗精神病药物或心境稳定剂治疗。

2. 精神症状的处理，可使用小剂量的利培酮、喹硫平、奥氮平等药物。

案例 7-5

患者，女性，18岁，学生。

1个月前因患增殖性天疱疮住院治疗，接受了大剂量的肾上腺皮质激素（地塞米松）治疗，日量高达12mg（16片）。5天后患者出现失眠、兴奋、烦躁不安，在病房内又唱又闹，次日下午患者在床上表现得恐惧不安，口中大喊："有人拿刀刺我的腿！有人吸我的血！"很快又出现反应迟钝，对周围的变化和刺激无动于衷，半小时后再次出现兴奋躁动、恐惧、易激惹等症状。患者既往无精神病史。第3天将地塞米松逐渐减量，并进行补液排泄治疗，上述症状缓解，1周后精神症状消失。

诊断：肾上腺皮质激素所致精神障碍。

问题：

该患者的诊断依据是什么？

二、抗胆碱能药物所致精神障碍

抗胆碱能药物包括阿托品、颠茄、莨菪碱、654-2、苯海索、洋金花等。引起中毒的原因为多服或误服此类药物。

（一）临床表现

抗胆碱能药物所致精神障碍起病急，表现交感神经兴奋、副交感神经抑制、中枢神经兴奋等症状。患者表现口齿不清、步态不稳、无力、嗜睡。躯体症状为口干、颜面潮红、脉率加快、血压升高、瞳孔散大、视物模糊。重者出现幻视、谵妄、抽搐发作、意识障碍、昏迷。

（二）治疗

治疗用药量不宜过大，防止滥用和误食。急性中毒按内科急救原则处理，洗胃、输液、补充维生素。昏迷者可用毒扁豆碱、毛果芸香碱、新斯的明等拮抗剂治疗。对兴奋躁动等精神症状用苯二氮䓬类药物治疗，不宜用抗精神病药物。

三、抗结核药所致精神障碍

在多种抗结核药物中，异烟肼、环丝氨酸和乙硫异烟胺均可以引起中枢神经系统毒性反应和精神障碍。异烟肼是最常用的抗结核药之一，其引起精神症状可能与该药引起的维生素 B_6 和烟酸缺乏、抑制单胺氧化酶活性所致的儿茶酚胺代谢障碍有关。异烟肼中毒发病急，表现为精神症状、神经系统症状和躯体症状。精神症状如轻度意识模糊、谵妄状态、恐怖性幻觉、妄想、兴奋躁动、抑郁、科萨科夫综合征等表现。神经系统症状包括震颤、抽搐、言语不清、反射亢进和多发性神经炎。躯体症状包括口干、便秘、阳痿、排尿困难、舌炎等。治疗时停用异烟肼，改用其他抗结核药；补充大量 B 族维生素；对精神症状采用苯二氮䓬类或小剂量新型抗精神病药对症治疗。

（一）中毒机制

多数学者认为，使用抗结核药物是"竞争抑制"引起 B 族维生素（特别是烟酸和维生素 B_6）缺乏，其机制是由于结合或转移了磷酸吡哆醛（维生素 B_6），从而抑制脑内谷氨酸脱羧转换为 β- 氨酪酸的过程，使脑内 β- 氨酪酸减少，导致一系列神经精神症状。

烟酸是构成体内烟酰胺腺嘌呤二核苷酸磷酸的原料，在化学结构上与异烟肼类似，因此异烟肼在体内与烟酸会发生竞争。当体内异烟肼含量增加而烟酸较少时，异烟肼就会抑制烟酸，并取代之成为烟酰胺腺嘌呤二核苷酸磷酸的原料，这种辅酶并不能辅助细胞完成氧化还原反应，从而对脑功能造成一定的影响，引起精神症状；维生素 B_6 的化学结构与异烟肼也类似，同样也会发生竞争性抑制，而且异烟肼还能增加维生素 B_6 的排出，从而引起维生素 B_6 缺乏，出现各类神经精神症状。

（二）临床表现

1. 神经系统症状及体征 ①周围神经病变，以肢体远端的感觉障碍为主，如麻木感、易过敏、烧灼感等，腱反射减弱，严重者可有肌肉麻痹；②视神经炎和视神经萎缩；③诱发惊厥，严重者可出现癫痫大发作；④自主神经功能障碍，如眩晕、失眠、便秘、出汗、排尿困难等。

2. 精神障碍 ①意识障碍，可从轻度意识模糊到昏睡甚至昏迷，也可出现谵妄状态，伴丰富的恐怖性幻视，使患者恐惧不安；②幻觉妄想状态：患者意识清楚，有明显言语性幻听、被害妄想等；③科萨科夫综合征：表现为近事记忆障碍、定向障碍和虚构症状；④躁狂或抑郁状态；⑤神经衰弱综合征：头痛、头晕、多梦、易激动、烦躁、恶心、食欲缺乏等。

（三）诊断

1. 首先询问使用抗结核药物史，并有证据推断躯体症状及精神障碍系非依赖药物（抗结核药物）所致。
2. 符合非依赖物质所致精神障碍的诊断标准，不符合功能性精神障碍的特点。
3. 应排除其他躯体疾病所致的精神障碍。

（四）治疗

1. 立即停药，改用其他抗结核药物。大剂量吞服这类药物出现急性中毒，可以采用催吐、洗胃或使用盐类泻药。
2. 大量补充 B 族维生素，如维生素 B_6 10 ～ 20 mg 口服，每日 3 次，也可 50 ～ 100 mg

肌内注射，每日 1 次；烟酸 100 ～ 200 mg 口服，每日 3 次；并补充维生素 C 等。轻者口服谷氨酸及氨酪酸，重症静脉滴注。

3．控制精神症状或癫痫发作，可使用地西泮、心境稳定剂或抗精神病药物。

四、抗生素所致精神障碍

这里所指的抗生素包括头孢菌素类、喹诺酮类、磺胺类和硝咪唑类等。抗生素所致的药源性精神障碍的临床表现以情绪易激动、恐惧、类躁狂状态以及类幻觉妄想状态等急性中毒反应较为常见。抗生素导致药源性精神障碍发生的因素，除与药物本身的药理性质有关外，亦与药物的剂量、疗程及患者的年龄、功能状态和特异体质有关。

案例 7-6

患者，男，84 岁。因发热、咳嗽、咳白色黏痰 7 天，于 1995 年 12 月 24 日就诊。原有慢性支气管炎、肺结核病史。查体：T 37.2 ℃，两肺呼吸音粗糙，可闻及干啰音。胸片示：两肺透光度增强，纹理增多，左上肺有索条状影。

诊断：①慢性支气管炎急性发作。②陈旧性结核。③阻塞性肺气肿。

门诊给予口服化痰口服液，静脉滴注氧氟沙星，每次 0.2 g，2 次 / 日。治疗 3 天后体温正常，咳嗽、咳痰减轻。于第 3 天夜间突然出现精神异常，思维混乱，答非所问，判断力、定向力均障碍。存在幻听、幻视，外出奔跑并撞伤头部。本人及家族中均无精神疾病史。停用氧氟沙星 4 天后精神症状消失。3 个月后因慢性支气管炎发作，再次服用氧氟沙星，2 天后出现幻听、幻视、思维混乱，胡言乱语，即停药观察，3 天后症状消失。

问题：

该患者最可能的诊断是什么？诊断依据包括哪些？

（一）中毒机制

抗生素所致精神障碍又称药源性精神障碍，作用于中枢神经系统或对中枢神经系统无影响的药物均可引起，发生精神障碍可能与药物的特性、药物剂量及个体身体健康状况、心理状态等因素有关。其发生机制可能是过量药物作用于机体，使大脑皮质主动性抑制过程削弱，出现弥散性超限抑制和保护性抑制，造成中枢神经系统和自主神经系统轻度、暂时性、可逆性的功能紊乱，而出现不同程度的精神障碍。肾功能减退时，主要经过肾排泄的药物半衰期延长，药物蓄积体内，致使药物作用增强，甚至产生毒性反应；另外，肾功能减退者常伴有低蛋白血症，使得弱酸性药物与血浆蛋白结合率降低，血游离药物浓度增加，容易产生药物不良反应。

（二）临床表现

抗生素所致的药源性精神障碍发病较急，在用药后几分钟或者数小时即可出现精神症状如情绪易激惹、恐惧、类躁狂状态以及幻觉妄想状态等急性精神反应，停用抗生素后，精神症状会逐渐消失。

（三）诊断

1. 首先询问既往有无精神异常史，有无抗生素使用史，并有证据推断精神障碍系非依赖物质所致，亦并非其他精神障碍。

2. 符合非依赖物质（抗生素）所致精神障碍的诊断标准。

3. 应排除情感障碍和其他疾病所致的精神障碍。

（四）治疗

1. 首先停用目前使用的抗生素。

2. 精神症状处理。严重躁动不安者可肌内注射氯硝西泮 1 ～ 2 mg，或肌内注射氟哌啶醇 2.5 ～ 5 mg 治疗。根据患者精神状况确定药物的剂量和疗程。

除上述药物外，其他如抗抑郁药、缓泻剂、镇痛剂、解酸剂、维生素、特殊的草药或民间验方等也可能存在滥用的问题。最初这些药物是由医生开处方或自行服用，然而患者逐渐对这类药物产生心理或者躯体的依赖，不断加大剂量，延长服药时间，甚至在不必要时也反复大剂量使用该类药物。例如，有位患者在感冒症状完全缓解后，每天仍服用 30 粒速效伤风胶囊；还有位患者因为牙痛服用去痛片，每天服用数十片才感觉舒服，一直持续服用十余年。

持续不恰当地使用上述这些药物在日常生活中是常见的，一方面会对心身健康造成损害，另一方面会导致大量的医疗资源浪费。一般的说服和制止停用该类药物是很困难的，通常采用认知行为治疗或者其他药物的替代治疗。

第六节　其他非依赖性物质所致精神障碍

一氧化碳（CO）、苯和有机磷虽然不是依赖性物质，但常引起精神障碍的发生。本章主要介绍一氧化碳（CO）、苯和有机磷中毒所致精神障碍。

一、一氧化碳（CO）中毒所致精神障碍

一氧化碳（CO）是无色、无味的气体，比空气略轻，为含碳物质燃烧不完全时所产生的有毒产物，是一种危害性很大的毒气。一氧化碳中毒在工业生产和日常生活中比较常见，抢救不及时死亡率很高。

（一）病因与发病机制

一氧化碳经呼吸道进入血液后，竞争性地与血红蛋白结合成碳氧血红蛋白，碳氧血红蛋白不能离解出氧，而且妨碍氧合血红蛋白的离解，从而使血液携带氧功能和氧的弥漫功能发生障碍，造成低氧血症。高浓度的一氧化碳还可与细胞色素氧化酶中的铁结合而抑制组织呼吸，从而加重缺氧。一氧化碳与血红蛋白的亲和力比氧与血红蛋白的亲和力大 200 ～ 300 倍，而碳氧血红蛋白的离解速度是氧合血红蛋白的 1/3600。即使脱离吸入一氧化碳的环境后，血中的碳氧血红蛋白一般还要经 7 ～ 24 h 才能完全解离。

中枢神经系统对缺氧非常敏感，往往首先受累。缺氧可引起脑循环障碍，出现脑水肿，严重者则可导致颅内压增高或脑疝形成。一氧化碳可以损害脑内细胞色素氧化酶和线粒体功能，从而抑制脑组织的呼吸功能。严重一氧化碳中毒可引起多个脑区损害，如苍白球、海马、黑质、额叶、枕叶等，使神经元出现变性、坏死、胶质增生。这些变化共同作用导致神经精神障

碍的发生。

（二）临床表现

一氧化碳中毒患者的临床表现与空气中一氧化碳浓度、血中一氧化碳饱和度、接触时间及中毒后昏迷时间长短有关。

1. 急性一氧化碳中毒　一般患者出现头晕、头痛、头昏、疲乏、恶心、呕吐等症状，较长时间在高一氧化碳环境中停留可出现不同程度的意识障碍，严重者很快会出现意识障碍，甚至昏迷。口唇呈樱桃红色，面部和肢体皮肤潮红；昏迷者可出现肌张力增高、腱反射亢进、浅反射消失，角膜和瞳孔反射也可能会消失。可伴有括约肌功能障碍，出现大小便失禁。急性一氧化碳中毒者在脱离中毒环境或经及时抢救后可完全恢复，在一段时间内表现正常，称为"清醒期"或"假性痊愈期"。数周后，患者可突然出现反应迟钝、定向障碍、行为怪异、言语不清、大小便失禁，呈痴呆状态。还可出现肌强直、震颤、共济失调、偏瘫等神经系统症状，这种以痴呆、精神症状和锥体外系反应为主的症状，称为急性一氧化碳中毒迟发性脑病（delayed encephalopathy after acute carbon monoxide poisoning，DEACMP）。

2. 慢性一氧化碳中毒　患者可出现头痛头晕、心悸、记忆力减退、疲乏无力、睡眠障碍等脑衰弱综合征。有的患者表现抑郁、焦虑、易激动、好争斗和暴力攻击行为等人格改变，还可出现贫血、消化不良、视野缩小等。多见于汽车司机、煤气工人和长期接触低浓度一氧化碳者。

（三）诊断与治疗

诊断时最重要的是询问一氧化碳接触史，测定碳氧血红蛋白具有重要的诊断参考价值。实验检查常有酸中毒、氮质血症、白细胞增高、血氧分压降低、血液碳氧血红蛋白饱和度达到10%。心电图显示缺血性改变、传导阻滞和期前收缩。脑电图示慢波增多，以额叶、颞叶为主，深昏迷者可出现"三相波"。严重中毒者头部 CT 常见苍白球侧脑室前角附近有低密度区。

无论是急性还是慢性一氧化碳中毒者，都应立即使患者脱离中毒环境，清除口鼻分泌物，保持呼吸道通畅，吸入新鲜空气。严重急性中毒患者应采取下列治疗措施：①持续加压给氧；②脱水治疗、减轻脑水肿；③解除脑血管痉挛；④必要时输血、换血；⑤改善脑细胞代谢；⑥对昏迷者可用苏醒剂甲氯芬酯；⑦对症治疗，如控制兴奋、痉挛发作等；⑧预防并发症出现，如褥疮和肺炎。对慢性一氧化碳中毒者，主要改善脑微循环、促进脑细胞代谢。

二、苯中毒所致精神障碍

苯是一种工业上广泛应用的有机原料和溶剂，易挥发，主要以蒸气形态由呼吸道吸入，皮肤可吸收少量。苯中毒常见于苯的生产和使用过程中，如煤焦油提炼、石油裂解、制造各种化工制品、喷漆等。苯抑制生物氧化、影响神经递质、麻醉中枢神经系统，苯及代谢产物酚类可以导致造血系统损害。

（一）临床表现

1. 急性苯中毒　包括精神症状和神经系统症状及体征。精神症状可表现为兴奋不安，吸入高浓度苯可出现意识障碍、谵妄或昏迷。神经系统症状及体征包括步态不稳、自主神经症状，严重时出现抽搐、瞳孔散大、对光反射迟钝、腱反射亢进继而减弱，甚至出现病理反射及脑膜刺激征。部分患者可有流泪、结膜充血、咳嗽等黏膜刺激症状。

2. 慢性苯中毒　早期可出现脑衰弱综合征，随后出现造血系统功能障碍。造血系统损害的表现是慢性苯中毒的主要特征，以白细胞减少和血小板减少最常见，继而鼻出血、齿龈、皮下及黏膜出血，严重时内脏出血，之后表现为贫血症状。

（二）诊断与鉴别诊断

1. 诊断　①首先询问毒物接触史，找到非依赖物质进入体内的证据，有理由推断精神障碍系苯类物质所致，并由此引发自主神经系统功能紊乱、各种出血现象和神经精神症状等。②符合非依赖物质所致精神障碍的诊断标准，不符合功能性精神障碍的诊断。③实验室检查见白细胞计数减少、血小板降低，排除其他疾病的原因。

2. 鉴别诊断　结合病史、症状、体征及实验室检查结果，排除引起意识障碍及神经精神症状的其他躯体疾病和精神障碍。

（三）预防与治疗

应积极开展工作环境中对苯中毒的预防，消除劳动环境中造成中毒的因素，改善劳动条件，防止继续中毒。经常接触苯的人要定期进行体格检查。苯中毒无特效药，治疗方面首先脱离中毒环境，急性中毒者给予一般治疗和对症支持治疗，慢性中毒者主要是恢复造血功能。首先脱离中毒环境，对症处理。①急性中毒时应迅速将患者移至空气新鲜处，吸氧，同时给予呼吸、循环兴奋剂，以解除呼吸抑制。除一般措施外，可使用葡醛内酯，它与苯的代谢产物酚结合而促进排毒。伴有精神症状者，可采取对症治疗。②慢性中毒时主要是纠正血象的异常，如给予鲨肝醇、利可君、肌苷片，补充维生素 C、B、B、B_n 及核苷酸类、酶类（如三磷腺苷、复合酶等）。

三、有机磷中毒所致精神障碍

有机磷化合物是常用的农药杀虫剂，其杀虫力强，对人、畜类毒性较大。在生产、储存、运输过程中，因泄露或防护设施不完善经呼吸道或皮肤黏膜吸收，容易发生急性和慢性中毒，还有部分为服用有机磷农药自杀者。有机磷农药进入体内后迅速分布到全身各器官，以肝中含量最高，脑内含量取决于其通过血脑屏障的功能。

（一）中毒机制

有机磷进入体内后，与胆碱酯酶迅速结合，形成不易解离的磷酰化胆碱酯酶，抑制体内胆碱酯酶的活性、使其丧失催化水解乙酰胆碱的能力，导致突触间隙乙酰胆碱的蓄积，使中枢神经系统和胆碱能神经系统功能发生障碍，先引起过度兴奋而后转为抑制或衰竭。某些有机农药具有迟发性神经毒性作用，其机制是有机磷抑制神经鞘酯酶并使其退化。

（二）临床表现

1. 急性中毒表现　急性中毒时体内胆碱酯酶活性受抑制的程度与临床症状相平行，潜伏期取决于农药种类、剂量以及进入体内的途径。主要临床症状分为以下三类。

（1）毒蕈碱样症状：有机磷抑制心血管系统导致心搏缓慢、血管扩张、血压下降；胃肠平滑肌和腺体兴奋，而出现食欲减退、恶心呕吐、腹痛腹泻、多汗流涎、视物模糊、瞳孔缩小；支气管平滑肌收缩和腺体分泌增加，导致呼吸道分泌物增多、呼吸困难，严重者发生肺水肿。

（2）烟碱样症状：过量的乙酰胆碱作用于神经肌肉接头，导致肌束震颤、肌肉痉挛，严重者呼吸肌麻痹可致窒息死亡；后期也可出现循环衰竭。

（3）神经精神症状：中毒早期以脑衰弱综合征为主，可出现头痛、头晕、乏力、失眠、注力不集中、情绪烦躁，有的可出现抑郁或欣快情绪。中毒较重者可有言语不清、定向障碍甚至意识障碍，严重者有脑水肿、癫痫样发作、中枢性呼吸衰竭。偶有出现片段幻觉、妄想者。也有部分患者出现癔症样发作，有的数日发作一次，有的每天发作一次，可表现为情感暴发、朦胧状态、癔症样抽搐、转换症状。

2. 慢性中毒　主要表现为脑衰弱综合征，也可出现情绪低落或焦虑、易激惹，并有视物模糊、瞳孔缩小等。也有因长期慢性接触引起致敏而出现支气管哮喘者。

（三）诊断

1. 首先询问毒物接触史，如有误食或接触有机磷农药事件，即有非依赖物质进入体内的依据，可以推断毒蕈碱样症状、烟碱样症状及精神障碍系非依赖物质（有机磷）所致。

2. 中毒者的皮肤、衣物、呕吐物带有有机磷农药的特殊臭蒜味，服美曲磷酯（敌百虫、敌敌畏者）呕吐物带有芳香臭味。

3. 实验室检查　血液胆碱酯酶活性下降（下降为原有的 70% 为轻度中毒，下降超过 50%为中度中毒，下降至 30% 以下为重度中毒）；血及胃内容物中检出有机磷毒物，尿中检出有磷代谢物。

4. 静脉注射 2 mg 阿托品，未见明显阿托品化症状，提示存在有机磷中毒现象。

（四）治疗

1. 清除物　中毒者应立即脱离现场，清除受污染的衣物，用清水或肥皂水清洗受污染的皮肤；口服者应尽快用温水、淡盐水或 2% 碳酸氢钠（但美曲磷酯中毒忌用碱性溶液清洗，会变为毒性更强的敌敌畏）彻底洗胃，直至无毒物气味洗出。洗胃后注入 50% 硫酸镁 50 ～100 ml 导泻（昏迷者忌用硫酸镁，可用肥皂水反复灌肠）。

2. 及早使用足量的特效解毒剂　①阿托品可减轻或消除毒蕈碱样症状（对烟碱样症状无效）和中枢神经系统症状，使用原则是早期、足量、反复给药，直至阿托品化。根据患者的病情变化，再考虑减量维持治疗。如第一次阿托品 1 ～ 2 mg 肌内或静脉注射，以后每 0.5 h 或1 ～ 2 h 注射一次。根据病情逐渐延长注射的间隔时间，逐渐减量。②胆碱酯酶复活剂能夺取磷酰化胆碱酯酶分子中的磷酰基，使被抑制的胆碱酯酶恢复活性，可与阿托品合用，常用的有碘解磷定和氯解磷定两种。双复磷能透过血脑屏障，对中枢神经系统症状较好。

3. 一般对症治疗　可给予 10% 葡萄糖及大量维生素 C 静脉滴注，合并 B 族维生素类药物口服。

4. 控制精神症状采取对症治疗。兴奋躁动者，可选用氯硝西泮 1 ～ 2 mg（肌内注射）、奋乃静 2 ～ 4 mg、奥氮平 2.5 ～ 5 mg、喹硫平 50 ～ 100 mg；严重兴奋躁动者，可肌内注射氟哌啶醇 5 ～ 10 mg。严重抑郁、焦虑患者可选用 SSRI 类抗抑郁药，如帕罗西汀、舍曲林、艾司西酞普兰。

思 考 题

1. 什么是精神活性物质？按照药理特性，可将精神活性物质分为几类？
2. 酒精依赖的特征是什么？
3. 苯二氮䓬类药物成瘾的危险因素有哪些？

4．肾上腺皮质激素所致精神障碍的表现有哪些？

5．急性一氧化碳中毒患者应如何治疗？

6．急性有机磷中毒有哪些类型？其临床表现是什么？

7．综合性案例题

患者，男，52岁，工人。因急性阑尾炎术后第二天突然出现烦躁不安，不认识家人，不知道时间，语乱，说看到有火苗，双手抖动明显，自诉心慌，夜晚无法入睡。体格检查及神经系统检查：T 37.6 ℃，身体消瘦，上肢有明显震颤，其余未见异常。患者饮酒30年，刚开始是间断饮酒，酒量不大，之后饮酒量逐渐增加，近10年每天晚饭时饮高度白酒约1斤，从未断过酒，平时饭量小，本次因为手术已经三天没有饮酒了。

（1）该患者应该考虑哪些诊断？

（2）为了进一步明确诊断，仍需作哪些检查？

（3）若患者各项检查结果显示无明显异常，应给予如何处理？

（刘可智）

第八章

精神分裂症及其他妄想性障碍

第一节　精神分裂症

> **案　例**
>
> 　　患者，男，35岁；凭空闻声、疑心被害5年。患者于2018年无明显诱因慢性起病，听到两男一女跟自己说话，让他下跪、扇自己耳光，找领导认干爹等；觉得手机被人控制，自己也被人"脑控"。有时自言自语、自笑。工作能力下降，不能胜任原高校教师工作，休假在家。体检：未查及明显异常，头颅MRI、脑电图检查正常，精神活性物质尿检阴性。精神检查：意识清晰，定向力完整，被动接触。存言语性幻听，在脑海中，每天大量出现。认为手机软件中新闻内容暗示自己领导要提拔，心里想法在新闻和朋友圈中能看到，推测是说话的人控制了自己的大脑和手机。未引出情绪高涨或低落，因为声音紧张焦虑，部分自知力，对幻听内容将信将疑，希望医生把声音消除。治疗护理合作，有恢复工作的愿望。
>
> **问题：**
> 1. 本患者有哪些症状？
> 2. 这些症状构成了哪些临床症状群？
> 3. 本患者最可能的诊断是什么？诊断依据包括哪些？

一、概述

　　精神分裂症（schizophrenia）是一组病因未明的精神病，多起病于青壮年，常有感知、思维、情感、行为等多方面的障碍和精神活动的不协调，思维障碍是核心表现，并以精神活动的不协调或脱离现实为特征。一般无意识障碍和智力缺损。病程多迁延，部分患者最终精神活动衰退，而部分患者经有效治疗可保持痊愈或基本痊愈的状态。

　　1896年，德国的Kraepelin将"早发性痴呆""青春型痴呆""紧张症"以及"妄想痴呆"归纳在一起，首次作为一个疾病单元来描述，统称为"早发性痴呆"，认为是同一疾病的不同亚型，有共同的临床特点，强调了青壮年起病，持续病程，以衰退为结局。20世纪瑞士精神病学家Bleuler认为，联想障碍（association disturbance）、情感障碍（apathy）、矛盾意向

112

（ambivalence）和内向性（autism）（有"4A"之称），是精神分裂症的特征症状，而幻觉、妄想及动作行为障碍为附加症状。情感、联想和意志障碍是本病的原发症状，建议命名为"精神分裂症"。1939 年，Schneider 认为某些精神症状在精神分裂症的诊断上特别重要，称为"首级症状"，包括：评议性幻听、争论或议论性幻听、思维鸣响（也称思维化声）、思维被广播、思维被夺、思维被插入、被动意志、被动行为、被动情感、躯体被动体验、妄想知觉。Kraepelin 对疾病纵向病程的认识以及 Bleuler 核心症状的理论为当今精神分裂症的概念奠定了基础。首级症状的发生率高，在 70% 左右，容易识别、症状识别的一致性高，因此，国际疾病分类诊断标准（ICD-10）和我国的精神障碍诊断标准，都以此作为精神分裂症症状学标准的基本框架。但这些并非精神分裂症所特有的症状，仍应多方面、纵向、动态地认识疾病。

二、流行病学

精神分裂症致残率高，社会负担重。世界卫生组织开展的研究表明，伤残调整生命年（disability adjusted life year，DALYs）大于 1% 的 25 种主要疾病中就包括精神分裂症。2019 年的调查中，精神分裂症的 DALYs 在所有精神障碍中占第 3 位。欧洲和美国精神分裂症患者的失业率为 70% ~ 90%。

目前国际上比较公认的流行病学资料表明，精神分裂症的终身患病率在 10‰左右；每年的新发病例，即年发病率在 0.22‰左右；时点患病率和终身患病率的中位值分别为 4.6‰和 7.2‰。2019 年我国全国范围内流行病学调查显示，精神分裂症的终身患病率为 6‰。由于病耻感和精神病症状的多样性，社区调查中面对面访谈获得的精神分裂症的患病率可能被低估。

既往认为男性与女性精神分裂症的终身患病率大致相同，但 2019 年的荟萃分析表明，男性较女性略易感，男女的患病率比为 1.70。性别差异还体现在发病年龄和病程上。男性发病的高峰年龄段为 10 ~ 25 岁，随后下降，并保持一个相当稳定的水平；与男性不同，女性发病的高峰年龄段为 25 ~ 35 岁，且中年是女性的第二个发病高峰年龄段，3% ~ 10% 的女性患者起病于 40 岁以后。

三、病因及发病机制

目前，导致精神分裂症的确切病因仍不清楚，作为病因复杂的疾病，精神分裂症已成为现代分子遗传、神经病理、神经生化、神经免疫和神经心理等众多领域的研究热点之一。近年来随着脑影像学技术的发展、新一代抗精神病药的开发、心理社会影响因素的重视，精神分裂症的病因研究已取得长足进步。精神分裂症是在遗传易感素质的基础上，在母孕期感染、围产期并发症等环境风险因素的影响下，导致的神经发育缺陷，随后重复暴露于心理社会应激事件，出现神经生物学（表现在神经生化和神经解剖 / 影像学方面）的异常，从而表现出一系列临床症状。以下就各方面有关进展进行简单介绍。

（一）遗传因素

遗传因素在精神分裂症发生发展过程中的作用受到广泛的关注。Kety 和 Matthysse（1988）的资料汇总指出，一般人群精神分裂症患病率为 1%，同胞患病率为 8%，父母之一为精神分裂症时子代患病率为 12%，双卵孪生子的患病率为 14%，父母均患精神分裂症时子代患病率为 39%，单卵孪生子患病率为 47%。寄养子研究也显示，亲生父母为精神分裂症的寄养子成年后患该病的概率显著高于对照组。以上资料表明，遗传因素或遗传背景在精神分裂症发生发展过程中起着重要作用，精神分裂症的遗传度高达 80%。随着分子遗传学技术的进步，大量的易感基因定位研究开展，全基因组关联研究已检出数千个与精神分裂症相关的微效应常见遗传变异，但可重复性不佳。近年大样本全基因组关联研究发现了精神分裂症的 108 个易感位点，这些位点关联的基因包括多巴胺 D_2 受体相关基因、谷氨酸能活动相关基因（如 *GRM3*、*GRIN2A*、*SRR*、*GRIA1*）、突触可塑性相关基因，还包括与钙离子通道蛋白亚型相关基因、组织相容性复合体中多个高度相关的基因。荟萃分析得出 8 个与精神分裂症显著关联的拷贝数变异（copy number variation，CNV），尽管 CNV 相对罕见，但对精神分裂症的致病作用比常见变异更大。精神分裂症是多基因遗传的复杂疾病的概念已被广泛接受，常见基因变异是微效应，罕见基因突变是宏效应。多数患者中多个常见中效或微效基因、少数患者中单个或少量罕见基因突变构成疾病的脆弱易感性。

（二）环境风险因素

1. 感染和免疫因素　近年来，关于感染引起的炎症和免疫反应与精神分裂症的关系重新受到重视。对小鼠的基础研究揭示，孕期感染弓形虫或流感，可以激活胎鼠脑特定免疫细胞——小胶质细胞，感染平息后休眠但有了"记忆"；在青春期长期严重应激下，小胶质细胞会苏醒并影响特定脑区发育；两个因素的叠加导致小鼠精神分裂症样行为。此外，还有学者提出了"精神分裂症的轻度脑炎假说"，该假说指出：轻度神经炎症是核心改变；轻度脑炎亚组是基因 - 环境 - 免疫因素共同作用下，由感染、自身免疫、毒性反应或创伤等后天因素诱发；轻度脑炎亚组约占所有精神分裂症的 40%；轻度脑炎亚组存在广泛的脑部异常，在某种程度上表现为系统性异常（嗅神经、自主神经甚至周围组织的功能障碍）。

2. 围生期并发症　一些回顾性的研究表明，与未患病同胞或正常对照比较，精神分裂症患者存在较多的产科并发症。产前羊水破裂、孕 37 周前出生、出生后使用呼吸器或保温箱以及出生时低体重等因素有明显影响。这些因素可能是直接原因（如胎儿缺氧），也可能是早先存在胎儿异常或胎儿遗传背景的反映，甚至还可能是出生前母体健康行为的反映。

3. 其他环境风险因素　冬季出生的人群中精神分裂症患者较夏季出生者有所增加。或许冬季与流感病毒感染、日照、维生素 D 缺乏有联系，也有可能与妊娠时间有关，后者通过生殖细胞遗传修饰的季节性变化发挥作用。此外，孕妇在妊娠期吸烟、饮酒、接触毒物等可能通过影响胎儿神经系统发育，增加子女成年后患精神分裂症的可能性。

（三）神经发育的异常

19 世纪末德国精神病学家 Kraepelin 认为，患者在病前儿童期就会表现出病态的奇特行为。20 世纪 20 年代，美国哈佛大学的 Southard 将精神分裂症患者脑组织的病理发现归结为神经发育起源。20 年后，美国波士顿的 Bender 将精神分裂症称之为先天性脑病。20 世纪 60 年代，美国加州大学的 Fish 开展了一系列高危儿童临床观察和随访的里程碑式研究，发现神经成熟不良是这些儿童幼年早期的印记。自从 1987 年 Weinberger 以及 Murray 和 Lewis 分别发表标志性论文以来，神经发育假说，即脑早期发育的失调导致精神分裂症的发生，已经得到广泛接受，成为精神分裂症研究最具优势的理论基础。1995 年，Weinberger 和 Murray 提出精神分裂症的神经发育障碍假说：由于遗传的因素和母孕期或围生期损伤，在胚胎期大脑发育过程就出现了某种神经病理改变，主要是新皮质形成期神经细胞从大脑深部向皮质迁移过程中出现了紊乱，导致心理整合功能异常。其即刻效应并不显著，但随着进入青春期或成年早期，在外界环境因素的不良刺激下，会不可避免地出现精神分裂症的症状。2010 年，Insel 更新了神经发育障碍假说，认为精神分裂症可能是神经髓鞘化即白质纤维形成缺陷以及前额叶兴奋性突触修剪过度和抑制性中间神经元活性降低，而不一定是神经细胞迁移的紊乱。

（四）心理社会因素

心理社会因素也属于环境风险因素。尽管有越来越多的证据表明，生物学因素在精神分裂症的发病中占有重要地位，但心理社会因素仍可能具有一定作用。精神分裂症与社会阶层、经济状况有关，社会逆境（如童年躯体和性虐待、粗暴对待和校园欺凌等）与精神分裂症的发生相关，此外，不少患者病前 6 个月可追溯到相应的生活事件，尽管生活事件可能由患者功能下降、社交障碍等前驱期表现所致。国内有调查发现，精神分裂症发病有精神因素者占 40% ~ 80%。社会心理因素不是病因，但对精神分裂症的发生可能起到了诱发和促进作用。

（五）神经生物学异常

1. 神经系统结构和功能的异常　对典型病例尸解的研究发现，颞叶、额叶以及边缘系统（海马、杏仁核及海马旁回）存在脑组织萎缩和细胞结构的紊乱。对基底节的研究发现，长期服用神经阻滞剂可使尾状核增大。CT 及 MRI 发现精神分裂症患者存在脑室的扩大和沟回的增宽，这些变化在精神分裂症的早期甚至治疗开始之前就已经存在，提示其病因学可能是神经系统发育异常。PET（正电子发射成像）研究也表明，精神分裂症患者在测试状态如进行威斯康星卡片归类试验（应当由额叶完成的活动）时，并不出现额叶活动的增强，提示患者存在额叶功能低下。

2. 神经生化的异常　主要涉及中枢多巴胺（DA）、5- 羟色胺（5-HT）和谷氨酸等递质系统功能的异常。精神分裂症是一种非常复杂的疾病，涉及的范围非常广，这些神经递质的变化是因、是果，还是相关因素，仍无最后定论。

（1）多巴胺假说：20 世纪 60 年代提出了精神分裂症的多巴胺功能亢进假说。该假说依据为：长期使用促进多巴胺功能的可卡因或苯丙胺，会在一个无任何精神病遗传背景的人身上产生幻觉和妄想，且苯丙胺可使精神分裂症患者病情恶化。而阻断多巴胺受体（主要是 D_2 受体）的药物可用来治疗精神分裂症的阳性症状。进一步研究也提供了证据，精神分裂症患者血浆中 DA 的主要代谢产物高香草酸（HVA）增高；尸体脑组织中 DA 或 HVA 高于对照组；PET 研究发现未经抗精神病药治疗的患者纹状体 D_2 受体数量增加；传统抗精神病药的效价与 D_2 受体的亲和力有关。然而，DA 功能亢进不能解释此病的阴性症状和认知缺陷等症状，20 世纪 80 年代末对多巴胺假说有所修正，精神分裂症的多巴胺功能亢进主要发生在皮质下脑区，尤其是边缘系统，与幻觉和妄想等阳性症状有关；而患者前额叶多巴胺功能低下，可能与精神分裂症的思维贫乏、情感淡漠、意志减退等阴性症状有关。

（2）5- 羟色胺假说：早在 1954 年 Wolley 等就提出精神分裂症可能与 5-HT 代谢障碍有关。由于新一代抗精神病药的广泛应用，5-HT 在精神分裂症发病机制中的作用再次受到重视，氯氮平、利培酮、奥氮平等新一代抗精神病药除了对中枢 DA 受体有拮抗作用外，还对 5-HT_{2A} 受体有很强的拮抗作用。5-HT_{2A} 受体可能与情感、行为控制及调节 DA 释放有关。内源性 5-HT 抑制 DA 的合成和释放，而 5-HT_{2A} 受体拮抗可解除 5-HT 的抑制作用，促进 DA 释放。5-HT_{2A} 受体阻断所引起的 DA 释放增加，在额叶皮质与阴性症状改善有关，在基底节的纹状体与锥体外系反应的减少有关；而边缘系统的伏隔核缺乏 5-HT 末梢的投射，故不会抵消此处多巴胺受体阻断的抗幻觉和妄想作用。尸体检查和脑功能影像学研究发现，精神分裂症患者额叶皮质 5-HT_{2A} 受体表达下降，这进一步支持 5-HT 在精神分裂症发病中的病理生理作用。

（3）氨基酸类神经递质假说：氨基酸类神经递质谷氨酸在精神分裂症中的作用正日益受到研究者的关注。谷氨酸假说认为，谷氨酸功能不足可能是精神分裂症的病因之一。谷氨酸是皮质神经元重要的兴奋性递质，与正常人群相比，精神分裂症患者大脑某些区域谷氨酸受体亚型的结合力有显著变化，谷氨酸受体拮抗剂如苯环己哌啶（PCP）可在受试者身上引起幻觉及妄想，但同时也会导致情感淡漠、退缩等阴性症状，抗精神病药的作用机制之一就是增加中枢谷氨酸功能。在分子生物学方面，目前已经发现的很多精神分裂症的易感基因都与谷氨酸传递有关，也进一步支持谷氨酸在精神分裂症发病中的作用。γ-氨基丁酸（GABA）是脑内主要的抑制性神经递质，研究表明，精神分裂症患者大脑皮质GABA合成酶即谷氨酸脱羧酶水平下降，海马GABA能神经元丧失，GABA受体表达异常，这说明精神分裂症患者GABA神经传导功能受损，提示GABA可能与精神分裂症发病有关。

四、临床表现

大多数精神分裂症患者初次发病的年龄在青春期至30岁之间。起病多隐袭，急性起病者较少。精神分裂症的临床表现错综复杂，除意识障碍、智能障碍不常见外，可出现各种精神症状，且这些症状均无诊断特异性，相同症状也可见于其他精神、神经疾病中。同一个患者在一定时期只出现少数症状或以某些症状为主，而症状和体征会随着病程的演变而变化，不同个体、处于疾病的不同阶段其临床表现可有很大差异。

（一）前驱期症状

在出现典型的精神分裂症症状前，患者常常伴有不寻常的行为方式和态度的变化。由于这种变化较缓慢，可能持续几个月甚至数年，或者这些变化不太引人注意，一般并没有马上被看作病态的变化，有时是在回溯病史时才能发现。前驱期症状包括失眠、虚弱感、紧张性疼痛、敏感、孤僻、回避社交、胆怯、情绪波动、出现古怪想法、强迫症状、执拗、难于接近、对抗性增强、与亲人好友关系冷淡疏远等。有些出现不可理解的行为特点和生活习惯的改变，如一位年轻的大学生，在本次住院前半年，每天5点起床，背贴墙站立1.5 h，自称这样可以纠正自己的驼背；另一位护士，在发病后同事回忆说，患者在1年前就有些古怪的行为，如将所有的体温计编上号，测体温时必须将体温计的编号与病床号相匹配，否则就要重测。

（二）疾病期症状

1. 思维障碍　精神分裂症的众多症状中，思维障碍是最核心、最本质的症状，往往因此导致患者认知、情感、意志和行为等精神活动的不协调与脱离现实，即所谓"精神分裂"，可分为思维形式障碍和思维内容障碍。

（1）思维形式障碍：又称联想障碍。主要表现为思维联想过程缺乏连贯性和逻辑性，这是精神分裂症最具特征性的症状。精神分裂症常见的思维形式障碍有思维散漫、思维破裂、语词新作、内向性思维、思维中断、思维云集、思维被夺、思维插入、思维贫乏、矛盾意向、逻辑倒错性思维、病理性象征性思维、诡辩症等。

与精神分裂症患者的交谈多有无法深入的感觉，阅读患者书写的文字材料，也常不知所云。在交谈时，患者说话毫无意义地绕圈子，经常游移于主题之外，尤其是在回答医生的问题时，往往答不切题，或者接触性离题，似是而非，令听者抓不住要点（思维散漫）。病情严重者，言语支离破碎，根本无法交谈（思维破裂）。有的患者使用普通的词句、符号甚至动作来表达某些特殊的、只有患者本人才能理解的意义（病理性象征性思维）。有时患者创造新词或符号，赋予特殊的意义（语词新作）。有时患者逻辑推理荒谬离奇（逻辑倒错性思维）；或者中心思想无法捉摸，缺乏实效的空洞议论（诡辩症）；或者终日沉湎于毫无现实意义的幻想、宏伟计划或理论探讨，脱离实践（内向性思维）。有时患者脑中出现两种相反的、矛盾对立的观念，无法判断对错，影响行为取舍（矛盾意向）。有的患者可在无外界因素影响下思维突然出现停顿、空白（思维中断），或同时感到思维被抽走（思维被夺）。有的患者可涌现大量思维并伴有明显的不自主感、强制感（思维云集或强制性思维），有时患者会感到某种不属于自己的、别人或外界强行塞入的思想（思维插入）。慢性患者可表现为语量贫乏，缺乏主动言语，对问题只能在表面上产生反应，缺乏进一步的联想（思维贫乏）。如回答问题多为"是""否"，很少加以发挥，或者内容含糊。

（2）思维内容障碍：主要是指妄想。精神分裂症的妄想往往荒谬离奇、易于泛化。在疾病的初期，患者对自己的某些明显不合常理的想法可能持将信将疑的态度，但随着疾病的进展，患者逐渐与病态的信念融为一体。妄想的发生可以突然出现，与患者的既往经历、现实处境以及当时的心理活动无关（原发性妄想或妄想性知觉）。也可以逐渐形成，或是继发于幻觉、内感性不适和被动体验。

妄想表现形式多样，不同妄想在精神分裂症中出现的频率以及对疾病的诊断价值不同，最多见的妄想是被害妄想与关系妄想，可见于各个年龄段。涉及的对象从最初与患者有过矛盾的某个人渐渐扩展到同事、朋友、亲人，直至陌生人。他人的一颦一笑、一举一动都暗有所指，寒暄问候、家常聊天都别有深意。严重者甚至连报纸杂志、广播电视的内容都认为与自己有关。

同一患者可表现一种或几种妄想。一般来讲，离奇古怪或令人难以置信的妄想常提示精神分裂症的可能。

妄想有时表现为被动体验，这往往是精神分裂症的典型症状。患者丧失了支配感，感到自己的躯体运动、思维活动、情感活动、冲动都是受人或受外界控制的。被动体验常常会与被害妄想联系起来，或描述为影响妄想（被控制感）、被洞悉感。患者对这种完全陌生的被动体验赋予种种妄想性的解释，如"受到某种射线影响""被骗服了某种药物""身上被安装了先进仪器"等。

其他多见的妄想还有释义妄想、嫉妒或钟情妄想、非血统妄想等。

2. 感知觉障碍　精神分裂症最突出的感知觉障碍是幻觉，幻听、幻视、幻嗅、幻味、幻触均可出现，但以幻听最常见，主要是言语性幻听。幻听内容可以是争论性的或评论性的，也可以是命令性的，内容往往使患者不愉快。幻听有时以思维鸣响的方式表现出来，患者想什么，幻听就重复什么。患者行为常受幻听支配，如与声音长时间对话，或因声音而发怒、大笑、恐惧，或喃喃自语，或侧耳倾听，或沉湎于幻听中自语自笑。

其他类型的幻觉虽然少见，但也可在精神分裂症患者的表现中见到。如一位患者拒绝进食，因为她看见盘子里装有碎玻璃（幻视）；一位患者感到有人拿手术刀切割自己的身体，并有电流烧灼伤口的感觉（幻触）等。

3. 情感障碍　精神分裂症的情感障碍主要表现为情感迟钝或平淡及情感表达与外界环境或内心体验不协调。情感平淡并不仅仅以表情呆板、缺乏变化为表现，患者同时还有自发动作减少、缺乏体态语言。在谈话中很少或几乎不使用任何辅助表达思想的手势和肢体姿势，讲话语调很单调、缺乏抑扬顿挫，同人交谈时很少与对方有眼神接触，多茫然凝视前方。患者丧失了幽默感及对幽默的反应，检查者的诙谐很难引起患者会心的微笑。

情感淡漠是情感平淡基础上的恶化，最早涉及较细腻的情感，如对亲人的体贴，对同事的关心、同情等。以后，患者对周围事物的情感反应变得迟钝，对生活、学习或工作的兴趣减少。随着疾病进一步发展，患者的情感日益淡漠，对一切无动于衷，丧失了与周围环境的情感联系。

患者的情感反应可表现为与外界环境或内心体验的不协调。有的患者在谈及自己不幸遭遇或妄想内容时，缺乏应有的情感体验，或表现出不相称的情感。少数患者出现情感倒错，如获悉亲人病故却欣喜。

抑郁与焦虑情绪在精神分裂症患者中并不少见，往往见于疾病的前驱期或恢复期或程度较轻的患者，有时导致诊断困难。

4. 意志与行为障碍　精神分裂症患者的活动减少，缺乏主动性，行为变得孤僻、被动、退缩（意志减退）。患者在坚持工作、完成学业、料理家务方面有很大困难，往往对自己的前途毫不关心、没有任何打算，或者虽有计划，却从不施行。患者可以连坐几个小时而没有任何自发活动，或表现为忽视自己的仪表，不知料理个人卫生。有的患者吃一些不能吃的东西，如喝尿、吃粪便、昆虫、草木，或伤害自己的身体（意向倒错）。有时患者可出现愚蠢、幼稚的作态行为，或突然的、无目的性的冲动行为，甚至感到行为不受自己意愿支配。

有的患者表现为紧张综合征，其以全身肌张力增高而得名，包括紧张性木僵和紧张性兴奋两种状态，两者可交替出现，是精神分裂症紧张型的典型表现。木僵时以缄默、随意运动减少或缺失以及精神运动无反应为特征。木僵患者有时可以突然出现冲动行为，即紧张性兴奋。不过，目前的观点，紧张症更多见于心境障碍，并且某些抗精神病药治疗有可能恶化病情，甚至导致恶性综合征。

5. 认知功能障碍　认知功能障碍也是精神分裂症的常见症状，主要表现为注意障碍、记忆障碍、抽象思维障碍、信息加工与整合障碍等。认知功能虽然对诊断无太大帮助，但常常与疾病的结局有关，是判断疾病预后以及制订治疗计划和社会功能的一个重要参考指标，改善认知也成为目前治疗中需考虑的因素之一。

6. 其他精神症状　自知力障碍是精神分裂症患者的常见症状。患者往往自知力缺乏或不完整。他们不认为自己有精神病，对精神症状坚信不疑，因而拒绝治疗。自知力是判断疾病严重程度的重要参考指标，也是影响治疗依从性的重要因素。

相当一部分精神分裂症患者伴有强迫症状，有些以强迫症状起病，也有部分患者治疗过程中出现强迫症状，有些可能与氯氮平等抗精神病药物的使用有关。伴有强迫症状的精神分裂症患者预后往往较差。

部分精神分裂症患者可能出现睡眠障碍、性功能障碍或其他身体功能障碍。睡眠障碍较常见，表现形式多样。

（三）临床症状群

20世纪90年代，有些学者根据症状的聚类分析结果，将精神分裂症患者的临床表现分为以下5个症状群：阳性症状、阴性症状、认知缺陷、攻击敌意、焦虑抑郁。该描述对加深对精神分裂症的认识以及探讨药物治疗的靶症状有一定的价值，但攻击敌意和焦虑抑郁症状群缺乏疾病表现的特异性。因此，也常常将精神分裂症的临床表现归结为阳性症状、阴性症状、认知缺陷3个症状群。近年来，有学者将5个症状群修改为精神病性症状（即阳性症状，幻觉、妄想等）、阴性症状、认知受损、抑郁和躁狂，并划分为发育缺陷和情感失调两个模块，前者起病潜隐、结局不良，后者起病较急、结局较好。更新的症状群描述，更多与双相障碍有一定重叠，也是当前双相障碍诊断扩大化的原因之一。概念的变迁和传统临床分型中介绍的现实歪曲、瓦解和精神运动贫乏的临床综合征，作为精神分裂症的临床表型可能更有价值，也避免了有关紧张症归属的争议。目前，精神分裂症概念和诊断的发展方向之一是立足于临床综合征的描述。它们是3个相互重叠的临床综合征，即幻觉和妄想为主的现实歪曲（reality distortion）综合征，联想障碍、不适宜的情感和怪异行为为主的瓦解（disorganization）以及情感淡漠、言语贫乏和自发性运动减少等阴性症状为主的精神运动贫乏（psychomotor poverty）。每一综合征都与某种神经心理学缺陷和区域脑血流异常相联系。

精神分裂症是一类异质性的疾病，不同的患者在临床表现、起病形式、病程经过均有所不同，当然，也许还有病因学的不同。合理的分型应能体现这些方面的区别，目前的分型在这些方面的意义有争议，DSM-5 和 ICD-11 已将分型取消，国内临床中仍沿用《疾病及有关健康问题的国际分类（第 10 版）》（ICD-10）中的分型方法。包括如下几类：①偏执型：发病年龄较晚，临床表现以妄想为主，可伴有幻觉，以言语性幻听常见。抗精神病药物疗效较好，预后较好。②青春型：青春期起病，也叫瓦解型，以思维形式障碍为主要表现。思维形式障碍的外在表现可为言语增多、凌乱，前言后语无逻辑关系，可伴有情感喜怒无常，行为奇特，意向倒错。预后较差。③单纯型：起病缓慢，表现日益加重的孤僻、被动。思维贫乏，情感逐渐淡漠，行为退缩。幻觉和妄想为片段或一过性，治疗效果和预后差。④紧张型：以紧张综合征为主要临床表现。紧张性兴奋和紧张性木僵交替出现，亦可单独发生，以木僵多见。既往认为此型预后较好，但可能是由于将一些紧张症表现的其他精神疾病归入了此类。DSM-5 已经将紧张症（catatonia）从精神分裂症中剥离出来。⑤未分化型：符合精神分裂症的诊断标准，但没有一组明显占优势的诊断特征，或表现出一种以上亚型的特点。

知识拓展

轻微精神病综合征

在符合诊断标准的精神病发作之前有一段特殊时期，出现情感、认知、行为方面的变化，表现为敏感多疑、抑郁、焦虑、失眠、易激惹、情绪不稳、注意力不集中等非特异性的阈下或短暂的精神症状，常伴有社会功能的减退，但尚未达精神病性障碍的诊断标准，称为轻微精神病综合征（attenuated psychosis syndrome，APS），早期称精神病高危综合征（psychosis risk syndrome）。目前，APS 临床识别标准主要综合了遗传高危（如患者一级亲属）和前驱期综合征（即轻微的和 / 或短暂的精神病性症状和近期总体功能的显著减退）。荟萃分析表明，APS 人群 1 年随访转化为精神病的比例高达 22%，而一般人群的年发病率为 0.015%。同时，神经心理学和神经影像学研究也发现，APS 人群存在认知功能缺陷和脑结构与功能的异常。DSM-5 已将 APS 纳入"精神分裂症谱系和其他精神病性障碍"的附录中，作为有待进一步研究的一种疾病类别。针对 APS 人群进行早期识别和早期干预，可以预防精神分裂症或精神病的发生。美国波特兰缅因州医疗中心精神病研究中心的调查人员研发的一项专门的方案，可将首发精神病住院率降低1/3。该方案的策略是：扩大社区服务（community outreach）、评估和治疗，治疗包括家庭心理健康教育、支持性教育和就业以及低剂量抗精神病药物。

五、诊断与鉴别诊断

（一）精神症状的诊断意义

精神症状的采集和确认是精神分裂症诊断的根基。但需要指出的是，有些症状临床诊断的一致性不高，而有些症状的特异性不高。前文所述的 Bleuler 的"4A"症状对当今精神分裂症概念本质的理解仍具有影响，但临床医生对这些症状识别的一致性不高。Schneider 提出的"一级症状"识别的一致率高，但并非精神分裂症的特异性症状，在其他一些精神障碍如双相情感障碍、脑器质性精神障碍中均可见到。

（二）诊断标准

精神分裂症诊断的效度与信度问题至今未解决，然而，为了临床、科研工作及国际交流的需要，我们仍需根据目前的认识水平来制定一个相对合理的诊断标准。目前国内临床上广为使用的是 1992 年世界卫生组织出版的《疾病及有关健康问题的国际分类（第 10 版）》（ICD-10），其中关于精神分裂症的临床用诊断标准如下：

诊断精神分裂症通常要求在 1 个月或以上时期的大部分时间内确实存在属于下述 1 ~ 4 中至少一个（如不甚明确常需两个或多个症状）或 5 ~ 8 中来自至少两组症状群中的十分明确的症状。第 9 条仅用于诊断单纯型精神分裂症，且要求病期在 1 年以上。

1. 思维鸣响，思维插入或思维被夺以及思维广播。

2. 明确涉及躯体或四肢运动，或特殊思维、行动或感觉的被影响、被控制或被动妄想；妄想性知觉。

3. 对患者的行为进行跟踪性评论，或彼此对患者加以讨论的幻听，或来源于身体一部分的其他类型的听幻觉。

4. 与文化不相称且根本不可能的其他类型的持续性妄想，如具有某种宗教或政治身份，或超人的力量和能力（例如能控制天气，或与另一世界的外来者进行交流）。

5. 伴有转瞬即逝的或未充分形成的无明显情感内容的妄想、或伴有持久的超价观念、或连续数周或数月每日均出现的任何感官的幻觉。

6. 思维中裂或无关的插入语，导致言语不连贯，或不中肯或语词新作。

7. 紧张性行为，如兴奋、摆姿势，或蜡样屈曲、违拗、缄默及木僵。

8. "阴性"症状，如显著的情感淡漠、言语贫乏、情感反应迟钝或不协调，常导致社会退缩及社会功能的下降，但必须澄清这些症状并非由抑郁症或神经阻滞剂治疗所致。

9. 个人行为的某些方面发生显著而持久的总体性质的改变，表现为丧失兴趣、缺乏目的、懒散、自我专注及社会退缩。

符合此症状要求但病程不足 1 个月的状况（无论是否经过治疗）应首先诊断为急性精神分裂症样精神病性障碍，如症状持续更长的时间再重新归类为精神分裂症。对疾病过程的回顾性研究发现，在明显精神病性症状出现之前的数周或数月，患者会有一明显的前驱期。由于难以计算起病时间，一个月的病程标准要从前述特征性的症状出现时算起，而不包括前驱期。此外，患者如存在严重的抑郁或躁狂症状则不应诊断为精神分裂症，除非已明确分裂性症状出现在情感障碍之前。如分裂性症状与情感性症状同时发生并且达到均衡，那么即使分裂性症状已符合精神分裂症的诊断标准，也应诊断为分裂情感性障碍。如存在明确的脑疾病或处于药物中毒或戒断期，则不应诊断为精神分裂症。

知识拓展

DSM-5 精神分裂症

目前国际上常用的精神分裂症诊断标准还有 2013 年美国精神医学学会制订的《精神障碍诊断与统计手册（第 5 版）》（DSM-5）。ICD-10 注重描述性症状，重视 Schneider 的首级症状，DSM 系统更具临床的实用性和易操作性。DSM-5 有关精神分裂症首次以谱系分类，称为精神分裂症谱系及其他精神病性障碍，并取消了精神分裂症的诊断分型。对于病程 1 年以上的患者，以初次发作、多次发作和持续型来标注，前两者又分为急性发作期、部分缓解和完全缓解三种类型。

DSM-5 还提供了精神病症状维度评定量表（clinician-rated dimensions of psychosis symptoms severity，CRDPSS），推荐精神科医生用来量化评估精神病性障碍中 8 种症状维度的严重程度，包括幻觉、妄想、言语紊乱、精神运动行为异常、阴性症状、认知受损、抑郁和躁狂。8 组症状可涵盖精神病性障碍的主要症状，可作为精神病性障碍跨诊断研究、协助诊断的工具。

（三）鉴别诊断

任何有关精神分裂症的诊断，都必须确认不存在可导致类似变化的大脑疾病与心境障碍，因此精神分裂症的诊断需要依靠排除法做出。

1. 脑器质性或躯体疾病所致精神障碍　不少脑器质性病变如癫痫、颅内感染、脑肿瘤和某些躯体疾病如系统性红斑狼疮等，都可引起类似精神分裂症的表现，如生动鲜明的幻觉和被害妄想。但这类患者往往同时伴有意识障碍，症状有昼轻夜重的波动性，幻觉多为恐怖性幻视。实验室及辅助检查结果有利于确定精神病性症状与脑器质性或躯体疾病的联系。此外，躯体疾病伴发的精神症状会随着躯体疾病的恶化而加重，随着躯体疾病的改善而好转。

2. 药物或精神活性物质所致精神障碍　某些精神活性物质（如兴奋剂、酒精、阿片类等）及治疗药物（如激素类、抗帕金森病药等）的使用可导致精神症状的出现。鉴别时考虑：有确定的用药史，精神症状的出现与药物使用在时间上密切相关，用药前患者精神状况正常，症状表现符合不同种类药物或物质所致的特点，如意识障碍、幻视等。在意识清晰的情况下，患者往往对幻觉能够认识。

3. 其他精神病性障碍　如分裂样精神障碍、急性短暂性精神病性障碍、分裂情感性障碍及妄想性障碍，症状表现可能与精神分裂症类似，应予以鉴别。分裂样精神障碍主要特点是病程不足一个月。急性短暂性精神病性障碍的特点是急性起病，精神病性症状在两周内达到疾病的顶峰状态，症状的性质与强度通常每天之间甚至一天之内都有变化，通常在数天内完全缓解，个体能恢复到病前功能水平，部分患者病前有明显的应激因素。分裂情感性障碍的特点是在一次疾病发作过程中精神病性症状和情感障碍（躁狂或抑郁）均很明显且差不多同时出现或消退。妄想性障碍的特点是妄想的结构系统严密，有一定的事实基础，是在对事实的片面评价和推断的基础上发展起来，思维有条理和逻辑，行为和情感反应与妄想观念相一致，无智能和人格衰退，一般没有幻觉。而精神分裂症偏执型的妄想内容常离奇、荒谬、常人不能理解，有泛化，结构松散而不系统，常伴有幻觉，随着病情的进展，常有精神或人格衰退。

4. 心境障碍　无论是躁狂状态还是抑郁状态，都可能出现精神病性症状。多数情况下，精神病性症状是在情感高涨或低落的背景下产生的，与患者的心境相协调。如躁狂患者出现夸大妄想和关系妄想，抑郁患者出现贫穷或自罪妄想。不过，有时也会出现一些与当前心境不协调的短暂幻觉、妄想症状，这就需要结合既往病史、病程、症状持续的时间及疾病转归等因素做出判断。例如，严重的躁狂发作，往往行为和言语极度混乱，临床上有可能误诊为青春型精神分裂症，随着病情的恢复或间歇期功能的完好，才能确诊。

5. 强迫性障碍　一些精神分裂症患者在疾病初期或疾病进展中出现强迫症状。有些精神分裂症患者的强迫症状内容荒谬离奇，反强迫的痛苦感轻微或缺失，也缺乏求治的强烈愿望，同时存在显著的动机不足、意志减退。这些都有助于区分这两类精神障碍。

6. 人格障碍　某些人格障碍可以表现出精神分裂症的特点，如分裂型人格障碍、边缘型人格障碍及强迫型人格障碍。而精神分裂症，尤其是起病年龄早的患者，如果潜隐起病，与人格障碍的鉴别就有困难。因此对精神症状的长时间观察是必要的，既往学习生活经历、病史和随访有助于诊断的明确。

六、病程与预后

多数患者表现为持续病程或间断发作两类。大约 1/5 的患者发作一次缓解后终身不发作。反复发作或不断恶化者可出现人格改变、社会功能下降，临床上呈现为不同程度的残疾状态。病情的不断加重最终可导致患者丧失社会功能，需要长期住院或反复入院治疗。精神分裂症的慢性病程可以导致患者逐步脱离正常生活的轨道，个人生活陷入痛苦和混乱。据统计，精神分裂症患者中，有近 50% 的患者曾试图自杀，至少 5% 的患者最终死于自杀。此外，精神分裂症患者遭受意外伤害的概率也高于常人，平均寿命缩短。

首次发作的精神分裂症患者中，至少 75% 可以达到临床治愈，但反复发作或不断恶化的比率较高，是否进行系统抗精神病药治疗是关键因素之一。有研究表明，首次发作的精神分裂症患者，如不采用抗精神病药系统治疗，5 年内的复发率超过 80%，中断药物治疗者的复发风险是持续药物治疗者的近 5 倍。总体来讲，由于现代治疗学的不断进步，大约 60% 的患者可以具备一定的社会功能。

对于某一具体的患者，在患病初期确定预后比较困难。有利于预后的一些非治疗性因素是：起病年龄较晚，急性起病，阳性症状为主或伴明显的情感症状，人格正常，病前社交与适应能力良好，病情发作与心因关系密切，家族中无典型精神分裂症患者，家庭关系和睦等。通常女性的预后要好于男性。

精神分裂症患者预期寿命缩短 13 ～ 15 岁，自杀和躯体疾病分别是早期和晚期的主要死因，其自杀率约为 5%，不良的饮食习惯、超重、吸烟和合并物质使用导致各种躯体疾病。此外，患者因病所致的肇事肇祸行为，有时会导致严重后果。所以，尽早识别和及时转诊精神分裂症是非精神科医生的重要工作，诊断和处置精神分裂症、减少复发、降低疾病损害，是精神科医生的重要工作。

七、治疗与康复

精神分裂症以抗精神病药治疗为主，健康教育、心理社会干预对康复有很大意义。精神分裂症患者应尽早接受抗精神病药物系统治疗，对药物治疗效果不佳和（或）有木僵违拗、高自杀风险、攻击冲动的患者，急性治疗期可以采用电痉挛治疗。对于残留期、慢性期和衰退期患者，除了通过药物系统治疗控制症状和预防复发外，还应积极采取康复措施，促进患者社会功能恢复。回归社会是精神分裂症患者治疗与康复的最终目标。

（一）药物治疗

精神分裂症的药物治疗应系统规范，强调早期、足量、足疗程。一旦明确诊断应及早开始用药。治疗应从低剂量开始，逐渐加量，高剂量时密切注意不良反应。抗精神病药物尽量单一用药。门诊患者用药剂量通常低于住院患者，一般情况下不能突然停药。药物应达到充分治疗剂量，一般急性期治疗应持续 4 ～ 6 周。有些患者、家属甚至医生过分担心药物不良反应往往采取低剂量用药，症状长期得不到控制，不利于疾病康复。

抗精神病药维持治疗对于减少复发或再住院具有肯定的作用。急性期症状得到充分控制后的恢复期，应采用急性期最佳有效剂量而不一定是最大剂量，继续巩固治疗至少 6 个月。如症状充分控制并持续稳定超过 6 个月，即达到所谓缓解（remission）或稳定期，才能考虑抗精神病药缓慢逐渐减量维持治疗。维持治疗的剂量应个体化，通常比急性期和恢复期的治疗剂量低，过低的维持剂量仍有较高的复发率。美国精神分裂症结局研究组的建议是，传统抗精神病药维持治疗剂量不应低于每日 300 mg 氯丙嗪等效剂量或每日 5 mg 氟哌啶醇等效剂量，否则预防复发的效果会降低。第二代抗精神病药（除氯氮平外）的维持剂量应该是急性期有效减少阳性精神病性症状的剂量。目前，对于第二代抗精神病药的维持剂量，如需比急性期治疗量适当减少，具体减少到何种程度尚缺乏成熟的模式。维持治疗的时间，根据不同的病例有所差别。第一次发作一般至少维持治疗 5 年，第二次或多次复发者维持治疗时间应更长一些，甚至是无限期或终身服药。只有不足 1/5 的精神分裂症患者可以停药观察。有近 50% 的精神分裂症患者药物治疗依从性差，应对此高度重视。

不管是急性期治疗还是维持治疗，原则上或在绝大多数患者中抗精神病药应单一用药，作用机制相似的药物不宜合用，少数难治性患者可以联用安全可靠、机制互补的两种抗精神病药。对于伴抑郁情绪、躁狂状态、睡眠障碍的患者可酌情选用抗抑郁剂、心境稳定剂、镇静催眠药，有锥体外系反应可合用盐酸苯海索。

关于精神分裂症的具体药物治疗请参照本书"第二十二章　精神障碍的药物治疗"。

（二）电痉挛治疗

电痉挛治疗安全性好，起效快，但疗效不够持久，控制症状后仍需抗精神病药维持治疗。

主要适用于：伴有抑郁、自伤、自杀、拒食、违拗、紧张木僵、极度兴奋躁动、冲动伤人者，以及药物治疗无效或对药物治疗不能耐受者。治疗前应有详细的体格检查以及血常规、血生化和心电图等检查，排除治疗禁忌，并获取家属和患者的知情同意。

（三）心理治疗

心理治疗必须成为精神分裂症治疗的一部分。心理治疗不但可以改善患者的症状、提高自知力、增强治疗的依从性，也可改善家庭成员间的关系，促进患者与社会的接触。行为治疗有助于纠正患者的某些功能缺陷，提高人际交往技巧。家庭治疗使家庭成员发现存在已久的沟通方面的问题，有助于宣泄不良情绪，简化交流方式。

（四）心理与社会康复

仅仅让患者消除精神症状是不够的。临床症状消失、自知力恢复并持续稳定至少 6 个月的患者，仅达到缓解（或称临床痊愈）的标准。理想状态是，患者恢复了由于疾病所致的精力与体力下降，达到并保持良好的健康状态，恢复原有的工作或学习能力，重建恰当稳定的人际关系。这样才算达到痊愈（recovery）和全面的社会康复。

对缓解的患者，应当鼓励其参加社会活动和从事力所能及的工作。对慢性精神分裂症有退缩表现的患者，可进行日常生活能力、人际交往技能的训练和职业劳动训练，使患者尽可能保留一部分社会生活功能，减轻残疾程度。

应对患者的亲属进行健康教育，让其了解有关精神分裂症的基本知识，以期增加对患者的理解、支持，减少可能为患者带来的压力如过多的指责、过高的期望。

应当向社会公众普及精神卫生知识，使社会对精神病患者多一些宽容和关怀，少一些歧视和孤立。

第二节　妄想性障碍

妄想性障碍（delusional disorder），旧称偏执状态、偏执狂、偏执性精神病，是一种以系统妄想为突出临床特征的精神病性障碍。妄想内容变异较大，以被害、嫉妒、夸大、疑病多见，患者人格保持完整，在不涉及妄想内容的情况下，情感、言语及行为均正常。起病隐匿，病程进展缓慢，甚至可持续终生。

本病确切病因不明，可能与遗传因素等生物学因素、性格特征及应激因素有关。起病年龄一般在 30 岁以后，女性偏多，未婚者多。病前性格多具固执、主观、敏感、猜疑、好强等特征，一般认为是在个性缺陷的基础上遭受刺激而诱发。生活环境的改变如移民、服役、被监禁及社会隔绝状态，可能成为诱因。老年人中出现的感官功能缺陷如失聪、失明，也易伴发妄想症状。

本病进展缓慢，多不为周围人所察觉。逐渐发展为一种或一整套比较固定、相互关联的妄想，内容具有一定的现实性并不荒谬，以被害妄想为表现的患者坚信被人以恶意的方式陷害，如权利被侵犯、名誉被玷污、遭受人身迫害等。患者为得到公平的解决搜集证据、反复诉讼，不屈不挠（诉讼狂）。以夸大妄想为表现的患者自命不凡，认为自己才华出众，常夸大自身价值、权力、知识、身份和地位（夸大狂）。以嫉妒妄想为表现的患者坚信配偶对自己不忠，故常对配偶采取跟踪、检查等方式搜集证据，甚至限制配偶日常活动，禁止其独自外出。钟情妄想常见于女性患者，表现为坚信某异性对自己钟情，但对方因某种原因不敢公开表达，只能以眉目传情的方式暗暗表达心意，患者在大胆表露遭到拒绝后，反而认为对方是在考验自己的忠贞，更坚信自己是正确的。此外，有的患者表现为坚信自己有某一躯体缺陷或疾病状态的妄想，因而反复求医、检查，客观事实无法纠正其信念。妄想多持久，有时持续终生。很少出现幻觉，也不出现精神分裂症常见的被控制感、思维被广播等。

妄想性障碍的诊断要点为：①以妄想为主要症状，持续至少 3 个月（DSM-5 要求至少 1 个月）。②妄想内容具有现实性，相对系统、固定。③社会功能良好，很少发生精神衰退。④不符合精神分裂症、心境障碍的诊断标准，妄想不是躯体疾病或某种物质的生理效应所致，也不能用另一种精神障碍来更好地解释。主要应与精神分裂症相鉴别。除了幻听少见，妄想系统、不荒谬外，情感一般保持完好，在不涉及妄想内容时，行为态度和言语均正常。一般不会出现衰退和智能缺损，并有一定的工作和社会适应能力。

抗精神病药可以缓解妄想，但大多数妄想性障碍患者缺乏自知力而不愿求医，即使住院也难以建立良好的医患关系，治疗依从性差。因此对于有敌意、攻击、自杀隐患的患者有必要进行适当的监管和强制性住院治疗，必要时可使用长效针剂。心理干预有助于良好医患关系的建立，提高治疗的依从性，使患者对疾病性质和治疗方法有所了解，但对妄想的作用不佳。病程多呈持续性，有的可终生不愈；但老年后由于体力与精力日趋衰退，症状可有所缓解。个别患者经治疗缓解较彻底。

第三节　急性而短暂的精神病性障碍

急性而短暂的精神病性障碍（acute and transient psychotic disorders）包括了诊断名称不同的一组障碍，共同的特点是：起病急骤，可有精神应激，表现以迅速变化、多种多样的精神病性症状为主，病程短，预后好。

此病目前病因不明，发病可能与性别、遗传因素、应激因素和人格特征有关。精神动力学机制强调患者的精神症状与不恰当的应对机制及患者的继发性获益有关，是患者对被禁止的幻想、不能满足的欲望或逃避痛苦处境的一种防御方式。患者急性起病，发病无预兆，通常在2周内或更短时间内出现精神病性症状，症状多变，每天之间甚至一天之内都有明显变化。表现为片断的妄想或幻觉，且形式多种多样。也有患者出现言语和行为紊乱。当急性起病的精神病性症状持续时间不超过3个月（DSM-5中要求不超过1个月），且精神症状不能用精神分裂症、心境障碍、妄想性障碍及精神活性物质或躯体疾病等所致精神障碍来解释时，可诊断为急性而短暂的精神病性障碍。

抗精神病药治疗见效快、疗效好，但剂量不宜过大，用药时间因人而异，且需进一步研究来揭示。苯二氮䓬类药物可用于短期治疗，疗效好且不良反应较抗精神病药物少而轻，但对精神病性症状的长期治疗收益有限。心理治疗可提高药物治疗效果，预防复发。

思 考 题

1. 精神分裂症可能的病因有哪些？

2. 试举出至少6种有助于诊断精神分裂症的临床症状，诊断精神分裂症除了症状学标准外，还应具备哪些条件？

3. 精神分裂症的前驱期症状有哪些特点？

4. 在诊断精神分裂症时，应注意与哪些精神障碍相鉴别？

5. 精神分裂症的药物治疗原则是什么？此外还有哪些措施？

6. 妄想性障碍与急性而短暂的精神病性障碍的临床特点有哪些？

7. 综合性案例题

患者，女，48岁，农民。主因"疑心、凭空闻声1年余"入院。患者于1年前无明显诱因出现疑心，认为周围的人都在议论自己，讲自己的坏话，别人吐口水也是针对自己，别人的一举一动都和自己有关。称家里都被装了监视器，自己和家人的一举一动都被监视了，有人要害自己的儿子和家人。语乱，称自己被超声波控制。凭空闻声，称耳边听到好多人评论自己的声音，主要是说自己做事慢，挣钱少，长得丑，为此心情不好，很气愤，有时凭空对骂。进食夜眠差。为求治疗，家属送其至当地精神病专科医院住院治疗。

问题：

(1) 根据以上资料提示，患者可能存在哪些症状？

(2) 本患者考虑的诊断是什么？诊断依据是什么？

(3) 针对此患者，治疗方案有哪些？

（王传跃）

第九章

抑 郁 障 碍

第九章数字资源

抑郁障碍（depressive disorder）是以显著而持久的心境低落为主要临床特征的一类心境障碍。临床上主要表现为心境低落，与其处境不相称，可以从闷闷不乐到悲痛欲绝，甚至发生木僵，部分患者会出现明显的焦虑和激越，严重者可以出现幻觉、妄想等精神病性症状。部分患者存在自伤、自杀行为，甚至因此死亡。在整个临床相中，不应出现符合躁狂、轻躁狂发作诊断标准的症状群，一旦出现，应诊断为双相障碍。根据国际疾病分类第11版（ICD-11），抑郁障碍包括：单次发作的抑郁障碍、复发性抑郁障碍、恶劣心境障碍、混合性抑郁焦虑障碍、其他特指的抑郁障碍、抑郁障碍，未特指的。通常所说的抑郁症包括单次发作的抑郁障碍和复发性抑郁障碍。

抑郁症多数为急性或亚急性起病，几乎每个年龄段都有罹患抑郁症的可能，平均起病年龄约25岁，大约40%的患者起病于20岁以前。典型病程为发作性病程，间歇期或长或短，间歇期社会功能相对恢复正常，但也可存在社会功能损害。单次抑郁发作的平均病程约为16周，发作后痊愈平均需要20周左右。若不治疗，病程一般会持续6个月或更久。临床上有20% ~ 30%的抑郁障碍为慢性病程，这个类型会带来更多的医疗问题，且长期预后更差。

经过抗抑郁治疗，大部分抑郁症患者的抑郁症状会缓解。首次抑郁发作缓解后约15% ~ 50%的患者不再复发。第3次以上发作，治疗缓解后未接受维持治疗的患者，复发风险几乎是100%。抑郁症状缓解后，患者一般可恢复到病前功能水平，但有部分患者会有残留症状或趋向慢性化，造成病程迁延。

案 例

患者，男，32岁，已婚，公司职员。因情绪低落、消瘦6个月在妻子陪伴下就诊。现病史：半年前无明显诱因感到闷闷不乐，失眠，没有精力、疲乏无力，注意力难以集中。近2个月脑海里有时冒出一个声音"去死吧"，欲跳楼自杀，生活毫无快乐，兴趣索然，闭门不出，常卧床，生活自理差，食欲差，体重下降6 kg。查体未查及阳性体征，头颅MRI等未见异常。精神检查：意识清晰，语速慢、语量少、语调低。存在假性幻听。对未来感到无望、无助，自我评价下降，有强烈的自杀观念。表情愁苦，哭泣。否认曾有持续4天以上的躁狂症状。

问题：

1. 本患者的诊断及诊断依据是什么？

2. 对于本患者，需要与哪些疾病相鉴别？

3. 对于本患者，目前如何选择治疗方案？

一、流行病学

全球不同国家和地区所报道的抑郁障碍患病率差异较大。一项由国际精神疾病流行病学联盟（ICPE）开展的研究，采用世界卫生组织（WHO）复合式国际诊断访谈（CIDI）调查了来自 10 个国家（美国、欧洲和亚洲）的 37 000 名成年人，发现大多数国家抑郁障碍的终生患病率在 8% ~ 12% 之间，但是不同国家或地区之间仍然存在显著差异，其中美国为 16.9%，而日本仅为 3% 左右。Phillips 等 2001—2005 年对中国 4 个省市进行的流行病学调查资料显示抑郁症月患病率为 2.06%。2013 年的 Meta 分析资料显示我国抑郁症的现患病率为 1.6%，12 个月患病率为 2.3%，终生患病率为 3.3%。2019 年，Lancet Psychiatry 发表了我国最新的精神障碍流行病学调查结果，我国成人抑郁障碍终生患病率为 6.8%，其中抑郁症为 3.4%，心境恶劣障碍为 1.4%，未特定型抑郁障碍为 3.2%。抑郁障碍 12 个月患病率为 3.6%，其中抑郁症为 2.1%，心境恶劣障碍为 1.0%，未特定型抑郁障碍为 1.4%。近年来抑郁障碍发病呈年轻化趋势。2021 年公布的中国儿童青少年精神障碍流行病学调查数据显示我国儿童青少年整体精神障碍流行率为 17.5%，其中抑郁症占 2.0%。约有 41.1% 的抑郁障碍患者共病其他精神障碍，其中 29.8% 的患者共病焦虑障碍，13.1% 的患者共病物质使用障碍，7.7% 的患者共病冲动控制障碍。抑郁障碍在躯体疾病患者中很常见，22% ~ 33% 的躯体疾病住院患者、15% ~ 30% 的急性冠心病患者、20% 的冠心病和充血性心力衰竭患者以及 9% ~ 27% 的糖尿病患者患有抑郁障碍。而积极治疗抑郁症状对改善躯体疾病有效。

目前，国际上推行以伤残调整生命年（disability adjusted life years，DALYs）的减少作为疾病负担的指标，它包括生命年的减少及有能力的生命年的减少。自 2010 年以来，抑郁症已成为中国导致伤残调整生命年的第二大原因。抑郁症与患糖尿病、心脏病和脑卒中等疾病的风险增加有关，从而进一步增加其疾病负担。2019 年公布的全球疾病负担研究报告，无论在全球还是在中国，抑郁障碍在精神障碍中的疾病负担占首位。此外，抑郁症可导致自杀死亡。据估计，全世界每年 800 000 起自杀事件中，多达 50% 发生在抑郁发作中，抑郁症患者死于自杀的可能性几乎是普通人群的 20 倍。然而抑郁障碍的卫生服务利用率却很低，很少获得充分治疗。2021 年发表在 Lancet Psychiatry 上的中国精神卫生调查结果发现，在过去 12 个月被诊断为抑郁障碍的患者中，仅有 9.5% 的患者曾经接受过卫生服务机构的治疗：其中 3.6% 的患者寻求专业精神卫生医生治疗，1.5% 的患者寻求普通医疗，0.3% 的患者寻求公共服务，2.7% 的患者寻求中医和其他治疗，只有 0.5% 的患者得到了充分治疗。

二、病因及发病机制

（一）危险因素

抑郁障碍的发病原因尚不清楚。从危险因素来看，阳性家族史、生活事件、人格缺陷等因素的联合作用可使个体发生抑郁的危险性显著增高。

1. 遗传学因素　家系调查显示 40% ~ 70% 的抑郁障碍患者有遗传倾向。抑郁障碍患者的亲属，特别是一级亲属罹患抑郁障碍的概率高出一般人群 2 ~ 4 倍。双生子调查提示抑郁障碍的遗传度约为 40%，调查发现单卵双胎之间抑郁障碍同病率约 50%，而异卵双胎同病率为 10% ~ 25%。

2. 社会环境及应激事件　应激性生活事件在抑郁障碍的发生中起促发作用。负性生活事件，如丧偶、离婚、婚姻不和谐、失业、严重躯体疾病、家庭成员患重病或突然病故均可导致抑郁障碍的发生。另外，经济状况差、社会阶层低下者也易患本病。童年经历对成年期抑郁障碍的发生有影响。包括亲子分离、幼年丧亲、父母的养育风格、儿童期虐待、亲友关系与社会支持系统及生活事件等。

3．性别因素　成年女性患抑郁障碍的比例高于男性，女性与男性的终生患病率分别为8.0% 和 5.7%，12 个月患病率分别为 4.2% 和 3.0%，这可能与激素水平、心理社会应激以及应激应对模式的差异有关。

4．人格特征　目前较为公认的研究结果是，抑郁障碍与神经质、消极人格特征关系密切。

5．躯体因素　躯体疾病，特别是慢性中枢神经系统疾病或其他慢性躯体疾病可成为抑郁障碍发生的重要危险因素，如恶性肿瘤、帕金森病、脑卒中、甲状腺功能减退、冠心病、自身免疫性疾病、艾滋病等。

（二）病理机制

抑郁障碍的病理机制尚未阐明，但目前研究一致认为，许多相互关联的途径的高度复杂性是抑郁障碍的发病基础。

1．遗传学和表观遗传学　抑郁障碍具有高度多基因遗传形式，多个小效应量的基因位点相互作用并且与环境诱发因素相互作用。迄今为止规模最大的抑郁障碍全基因组关联研究纳入了超过 120 万名受试者，确定了 178 个与抑郁障碍相关的遗传风险位点和 223 个独立的单核苷酸多态性。基于 SNP 计算的抑郁障碍遗传度约为 11.3%，主要涉及的生物学过程包括神经系统发育、脑体积以及突触组装和功能。这些遗传变异和环境应激源相互作用，可能会在细胞和生理水平引起小效应量的改变，并最终增加个体对未来压力事件的易感性。

基因活性的表观遗传调控已被公认为是这些应激源维持持久的分子作用的关键机制。抑郁障碍的许多表观遗传改变，包括 DNA 甲基化，都对应着参与神经元环路形成、投射、功能和可塑性的基因。其他表观遗传机制包括非编码 RNA 和组蛋白修饰等。

2．单胺假说　单胺类神经递质主要涉及 5- 羟色胺（5-HT）、去甲肾上腺素（NE）和多巴胺（DA），它们在大脑发育、情绪调节、应激反应等方面发挥核心作用。抑郁障碍患者存在神经递质水平或神经递质相关神经通路的功能甚至结构的异常。单胺类神经递质假说认为大脑中单胺类神经递质水平的下降会导致抑郁障碍发生；单胺类神经递质受体（5-HT 受体、NE 受体、DA 受体等）的数量和敏感性改变会使神经传递功能受到影响，从而引发抑郁障碍。目前大部分抗抑郁药的药理学作用在于恢复这些系统的正常调节。与此相对应的假说包括 5-HT 系统假说、DA 系统假说、NE 系统假说以及其他的神经递质、神经肽、第二信使系统的异常假说。

3．神经内分泌失调假说　下丘脑 - 垂体 - 肾上腺（hypothalamic-pituitary-adrenal，HPA）轴：通过监测血浆皮质醇含量及 24 h 尿 17- 羟皮质类固醇的水平，发现抑郁障碍患者血浆皮质醇分泌过多，分泌昼夜节律也有改变，无晚间自发性皮质醇分泌抑制，这提示患者可能有 HPA 功能障碍。

下丘脑 - 垂体 - 甲状腺（hypothalamic-pituitary-thyroid，HPT）轴：约 25% 抑郁障碍患者血浆促甲状腺激素的含量显著降低，而游离 T_4 水平显著升高。HPT 轴功能下降与患者对抗抑郁药的低反应性和复发较早有关。部分抑郁障碍患者促甲状腺激素的分泌对促甲状腺激素释放激素反应不敏感，该反应可随症状缓解而逐渐恢复正常。

下丘脑 - 垂体 - 性腺（hypothalamic-pituitary-gonadal，HPG）轴：女性抑郁障碍患者性功能降低，经前期、产后、围绝经期妇女抑郁障碍发病率的升高均提示女性激素与抑郁障碍发病相关联。

4．神经营养因子假说　"抑郁障碍的神经营养因子假说"提出神经营养支持的中断是抑郁障碍相关突触和大脑相关改变的关键机制。神经营养因子是负责神经网络形成、支持和可塑性的生长因子。神经营养因子通过其受体可以激活细胞信号传导通路，负责控制细胞命运决定、轴突与树突的生长、突触修剪以及正常神经元的整体功能。脑源性神经营养因子（brain-derived neurotrophic factor，BDNF）是大型神经营养因子家族中重要成员。研究发现，自杀的抑郁症患者大脑海马内 BDNF 水平较正常水平显著下降，而接受过抗抑郁治疗的自杀患者脑区内 BDNF 的表达量显著高于未接受过治疗者。抑郁障碍会导致海马、前额叶以及杏仁核等脑边缘区的神经元萎缩和丢失，并引起 BDNF 表达下降；而使用抗抑郁药物会促进成年海马神经发生以及 BDNF 表达增加。

5. 炎症假说　人体免疫系统与中枢神经系统具有密切联系。约半数抑郁障碍患者至少共病一种与免疫功能紊乱有关的疾病，抑郁障碍伴随的免疫功能改变既可能是果，进而影响患者的生理功能；也可能是因，由此导致抑郁障碍的形成或迁延。患者存在免疫相关基因多态性、基因表达、细胞因子等的改变。细胞因子水平在抑郁障碍的急性期和缓解期均存在异常，并与症状特征、病程、认知功能、治疗应答和预后相关。多项 Meta 分析提示，抑郁障碍的外周炎性因子水平显著增加，包括 C 反应蛋白（C-Reactive Protein，CRP）、肿瘤坏死因子 α（Tumor Necrosis Factor-α，TNF-α）、白介素 -6（Interleukin-6，IL-6）、IL-1 和 IL-18 等。一个出生队列研究发现 9 岁时血液中 IL-6 高浓度预示着 18 岁时患抑郁症的风险升高。临床试验发现，在抗抑郁药治疗基础上，合并抗炎治疗的抑郁障碍患者的疗效更好。目前通过抗炎途径寻找抑郁障碍的生物标志物与治疗靶点也成为一种新的研究策略。

6. "肠 - 脑轴"假说　体内摄入的营养物质和宿主新陈代谢相结合，和肠道微生物一起，会产生丰富的化学物质（即代谢组），进而在不同水平上潜在影响着生理过程。在脑功能影响方面，一些代谢物可能穿过血脑屏障并直接触发相关通路，或者在外周引起反应而对大脑产生影响，比如改变血液中的激素和细胞因子的分布，或者通过与大脑相关的神经机制来影响。多项基础研究已经证实了肠道微生物群改变和抑郁样行为之间的因果关系。肠道菌群引发抑郁障碍的机制可能与介导炎症发生、激活 HPA 轴以及调控神经递质有关。然而，究竟是抑郁障碍的发生引起肠道菌群变化还是肠道菌群变化导致抑郁障碍的发生仍尚无定论。

三、临床表现

抑郁障碍核心症状主要包括情绪低落、兴趣减退和快感缺失。除此之外，很多抑郁障碍患者还存在心理症状和躯体症状，这些症状常常是相互重叠的，很难简单划一。

（一）核心症状群

1. 情感低落　情感低落是抑郁障碍患者最核心的症状，主要表现为显著而持久的心境低落、忧郁悲观。此类患者可出现抑郁面容，愁眉不展，长吁短叹；常诉"总是高兴不起来"，严重者痛不欲生，泪流不止，常有生不如死、度日如年之感，甚至表示"不如一了百了"。典型病例有昼重夜轻的生物节律改变，也就是早晨上述症状十分明显，下午或夜间可有所缓解。

2. 兴趣减退　患者对以往感兴趣或者喜欢的事物、活动等丧失兴趣，不愿再去进行这些活动，即使勉强去做，也无法从中获得乐趣。行为表现特别懒散被动，常常觉得生活没有一点色彩，但也不愿自行或者在亲朋好友的帮助下去开展一些活动，更甚者整日卧床，拒绝外出及工作。

3. 快感缺失　快感缺失是指患者体验快乐的能力下降，即使是从事自己过去热衷的活动或工作也很难从中感受到快乐。部分患者因此拒绝参加或从事一切活动，部分患者虽然可以勉强自己参加，但仍诉并无法获得快乐。

（二）心理症状群

1．思维迟缓 主要表现为思维联想速度减慢，患者常自诉脑子反应变慢了，学习或工作总是感觉跟不上，无法很快做出决断，觉得脑子仿佛锈住了一样。交谈中明显可以发现患者言语减少、语速变慢、音调降低，严重者甚至无法进行正常交流。

2．认知功能异常 临床就诊的抑郁障碍患者最常见的主诉就是认知功能损害。患者常诉最近记性变得特别差，但对于过去的一些负性事件的记忆却表现为增强；注意力难以集中且无法持久，反应变慢，导致工作、学习效率下降。部分患者还可能出现言语组织、概括能力等的下降。需要注意的是，一部分抑郁障碍的患者即使在抑郁情绪得到缓解后，认知功能仍可能难以恢复。

3．负性认知模式 抑郁障碍患者的负性认知模式主要表现为坚持认为自己是无价值、不值得被爱的，对自己及其周围所处环境持有一种绝望的态度。常见的负性认知模式有：非此即彼（这是一种非常对立的思维，如不是黑的就是白的）；贴标签（给自己或他人贴上不可更改的标签，以此做出结论）；灾难化（对于正在发生或者即将发生的事情固执地认为都会是不好的）；选择性关注（即盲人摸象，一般表现为对部分负面消息过度关注，而不看整体）等。

4．自罪自责 部分抑郁障碍的患者认为目前发生在自己身上或者周围人身上的不好的事情可能都是因为自己的过错，是不能被原谅的，认为自己是家庭以及社会的负担，严重者甚至认为自己必须受到惩罚，乃至达到妄想的程度。

5．焦虑 抑郁障碍的患者常常同时伴有焦虑情绪，可表现为担心、紧张、心慌，甚至出现濒死感等，也可能出现冲动、激越症状。另外，抑郁合并焦虑的患者还可伴有胸闷、气短、尿频尿急、出汗等躯体症状。

6．精神运动性迟滞或激越 抑郁障碍患者可表现出言语和行为显著减少，也就是精神运动性抑制。对于部分无法进行正常交流的患者，患者家属经常诉说患者总是闭门不出，独坐，生活懒散，甚至卧床不起。更为严重者甚至生活不能自理，蓬头垢面。

与此相反的是精神运动性激越，患者主要表现为行为和言语活动明显增加，大脑过度活跃，但交谈中可发现患者总是在固执地思考一些毫无意义的事情，使整个人难以放松，因此会伴有一些搓手顿足、来回踱步、烦躁的症状。

7．自伤、自杀行为和观念 青少年抑郁障碍患者大多存在自伤行为，并且为一种非自杀式的自伤行为，患者诉想通过对自己的皮肤、毛发等的掐、划、抓等行为来缓解内心无法缓解的痛苦，部分甚至演变为自杀行为。抑郁障碍的患者常存在自杀观念或行为，这是抑郁障碍最严重的症状和最危险的后果之一，对此临床医生需保持高度警惕。

8．精神病性症状 部分重度抑郁障碍的患者常常伴有幻觉或妄想等精神病性症状，幻觉主要以听幻觉为主，内容多为与自己相关的评论性或批判性话语。妄想常见的有：罪恶妄想（坚持认为一切都是自己的错，自己应该受到惩罚），无价值妄想（认为自己没有价值，不值得被爱）等。

9．自知力不完整 抑郁障碍的患者自知力大部分是完整的，患者对自己的病情有一定的认识，一般要求主动治疗；但部分症状较为严重的抑郁障碍患者自知力是缺乏的，这类患者常常伴有精神病性症状，无法正确地认识自己的病情，甚至拒绝治疗。

（三）躯体症状群

1．睡眠障碍 大部分抑郁障碍的患者常常伴有睡眠障碍。可表现为入睡困难（最常见）、眠浅易醒、多梦、早醒等。其中以早醒最具有特征性，患者常诉比一般早醒 2 ~ 3 h，且醒后难以入睡。少数非典型的抑郁障碍患者可能出现睡眠过多。

2. 食欲下降　患者常诉食不知味，不想吃饭，但可强迫自己勉强进食，因此部分抑郁障碍患者早期体重无明显改变，但随着症状的加重，患者可能完全丧失进食欲望，甚至出现拒食，导致体重明显下降，严重者出现营养不良。此外，少数患者可表现为食欲亢进、体重增加。

3. 自主神经功能紊乱相关症状　抑郁合并焦虑患者常常出现头疼头晕、胸闷气短、心悸、忽冷忽热、出汗等自主神经功能紊乱的症状，患者为此经常到心血管、内分泌等相关科室就诊。

4. 性功能障碍　部分抑郁障碍患者出现性欲减退，甚至丧失性欲。有些患者虽然勉强维持性行为，但无法从中体验到乐趣。女性抑郁患者可能表现为月经紊乱乃至闭经。

四、诊断标准

目前临床对于抑郁障碍的诊断主要依据 ICD-10，其根据严重程度、病程长短、伴有或不伴有精神病性症状等将抑郁发作分为轻度（F32.0）、中度（F32.1）、重度不伴精神病性症状（F32.2）和重度伴精神病性症状（F32.3）等。在 ICD-10 中，抑郁发作的诊断标准包括三条核心症状：A. 心境低落；B. 过度疲劳；C. 快感缺失。七条附加症状：a. 集中注意和注意的能力降低；b. 自我评价和自信降低；c. 自罪观念和无价值感；d. 认为前途黯淡悲观；e. 自伤或自杀的观念或行为；f. 睡眠障碍；g. 食欲下降。整个发作持续至少 2 周。

1. 轻度抑郁发作　具备至少 2 条核心症状和至少 2 条附加症状。患者的日常生活和工作有一定困难，对患者的社会功能达到轻度影响。

2. 中度抑郁发作　具备至少 2 条核心症状和至少 3 条（最好 4 条）附加症状。并且患者的工作、社交或日常生活存在相当困难。

3. 重度抑郁发作　具备 3 条核心症状和至少 4 条附加症状，患者几乎不可能继续进行正常社交、工作或生活。

五、鉴别诊断

1. 躯体疾病所致的抑郁障碍　抑郁与躯体疾病之间的关系有以下几种情况：①躯体疾病是抑郁障碍的直接原因，即作为抑郁障碍发生的生物学原因，如内分泌系统疾病所致的抑郁发作；②躯体疾病是抑郁障碍发生的诱因，即躯体疾病作为抑郁障碍的心理学因素存在；③躯体疾病与抑郁障碍共病，没有直接的因果关系，但二者之间具有相互促进的作用；④抑郁障碍是躯体疾病的直接原因，如抑郁伴随的躯体症状。鉴别诊断时通过全面的病史询问，详细的躯体、神经系统检查，以及辅助检查获得的重要诊断证据对上述几种情况进行区分。如果躯体疾病的诊断成立，也不能轻率地认定患者的情绪低落完全是由于躯体疾病所致而不给予积极干预。即使躯体疾病是导致抑郁的直接原因，也要进行抗抑郁治疗，抑郁症状改善后也有利于躯体疾病的预后。

2. 脑器质性疾病所致的抑郁障碍　脑器质性疾病如帕金森病、痴呆性疾病、脑血管病等均可引起抑郁障碍。鉴别点主要在于患者有明确的脑器质性疾病，体格检查有阳性体征，实验室检查有相应指标改变，并可出现意识障碍、记忆障碍等，随着原发病的病情变化而波动，既往无抑郁障碍发作史。

3. 精神分裂症　伴有精神病性症状的抑郁发作或抑郁性木僵需与精神分裂症相鉴别。鉴别要点如下：①原发症状：抑郁障碍以心境低落为原发症状，精神病性症状是继发的；精神分裂症通常以思维障碍和情感淡漠等精神病性症状为原发症状，而抑郁症状是继发的。②协调性：抑郁障碍患者的思维、情感和意志行为等精神活动之间尚存在一定的协调性，精神分裂症患者的精神活动之间的协调性缺乏。③病程：抑郁障碍多为间歇性病程，间歇期患者基本处于正常状态；而精神分裂症的病程多为发作进展或持续进展，缓解期常有残留的精神症状；另外患者的病前性格、家族遗传病史、预后以及对治疗的反应等也可有助于鉴别诊断。

4. 双相情感障碍　双相情感障碍是心境障碍的一个主要疾病亚型，其临床表现是在抑郁发作的基础上，存在一次及以上的符合躁狂/轻躁狂的发作史。抑郁障碍的疾病特征是个体的情感、认知、意志行为的全面抑制，双相障碍的疾病特征是情感的不稳定性和转换性。部分抑郁发作患者并不能提供明确的躁狂、轻躁狂发作史，但是具有首次发病年龄早（25岁或更早起病）、双相障碍家族史、伴有精神病性症状、抑郁发作突然且发作次数在5次以上、心境不稳定、易激惹或激越、睡眠和体重增加等临床特征时，对这类抑郁障碍的患者诊治过程中，要高度关注和定期随访评估躁狂发作的可能性，以便及时修正诊断。

5. 焦虑障碍　抑郁障碍和焦虑障碍常共同出现，但却是不同的精神障碍。抑郁障碍以"情感低落"为核心表现，而焦虑障碍的主要特点是"害怕、恐惧、担心"，这两种精神障碍的症状常存在重叠，如抑郁障碍患者和焦虑障碍患者都会有躯体不安、注意力集中困难、睡眠紊乱和疲劳等。焦虑障碍患者的情感表达以焦虑、脆弱为主，存在明显的自主神经功能失调及运动性不安，自知力一般良好，求治心切，病前往往存在引起高级神经系统活动过度紧张的精神因素；抑郁障碍以心境低落为主要临床相，患者自我感觉不佳，觉得痛苦、厌倦、疲劳，躯体化症状较重的患者也可伴有疑病症状；临床工作中需要根据症状的主次及其出现的先后顺序来进行鉴别。

6. 创伤后应激障碍　创伤后应激障碍常伴有抑郁症状，与抑郁障碍的鉴别要点在于，前者在起病前有严重的、灾难性的、对生命有威胁的创伤性事件，如强奸、地震、被虐待后起病，并以创伤事件的闯入性记忆反复出现在意识或者梦境中为特征性症状，以及焦虑或情感麻木、回避与创伤有关的人与事等为主要临床表现，虽然可有轻重不一的抑郁症状，但不是主要临床相，也无晨重夜轻的节律改变；睡眠障碍多为入睡困难，创伤有关的噩梦、梦魇多见，与抑郁发作以早醒为特征表现不同。

 知识拓展

经前期心境不良障碍

经前期心境不良障碍（premenstrual dysphoric disorder，PDD）的基本特征是表现出心境不稳定、易激惹、抑郁、烦躁不安和焦虑症状，在月经周期的经前期反复发作，紧随月经来潮减轻，或在来潮之后减轻。可能伴随行为和躯体症状。症状必须在过去一年发生于绝大多数的月经周期中，而且对工作或社交功能产生负面影响。PDD不属于特定文化的综合征，在美国、欧洲、印度和亚洲都曾观察到这样的个体，尚不清楚发生率是否受种族差异的影响，但症状的频率、强度和表现，以及寻求帮助的模式，可能与文化因素密切相关。

轻度PDD的治疗以非药物干预为主，如对疾病相关知识的健康教育、生活方式改变，以及支持性心理治疗、认知行为治疗等。非药物治疗方式干预无效的患者和中重度患者可以采用药物治疗（如SSRI类抗抑郁药物、激素类药物等）。

六、治疗

（一）治疗原则

1. 全病程治疗　抑郁障碍复发率高达 50% ~ 85%，其中 50% 的患者在疾病发生后 2 年内复发。为改善抑郁障碍患者的预后，降低复燃及复发，现提倡全病程治疗。全病程治疗分为急性期治疗、巩固期治疗和维持期治疗。

急性期治疗（8 ~ 12 周）：以控制症状为主，尽量达到临床治愈，同时促进患者社会功能恢复到病前水平，提高患者生活质量。急性期的疗效决定了患者疾病的结局和预后，需要合理治疗以提高长期预后和促进社会功能康复。

巩固期治疗（4 ~ 9 个月）：在此期间患者病情不稳定，复燃风险较大，原则上应继续使用急性期治疗有效的药物，并强调治疗方案、药物剂量、使用方法保持不变。

维持期治疗：维持治疗时间的研究尚不充分，一般倾向至少 2 ~ 3 年，多次复发（3 次或以上）以及有明显残留症状者主张长期维持治疗。持续、规范的治疗可以有效地降低抑郁症的复燃/复发率。维持治疗结束后，病情稳定可缓慢减药直至终止治疗，一旦发现有复发的早期征象，应迅速恢复原治疗。

2. 个体化合理用药　选择抗抑郁药物时应遵循个体化原则，需结合患者的年龄、性别、伴随疾病、既往治疗史等因素，从安全性、有效性、经济性、适当性等角度为患者选择合适的抗抑郁药物及剂量。如患者伴有睡眠问题则优先考虑可同时改善睡眠的抗抑郁药，对于老年患者则应避免选择不良反应多的药物。

3. 量化评估　在治疗前、治疗中要定期对患者进行评估。不同时期，评估的侧重点不同。治疗前需综合评估患者的病情、躯体情况、社会功能以及社会家庭支持等，在治疗中应重点观察患者症状的变化情况及对药物的反应等。

4. 优化原则　在抑郁障碍患者中，有 20% ~ 30% 经抗抑郁药物治疗无效或效果不佳，属于难治性抑郁。目前难治性抑郁被定义为：在经过 2 种或多种抗抑郁药足量足疗程的治疗后，汉密尔顿抑郁量表（HAMD）减分率 < 20% 的抑郁者。对于难治性抑郁障碍患者，可联合用药，即选择两种作用机制不同的抗抑郁药联合使用以增加疗效，但不主张联用两种以上抗抑郁药。此外，还可根据患者的具体情况考虑联合锂盐、非典型抗精神病药或三碘甲状腺原氨酸治疗，如伴有精神病性症状的抑郁障碍，可考虑采用抗抑郁药和抗精神病药物合用的药物治疗方案。

5. 建立治疗联盟　由于目前尚缺乏对抑郁障碍的客观诊断指标，临床诊断在很大程度上依赖完整真实的病史和全面有效的精神检查，而彼此信任、支持性的医患联盟关系有助于患者在治疗过程中配合。同时应与患者家属建立密切的合作关系，最大限度调动患者的人脉支持系统，形成广泛的治疗联盟，提高患者的治疗依从性。

（二）药物治疗

新型抗抑郁药物：包括选择性 5-羟色胺再摄取抑制剂（SSRIs），如氟西汀等；选择性 5-羟色胺和去甲肾上腺素再摄取抑制剂（SNRIs），如文拉法辛等；去甲肾上腺素和特异性 5-羟色胺能抗抑郁药（NaSSAs），如米氮平；去甲肾上腺素和多巴胺再摄取抑制剂（NDRIs），如安非他酮；5-羟色胺受体拮抗剂/再摄取抑制剂（SARIs），如曲唑酮；褪黑素 MT1/MT2 受体激动剂和 5-羟色胺 2C 受体拮抗剂，如阿戈美拉汀及伏硫西汀。

1. SSRIs　目前用于临床的有氟西汀、舍曲林、帕罗西汀、氟伏沙明、西酞普兰和艾司西酞普兰。急性期治疗中，众多随机对照研究支持 SSRIs 治疗抑郁症的疗效优于安慰剂，不同 SSRIs 药物间的整体疗效无显著性差异。2009 年 Lancet 发表了一篇 Meta 分析，比较了 12 种新型抗抑郁药的急性期疗效，结果显示米氮平、艾司西酞普兰、文拉法辛和舍曲林的疗效优于度洛西汀、氟西汀、氟伏沙明和帕罗西汀；而艾司西酞普兰、舍曲林、安非他酮和西酞普兰的可接受性（中断治疗率）优于其他新型药物。艾司西酞普兰和舍曲林的疗效和耐受性最为平衡。在儿童和青少年药物选择方面，2016 年 Lancet 上发表的 meta 分析结果显示在疗效上氟西汀优于安慰剂，耐受性上也优于其他类型的抗抑郁药如度洛西汀、丙米嗪，故在儿童抗抑郁药物的选择上，氟西汀的疗效和耐受性较为平衡。

2．SNRIs　代表药物为文拉法辛和度洛西汀，具有 5-HT 和 NE 双重摄取抑制作用，高剂量时对 DA 摄取有抑制作用，对 M_1、H_1、α_1 受体作用轻微，不良反应相对较少。此药物特点是疗效与剂量有关，低剂量时作用谱和不良反应与 SSRIs 类似，剂量增高后作用谱加宽，不良反应也相应增加。度洛西汀和其他双重作用机制的 SNRIs 在治疗共病糖尿病性慢性疼痛性躯体症状的抑郁患者比 SSRIs 更有优势，另外度洛西汀也能有效治疗纤维肌痛。文拉法辛的常用剂量为每日 75 ~ 225 mg，普通制剂分 2 ~ 3 次服用，缓释剂日服 1 次；度洛西汀常用剂量为每日 60 mg。

3．NaSSAs　米氮平为此类药物代表，此类药物主要通过阻断中枢突触前 NE 能神经元 α_2 自身受体及异质受体，增强 NE、5-HT 从突触前膜的释放，增强 NE、5-HT 传递及特异阻滞 5-HT$_2$、5-HT$_3$ 受体，此外对 H_1 受体也有一定的亲和力，同时对外周 NE 能神经元突触 α_2 受体也有中等程度的拮抗作用。米氮平对抑郁障碍患者的食欲下降和睡眠紊乱症状改善明显，较少引起性功能障碍。常用治疗剂量为每日 15 ~ 45 mg，分 1 ~ 2 次服用。

4．NDRIs　代表药物为安非他酮。Meta 分析显示安非他酮治疗抑郁症的疗效优于安慰剂，与 SSRIs 相当。对于伴有焦虑症状的抑郁障碍患者，SSRIs 的疗效优于安非他酮，但安非他酮对疲乏、困倦症状的改善要优于某些 SSRIs。安非他酮对体重增加影响较小，甚至可减轻体重，这一点可能适用于超重或肥胖的患者，并且是转躁率最低的抗抑郁药物之一。与安慰剂相比，安非他酮可有效预防抑郁症的复燃和复发，安非他酮还应用于戒烟治疗。常用药物剂量为每日 75 ~ 450 mg，需分次服用。

5．SARIs　代表药物为曲唑酮。此类药物通过抑制突触前膜对 5-HT 的再摄取，并阻断 5-HT$_1$ 受体、突触后 5-HT$_{2A}$ 受体、中枢 α_1 受体发挥作用，具有较好的镇静作用，适用于伴有激越或者睡眠障碍的患者。

6．褪黑素 MT$_1$/MT$_2$ 受体激动剂和 5-HT$_{2c}$ 受体拮抗剂　代表药物为阿戈美拉汀。多项临床研究证实阿戈美拉汀具有明显的抗抑郁作用，此外对于季节性情感障碍也有效。由于作用于褪黑素受体，阿戈美拉汀具有与褪黑素类似的调节睡眠作用，这种对睡眠的改善作用往往在用药第 1 周就会显现。用药剂量范围为每日 25 ~ 50 mg，每日 1 次，睡前服用。使用该药物前需进行基线肝功能检查，血清氨基转移酶超过正常上限 3 倍者不应该使用该药治疗，治疗期间应定期监测肝功能。

7．伏硫西汀（vortioxetine）　为多模式机制新型抗抑郁药物，不仅有助于改善抑郁症的情感症状，还具有改善抑郁患者认知症状的作用。初始剂量和推荐剂量均为 10 mg，每日 1 次。根据患者个体反应进行增减调整。

8．氯胺酮　是一种 N- 甲基 - 天冬氨酸（NMDA）谷氨酸受体拮抗剂，不断有证据表明氯胺酮具有快速抗抑郁效应，部分学者认为"氯胺酮在难治性患者中的快速抗抑郁作用是半个世纪以来抑郁障碍研究的最大突破"，但目前应用于临床还需进一步研究。

传统抗抑郁药物：包括三环类、单胺氧化酶抑制剂（monoamin eoxidase inhibitors，MAOIs）和基于三环类药物开发的四环类药物，由于其耐受性和安全性问题，作为二线推荐药物，目前国内使用的三环类和四环类药物有阿米替林、氯米帕明、丙米嗪、多塞平和马普替林。大量研究证明此类药物可有效治疗抑郁症，其中阿米替林的疗效略优于其他三环类药物。小剂量的多塞平（每日 3 ~ 6 mg）常用于失眠障碍的治疗，氯米帕明的抗强迫疗效较为肯定。

MAOIs 由于其安全性和耐受性问题，以及药物对饮食的限制问题，作为三线推荐药物。MAOIs 可以有效治疗抑郁障碍，常用于其他抗抑郁药治疗无效的抑郁障碍患者。国内仅有吗氯贝胺作为可逆性单胺氧化酶再摄取抑制剂（RMAOIs），与三环类药物疗效相当。

中草药：目前在我国获得国家食品药品监督管理局正式批准治疗抑郁症的药物还包括中草药，主要治疗轻中度抑郁症。主要包括：①圣约翰草提取物片，是从草药（圣约翰草）中提取的一种天然药物，其主要药理成分为贯叶金丝桃素和贯叶连翘，适应于治疗轻、中度抑郁症。②疏肝解郁胶囊，是由贯叶金丝桃、刺五加复方制成的中成药胶囊制剂。治疗轻中度单相抑郁症属肝郁脾虚证者。治疗轻中度抑郁症的疗效与盐酸氟西汀相当，优于安慰剂。③巴戟天寡糖胶囊，治疗轻中度抑郁症，中医辨证属于肾阳虚证者。

（三）心理治疗

对于抑郁障碍患者可采用的心理治疗种类较多，常用的主要有支持性心理治疗、认知治疗、行为治疗、动力学心理治疗、人际心理治疗以及婚姻和家庭治疗等。一般而言，支持性心理治疗可适用于所有就诊对象，各类抑郁障碍患者均可采用或联用；认知行为治疗方法可矫正患者的认知偏差、减轻情感症状、改善行为应对能力，并可减少抑郁障碍的复发；精神动力学的短程心理治疗可用于治疗抑郁障碍的某些亚型，适用对象有所选择；人际心理治疗主要处理抑郁障碍患者的人际问题、提高他们的社会适应能力；婚姻家庭治疗可改善康复期抑郁障碍患者的夫妻关系和家庭关系，减少不良家庭环境对疾病复发的影响。心理治疗对于轻中度抑郁障碍的疗效与抗抑郁药疗效相仿，但对严重的或内源性抑郁往往不能单独使用心理治疗，需在药物治疗基础上联合使用。

（四）物理治疗

1. 电休克治疗（electric convulsive therapy，ECT）　改良电休克治疗（modified electric convulsive therapy，MECT），是目前使用的主要形式。MECT 可快速有效地治疗抑郁症，并可明显降低患者自杀死亡率，其疗效可达 86.7% ~ 94%，优于三环类药物。

2. 重复经颅磁刺激治疗（repetitive transcranial magnetic stimulation treatment，rTMS）　rTMS 是抑郁障碍非药物治疗的重要手段之一，因其无创性而得到逐步推广。rTMS 有中度抗抑郁效果，短期内在改善抑郁症状和自杀行为方面均有效。临床上使用 rTMS 进行治疗时，刺激强度、刺激频率及刺激部位的设置，需根据个体化原则来确定。抑郁症的治疗，通常选用刺激强度为 80% ~ 110% MT，当选用低频刺激时，常为 1 Hz，刺激部位选右侧背外侧前额叶（dorsolateral prefrontal cortex，DLPFC），每次治疗总脉冲数为 1200 ~ 2400 次，治疗次数 10 ~ 20 次；选用高频刺激时，常为 10 ~ 20 Hz，刺激部位选左侧背外侧前额叶，每次治疗总脉冲数为 800 ~ 2000 次，治疗次数 5 ~ 20 次。右侧 DLPFC 低频 rTMS 刺激的安全性高于左侧 DLPFC 高频 rTMS 刺激，诱发抽搐的可能性大大降低，也更容易被患者接受。

3. 迷走神经刺激（vagus nerve stimulation，VNS）　迷走神经在解剖上同大脑中产生和控制情绪的区域存在联系，同时，临床上观察到接受 VNS 治疗的癫痫患者出现情绪改变，因此 VNS 逐步应用于抑郁障碍的治疗。

4. 深部脑刺激（deep brain stimulation，DBS）　对于多种药物、心理和 ECT 治疗效果均较差的慢性抑郁障碍患者，DBS 可使 1/3 患者的症状得以缓解。

5. 经颅直流电刺激（transcranial direct current stimulation，tDCS）　tDCS 是一种非侵

入性的，利用低强度直流电调节大脑皮质神经元活动的神经调控技术，具有改变大脑皮质兴奋性的作用。2008 年更广泛地应用于治疗抑郁、疼痛、癫痫等研究。目前，该技术已经成为认知神经科学、神经康复医学、精神病学的研究热点。目前研究表明，tDCS 对于抑郁症、难治性抑郁、卒中后抑郁均有一定的治疗作用。

知识拓展

抑郁症治疗及预后的"5R"标准

包括：①有效（response）指抑郁症状减轻，汉密尔顿抑郁量表 -17 项（HAMD-17）减分率至少达 50%，或者蒙哥马利 - 艾斯伯格抑郁评分量表（MARDS）减分率达到 50% 以上。②临床治愈（remission）指抑郁症状完全消失时间＞2 周，＜6 个月，HAMD-17 ≤ 7 或者 MARDS ≤ 10，并且社会功能恢复良好。③痊愈（recovery）指患者完全恢复正常或稳定缓解至少 6 个月。④复燃（relapse）指患者病情在临床治愈期出现反复和症状加重。⑤复发（recurrence）指痊愈后一次新的抑郁发作。

七、预后与康复

经过抗抑郁治疗，大部分患者的抑郁症状可缓解或显著减轻，但仍有约 15% 的患者无法达到临床治愈。首次抑郁发作缓解后约半数患者不再复发，但对于 3 次发作及以上或是未接受维持治疗的患者，复发风险可高达 90%。影响复发的因素主要有：①维持治疗的抗抑郁药剂量及使用时间不足；②生活应激事件；③社会适应不良；④慢性躯体疾病；⑤家庭社会支持缺乏；⑥阳性心境障碍家族史等。抑郁症状缓解后，患者的社会功能一般可恢复到病前水平，但有 20% ~ 35% 的患者会有残留症状以及社会功能或职业能力受到不同程度的影响。

抑郁障碍患者的精神康复主要包括：个人生活自理能力的康复、家庭职能的康复、社交技能的康复及职业技能的康复。抑郁障碍患者的康复可以在医院和社区中进行，在欧美发达国家精神残疾康复主要在社区中进行，但我国的社区精神残疾康复系统发展还不够完善，甚至有相当一部分抑郁障碍患者因疾病反复发作或病程慢性化无法正常参与社会生活而长期留在医院，不仅损害了患者康复的信心，也加重了家庭和社会负担。因此结合我国国情来看，精神残疾的院内康复十分重要，应该在患者住院后尽快开展，使其住院期间尽量恢复社会功能，提高治愈率，为社区康复打下良好基础。

思 考 题

1. 简述抑郁障碍的临床表现。
2. 简述抑郁障碍的全病程治疗原则。
3. 简述常用抗抑郁药物的种类。
4. 综合性案例题

患者，男，45 岁。近 10 年间断出现情绪低落、高兴不起来、话少、兴趣减退，对既往喜欢的事情也不愿意去做，脑子反应迟钝、记忆力下降、工作效率低、伴有躯体不适，感觉浑身无力、头痛、胃不舒服，食欲减退、睡眠差、早醒。悲观厌世、觉得活着没意思，曾多次自杀未遂。每次发作持续 1～3 个月，缓解期生活、工作如常。近一个月复发，症状表现如既往发作，但更严重，有强烈自杀观念。

　　问题：

（1）根据上述资料，该患者首先考虑的诊断是什么？

（2）患者目前首选的治疗方案是什么？

（3）针对此患者，你对患者的长期治疗方案及预后有何看法？

（陈景旭　阎立新）

第十章

双 相 障 碍

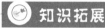 **知识拓展**

心境障碍的历史

心境障碍亦称情感障碍（affective disorders），源于古希腊希波克拉底的"体液学说"和古罗马盖伦的"气质学说"。

1854 年法国 Jules Falret 描述了抑郁和躁狂的临床表现，将之称为循环型障得（folie circulaire），另一位法国医生 Jules GF Ballenger 描述了木僵状态的抑郁。1882 年德国精神病学家 Kahlbaum 首先提出躁狂和抑郁是同一疾病的两个阶段，将以心境高低波动为特征的障碍命名为环性心境障碍（cyclothymia）。1896 年 Kraepelin 提出躁狂抑郁性精神病（manic depressive insanity）的概念，将之视为一个疾病单元。

1951 年 Bleuler 采用情感性精神病这一术语，使其涵盖内容更广。1957 年德国 Leonhard 提出单相障碍与双相障碍的概念，既有躁狂又有抑郁发作称为双相障碍，只有一种发作形式称为单相障碍，这成为 ICD-10、DSM-Ⅳ 诊断标准体系中心境障碍分类的基础，双相障碍与抑郁障碍同属心境障碍章节。

2013 年 DSM-5 面世，心境障碍首次被分为"双相及相关障碍"和"抑郁障碍"两个章节。

双相障碍（bipolar disorder，BD），即双相情感障碍，是指既有躁狂或轻躁狂发作，又有抑郁发作的一类心境障碍（mood disorder），整个病史中包括至少一次轻躁狂、躁狂或混合发作。过去也被称为躁狂抑郁症。躁狂发作时，主要表现为心境高涨、思维奔逸和意志行为增强的"三高"症状；而抑郁发作时，则表现为情绪低落、思维迟缓和意志行为减退的"三低"症状。这两种发作通常被认为处于心境障碍谱系中的两极，病情严重者可伴幻觉、妄想、紧张症等精神病性症状。

双相障碍一般呈发作性病程，躁狂和抑郁常反复循环或交替出现，也可以混合方式存在，每次发作症状往往持续数周至数月，对患者的日常生活和社会功能等产生明显影响。双相障碍通常起病较早，在青春中期到成年早期发病，大部分患者病程前期仅表现为抑郁发作，直至首次出现肯定的躁狂或轻躁狂症状时才得以确诊，从首次情绪事件发作到确诊双相平均需要 5～8 年。双相障碍还具有复发率高、自杀率高的特点，且常共病其他精神障碍如物质滥用、焦虑障碍、人格障碍等，严重影响了患者的社会功能和神经心理发育。

一、流行病学

不同时期进行流行病学调查所采用的疾病概念、诊断标准、调查方法和调查工具不同，故所报道的患病率相差甚远，并且由于不同国家被调查人群的种族、社会、文化的差异，东西方患病率相差也较大。

双相障碍影响全球超过 1% 的人口。据估计，双相Ⅰ型障碍的终生患病率为 0.6%，双相Ⅱ型障碍为 0.4%，更广泛的双相相关障碍为 2.4%。双相Ⅰ型障碍在男性和女性中的患病率几乎相等，但环性心境障碍和双相Ⅱ型障碍在女性中更常见。

双相障碍的自杀率是普通人群自杀率的 20 倍。大约 1/3 ～ 1/2 的双相障碍患者会至少尝试自杀一次，约 15% ～ 20% 的自杀尝试是致命的。自杀未遂的风险因素包括发病年龄较小、女性、抑郁、焦虑、药物滥用和人格障碍共病；完全自杀的危险因素包括一级自杀家族史和男性。未经治疗的患者自杀的风险高于服用心境稳定剂的患者。

双相障碍是导致疾病负担和致残的主要精神障碍之一。根据 2019 年世界卫生组织全球疾病负担数据，双相障碍导致的伤残调整生命年（disability adjusted life years，DALYs）在所有精神障碍中排名第六位。由于双相障碍主要发病于青壮年，按伤残损失生命年（years lived with disability，YLDs）计算，在 15 ～ 24 岁人群中，双相障碍排名第三。

新中国成立后曾长期缺乏对双相障碍的全国范围的流行病学系统调查，对 1984—2013 年的中国大陆地区流调数据的荟萃分析显示，双相障碍的时点患病率、12 个月患病率和终生患病率依次为 0.09%、0.17% 和 0.11%，其中双相Ⅰ型障碍的患病率依次为 0.06%、0.08% 和 0.09%，双相Ⅱ型障碍的时点和终生患病率均为 0.04%。受社会发展、疾病定义和流调方法变化的影响，2010 年前后报告的患病率相比差异明显，分别为 0.12% 和 0.26%。

2019 年中国精神卫生调查结果显示双相障碍终生患病率和 12 个月患病率加权后分别为 0.6% 和 0.5%，其中双相Ⅰ型障碍的加权患病率分别为 0.4% 和 0.3%，双相Ⅱ型障碍两个患病率均 < 0.1%，双相未特定的两个患病率均为 0.1%。双相障碍 12 个月加权患病率男性高于女性（0.5% vs 0.4%），年龄分布上，35 ～ 49 岁年龄组患病率为 0.6%，高于 18 ～ 34 岁组的 0.5% 和 50 ～ 64 岁组的 0.4%。地区分布上，农村地区患病率为 0.5%，高于城市地区的 0.4%。

 知识拓展

DSM-5 双相障碍的分类概念

双相Ⅰ型障碍（bipolar Ⅰ disorder，BD-Ⅰ）和双相Ⅱ型障碍（bipolar Ⅱ disorder，BD-Ⅱ）。

在 DSM-5 分类中，双相障碍有两种主要的类型，分别为双相Ⅰ型障碍和双相Ⅱ型障碍。双相Ⅰ型障碍是有典型的躁狂和抑郁发作，分别达到躁狂发作和抑郁发作的诊断标准；而双相Ⅱ型障碍通常抑郁发作显著而常见，可达到相应诊断标准，但躁狂发作程度较轻，只能满足轻躁狂的诊断标准。轻躁狂在临床上不易识别，因此双相Ⅱ型障碍抑郁发作（双相抑郁）容易被误诊为抑郁障碍（单相抑郁）。在 ICD-11 诊断标准中，也引入了双相Ⅰ型障碍和双相Ⅱ型障碍的概念。但目前国内临床通用的 ICD-10 诊断标准中，尚没有这种分类。

双相及相关障碍（bipolar and related disorders）包括双相Ⅰ型障碍、双相Ⅱ型障碍、环性心境障碍、物质 / 药物所致的双相及相关障碍、由于其他躯体疾病所致的双相及相关障碍、其他特定的双相及相关障碍和未特定的双相及相关障碍。

二、病因及发病机制

双相障碍发病机制目前尚不清楚。遗传因素、神经生化因素和心理社会因素在其发病过程中均有重要作用，基因 - 环境交互作用的多因素模型通常被认为可以较好地解释双相障碍的病因。研究发现双相障碍的同卵双生子发病一致率为40%，而异卵双生子为5.4%，根据该数据计算遗传率为85%（95%CI 73% ~ 93%）。双相障碍的家族史对于双相障碍是最强和最一致的风险因素，有双相障碍的亲属的个体，患病风险平均高于普通人群10倍，风险的大小随亲缘关系的接近而升高。从家族聚集性来看，精神分裂症与双相障碍可能具有相同的遗传起源。

1. 基因　尽管早期关联研究侧重于候选基因，但全基因组关联研究（genome-wide association study，GWAS）已经评估了整个基因组中大量常见变异（单核苷酸多态性）与疾病的关联。这些 GWAS 产生了长期的、可重复的发现。到目前为止，已经在 18 个位点发现了有意义的病因关联，如 *LMAN2L* 的 2q11.2，*TRANK1* 的 3p22.2，以及数个基因的 3p21 等。除了在 GWAS 中检测到的常见变异外，如果罕见变异具有高外显率，也可能与疾病发展有关，会增加患病风险。罕见变异根据其基因组大小分为单核苷酸变异、较小的插入和缺失以及较大的拷贝数变异（CNVs；1 kb 至 3 Mb 的大 DNA 序列的缺失或重复，通常影响几个基因）。但迄今为止 CNV 研究最深入的结果，与其他神经精神疾病（如精神分裂症、孤独谱系障碍和智力障碍）相比，这些对双相障碍的研究还没有产生有力的结果。

2. 环境与医疗风险因素　尽管双相障碍具有很高的遗传性，但也应考虑可以改变其发病过程的环境因素。例如，围产期危险因素，如剖宫产、母亲感染流感、母亲在妊娠期间吸烟和父亲年龄大，都与增加双相障碍的风险有关。儿童期的不良生活境遇、药物滥用，已经被认为是双相障碍的风险因素。此外，由于大多数双相障碍患者都表现出抑郁症状，缺少心境稳定剂的抗抑郁药治疗方案可能会导致轻度躁狂或躁狂发作。与情绪转相的其他疗法包括皮质类固醇、雄激素、电休克疗法（ECT）、异烟肼等。与双相情感障碍风险相关的躯体疾病包括多发性硬化症、卒中、系统性红斑狼疮和内分泌紊乱（如库欣综合征和艾迪生病）。亚临床甲状腺功能减退症与快速循环双相情感障碍密切相关。此外，季节的变化，以及光暴露量的增加也被描述为双相障碍的诱因和过程预测因素。

3. 病理生理因素　过去认为心境障碍是由单胺类神经递质系统失衡引起的，包括 5-HT、NE 能和 DA 能通路，尤其是 DA 能通路。然而，尚未发现这些系统中的单一功能障碍。内分泌功能的改变已在双相障碍中得到广泛研究，特别是下丘脑 - 垂体 - 甲状腺轴和下丘脑 - 垂体 - 肾上腺轴的功能紊乱与双相障碍有关。目前的研究更多地集中在双相障碍中大脑区域的突触和神经可塑性的调节，如前额叶皮质、海马体、杏仁核和边缘系统的其他区域。神经影像学变化是进行性的，包括左额盖部、左梭状回、左额前中皮质和 hipp 区的灰质损失。双相障碍患者死后组织中前额叶皮质的树突棘丢失。影响神经元连接性的细胞和分子改变也在双相障碍中进行研究，包括线粒体功能障碍、内质网应激、神经炎症、氧化、细胞凋亡和表观遗传学变化。然而，由于这类研究仍处于早期阶段，这些途径的功能障碍是否会导致双相障碍尚不清楚。其他研究领域包括使用来自双相障碍患者的诱导多能干细胞（iPSC）的研究，或检测肠 - 脑轴可能作用的研究。肠道微生物群组成或浓度的改变可能会激活免疫炎症过程、改变神经元膜的通透性和氧化应激。双相障碍病程中与临床症状和神经认知损害并行发生的大脑病理性"重新布线"，包括神经退行性变增加、神经元凋亡、神经毒性易感性和神经可塑性改变，这些变化是由炎性细胞因子、皮质类固醇、神经营养因子、线粒体能量生成、氧化应激和神经发生的变化驱动的，与神经进展有关。

三、临床表现

本病的特点是反复（至少两次）出现心境和活动水平明显紊乱的发作，紊乱有时表现为心境高涨、精力和活动增加（躁狂或轻躁狂），有时表现为心境低落、精力降低和活动减少（抑郁）。双相障碍典型的临床表现可有抑郁发作、躁狂发作和混合发作。

1．抑郁发作　见上一章。

2．躁狂发作　躁狂发作（manic episode）的典型临床表现是情感高涨、思维奔逸、活动增多"三高"症状，可伴有夸大观念或妄想、冲动行为等。发作应至少持续1周，并有不同程度的社会功能损害，可给自己或他人造成危险或不良后果。有的患者一生中只出现一次躁狂发作，多数患者呈现反复发作。

（1）情感高涨：是躁狂发作的主要原发症状。典型表现为患者自我感觉良好，主观体验特别愉快，生活快乐、幸福；整日兴高采烈，得意扬扬，笑逐颜开，其高涨的情感具有一定的感染力。症状轻时可能不被视为异常，但了解他（她）的人可以看出这种表现的异常性。有的患者尽管心境高涨，但情绪不稳，时而欢乐愉悦，时而激动易怒。部分患者可表现为易激惹、愤怒、敌意，尤其是当有人指责其不切实际的想法时，动辄暴跳如雷、怒不可遏，甚至可出现破坏及攻击行为，但持续时间较短，易转怒为喜或赔礼道歉。

（2）思维奔逸：患者联想速度明显加快，思维内容丰富多变，自觉脑子聪明，反应敏捷。语量大、语速快、口若悬河，有些自感语言表达跟不上思维速度。联想丰富，概念一个接一个地产生，或引经据典，或高谈阔论，信口开河。由于患者注意力随境转移，思维活动常受周围环境变化的影响致使话题突然改变，讲话的内容常从一个主题很快转到另一个主题，即意念飘忽（flight of ideas），严重时可出现"音联"和"意联"。患者讲话时眉飞色舞或手舞足蹈，常因说话过多而口干舌燥，甚至声音嘶哑。

（3）活动增多、意志行为增强：多为协调性精神运动性兴奋，即内心体验、行为方式与外界环境相协调。患者自觉精力旺盛，能力强，兴趣范围广，想多做事，做大事，想有所作为，因而活动明显增多，整日忙碌不停，但多虎头蛇尾，有始无终。有的表现为喜交往，爱凑热闹，与人一见如故，爱管闲事，爱打抱不平，爱与人开玩笑，爱接近异性；注重打扮装饰，但并不得体，行为轻率或鲁莽（如挥霍、不负责任或不计后果等），自控能力差。患者无疲倦感，声称"全身有使不完的劲"。病情严重时，自我控制能力下降，举止粗鲁，可出现攻击和破坏行为。

（4）夸大观念及夸大妄想：患者的思维内容多与心境高涨一致。在心境高涨的背景上，常出现夸大观念（常涉及健康、容貌、能力地位和财富等），自我评价过高，言语内容夸大，说话漫无边际，认为自己才华出众，出身名门、腰缠万贯、神通广大等，自命不凡，盛气凌人。严重时可达到妄想的程度。有时也可出现关系妄想、被害妄想等，但内容多与现实接近，持续时间也较短。

（5）睡眠需求减少：睡眠明显减少，患者常诉"我的睡眠质量非常高，不愿把有限的时间浪费在睡眠上"，终日奔波但无倦感，是躁狂发作特征之一。

（6）其他症状：可有食欲增加、性欲亢进、有时则可在不适当的场合与人过分亲热而不顾及别人的感受。体格检查可发现瞳孔轻度扩大，心率加快，且有交感神经兴奋症状等。多数患者在疾病的早期即丧失自知力。

躁狂发作可以有不同的严重程度，临床表现较轻的称为轻躁狂（hypomania），患者可存在持续数天的心境高涨、精力充沛、活动增多，有显著的自我感觉良好，注意力不集中、不持久，轻度挥霍，社交活动增多。有时表现为易激惹，行为较鲁莽，但不伴有幻觉妄想等精神病性症状。部分患者有时达不到影响社会功能的程度，一般人常不易察觉。若躁狂发作较重，可伴有精神病性症状（多与心境协调，但也可不协调），明显影响社会功能者称为伴精神病性症状的躁狂。

儿童、老年患者常不典型。儿童患者思维活动较简单，情绪和行为症状较单调，多表现为活动和要求增多。老年患者多表现为夸大、狂妄、倚老卖老和易激惹，有夸大观念及妄想，言语多但较啰嗦。而情感高涨、意念飘忽及活动增多不明显，病程较为迁延。

在心境障碍的长期自然病程中，始终仅有躁狂或轻躁狂发作者很少见，且这些患者的家族史、病前性格、生物学特征、治疗原则及预后等与兼有抑郁发作的双相障碍相似，故 ICD 和 DSM 两大系统均未将单相躁狂单独分类，而是把所有的躁狂和轻躁狂，即使无抑郁发作都视为双相障碍。

3. 混合发作　躁狂症状和抑郁症状可在一次发作中同时出现，如抑郁心境伴以连续数日至数周的活动过度和言语急促，躁狂心境伴有激越、精力和本能活动降低等。抑郁症状和躁狂症状也可快速转换，因日而异，甚至因时而异。如果在目前的疾病发作中，两类症状在大部分时间里都很突出，则应归为混合性发作。

知识拓展

双相障碍的节律性

双相障碍临床常呈现为在情绪稳定期中穿插着躁狂和抑郁的循环交替发作。在很多患者身上还可以观察到明显的季节性发作模式：秋冬季发作抑郁，春夏季发作躁狂。此外，双相障碍患者在睡眠-觉醒周期、生物钟、能量水平升高，内分泌紊乱包括 HPA 轴和褪黑素分泌的改变等方面经常出现节律紊乱现象。

生物节律调控着机体日常生理活动和能量代谢，包括睡眠、进食、情绪、体温、血压、血糖、激素和氧化应激反应等生命活动，生物节律一旦出现紊乱，会严重影响身心健康。

锂盐是一种广泛应用于双相障碍治疗的心境稳定剂。有研究发现锂盐对昼夜节律的调节作用可能与抑制糖原合成激酶 3 有关，这是一种通过磷酸化多种周期蛋白（PER2、CRY2）调节周期的蛋白激酶。

四、诊断标准

本病的特点是反复（至少两次）出现心境和活动水平明显紊乱的发作，紊乱有时表现为心境高涨、精力和活动增加（躁狂或轻躁狂），有时表现为心境低落、精力降低和活动减少（抑郁）。发作间期通常以完全缓解为特征。与其他心境障碍相比，本病在男女发病率上更为接近。躁狂发作通常起病突然，持续时间 2 周至 5 个月不等（中位数约 4 个月）；抑郁持续时间趋长一些（中位数约 6 个月）；但除在老年期外，很少超过一年。两类发作通常都继之于应激性生活事件或其他精神创伤，但应激的存在并非诊断必须。首次发病可见于从童年到老年的任何年龄。发作频率、复发与缓解的形式均有很大变异，但随着时间推移，缓解期有渐短的趋势。中年之后，抑郁发作变得更为常见，持续时间也更长。

在 ICD-10 精神与行为障碍分类中，双相障碍并未包括Ⅰ型和Ⅱ型。而在 ICD-11 中，除包括上述类型外，将环性心境障碍也归入双相障碍。双相Ⅰ型（BP-Ⅰ）指有过一次或多次躁狂或混合发作，又有重度抑郁发作。双相Ⅱ型（BP-Ⅱ）指有过一次或多次轻躁狂发作，又有明显的抑郁发作。环性心境障碍指在至少2年病程的大部分时间内，出现持续的心境不稳定，轻度高涨和轻度低落反复交替出现，但每次发作均不符合躁狂或抑郁发作的诊断标准。ICD-11取消了单次躁狂发作的诊断，单相躁狂发作、药物或物质诱发的躁狂发作，都归类于双相障碍。

　　双相障碍的诊断主要根据病史、临床表现、病程、体格检查和辅助检查，参考诊断标准进行诊断。躁狂发作以显著而持久的情感高涨为主要表现，抑郁发作以显著而持久的情感低落为主要表现，通常患者的思维和行为异常与高涨或低落的心境相协调。病程多为发作性，发作间歇期精神活动正常，既往有类似发作，有助于诊断。体格检查和辅助检查通常无阳性发现。

　　在ICD-10精神与行为障碍分类中文版中，双相障碍翻译为双相情感障碍，共分为10个亚型，各亚型诊断标准如下。

　　1. 双相情感障碍，目前为轻躁狂：目前发作符合轻躁狂标准，及过去必须至少有一次其他情感发作（轻躁狂、躁狂、抑郁或混合性）。

　　2. 双相情感障碍，目前为不伴有精神病性症状的躁狂发作：目前必须符合不伴有精神病性症状的躁狂发作的标准及过去必须至少有一次其他情感发作（轻躁狂、躁狂、抑郁或混合性）。

　　3. 双相情感障碍，目前为伴有精神病性症状的躁狂发作：目前必须符合伴精神病性症状的躁狂发作的标准及过去必须至少有一次其他情感发作（轻躁狂、躁狂、抑郁或混合性）。

　　4. 双相情感障碍，目前为轻度或中度抑郁：目前发作必须符合轻度抑郁发作，或中度抑郁发作的标准，及过去至少有一次轻躁狂、躁狂或混合性的情感发作。

　　5. 双相情感障碍，目前为不伴精神病性症状的重度抑郁发作：目前发作必须符合不伴精神病性症状的重度抑郁发作的标准，及过去至少有一次轻躁狂、躁狂或混合性的情感发作。

　　6. 双相情感障碍，目前为伴精神病性症状的重度抑郁发作：目前发作必须符合伴精神病性症状的重度抑郁发作的标准，及过去至少有一次轻躁狂、躁狂或混合性的情感发作。

　　7. 双相情感障碍，目前为混合状态：患者过去至少有过一次躁狂、轻躁狂或混合性情感发作，目前或表现为混合性状态，或表现为躁狂、轻躁狂及抑郁症状的快速转换。

　　8. 双相情感障碍，目前为缓解状态：患者过去至少有过一次躁狂、轻躁狂或混合性情感发作，且至少另有一次轻躁狂、躁狂、抑郁或混合性情感发作，但患者目前无明显的心境紊乱并已处于这种状态数月。

　　9. 其他双相情感障碍：包括双相障碍Ⅱ型，复发性躁狂发作。

　　10. 双相情感障碍，未特定。

五、鉴别诊断

　　1. 精神分裂症谱系疾病　双相障碍患者可以出现幻觉、妄想等精神病性症状，如患者具有怪异和偏执的妄想时，过度兴奋或明显的不协调的情感常易与精神分裂症尤其是青春型的愚蠢荒唐行为混淆，躁狂发作时易激惹、冲动和好斗，严重时思维联想速度加快以致于患者不能表达出完整的内容，出现思维内容的跳跃，常会被误以为思维散漫，继而被误认为是分裂样精神病的思维障碍，严重的抑郁发作可出现木僵状态，会与精神分裂症的紧张型木僵难以鉴别。鉴别双相障碍与精神分裂症或分裂情感性精神障碍需要特别关注患者的情感症状的特点及社会功能水平、家族史、自然病程和先前病程的特点，其鉴别要点为：

　　（1）原发症状不同：双相障碍以心境高涨或低落为原发症状，而精神分裂症常以思维障碍和情感平淡为原发症状。

（2）精神活动是否协调：双相障碍患者的思维、情感和意志行为等精神活动是协调的，而精神分裂症患者常表现思维松散、情感不协调，行为怪异。

（3）病程特点不同：双相障碍是间歇性病程，间歇期基本正常，而精神分裂症病程呈持续进展性，在首次发作前可能已有前驱期症状，如社会功能下降、生活懒散等，在精神症状缓解后社会功能和认知功能恢复也比较差。

（4）除上述三条，病前性格、家族史、预后和药物治疗反应等也是精神分裂症与双相障碍的鉴别要点。

2．躯体疾病所致双相障碍　躯体疾病、脑器质性疾病等均可引起继发性心境障碍，也可能由于药物本身所致或其他相关治疗所致，躁狂发作因其明显特征性，与躯体疾病并不难鉴别，但可能伴随某些躯体疾病出现，可以通过以下要点鉴别。

（1）躯体疾病一般有明确的疾病史，体格检查有阳性体征，实验室及其他辅助检查有相应指标的改变。

（2）躯体疾病也可导致意识障碍、遗忘综合征及智能障碍，但双相障碍除谵妄性躁狂发作外，一般无记忆障碍及智能障碍。

（3）躯体疾病或药物等所致精神行为改变一般随原发疾病好转，或在有关药物停用后，情感症状相应好转或消失。

（4）躯体疾病很少导致明显的心境高涨，常表现为易激惹、焦虑和紧张等。

3．双相障碍抑郁发作与单相抑郁的鉴别　区分双相抑郁和单相抑郁对于抗抑郁药物的使用具有重要的实践意义，可防止因不当使用抗抑郁药导致的躁狂发作。双相抑郁的诊断准确度一般通过以下几点进行提高：

（1）双相障碍的躁狂或轻躁狂发作的病态情感体验较弱，患者常难以回忆，一般被认为是正常情绪而未采集到病史，应通过侧面评价来获取。

（2）双相障碍抑郁发作与单相抑郁的临床特征存在差异：双相障碍患者抑郁往往发作频繁、急性起病或快速缓解、首次发病年龄早、具有情感波动性、伴精神病性症状、非典型症状、激越、自伤、共病、双相障碍家族史等。单相抑郁特征是情感、认知、意志行为的全面抑制，无确切躁狂或轻躁狂发作史。

（3）识别双相障碍的量表使用应更加全面，对以抑郁发作体验为主诉的患者可使用心境障碍问卷（mood disorder questionnaire，MDQ）、双相谱系诊断量表（bipolar spectrum diagnositic scale，BSDS）和32项轻躁狂症状清单（hypomania check list，HCL-32）等加以鉴别。

4．双相障碍抑郁发作与恶劣心境、环性心境障碍鉴别　双相障碍典型的抑郁发作与恶劣心境存在症状的严重程度不同，或病期的差异，临床上并不难以鉴别。也可通过以下几点进行鉴别。

（1）前者有明显的生物学症状、以内因为主，精神运动性迟滞明显，如食欲减退、体重下降、性欲降低、早醒及晨重夜轻的节律改变；恶劣心境不明显。

（2）前者家族遗传史较明显；恶劣心境发病以心因为主，与人格特点关系密切，家族遗传史不明显。

（3）前者可伴有精神病性症状，后者无。

（4）前者多为自限性病程，后者病期冗长，至少持续2年，且间歇期短。相较于双相障碍，环性心境障碍的严重程度较轻，均不符合躁狂或抑郁发作的诊断标准，且不会出现精神病性症状。

5．应激相关障碍　应激相关障碍中创伤后应激障碍常伴有抑郁，但其与双相抑郁障碍不难鉴别，可以通过创伤后应激障碍的警觉性增高、回避、创伤性再体验等特点进行鉴别。

6．与相关人格障碍鉴别　双相障碍的患者具有人格障碍共病率高的特点。尤其是边缘型人格障碍、表演型人格障碍、自恋型人格障碍。在双相障碍的躁狂发作阶段，其兴奋、易冲动等症状容易与边缘型人格障碍的易激惹性、不稳定性，表演型人格障碍的情感暴发、狂怒，自恋型人格障碍的自我评价过高等特征相混淆，可以通过病程特点和治疗效果鉴别。人格障碍常起病于儿童期或青春期，持续性病程，症状相对稳定，心境稳定剂疗效不佳。双相障碍多起病于成年早期，间歇性病程，心境稳定剂治疗有效，缓解期正常。

六、治疗原则及预后

（一）治疗原则

在充分评估的基础上，采取以心境稳定剂为基础，结合其他精神药物、物理治疗、心理治疗、危机干预等措施的综合治疗，在疾病的不同治疗阶段因需组合、主次有序。同时进行治疗反应、耐受性、安全性、社会功能、生活质量以及药物经济负担方面的量化监测，制定适宜的个体化治疗，根据病情需要及时联合用药。坚持全病程治疗原则以防止反复发作，积极处理共病，鼓励患者和家属共同参与治疗。

双相障碍的治疗包括急性期、巩固期和维持期，治疗目的如下：

（1）急性期治疗：目的是控制症状、缩短病程。注意治疗应充分，并达到完全缓解，以免症状复燃或恶化，一般持续 6 ～ 8 周。

（2）巩固期治疗：目的是防止症状复燃、促使社会功能的恢复。药物（如心境稳定剂）剂量应与急性期相同，合并心理治疗十分必要。一般抑郁发作的巩固治疗时间为 4 ～ 6 个月，躁狂或混合性发作为 2 ～ 3 个月。

（3）维持期治疗：目的在于防止复发，维持良好社会功能，提高患者生活质量。维持治疗的时间因人而异，在密切观察下可适当调整治疗措施和药物治疗的剂量，如有复发迹象，应及时恢复原治疗方案，缓解后应给予更长维持治疗期。

1. 双相躁狂发作的药物治疗

（1）心境稳定剂

1）锂盐：锂盐是治疗双相躁狂发作的首选药物，也是治疗双相障碍的最佳长期治疗药物，在减少自杀风险方面也有一定的作用，有效率 70% ～ 80%。临床中常用碳酸锂，急性躁狂发作治疗剂量一般为每日 600 ～ 2000 mg，维持剂量为每日 500 ～ 1500 mg，老年及体弱者剂量适当减少，一般从小剂量开始，分 2 ～ 3 次服用，3 ～ 5 天逐渐加至治疗剂量，一般起效时间为 2 ～ 4 周。由于其治疗血锂浓度与中毒血锂浓度比较接近，在治疗中应根据病情、治疗反应和血锂浓度调整剂量，定期对血锂浓度进行监测，在肾排泄受到损害的患者中应谨慎使用。急性期治疗血锂浓度应维持在 0.6 ～ 1.2 mmol/L，维持治疗的浓度为 0.4 ～ 0.8 mmol/L，血锂浓度的上限不宜超过 1.4 mmol/L。临床中使用锂盐起效前，为了控制患者的高度兴奋症状，可联用非典型抗精神病药物、苯二氮䓬类药物。在合并电抽搐治疗时，由于锂盐具有加强肌肉松弛剂的作用，使呼吸恢复缓慢，故锂盐剂量宜小。

锂盐治疗的常见不良反应包括乏力、烦渴、腹泻、多尿、震颤等。长期应用锂盐可能导致甲状腺功能低下及肾功能异常，故应定期检测甲状腺功能及肾功能。锂盐中毒可表现为恶心、呕吐、意识模糊、共济失调、高热、昏迷、反射亢进、心律失常、血压下降等，必须及早识别，发现后应立即停药，并及时抢救。

2）抗惊厥药：一般当碳酸锂治疗效果不佳或不能耐受时选用，临床常用丙戊酸盐（钠盐或镁盐）和卡马西平，其中丙戊酸治疗双相障碍已通过美国 FDA 的批准。研究显示，丙戊酸盐对急性躁狂发作的疗效与锂盐相当，而对快速循环发作及混合性发作效果优于锂盐，并对双相障碍有预防复发的作用。治疗剂量范围为每日 800 ~ 2000 mg，有效血药浓度为 50 ~ 120 μg/ml，通常在用药第 5 天后开始起效。丙戊酸盐可以联合锂盐治疗，联合治疗疗效优于丙戊酸单药治疗，但是药物剂量应适当降低。丙戊酸盐常见不良反应为胃肠道症状、镇静、震颤、脱发和体重增加等，少有的反应包括肝毒副作用和胰腺炎。白细胞减少与严重肝疾病者禁用。卡马西平适用于锂盐治疗无效、快速循环发作或混合发作的患者。急性期治疗剂量为每日 600 ~ 1200 mg，治疗血药浓度为 6 ~ 12 μg/ml，治疗作用通常在服药的 4 ~ 8 周较为明显。卡马西平常见不良反应有复视、视物模糊、共济失调、恶心等。少见粒细胞缺乏、肝功能衰竭、剥脱性皮炎，治疗期间需监测血象及肝功能。奥卡西平是卡马西平的 10- 酮类衍生物，对双相障碍躁狂发作疗效肯定，疗效与卡马西平相当，但不良反应少，耐受性好。拉莫三嗪具有心境稳定作用和抗抑郁作用，对双相抑郁、快速循环和混合发作效果良好，并能增强锂盐的疗效。其他新型的抗惊厥药物也被纳入双相障碍的研究，包括加巴喷丁、托吡酯等，但还没有寻求到足够的循证医学证据。

（2）抗精神病药物：抗精神病药物在治疗急性躁狂和预防双相障碍中都有确切的作用，其疗效也受到荟萃分析及国内外治疗指南的支持。相较于心境稳定剂，奥氮平、利培酮、氟哌啶醇似乎具有相当或更快的抗躁狂作用，此外氯丙嗪、氯氮平、喹硫平、阿立哌唑、齐拉西酮、鲁拉西酮等均能有效地控制双相障碍的某些临床阶段。研究显示，鲁拉西酮针对老年双相障碍患者的长期治疗，体质量和代谢参数的变化很轻微，转为轻躁狂或躁狂的概率低，耐受性好。对伴有严重兴奋、激惹、攻击或伴有精神病性症状的急性躁狂患者，联合抗精神病药物是适当的短期临床策略。目前尚缺乏抗精神病药物在双相障碍中的临床使用规范，上述药物的使用及不良反应可参照本书相关章节。

（3）苯二氮䓬类药物：苯二氮䓬类药物可能是治疗躁狂症的有效辅助手段，因为它们能缓解紧张，改善睡眠，可以控制兴奋、激惹等急性症状，一般在躁狂发作治疗早期开始使用，为防止药物依赖，在心境稳定剂的疗效产生后应停止使用。

2. 双相障碍抑郁发作的药物治疗

（1）单独使用心境稳定剂，如前所述，心境稳定剂不仅对躁狂发作具有治疗和预防作用，对双相抑郁同样有效，且极少引起转躁或快速循环。锂盐与丙戊酸盐均可用于双相抑郁的急性期及维持期治疗，血锂浓度建议 0.6 ~ 1.2 mmol/L。拉莫三嗪为抗惊厥药，目前的研究集中于双相抑郁急性期及维持期的治疗。起始剂量每日 25 mg，治疗剂量为每日 100 ~ 400 mg，一般不宜超过 200 mg。主要不良反应有镇静、眩晕、震颤，易引起皮疹，故加药速度应缓慢，药物合并使用时更应调整用量。

（2）目前有足够循证医学证据支持的抗精神病药物也可以作为双相抑郁治疗手段，如美国 FDA 已批准喹硫平和奥氮平在双相抑郁中使用，但要注意的是，对于双相障碍仍然以心境稳定剂治疗为主。

（3）心境稳定剂与抗抑郁药物联合使用：原则上不单一使用抗抑郁药。以下几种情况可考虑联用抗抑郁药物：①单独使用心境稳定剂治疗无效的患者，特别是双相Ⅱ型抑郁发作的患者；②抑郁症状严重；③抑郁发作持续时间很长，如长达 4 周及以上；④既往治疗经验提示只有使用抗抑郁药物才有效。抗抑郁药均有转躁风险，尽量避免选用转躁风险大的抗抑郁药，按目前的循证医学证据提示，转躁风险从小到大依次为安非他酮、SSRIs、SNRIs、TCAs。

3. 双相障碍混合发作的药物治疗　抗惊厥药（丙戊酸盐、卡马西平等）、锂盐和第二代抗精神病药（喹硫平、奥氮平、利培酮、帕利哌酮、阿立哌唑等）可用于双相障碍混合发作的治疗，若疗效不佳建议使用丙戊酸盐 / 锂盐联合第二代抗精神病药。三环抗抑郁药、文拉法辛、度洛西汀、瑞波西汀不得用于混合状态。

4. 改良电休克治疗 适用于双相障碍的急性重症躁狂发作、极度兴奋躁动、严重抑郁、自杀、拒食、木僵、药物疗效不佳或不能耐受药物的患者。改良电休克可单独应用，但一般合并药物治疗。合并使用时适当减少药物剂量，疗程可根据患者的耐受性及治疗反应相应调整，在电休克治疗后仍需用药物维持治疗。

5. 其他治疗 心理治疗应在双相障碍患者治疗的不同时期进行，给予患者全面支持，提高患者的治疗依从性和恢复心理社会功能。治疗技术包括认知行为治疗、正念治疗、人际与社会节律治疗、家庭治疗、人际关系疗法等，良好的心理治疗及心理健康教育对稳定患者情绪、提高依从性等有帮助。群体心理教育和系统护理管理等均有一定疗效。心理治疗与药物治疗相联合是目前对于双相障碍的最佳管理策略，疗效优于单用药物治疗，表现在服药依从性较好，病情的稳定性较强，再住院率较低，社会心理功能较好。除此之外，光疗、音乐治疗、工娱治疗、针灸、瑜伽、锻炼等对患者有辅助治疗作用。

（二）预后

双相障碍是一类容易复发的疾病，高达40%的双相障碍患者在一年内复发，绝大多数双相障碍患者可有多次复发，终生复发率90%以上，10%转为慢性，约15%自杀死亡。长期反复的情感发作，可导致患者人格改变。循证医学证据显示双相障碍的预后与多种因素有关，包括起病年龄、病程特点、是否伴有精神病性特征、是否经规范治疗、家庭及社会支持等。

长期随访研究发现，双相障碍患者反复发作，主张应长期服用锂盐预防性治疗。而服用锂盐预防性治疗，可有效防止躁狂或双相抑郁的复发，且预防躁狂发作更有效，有效率达80%。心理治疗和社会支持系统对预防本病复发也有非常重要的作用，应尽可能解除或减轻患者过重的心理负担和压力，帮助患者解决生活和工作中的实际困难及问题，提高患者应对能力，并积极为其创造良好的环境，以防复发。

 知识拓展

双相障碍患者前驱期症状

前驱期一般是指首次出现前驱期症状到疾病完全发作出现特征性症状或体征之间的时间间隔。前驱期症状是预示疾病全面发作的一些早期症状和体征，包括认知、情感和行为等方面，是针对早期发现和预防而提出的概念。

双相障碍的前驱期症状主要是指一次抑郁、躁狂/轻躁狂完全发作之前一段症状特点突出的时期，包括认知、情感、行为、睡眠、饮食等方面的早期表现，这些症状的出现预示着该疾病即将全面发作。躁狂前驱症状中常见情绪高涨、情绪不稳定、精力旺盛、活动增多、思维反应快速、话多、睡眠节律紊乱等，抑郁前驱症状常见情绪低落、悲伤、注意力不集中、记忆力下降、精神不振、睡眠障碍等。躁狂的前驱期较抑郁的前驱期长，首发躁狂的前驱期病程多潜隐起病。

双相障碍前驱症状的研究对于早发现、早干预、早诊断和早治疗有重要意义，对改善预后也有一定的帮助。

思 考 题

1. 试述双相障碍的诊断要点。

2. 简述双相障碍抑郁发作与单相抑郁的鉴别要点。

3. 简述双相障碍的治疗原则。

4. 综合性案例题

患者，女，20 岁，大二学生。患者读高三时自感学习压力大，出现紧张焦虑，担心日后的各种事情，对未来觉得很迷茫。情绪低落，高兴不起来，悲观，觉得一切都没有意义。有自伤行为，经常用小刀划胳膊。上课时注意力不能集中。进食夜眠差。就诊于精神科门诊，服用舍曲林治疗，情绪逐渐缓解。坚持服药。高考结束后停药。大一期间生活学习如常。10 天前突然出现兴奋话多，诉脑子反应灵活，夸大自己的能力，说只要复习半个月就能通过 GRE 考试，将来要成为亿万富豪。疑心重，认为自己财产太多会招来杀身之祸，不敢到外面吃饭，坚信有人会下毒。情绪不稳定，脾气大，家人不顺从自己时就大发雷霆，有时冲动打骂家人。夜晚睡眠差，几乎通宵不眠，但精力仍旺盛，凌晨 3 点出去跑步。

问题：

(1) 以上资料提示，患者可能存在哪些精神症状？

(2) 此患者你考虑诊断是什么，诊断依据是什么？

(3) 针对此患者，你有何治疗计划？

(4) 此患者的预后如何？

（张 玲 陈 敏）

焦 虑 障 碍

第十一章数字资源

焦虑障碍（anxiety disorder）是指在没有脑器质性疾病或其他精神疾病的情况下，以精神和躯体的焦虑症状或以防止焦虑的行为为主要特点的一组精神障碍。精神焦虑是指一种提心吊胆、恐惧和忧虑的内心体验并伴有紧张不安；躯体焦虑是在精神焦虑基础上伴发的自主神经功能紊乱症状，如心悸、胸闷、气短、出汗等。

在 19 世纪末，弗洛伊德首先提出应将以焦虑症状为主要表现的病例与神经衰弱分开，并称之为焦虑性神经症。由于人们对疾病特征与病因认识的不断深入，焦虑障碍的概念和范围也发生改变。ICD-10 将这一类障碍归为"神经症性、应激相关及躯体形式障碍"的类别。DSM-Ⅳ中停用了神经症的概念，提出"焦虑障碍"的诊断，并归于"焦虑和躯体疾病障碍"疾病单元。DSM-5 将"焦虑障碍"列为独立的疾病单元，并将 DSM-Ⅳ焦虑障碍中强迫障碍和创伤后应激障碍独立出来，并新纳入分离焦虑障碍和选择性缄默症的诊断。

本章将以 ICD-10 分类为基础，介绍焦虑障碍中的几种常见疾病，即恐怖性焦虑障碍、惊恐障碍和广泛性焦虑障碍。

 知识拓展

焦虑与病理性焦虑

焦虑是一种情绪反应，在正常人也可以经常体验到。面临考试、棘手的问题时大多数人会感到压力、紧张，这些压力可以激发个人的内在动力，积极寻求资源，应对困难，从而解决问题。所以，焦虑具有积极的意义。

病理性焦虑是指持续地、无原因地感到紧张不安或无现实基础地预感到灾难、威胁或大难临头，同时伴有明显的自主神经功能紊乱及运动性不安，患者感到痛苦，日常生活工作或学习受到影响。

病理性焦虑具有以下特点：焦虑的程度没有现实基础或与环境不相称；焦虑导致个体精神痛苦和自我效能下降；焦虑往往与人格有一定关系，并不随着客观问题的解决而消失。

知识拓展

ICD-10 与 ICD-11 焦虑障碍分类的主要差异

ICD-10 类别名称	ICD-11 类别名称	变化要点及依据
广泛性焦虑障碍	广泛性焦虑障碍	根据现有证据进行重新定义；增加了对日常生活多方面的担忧及可能的生理表现，增加对症状持续时间的要求； 可与其他精神与行为障碍共存
惊恐障碍 （间歇发作性焦虑）	惊恐障碍	惊恐发作概念与 ICD-10 相似；可独自发病或与场所恐惧症共存
广场恐怖 限定词： 不伴惊恐发作 伴惊恐发作	场所恐惧症	中文译文用"场所"替代"广场"，是基于 ICD-11 对多种恐惧情境的涵盖；取消场所恐怖症和惊恐障碍的等级限定； 在 ICD-11 中两种疾病可同时存在，取消 ICD-10"伴/不伴惊恐发作"的限定
特定的（孤立的）恐怖	特定恐惧症	概念基本未变；在 ICD-11 中，除外主动回避，忍受接触恐惧刺激而产生的强烈焦虑也是一种行为结果
社交恐怖	社交焦虑障碍	概念基本未变
童年离别焦虑障碍： 归类于"通常起病于童年与少年期的行为与情绪障碍"	分离性焦虑障碍	ICD-11 将该诊断归类于焦虑及恐惧相关障碍；当忧虑的焦点主要集中于孩子或伴侣时，可在成年人中做出该诊断
选择性缄默症： 归类于"通常起病于童年与少年期的行为与情绪障碍"	选择性缄默症	ICD-11 将该诊断归类于焦虑及恐惧相关障碍；概念与 ICD-10 相似
混合性焦虑与抑郁障碍	混合性抑郁和焦虑障碍；归类于心境障碍分组	归类于心境障碍分组，强调与抑郁障碍有更大的症状关联，也可在焦虑与恐惧相关障碍分组中交叉引用

第一节　恐怖性焦虑障碍

　　恐怖性焦虑障碍（phobic anxiety disorder），又称为恐惧症（phobia）、恐怖症，是一种以不合理或过分地惧怕外界客体或处境为主的精神障碍。患者明知不必要，但仍不能防止恐怖的发生，恐怖发作时常常伴有明显的焦虑和自主神经功能紊乱。患者极力回避所恐惧的处境或客体、或常带着畏惧去忍受，其正常生活受到影响。恐怖性焦虑障碍主要表现为广场恐怖、社交恐怖和特定的（孤立的）恐怖。

一、流行病学

　　国外资料显示广场恐怖 12 个月患病率为 0.9% ～ 6.1%，社交恐怖为 1.9% ～ 13.7%，特定恐怖为 7.7% ～ 14.4%。我国恐怖性焦虑障碍的 12 个月患病率较低，广场恐怖为 0.2%，社交恐怖为 0.4%，特定恐怖为 2.0%。中青年患病率较高，发病年龄多在成年早期（20 岁左右）。除社交恐怖外，多数恐怖女性多于男性。广场恐怖最为常见，近年来社交恐怖也有所增加。

二、病因与发病机制研究

（一）生物学因素

1. 遗传因素　家系研究发现广场恐怖患者的亲属患病风险显著高于对照；双生子研究显示同卵双生子的同病风险增高，提示广场恐怖可能与遗传因素有关。双生子和家系研究提示，遗传因素在社交恐怖的发病中具有一定作用，可以解释社交恐怖 25% ～ 37% 的病因。研究资料显示特定恐怖具有家族聚集性，说明遗传因素可能在其发病中起一定作用。

2. 神经生化因素　影响 5- 羟色胺或（和）去甲肾上腺素的抗抑郁药和影响 γ- 氨基丁酸系统的抗焦虑药可以缓解或减轻恐怖症的临床症状。神经生化、神经内分泌和临床精神药理的研究初步发现去甲肾上腺素、5- 羟色胺和 γ- 氨基丁酸系统，以及下丘脑 - 垂体 - 肾上腺轴可与恐怖症的发生有关。但研究结果并不一致，仍需要进一步探索。

3. 神经影像学因素　社交恐怖可能与基底节和纹状体的多巴胺功能障碍有关。此外，杏仁核活性的增强在社交恐怖的发病机制中也可能起着重要的作用。

（二）心理社会因素

有资料显示恐怖性焦虑障碍与心理社会因素有关，部分患者具有胆小、内向、被动、害羞、焦虑、依赖等心理素质；近 2/3 的患者病前能够追溯到与其发病有关的生活事件。精神动力学派强调患者童年的经历，如批评性遭遇、羞辱、丧失父母、父母分离或不和等，在成年后生活事件的诱发下，通过置换、投射和逃避等防御机制将内在客体关系外在化，从而表现出恐怖。行为主义学派强调条件性学习在恐怖性焦虑障碍发病中的作用，认为恐怖性焦虑障碍是患者通过条件学习和自我强化而固定下来的习惯性行为。认知理论认为恐怖性焦虑障碍是患者对所害怕情景或事物的危险性扩大化的结果。

三、临床表现

恐怖性焦虑障碍临床表现多种多样，主要表现为以下三种类型。

（一）广场恐怖

广场恐怖（agoraphobia）又称场所恐惧，是恐怖性焦虑障碍中最常见的一种类型。主要表现为对某些特定场所的恐怖、害怕，如广场、黑暗和（或）拥挤的场所、交通工具等。患者过分担心在上述情境时发生危险而自己不能及时逃离。因此，患者越来越依赖他人的陪伴，有些患者因此常常把自己困在家里，不敢出门，其社会功能受到严重影响。

（二）社交恐怖

社交恐怖（social phobia）患者主要表现为对社交场合和人际接触的过分担心、害怕和紧张，可表现为对孤立的社交情形的恐怖。如患者害怕在公共场合说话或进食、害怕开会或参加聚会，担心自己做出一些难堪的行为而使自己感到窘迫、尴尬等；在公共场合与人接触担心自己脸红（脸红恐惧）、恐惧与他人目光对视（对视恐惧），或害怕别人发现自己的不安窘相和内心秘密等。也有的患者对广泛性的社交情形恐怖，如恐怖所有的社交情形（除家庭情景外）。患者有明显的回避行为，严重者可导致完全的社会隔离。

（三）特定恐怖

特定恐怖（specific phobia）又称单纯恐怖症（simple phobia）。大多发生于儿童早期，女孩多于男孩，部分严重患者可持续到成年。特定恐怖症是指对某些情境或客体的非理性恐惧，患者极力回避所恐惧的情境或客体。常见的恐怖情境或客体有动物（如昆虫、鼠、蛇等）、特定自然环境（黑暗、雷电等）、高处、鲜血、外伤、打针、手术或尖锐锋利物品等。其中，害怕血液—注射—创伤类型的恐怖表现为血管舒张，心搏减慢，甚至晕厥。当患者与这些事物接触时，会产生强烈的情绪及生理反应，并采取一定的回避行为。

案例 11-1

患者，女，29 岁，教师。因大学期间恋爱失败，一度不自信，后被安排相亲，均因各种原因失败，自卑感加重。近两年渐发展到不敢与异性目光接触，有意躲避异性，必须与异性接触时感到紧张，出现心悸、头晕、出汗，情绪不稳，甚至面对男性学生仍出现类似情况，严重影响工作和生活。

问题：
1. 该患者最可能的诊断是什么？
2. 如何对该患者进行治疗？

四、诊断与鉴别诊断

（一）诊断要点

恐怖性焦虑障碍的诊断主要依据患者的主要临床表现，其主要的诊断要点有：

1. 心理症状或自主神经症状必须是焦虑的原发表现，而不是继发于其他症状，如强迫思维或妄想。

2. 广场恐怖的焦虑必须局限或主要发生在以下情景中的两种：人群、公共场所、离家旅行、独自出行；社交恐怖的焦虑须局限或主要发生在社交情景；特定恐怖的焦虑必须局限于面对特定的恐怖情景或物体时。

3. 对恐怖情景/物体的回避行为必须是突出特征。

恐怖性焦虑障碍的病程持续 1 个月以上，患者非常痛苦，社会功能受到不同程度的损害。

（二）鉴别诊断

1. **广泛性焦虑障碍**　广泛性焦虑障碍主要表现为没有具体客观对象的紧张、害怕，担心的事情变化不定，且回避行为不明显可与恐怖性焦虑障碍鉴别。

2. **惊恐障碍**　惊恐障碍患者担心惊恐发作，不敢出门或需要他人陪伴，与场所的关系不大，没有固定的诱发因素。

3. 强迫障碍　强迫障碍患者担心、害怕的对象是自己的强迫观念或行为，而不是客观现实中的客体或处境，而且具有强烈的控制意愿，同时有明显的强迫观念或行为，但回避行为不明显。

4. 精神分裂症　精神分裂症在幻觉或被害妄想的影响下可以出现类似恐怖性焦虑障碍的恐惧症状，通过深入了解其特征性症状如精神病性症状（幻觉、妄想、联想过程障碍等）和自知力受损，而不具备明确的恐怖对象特点等可进行鉴别。

五、治疗

（一）药物治疗

目前临床上治疗恐怖性焦虑障碍常用的一线药物是 SSRIs 药物，如帕罗西汀、舍曲林、氟西汀等。强调单一用药，起始剂量要小，最长服药 6 周才能显效，一般需要服用 9～12 个月。SNRIs 类药物治疗恐怖性焦虑障碍也有效。β- 受体阻断剂（普萘洛尔）具有缓解自主神经兴奋有关的躯体症状，传统抗抑郁药物（如丙米嗪）治疗社交恐怖有一定效果。苯二氮䓬类药物可以用于缓解恐怖性焦虑障碍的焦虑症状，常用的药物有氯硝西泮、阿普唑仑、劳拉西泮等。但抗焦虑药物作用不持久，且有依赖性的缺点。

（二）心理治疗

心理治疗是治疗恐怖性焦虑障碍的主要方法。常用的心理治疗方法有认知行为治疗、系统脱敏治疗、暴露或冲击疗法。基于认知心理生理模型的惊恐控制治疗技术如呼吸控制技术、认知重建技术和焦虑、惊恐教育和暴露疗法常用于广场恐怖的治疗。认知行为治疗和系统脱敏治疗用于治疗社交恐怖和特定恐怖。资料显示，认知行为治疗对于恐怖性焦虑障碍具有明确疗效，认知行为治疗对社交恐怖效果更好。认知行为治疗疗效保持的时间要比药物治疗的疗效更持久。

六、病程与预后

一般来说，广场恐怖的远期预后较好，部分患者转为慢性，社会功能受到不同程度的影响；社交恐怖呈慢性病程，平均病程约 20 年，常继发社会功能障碍；发病于儿童期的特定恐怖随着年龄增长自然消退，若症状持续到成年或较晚发病者会发展为慢性病程。一般来说，病前人格健康、起病急、有明确的发病原因、有良好的社会支持、病程短、治疗动机较高者，预后较好。

第二节　惊恐障碍

惊恐障碍（panic disorder，PD）又称急性焦虑障碍，是以反复的惊恐发作为主要原发症状的焦虑障碍。惊恐发作并不局限于特定的情境，具有不可预测性。惊恐障碍一般急性起病，患者常体验到濒死感或失控感，并伴有自主神经功能紊乱等症状。

一、流行病学

由于诊断标准的变化，不同国家、不同时期惊恐障碍的患病率差异较大。黄悦勤等对中国精神障碍患病率进行了横断面流行病学研究，结果显示惊恐障碍终生患病率为0.5%，12个月患病率为0.3%（N=32 552）；国外流行病学资料显示，惊恐障碍终生患病率为0.5% ~ 4.7%，有1/3 ~ 1/2的惊恐障碍患者伴有广场恐怖症的症状。惊恐障碍起病的第一个高峰是青少年晚期或成年早期，第二个高峰是在45 ~ 54岁，65岁以后起病者罕见。

二、病因与发病机制研究

（一）生物学因素

1. 遗传因素　双生子研究发现，惊恐障碍患者单卵双生子同病率（80% ~ 90%）显著高于双卵双生子（10% ~ 15%）。

2. 神经生化因素　影响大脑额叶及边缘系统中去甲肾上腺素能系统、γ-氨基丁酸能系统、多巴胺能系统和5-羟色胺系统的药物可以缓解患者的惊恐症状。静脉注射乳酸钠或吸入5% ~ 35% CO_2可诱发患者的惊恐发作。

3. 神经影像学研究　脑影像学研究显示，惊恐障碍患者右侧颞中回、眶额内侧皮质体积减少；左前扣带回背侧损伤可导致惊恐障碍；惊恐障碍患者伴有双侧颞叶、杏仁核、海马结构和功能的改变。

（二）心理社会因素

精神动力学派认为患者的惊恐发作是压抑在无意识领域中的创伤（如与父母分离、躯体或性的幼年创伤等），在外界情境因素的促发下，通过对抗无意识冲突而形成的；认知行为学派认为惊恐障碍是焦虑恐惧反应与某中性刺激结合，通过学习而产生的结果，惊恐障碍的症状是患者对自己的躯体感受过度敏感，并进行灾难化解释和评价的结果。惊恐障碍的发病与人格特征没有明确的关系。

三、临床表现

（一）惊恐发作

典型惊恐发作往往发生在日常活动时（吃饭、看电视、逛街等），患者体验到突然发作的、不可抗拒的害怕、恐惧、忧虑和一种厄运将至的感觉。其主要症状包括气促和窒息感、哽噎感、心悸和心率增加、胸部不适或疼痛、出汗、眩晕、失去平衡感或要昏厥、恶心或腹部不适、人格解体或现实解体、麻木或针刺感、潮热或发冷、震颤或发抖、害怕即将死亡、害怕发疯或失去控制。临床上患者不会同时出现上述所有的症状，而是仅出现其中的某一种或某几种症状。每次发作通常持续 5 ~ 20 min，很少长至 1 h。惊恐发作的特点为突然产生的焦虑，反应严重且担心会有灾难性的后果。

（二）预期焦虑与回避行为

多数患者在首次惊恐发作后和两次发作的间歇期，常表现为反复担心再次出现相似发作，因而惶惶不可终日，有时伴有自主神经功能亢进。因担忧再次发作，常寻求他人陪伴，或回避一些自认为可能再次出现惊恐发作的活动和场合，如不愿独自外出，不愿去人多拥挤的场所，或者外出必须有人陪伴。

> **案例 11-2**
>
> 患者，女，30 岁，公司职员。近 1 个月来多次出现发作性胸闷、心慌、大汗和呼吸困难，自觉四肢麻木，伴濒死感，每次持续几分钟至数十分钟后才能缓解。为此，患者每天担心病情随时会发作而提心吊胆。
>
> 问题：
> 1. 该患者需要进行哪些辅助检查及心理测评？
> 2. 该患者最可能的临床诊断是什么？
> 3. 该患者如何进行治疗？

四、诊断与鉴别诊断

（一）诊断要点

1. 患者以惊恐发作为主要临床症状，并伴有自主神经功能紊乱相关症状。
2. 在一个月之内存在数次严重焦虑（惊恐）反复发作，并满足以下条件：
（1）发作出现在没有客观危险的环境。
（2）不局限于已知的或可预测的情境。
（3）发作间期基本没有焦虑症状。
3. 排除其他疾病导致的惊恐发作。

（二）鉴别诊断

1. 躯体疾病　如甲状腺功能亢进、甲状旁腺功能亢进、二尖瓣脱垂、心绞痛发作、嗜铬细胞瘤、癫痫、低血糖等均可导致惊恐发作。惊恐障碍可通过详细的病史、详尽的体格检查和实验室检查与躯体疾病进行鉴别。

2. 其他焦虑障碍　其他焦虑障碍也可有惊恐发作，如惊恐发作由社交情境引起的则诊断社交焦虑障碍，由特定物体引起的则诊断特定恐怖症，由离家或离开依恋对象引起的诊断为分离焦虑障碍。

3. 其他精神障碍　精神分裂症可通过特征性的精神病性症状与惊恐障碍进行鉴别，符合抑郁障碍诊断标准而伴发惊恐发作的患者应作抑郁障碍的诊断。

五、治疗

（一）药物治疗

药物治疗可以缓解惊恐发作的频率和严重程度，也可降低预期性焦虑、恐惧性回避，改善总体功能。目前推荐首选抗抑郁药，包括 SSRIs、SNRIs、去甲肾上腺素和特异性 5-HT 抗抑郁药（NaSSAs）、TCAs 和单胺氧化酶抑制剂（MAOIs）均有不同程度的治疗效果。其中 SSRIs（如氟西汀、帕罗西汀、氟伏沙明）、SNRIs（文拉法辛及其缓释剂）和 NaSSAs（米氮平）目前选择的较多。鉴于抗抑郁药物通常起效较慢，因此临床上常在治疗初期合并苯二氮䓬类药物迅速控制焦虑与惊恐症状。有效药物为阿普唑仑与氯硝西泮。一般在惊恐症状控制后逐步减药，在 4 ～ 6 周停用苯二氮䓬类药物，以新型抗抑郁药维持治疗。

（二）心理治疗

惊恐发作常用的心理治疗方法有支持性心理治疗、认知行为治疗等。支持性心理治疗包括对疾病知识的教育以及对患者的支持、理解、同情等。认知行为治疗常用的技术有心理健康教育、认知矫正、放松训练、暴露等。一般根据患者的临床特点联合应用几种技术，通过患者短期的自我训练或在医生指导下的作业训练，患者可获得良好的治疗效果。循证医学证据显示，认知行为治疗对惊恐发作具有明确的疗效。

六、病程与预后

惊恐发作呈慢性病程，反复发作。若患者病前社会功能良好、病程短，则预后较好。若合并广场恐怖症、抑郁障碍、物质滥用和人格障碍等，则预后较差。

第三节　广泛性焦虑障碍

广泛性焦虑障碍（generalized anxiety disorder，GAD）又称慢性焦虑症，是一种以缺乏明确客观对象和具体内容的提心吊胆、紧张不安为主的焦虑障碍，并有明显的自主神经症状、肌肉紧张及运动性不安。

一、流行病学

广泛性焦虑障碍是最常见的焦虑障碍，45 ～ 55 岁年龄组比例最高。终生患病率约为 4.1% ～ 6.6%，在普通人群中 12 个月患病率约在 1.9% ～ 5.1%，女性患者约是男性的 2 倍。约 72% 的广泛性焦虑障碍患者首诊于内科医师，据估计广泛性焦虑障碍在心血管门诊患者中约占 10%。只有不足 1/3 的广泛性焦虑障碍患者接受较规范治疗。

二、病因与发病机制研究

（一）生物学因素

1. 遗传因素 研究发现广泛性焦虑障碍可能与 D_2 受体、多巴胺转运体受体、5-HT 转运体受体等基因多态性相关。荟萃分析提示广泛性焦虑障有明显家族聚集性，遗传度约为 30% ~ 40%。广泛性焦虑障碍患者一级亲属的患病率为 25%，明显高于正常人群。双生子研究发现，广泛性焦虑障碍患者同卵双生子同病率（50%）明显高于异卵双生子（15%）。

2. 神经生化因素 广泛性焦虑障碍与 5-HT 系统、NE 系统及 γ- 氨基丁酸能（GABA）系统有关。SSRIs 治疗广泛性焦虑障碍有效提示 5-HT 参与其病理过程。蓝斑位于第四脑室底部，是脑中合成 NE 的主要部位，持续刺激动物蓝斑可导致焦虑样症状。应激诱导的 NE 释放可促进动物的焦虑样行为。苯二氮䓬类药物激动 GABA 受体有抗焦虑作用。广泛性焦虑障碍患者外周血细胞 GABA 受体密度下降，mRNA 减少，当焦虑水平下降时这两项指标也恢复到正常。

3. 神经影像学改变 神经影像学研究发现广泛性焦虑障碍的青少年患者前额叶背内侧和杏仁核体积增大；前额叶背内侧、前扣带回和杏仁核活动增加，并与焦虑的严重程度正相关。

（二）心理社会因素

一些广泛性焦虑障碍患者在发病前有明确的心理社会因素。部分患者在病前具有易紧张、恐惧、敏感、警觉性高等人格特点。心理动力学派认为焦虑源于内在的心理冲突，是童年或少年期被压抑在潜意识中的冲突在成年后被激活，从而产生焦虑。认知行为学派认为广泛性焦虑障碍是由于患者的自动思维对内外信息的危险性进行了过度评价，激发病理性焦虑所致。另外，患者对焦虑的正性信念，如认为焦虑有助于找到解决问题的途径，焦虑可以防止负性结果的发生等，也会导致广泛性焦虑障碍的发生。不能忍受不确定性也是广泛性焦虑障碍的一种特质，患者认为不确定事件是有压力的、痛苦的，不确定性事件是负性的和应该回避的。

知识拓展

广泛性焦虑障碍患者常见的认知歪曲形式

1. 歪曲的自动思维。灾难化："我的身体完了"；贴标签："我是个失败者"；黑白思维："我总是焦虑的""我从来就没有好过"；过度概括化："我一点也不能处理我的焦虑""我处理不了任何事情"。

2. 适应不良的假设。"我总是焦虑，丈夫就会离开我""我必须时刻当心焦虑，这样焦虑就不会突然袭击我"。

3. 功能失调性图式。控制性："如果我不能完全控制自己的焦虑，我就会失控"；抛弃性："我会被抛弃的"。

三、临床表现

广泛性焦虑障碍患者主要表现为与现实处境不相称的持续的痛苦、担忧、焦虑体验。这种紧张不安常无明确对象或固定内容，或对现实生活中的某些问题过分担心和烦恼，这使患者感到难以忍受，但又无法摆脱。

1. 精神性焦虑　精神性焦虑表现为警觉性增高，易激惹，害怕喧哗吵闹的环境等；过分关注周围环境或自身健康而不能放松下来、表情紧张、唉声叹气；注意力难以集中、记忆力下降；睡眠障碍多以入睡困难为主，伴有睡眠浅、易醒、多梦等。

2. 躯体性焦虑　躯体性焦虑表现为运动性不安和肌肉紧张。运动性不安表现为坐卧不安、来回踱步；肌肉紧张是主观上的一组或多组肌肉的紧张感，可表现为肌肉酸痛，有的患者还可出现四肢震颤等。

3. 自主神经功能紊乱　自主神经功能紊乱表现为晕眩、心悸、心律不齐、呼吸急促、胸部发紧、口干、胃部不适、阵发性地发冷发热、出汗、手脚冰凉或发热、小便过频、喉头有阻塞感等。

案例 11-3

　　患者，女，38岁，研究生学历，教师。因头痛、胸闷、心慌、心烦意乱、坐卧不宁、睡眠差2年就诊。患者2年前因担任毕业班教师，自觉压力过大，渐起全身不适，头痛，烦躁，没耐心，不时胸闷心慌，经常莫名其妙地担心不好的事情发生。入睡困难，梦多。体格检查及相关实验室检查正常。

　　问题：
　　1. 该患者需要进行哪些临床评估？
　　2. 该患者的诊断及诊断依据是什么？
　　3. 该患者的治疗如何选择？

四、诊断与鉴别诊断

（一）诊断要点

　　主要的诊断要点为患者存在过度、不必要的紧张担忧和害怕，病程持续，对患者的日常生活、工作和学习等造成显著的不利影响。

　　根据 ICD-10，诊断广泛性焦虑障碍病程必须是至少6个月，其焦虑症状包括：

　　1. 恐慌　为将来的不幸而感到烦恼，紧张不安，注意困难等。

　　2. 运动性紧张　坐卧不安、紧张性头痛、颤抖、无法放松。

　　3. 自主神经活动亢进　出汗、心搏过速或呼吸急促、上腹不适、头晕、口干等。

（二）鉴别诊断

　　1. 躯体疾病如甲状腺功能亢进、高血压、冠心病等躯体疾病可出现继发性焦虑症状。全面的体格检查和实验室检查可以鉴别。凡是继发于高血压、冠心病、甲状腺功能亢进等躯体疾病的焦虑症状应诊断为焦虑综合征。

　　2. 精神分裂症及其他精神障碍伴发的焦虑障碍，可通过特征性症状与广泛性焦虑障碍进行鉴别；强迫障碍患者的焦虑对象是强迫症状，具有明显的控制愿望，而且有明显的强迫行为或动作，可以和广泛性焦虑障碍相鉴别。

知识拓展

DSM-5 中广泛性焦虑障碍的诊断标准

1. 在大多数时间里对许多事件和活动，表现出过分的焦虑和担心（预期性焦虑），持续至少 6 个月以上。

2. 患者难以控制自己的担心。

3. 这种焦虑和担心伴有下列 6 种症状的 3 项或 3 项以上（在过去的 6 个月中，至少有一些症状在大多数天里存在。注：儿童只需 1 项）。

（1）感到紧张或坐立不安。

（2）容易疲倦。

（3）注意力难以集中或头脑变得空白。

（4）易激惹。

（5）肌肉紧张。

（6）睡眠紊乱。

4. 症状给患者造成巨大的痛苦，社交、职业以及其他重要社会功能的损害。

5. 并非某种物质的生理效应，或由于其他躯体疾病所致。

6. 症状不能由另一种精神障碍更好地解释。

五、治疗

（一）药物治疗

SSRIs 类药物，如帕罗西汀、舍曲林、艾司西酞普兰等；SNRIs 类药物，如文拉法辛缓释剂、度洛西汀；5- 羟色胺部分激动剂，如丁螺环酮和坦度螺酮，是治疗广泛性焦虑障碍的首选药物，长期治疗安全有效。苯二氮䓬类药物，如阿普唑仑、劳拉西泮、氯硝西泮等，治疗广泛性焦虑障碍疗效肯定，但长期大剂量使用可引起药物依赖和突然撤药时出现戒断症状。

（二）心理治疗

1. 心理教育　让患者对疾病具有一定的自知力，可降低患者对焦虑的担心，增进在治疗中的合作，坚持长期治疗。

2. 认知行为疗法　认知行为治疗是广泛性焦虑障碍的常用治疗方法，主要包括认知重建、行为焦虑处理和问题解决等。认知行为治疗可操作性强、易于规范，可有效改善广泛性焦虑障碍患者的焦虑和担心，具有短期以及长期疗效。

3. 生物反馈疗法　利用生物反馈信息训练患者放松，以减轻焦虑，对治疗广泛性焦虑障碍有效。

六、病程与预后

广泛性焦虑障碍呈慢性波动性病程，症状迁延、时好时坏，需要长期治疗。一般来说，发病年龄越早（如 20 岁之前发病），其焦虑症状及社会功能受损越严重；与抑郁障碍等其他精神障碍共病者预后欠佳。大多数广泛性焦虑障碍患者经系统治疗后预后较好。

思 考 题

1. 描述恐怖性焦虑障碍临床表现。
2. 简述广泛性焦虑障碍的主要临床表现。
3. 简述广泛性焦虑障碍的治疗原则。
4. 简述惊恐障碍的主要临床表现。
5. 简述惊恐障碍的诊断要点及鉴别诊断。
6. 综合性案例题

患者，女，32 岁，公司销售经理。一年前开始出现在演讲的时候紧张害怕，担心自己出丑，怕被别人笑话，渐与陌生客户见面的时候也出现担心焦虑，感觉说不出话来，所以经常回避与别人打交道的场合。

问题：
(1) 该患者最可能的诊断是什么？
(2) 该患者的治疗方案有哪些？

（李　平　吕　丹）

强迫及相关障碍

第十二章数字资源

强迫及相关障碍（obsessive-compulsive and related disorders，OCRD）在 ICD-11 和 DSM-5 诊断标准中是新的独立疾病分类，包括强迫症、躯体变形障碍、囤积障碍、嗅觉牵连障碍和聚焦于躯体的重复行为障碍（如拔毛障碍、皮肤搔抓障碍）等。此分类的依据是这些疾病具有相同的临床特征：持续性、闯入性、非己所欲的强迫性思维、先占观念和反复的强迫行为，以及相似的病理生理基础和治疗手段。

法国精神病学家 Esquirol（1838）首次报告一例强迫性怀疑的病例，并称之为"单狂"。Morel（1861）正式提出"强迫障碍"一词，并认为这是一种情感性疾病。Westphal（1878）归纳了前人的看法，提出强迫观念是一种独立于任何情感之外的疾病。Janet（1903）创用"精神衰弱"一词，其中包括了强迫观念。其后，弗洛伊德在神经症分类中，把强迫性神经症作为独立的疾病，归入精神神经症一类。在 ICD-10 分类中强迫症属于神经症性障碍的一个疾病类别。DSM-Ⅳ 则把强迫症归入焦虑障碍一类。而在最新出版的 ICD-11 和 DSM-5 中，强迫及相关障碍为独立的疾病分类。

 知识拓展

ICD-11 与 DSM-5 的比较

ICD-11 的 OCRD 与 DSM-5 疾病分类大部分一致，且概念方面也较为相似，不同的是，ICD-11 将嗅觉牵涉障碍及疑病症纳入 OCRD，而 DSM-5 则加入物质/药物所致的强迫及相关障碍，两者在对疾病的描述上也各有侧重。

DSM-5 在强迫症的诊断要点中，对强迫行为进行了更为严格及细化的规定，强调强迫行为是为了减少焦虑或痛苦，或防止某些可怕的事件或情况，且这些重复行为或精神活动与所涉及的或预防的事件或情况缺乏现实的连接，或者明显为过度的，并强调了强迫症状不能归因于某种物质的生理效应或其他躯体疾病，而 ICD-11 则将此部分内容融合在疾病的鉴别诊断部分。

第一节　强迫障碍

强迫障碍（obsessive compulsive disorder，OCD）是指一种以反复出现的强迫思维和（或）强迫行为或仪式动作为主要临床表现的精神障碍。强迫障碍患者感觉到强迫思维是自己主观精神活动的产物，但又与自己的主观意愿或期望不符合，难以接受；患者明知道症状的持续性存在毫无意义且不合理，却不能克制地反复出现，患者会有意识地去努力抵抗，但却无法控制和摆脱。

案　例

患者，女，30岁，已婚，无业人员。因反复洗手8年来诊。2015年起无明显诱因渐起反复洗手，平时不洗手时会怕脏、有"想要去洗手"的冲动；频繁更换家中的脸盆、牙刷、毛巾等用物；当时尚能在家带孩子、做家务、外出采购；家人认为患者爱干净加之患者丈夫长期在外工作未予重视。2017年，家人发现家中水费明显增加，遂带其就诊于当地医院，诊断为"强迫症"，给予帕罗西汀每日40 mg治疗。规律服药后患者稍感好转，洗手的冲动和想法有所减少。2018年初，患者因甲状腺癌复发需行手术治疗，遂自行停药。术后患者自觉症状加重，主要表现为在马路上看到垃圾桶、乞丐等会感到紧张、害怕，生怕不干净的东西碰到自己；担心自己感染疾病，有"忍不住洗手"的冲动，洗手时间增加明显，每日需花费5～6 h，洗手的顺序一旦被人打乱则需重新开始；若无人催促则可以洗一整天；洗完手后怕手脏、不知道手应该放在哪里；躺在床上时会觉得床也是脏的；患者认为洗手的想法不是自己的但又控制不住它的出现；在玩手机时看到"血、灰尘"等字眼会感到恶心、不舒服；害怕网购，诉快递过来的物品不干净、不愿意触碰。怀疑自己没洗手（实际是正在冲水），会和家人反复确认自己是否在洗手；要求丈夫每日洗澡后才能睡觉；平时极少出门，无法带孩子、做家务；患者为此感到痛苦、难过，但无明显的抑郁情绪，进食、睡眠良好。

问题：

1. 患者的临床特征有哪些？
2. 如何对该患者进行诊断？
3. 该患者的治疗原则和治疗目标是什么？
4. 如何对患者进行药物治疗？

┃一、流行病学

强迫障碍是一种常见的精神疾病，世界范围内报告的强迫障碍终生患病率为0.8%～3.0%，精神科门诊患者患病率约为10%；加拿大人群终生患病率为1.6%～3.0%；美国人群终生患病率为2.3%；英国人群时点患病率为1.11%。国内报告的强迫障碍患病率总体上低于多数西方国家，时点患病率为0.1%～0.3%，终生患病率为0.26%～0.32%，个别研究终生患病率高达2.5%。

强迫障碍平均发病年龄为19～35岁，男性稍早于女性。约2/3的患者症状起病于25岁前，不到15%的患者起病于35岁后。各年龄组患病率比较，16～34岁组最高，随年龄增大，患病率有所降低，青年患病率为老年人两倍。高峰年龄男女有所不同：男性 18 ～ 24 岁、女性 35 ～ 44 岁。

儿童强迫障碍的患病率为 2% ～ 4%，平均起病年龄 7.5 ～ 12.5 岁。约 20% 的儿童强迫障碍患者在 10 岁或更早的年龄出现强迫症状。儿童强迫障碍具有双峰年龄分布：第一个峰值在 11 岁，第二个峰值在成年早期。儿童强迫障碍男性多于女性，男女比为 3∶2。但从青春期开始，男性和女性的患病率是相同的或女性稍高。

二、病因及发病机制

强迫障碍的病因及发病机制探索已久，目前尚不足以将所有的病因及发病机制了解清楚，但随着科学技术的不断发展，人们对强迫障碍的遗传因素、神经生化及神经解剖等方面的研究日渐增多，心理学机制也越来越受到重视。

（一）生物学因素

1. 遗传因素　家系调查发现，强迫障碍患者一、二级亲属中强迫障碍的患病率（51.1%）明显高于正常对照组（13%）。强迫障碍单卵双生子的同病率为 65% ～ 85%，而双卵双生子的同病率 15% ～ 45%，提示遗传因素在强迫障碍的病因中起一定作用。遗传因素可以解释强迫障碍 27% ～ 47% 的病因。目前掌握的证据显示，强迫障碍可能涉及多个基因的"复杂"遗传，而非单一的某个基因致病。

2. 神经生化因素　强迫障碍的神经生化研究主要涉及 5-HT、DA 和谷氨酸三个系统。一般认为强迫障碍的发生与脑内 5-HT 功能的异常最为密切，其最早和最有说服力的证据来自 SSRIs 治疗强迫障碍的有效性。一些研究发现，DA 阻滞剂可以增加 SSRIs 的抗强迫作用，提示强迫障碍也与脑内 DA 功能亢进有关。此外，强迫障碍患者脑脊液中谷氨酸水平明显高于正常人。

3. 神经影像学改变　皮质 - 纹状体 - 丘脑 - 皮质环路与强迫障碍的病理生理机制密切相关，主要包括眶额皮质、前扣带回、纹状体和丘脑。多项荟萃分析发现强迫障碍患者的双侧眶额叶皮质体积明显减小，厚度改变，且体积减小程度和强迫症状的严重程度呈负相关；前扣带回体积明显减小，前扣带回旁白质纤维结构的完整性下降；双侧尾状核的灰质体积明显增加；纹状体周围白质微细结构异常。功能影像学研究发现，静息状态下强迫障碍患者眶额皮质、前扣带回、纹状体和丘脑的代谢率或活动明显增加；强迫症状被诱发后，这些脑区的兴奋性增强；经有效治疗后，相应脑区的代谢率或血流量明显下降。

此外，强迫障碍患者还存在其他脑区结构和功能的异常，如背外侧前额叶皮质、顶叶、颞叶、枕叶、岛叶、小脑、杏仁核等。除经典皮质 - 纹状体 - 丘脑 - 皮质环路外，强迫障碍还存在默认网络、执行控制网络、突显网络、边缘系统、奖赏系统异常，这些脑环路和网络对强迫障碍的影响仍需进一步明确。

（二）心理社会因素

强迫障碍患者具有内向、胆小、认真、优柔寡断、严肃、刻板、循规蹈矩、追求完美等人格特质。传统的精神动力学派强调退行作用在强迫症状产生中的重要作用。新精神动力学派认为对儿童发展的过度要求和控制是导致强迫症状产生的关键因素。行为主义学派则认为强迫症状的形成是构成焦虑反应的经典条件反射和操作条件化的结果，并且强迫动作或行为通过降低条件性焦虑的负强化作用而得以维持。认知行为理论认为强迫行为不是由于强迫思维引起的，而是取决于患者如何评价强迫思维。他们往往将强迫思维的出现和其内容解释为一个要对自己或他人造成伤害的征兆，这种认知评价使强迫思维成为一种不必要的体验和行动的指令，继而引发强迫行为。

强迫障碍的心理机制十分复杂，相当一部分患者起病有一定的心理因素，尤其是急性起病的患者。即使慢性发病的患者也常常可以追溯到来源于家庭因素或日常生活中的各种压力、挫折、躯体疾病等。学习压力、恋爱挫折、同学之间的关系、父母教育方式过分严厉、家庭不和睦等是青少年起病的强迫障碍患者主要的社会心理因素。

三、临床表现

强迫障碍的主要临床表现有强迫思维、强迫行为、焦虑抑郁情绪和回避行为。大多数强迫障碍患者（约70%）同时具有强迫思维和强迫动作，约25%的强迫障碍患者只有强迫思维，仅出现强迫行为的病例少见。

1. 强迫思维　强迫思维（obsessions）是指伴有或不伴有外界刺激，反复闯入患者头脑中的观念、表象或冲动，它们是令人痛苦的，患者往往试图抵制，但不成功。最常见的强迫思维有强迫观念、强迫表象（反复出现的逼真图像）、强迫性恐惧（是指一种不必要的恐惧或厌恶）和强迫冲动意向（一种强有力的内在驱使）。强迫观念包括强迫性怀疑、强迫性穷思竭虑、强迫联想（包括强迫性对立思维）和强迫性回忆（对过去的经历、往事等的反复回忆）。强迫思维在内容上涉及范围很广，但多是令人苦恼或厌恶的。较为常见的有怕脏、怕细菌或污染、怀疑事情做得不完美、不对称、不正确等。也有的患者担心伤害自己或他人、害怕死亡或疾病、恐惧性或猥亵、担心自己说出被禁止的想法等，其中以强迫怀疑和怕脏最为常见。

2. 强迫行为　为了缓解由强迫思维带来的焦虑和苦恼，患者往往采取重复动作或仪式行为。强迫行为包括外显和内隐的两种形式。外显性强迫行为表现有反复清洗/检查、保持有序和整洁、询问等。内隐性强迫行为表现为计数、祈祷、默默地重复字词等。强迫行为可以是屈从性的，满足强迫思维的需要；也可以是对抗性的，对抗强迫思维。最常见的强迫行为有为了缓解怕脏或污染、怀疑等强迫观念所引起的焦虑和苦恼而出现的强迫性洗涤、强迫性检查，以及强迫性计数和强迫性仪式行为等。这些行为可以暂时减轻患者的焦虑和痛苦水平，但却维持了强迫症状的长期存在。

知识拓展

常见强迫思维与强迫行为的临床表现

①害怕沾染污垢、细菌、病毒、体液、排泄物，强迫洗涤或清洗、回避接触及化学物品或危险品（如石棉、汽油）强迫检查和强迫验证。

②害怕对自己或他人带来伤害，强迫排序、仪式和重复。

③过分关注对称或"整洁"，反复整理和避免触碰。

④禁忌的想法或表象（如亵渎神灵、暴力伤人等）、强迫性动作迟缓。

⑤难以承受不确定性或疑虑，反复询问、确认。

⑥过度关注和要求顺序、秩序、规律，强迫计数、排序等。

⑦害怕象征着意外、死亡或伤害的信息，强迫关注、阅读或躲避。

⑧过度关注和思考小概率事件，反复查阅、计算等。

⑨害怕出现与性器官有关的念头，强迫自我审视、目光回避等。

四、继发症状

由于强迫障碍患者意识到自己的强迫观念或行为是没有必要的、不现实的，但自己又无法控制，为此感到苦恼、焦虑、抑郁。焦虑和抑郁情绪反过来又会加重强迫症状，以致形成恶性循环。有的患者对强迫症状感到自卑、羞愧，不愿让别人知道，故回避与人接触；另外，强迫行为浪费了大量的时间，使患者与外在社会隔离，社会功能也受到损害。强迫障碍患者常常回避那些诱发强迫症状的情景，如怕脏的患者，为了避免使用公共厕所，外出期间禁止自己饮水，甚至回避外出的机会；担心细菌污染的患者，避免进入医院等等。疾病严重时，回避行为可能成为强迫障碍患者的主要特征。但也有部分患者，随着病程的延长，对强迫症状的抵抗下降，甚至消失，并没有明显的焦虑和抑郁情绪，而是与强迫症状和平共处。有些患者在自己屈从于强迫症状的同时，要求家人容忍其症状，甚至要求家人也要按照自己强迫症状的要求来做，因此常导致不良的人际关系。

五、诊断

（一）诊断要点

ICD-10 中强迫障碍的诊断要点：

1. 必须在连续 2 周中的大多数时间里存在强迫思维和（或）强迫行为。

2. 强迫思维（思想、观念或表象）和强迫行为（动作）具有下述共同特征：①必须被看作是患者自己的思维或冲动；②必须至少有一种思维或动作仍在被患者徒劳地加以抵制，即使患者不再对其他症状加以抵制；③实施动作的想法本身令人不愉快（单纯为缓解紧张或焦虑不视为这种意义上的愉快）；④想法、表象或冲动必须是令人不快地一再出现。

3. 强迫思维或行为造成痛苦或妨碍活动。

4. 除外其他情况：强迫思维或行为不是由其他精神障碍所致。

ICD-10 将强迫障碍分为以强迫思维或穷思竭虑为主、以强迫动作（仪式行为）为主和混合性强迫思维和动作、其他和未特定强迫障碍。

 知识拓展

DSM-5 强迫障碍的诊断要点

1. 以强迫症状为主要临床特征，强迫思维和强迫动作并存或分别单独出现，且必须是患者自己的思维或冲动，不是被别人或外界影响强加的；强迫症状反复出现，患者认为没有意义，并感到不快，甚至痛苦，试图抵抗，但不能奏效。

2. 强迫思维或强迫行为是耗时的或这些症状引起具有临床意义的痛苦，或导致社交、职业或其他重要功能方面的损害（或每天耗时 1 h 以上）。

3. 强迫症状连续存在 2 周以上。

在临床上依据以上的要点可以初步考虑强迫障碍的诊断。同时，依据其主要的临床表现特征进行临床亚型的诊断，如强迫思维或穷思竭虑为主型、强迫动作（仪式行为）为主型、混合性强迫思维和动作型。

（二）鉴别诊断

1. 广泛性焦虑障碍 广泛性焦虑障碍患者经常有控制不住的担忧、紧张。广泛性焦虑障碍患者所担忧、思虑的事情是生活中的琐事，内容变化不定，自己的控制愿望不强，甚至没有控制的愿望，同时伴有明显躯体性焦虑。强迫障碍担心、焦虑的对象是强迫症状，控制愿望强烈，但控制无效。

2. 恐惧性焦虑障碍 该类患者也可出现担心、紧张、害怕等焦虑症状，并且使患者感到无法控制，故需与强迫障碍进行鉴别。恐惧症焦虑障碍患者所担心害怕的对象是外界客体或处境，并且对自我控制的愿望并不强烈，甚至是没有控制的愿望，同时也并不存在反复或仪式化的行为。

3. 抑郁障碍 临床上约有 1/3 的抑郁障碍患者可以出现强迫症状，而强迫障碍患者也可以有抑郁症状。抑郁障碍患者抑郁情绪是原发症状，强迫症状继发症状，且具有抑郁发作的特征性症状，如明显的心境低落、兴趣减退、快感缺失、早醒、昼重夜轻变化等。强迫障碍患者的强迫症状往往是抑郁情绪出现的原因，且没有抑郁障碍的特征性症状。如果在临床上强迫症状与抑郁症状均达到诊断标准，可以做出两种障碍的诊断。

4. 精神分裂症 精神分裂症患者可以出现强迫症状，鉴别诊断主要看有无精神病性症状，如幻觉、妄想和言行紊乱等，是否为之痛苦，还是淡漠处之，是否与环境、现实协调等。

5. 疑病障碍 疑病障碍主要是疾病的先占观念，对健康的过分担忧或对疾病的恐惧，伴反复求医或因忌讳疾病而刻意回避求医。强迫障碍的焦虑与恐惧更多的是针对来自自我的想法、外界的干扰与刺激等。

6. 脑器质性疾病 一些脑器质性疾病，如脑肿瘤、脑出血、脑外伤等，特别是基底节病变的患者可以出现继发性强迫症状。这些患者的强迫症状往往表现得较为单调，缺乏相应的情感体验。还可以通过病史、神经系统阳性体征和必要的辅助检查结果加以鉴别。

7. 其他强迫相关障碍 躯体变形障碍、拔毛障碍、皮肤搔抓障碍、囤积障碍、冲动控制障碍等疾病也具有强迫的特征，但患者的专注点不同。如躯体变形障碍专注于身体的瑕疵；拔毛障碍专注于拔毛发；皮肤搔抓障碍专注于对皮肤的抠、剥等行为；囤积障碍则是对无意义或无价值物品的囤积，患者难以舍弃；冲动控制障碍的体验主要对冲动行为控制能力降低。

六、治疗

强迫障碍的治疗主要包括药物治疗、心理治疗和物理治疗。根据患者的临床症状特点、疾病的严重程度、是否共患其他精神或躯体疾病、既往的治疗史、患者对治疗的意愿、经济承受能力，患者的治疗现况等因素，医生为患者选择合适的治疗策略。

（一）药物治疗

药物治疗是强迫障碍的最主要治疗方法之一。选择性 5-羟色胺再摄取抑制剂（SSRIs）能有效改善强迫障碍患者的强迫症状，是治疗强迫障碍的主要药物。舍曲林、氟西汀、氟伏沙明和帕罗西汀是由美国食品和药物监督管理局（Food and Drug Administration，FDA）批准的治疗强迫障碍的一线药物，也同样被国家食品药品监督管理局（China Food and Drug Administration，CFDA）批准使用。三环类抗抑郁药物氯米帕明也是 CFDA 批准治疗强迫障碍的药物。由于强迫障碍呈慢性病程，容易复发，因而其治疗原则是全病程治疗。一般来说，强迫障碍的治疗应包括急性期治疗、巩固期与维持期治疗。

急性期治疗：急性期药物选择应从推荐的一线药物中进行，足量足疗程开始。一般建议急性期治疗 10 ~ 12 周，多数患者治疗 4 ~ 6 周后会有显著效果，有些患者 10 ~ 12 周方有改善。经 12 周急性期治疗疗效不佳者首先考虑增加药物至最大治疗量，仍无效者可考虑联合增效剂、换药治疗或选用其他治疗方法，如心理治疗或物理治疗等。第二代抗精神病药联合 SSRIs 类药物可以增加疗效，常用药物包括利培酮、阿立哌唑、喹硫平和奥氮平等。

巩固期与维持期治疗：研究表明持续治疗能减少患者的复发。急性期治疗效果显著者，可进入 1 ~ 2 年的巩固期和维持期治疗。完成维持期治疗的患者，并经系统评估后可考虑逐渐减药，1 ~ 2 个月减掉药物治疗剂量的 10% ~ 25%。如症状波动，加回到原来的治疗剂量，延长维持治疗时间。强迫障碍相关治疗药物剂量范围见表 12-1。

表 12-1 CFDA 批准的强迫障碍治疗药物剂量范围（mg/d）

药名	起始剂量	常用目标剂量	常用最大剂量
舍曲林	50	200	200
氟西汀	20	40 ~ 60	80
氟伏沙明	50	200	300
帕罗西汀	20	40 ~ 60	60
氯米帕明	25	100 ~ 250	250

（二）心理治疗

目前强迫障碍的主要心理治疗有认知行为疗法、支持性心理治疗、精神分析疗法、森田疗法和家庭疗法等。

认知行为疗法是强迫障碍的一线心理治疗方法。实施认知行为疗法主要包括：①健康教育阶段：强迫障碍的症状及应对方案；解释治疗重点和治疗程序。②暴露阶段：按照引发焦虑程度从最小到最大排列症状清单，并帮助患者暴露在诱发焦虑及强迫行为的情境中。③帮助患者学习忍耐焦虑体验。④反应预防：逐渐减少、消除强迫行为。⑤认知干预：重新评估涉及情境中诱发强迫症状的危险观念。

支持性心理治疗主要包括对强迫障碍患者进行耐心细致的解释和心理教育，使患者了解其疾病的性质，指导患者把注意从强迫症状转移到日常生活、学习和工作中去，减轻患者的焦虑。

精神分析疗法以无意识理论为基础，重视患者的童年创伤和无意识动机。主要通过自由联想、释梦和积极想象等技术挖掘患者的无意识动机和欲望以及所遭受的精神创伤，然后进行合理的解释让患者领悟到症状的真正意义，体验和感受症状的幼稚与可笑。症状因失去存在的意义而消除，从而调整精神活动，逐渐建立新的行为模式。

"顺其自然，为所当为"是森田疗法的治疗原则。强迫障碍症状的存在是无法通过自己的意志克服的，只有坦然面对和接受，接受各种症状的出现，把注意力放在应该去做的事情上。在症状存在的同时，以自然的态度去追求自己的生活目标，这样才能打破"思想矛盾"、阻断焦虑的发生。

强迫障碍患者的强迫症状往往会涉及每个家庭成员，导致家庭成员屈从患者的强迫症状或家庭成员蔑视、拒绝患者。因此，在对强迫障碍患者的治疗中，家庭治疗也是非常重要的。

（三）物理治疗

目前常用的物理治疗包括重复经颅磁刺激、改良电休克治疗、深部脑刺激、迷走神经刺激等。重复经颅磁刺激具有无创性特点，通过磁场诱发感应电场，激活大脑皮质神经细胞，影响脑内神经电活动实现治疗目的。目前有相应的文献支持重复经颅磁刺激对强迫障碍的疗效，但研究结果缺乏一致性。改良电休克治疗有助于改善严重的难治性强迫障碍，但可能有麻醉风险和记忆损害。深部脑刺激治疗通过对特定脑区释放持续高频电刺激，抑制神经元的异常活动达到治疗目的，可用于难治性强迫障碍的治疗。迷走神经刺激是一种通过置入颈部迷走神经周围的电极，对迷走神经进行反复脉冲刺激，而达到治疗目的治疗方式。

知识拓展

强迫障碍的治疗原则

1. 综合性治疗原则：强迫障碍与生物 - 心理 - 社会因素密切相关，因此临床治疗中应遵循综合性治疗原则。主要包括心理治疗、药物治疗和其他生物治疗。对儿童青少年患者来说，心理治疗是首选推荐的治疗方法。

2. 个体化治疗原则：依据患者的年龄、性别、症状特点、病程、既往用药、药物的代谢特点、药理作用等综合因素来考虑选择治疗药物的种类和剂量。

3. 优化治疗原则：在强迫障碍治疗中，心理治疗、药物治疗的选择要考虑治疗的成本效益，通过成本效益分析，选用对患者能够获得最大益处而不良反应和经济负担最低的治疗方法。

4. 全病程治疗原则：强迫障碍呈慢性病程且反复发作，因此强调治疗的全病程治疗原则。一般认为强迫障碍的治疗包括急性治疗、巩固治疗和维持治疗三个阶段。经过急性治疗，临床症状完全或明显好转，社会功能基本不受影响的情况下，一般推荐至少治疗 1 ~ 2 年后才能开始逐渐缓慢减药。有学者建议，当强迫障碍患者既往出现 2 ~ 4 次反复发作后则需要更长期的治疗。

七、病程与预后

强迫障碍的病程多迁延，可达几年或十几年，呈波动性。40% ~ 60% 的患者经过充分治疗后症状可以明显改善。大部分患者需长期服药，有的患者可能需要终生服药。约 1/3 的患者属于难治性病例，预后较差，是导致精神残疾的十大精神障碍之一。研究发现发病年龄较早、男性患者、起病缓慢，病程长；人格缺陷、社会适应不良者治疗困难、预后较差。

第二节　囤积障碍

囤积障碍（hoarding disorder，HD）又称强迫性收藏（compulsive hoarding），是以持续地难以丢弃物品（废物）为主要表现的精神障碍。患者不顾物品的实际价值而将其积攒在自己居住的地方，造成生活区域杂乱不堪，患者因此感到痛苦，但却无法控制。

早期研究将囤积归于强迫障碍的一种亚型，但近年来研究者发现囤积障碍与强迫障碍在病理机制、情绪体验、病程和行为特点等方面存在显著差异，因而将其从强迫障碍中分离，成为一种独立的精神疾病。囤积障碍的发病率为 2% ～ 6%，通常起病于儿童期和青少年期。老年人群的患病率约为中青年的 3 倍，因此在不加干预的情况下，囤积障碍可能会进行性加重。

囤积障碍的病因和发病机制尚未明确，遗传因素、人格因素、环境因素等多种因素可能与囤积障碍有关。有研究显示囤积障碍的遗传度约为 51%，同卵双生子同病率显著高于异卵双生子。神经影像学研究发现，囤积障碍可能与腹内侧前额叶、前扣带回和岛叶等脑区激活异常有关。神经心理学研究发现，患者多有注意、记忆、执行功能及自我控制等认知损害。与童年期经历，如童年早期的创伤、不安全依恋以及压力生活事件等有关。

囤积障碍的临床表现为过度收集，丢弃或放弃无价值的对象存在困难；大量不可能再使用的物品（如垃圾）凌乱堆积、填满家中或工作场所；其症状可能不会被注意，直至它涉及大部分生活空间。极端情况下，患者完全无法摆脱废物、污物和垃圾。多数人与周围隔离，害怕被别人嘲笑；患者对其生活方式感到羞耻、不遗余力掩盖。当被发现时，患者通常试图为混乱寻找各种借口。症状常导致患者显著的痛苦或社会、职业或其他重要功能（包括维护自身和他人的安全环境）损害。

目前，囤积障碍的治疗方法同强迫障碍。但囤积障碍患者缺乏治疗动机或自知力不足，且病程较长，因此，被视为一种难治性精神障碍。建议将认知行为治疗作为囤积障碍的一线疗法，但有效率较低，仅为 15% 左右。SSRIs 可能对囤积障碍有效，近来研究发现 SNRIs 类药物对囤积障碍可能会有良好的疗效。临床医生须考虑症状对日常生活的影响，运用综合治疗方法（如药物治疗、心理治疗、物理治疗等）进行干预。

第三节　其他强迫障碍

一、拔毛癖

拔毛癖（trichotllomania）是指患者在拔除毛发的强烈欲望的驱使下，反复发生的拔毛行为，导致脱发或斑秃，常伴有拔毛之前的紧张感和拔毛后的轻松感。患者常企图控制拔毛的行为，但难以做到，并为此感到痛苦。在 ICD-10 中拔毛癖归属于"成人人格与行为障碍"中的"习惯与冲动障碍"。

在普通人群中，拔毛癖对 1% ～ 3% 的人口造成影响；在大学生群体中，拔毛癖的终身患病率为 0.6%，时点患病率为 0.5% ～ 4%。拔毛癖大多开始于青春期早期，发病年龄为 11 ～ 16 岁。呈慢性病程，发生过程多隐匿。

拔毛行为可涉及身体的任何长毛发的区域，以头皮、眉毛和睫毛最多见。拔毛癖的患者常常可见形状不规则脱发斑，可呈完全性或不完全性脱发。拔毛行为通常伴随情绪的调节和唤起、减少紧张、增加快感等过程，但在拔毛之后，个体也会出现羞耻感或失控感。

学龄前儿童的拔毛癖行为多为短期性，无需特殊处理；青春前期和成人患者，主要的干预方法为心理治疗和药物治疗。心理治疗包括行为治疗及支持性疗法等。行为治疗主要包括习惯逆转训练，由自我检测、意识训练、刺激控制和竞争反应训练四个部分组成，有些研究发现其疗效优于药物治疗。药物以 SSRIs 最常使用，抗精神病药和多巴胺能药也有一定疗效。

二、皮肤搔抓障碍

皮肤搔抓障碍（skin-picking disorder，SPD）也称病理性皮肤搔抓症，以反复搔抓皮肤而造成皮损为主要临床表现，患者因此感到痛苦。皮肤搔抓障碍患者常因羞于承认搔抓行为而不愿就医，就医者则多因皮损就诊于皮肤科。

皮肤搔抓障碍在任何年龄都可以起病，12 ～ 16 岁为高峰年龄段。皮肤搔抓障碍的发病率为 1.25% ～ 5.4%，其中 75% 以上的患者为女性。最常起病于青春期，且常以皮肤病变作为诱因（如痤疮）。

皮肤搔抓障碍病因尚无定论，遗传及心理社会因素在其发病中起到重要的作用。前额叶 - 纹状体环路、奖赏回路可能参与皮肤搔抓障碍的发生。此外，童年期遭受的性骚扰或强奸与年轻女性发生皮肤搔抓症密切相关。

皮肤搔抓障碍的核心症状是反复、强迫地搔抓皮肤导致组织损伤，最常见的部位是脸、手臂和手。皮肤疾病如粉刺、老茧或痕等可能是搔抓的诱因。患者每天至少花费 1 h 以上的时间，寻找特定种类的结痂来抠剥，检查、玩弄甚至吞咽抠剥下来的皮肤。除搔抓外，其他方式还有皮肤摩擦、牙咬、挤压、切割等。搔抓行为一般能减轻压力和增加快感，部分患者在搔抓行为后，焦虑的情绪会得到缓解，但也有一部分患者会出现羞耻感等负面情绪。皮肤搔抓障碍常与焦虑、情绪障碍、进食障碍以及物质滥用共病。

目前，皮肤搔抓障碍的治疗方式主要是认知行为治疗和药物治疗。认知行为治疗中的接纳和习惯消除可能会减少患者的搔抓行为；药物治疗以 SSRIs 类药物为主，但治疗效果欠理想。

思 考 题

1．简述强迫障碍的主要临床表现。
2．简述强迫障碍的诊断要点及鉴别诊断。
3．简述囤积障碍的主要临床表现。
4．综合性案例题

患者，男，40 岁，司机。从小听话，做事认真，要求完美。自小家中经济条件不好，但是喜欢"穷讲究"，讲卫生，衣服上有小点污迹就自觉不适，非要洗干净或更换干净衣服才觉舒服。做事不放心，高考时因对某道题反复检查未能全部完成考题。成为一名司机后认为工作与生命安全相关，更加小心谨慎。每次出车前总是莫名其妙地紧张、担心，具体不知道自己在担心什么。爱护车辆清洁，有小点污点即反复冲洗。担心自己忘带相关证件每天反复检查，即使明知带了仍忍不住要检查不停。有时看见人群在前方就有驾车把人群撞飞的冲动，自知这种冲动不对，但冲动不止，从而感到非常痛苦。每次发动车之前必说三次"阿弥陀佛"，否则下车重来，患者自觉没有必要，但无法控制。

问题：
（1）该患者可能存在哪些精神症状？
（2）此患者考虑的诊断是？
（3）针对此患者，治疗方法有哪些？

（李　平　吕　丹）

第十三章

创伤及应激相关障碍

第十三章数字资源

=== **第一节　概　述** ===

一、应激

应激（stress）本是一个工程学概念，意指物理学上的应力（即反作用力）。自20世纪30年代加拿大病理生理学家 HansSelye 将该术语引入生理心理学领域并不断发展后，其含义已广泛涵盖了从生理学上的生理反应，心理学上的负荷、紧张、焦虑到日常生活中的逆境/困苦状态等诸多方面。

二、应激源

从上述有关的应激学说可以看出，刺激是应激的核心要素，称之为应激源（stressor），指作用于个体使之产生应激反应的刺激物。

人类的应激源十分广泛，按不同的环境因素，将应激源分为三大类：外部环境、个体内环境和社会心理环境。

从医学上讲，个体在应激源作用下是否发生应激反应以及发生何种形式、程度和持续时间的应激，主要取决于其易感素质（其形成与生物 - 心理 - 社会因素有关，如神经质、心理或生理耐受性的低下等）和支持系统（个体可资利用或获得的经济上的、人际间的或社会保障体系方面的资源）的保护作用。面临应激事件时，大多数情况下个体能通过努力（如战斗或逃跑）来解决或化解，期间的应激反应过程包括分子水平上的生化反应，激素层面上调控以及系统整合方面的行为、情绪和认知改变等等，借此个体达到战胜或克服应激源对自身的不利影响而最终有利于其生存及种族繁衍。但在应激反应过于强烈或频繁的情况下，以致个体的内环境持续紊乱甚至抗应激系统不堪重负时，则会导致机体代偿失调而发生精神障碍或心身疾病。

三、应激相关障碍及其影响因素

在 ICD-10 及 DSM-5 中，应激引起的精神障碍被归类为应激相关障碍（stress related disorder），是指一组主要由心理、社会（环境）因素引起异常心理反应所致的精神障碍（以往也称为反应性精神障碍），它主要包括急性应激障碍、创伤后应激障碍、适应障碍和与文化相关的精神障碍等。这组精神障碍的发生、发展、病程和临床表现常受下列因素影响：①生活事件和生活处境，如强烈的精神创伤或长期的困难处境，均可以成为直接病因；②社会文化背景；③认知水平、人格特点、教育程度、智力水平、生活态度和社会支持水平等。

急性应激反应

　　急性应激反应（acute stress reaction），是指个体在遭遇突发性强烈应激事件后立即（数分钟～数小时）出现的、持续时间 3 天以上但不超过 1 个月的急性应激反应。其中，强烈的应激事件包括严重的生活事件、重大的自然灾害和战争场面等，均涉及接触实际的死亡或死亡威胁，严重的心理或生理创伤以及性方面的暴力。

　　急性应激反应的诊断要点：异乎寻常的应激源的影响与症状的出现之间必须有明确的时间上的联系。症状即使没有立刻出现，一般也在几分钟之内。此外，症状还应：

　　（1）表现为混合性且常常是有变化的临床相，除了初始阶段的"茫然"状态外，还可有抑郁、焦虑、愤怒、绝望、活动过度、退缩，且没有任何一类症状持续占优势。

　　（2）如果应激性环境消除，症状迅速缓解；如果应激持续存在或具有不可逆转性，症状一般在 24 ～ 48 h 开始减轻，并且大约在 3 天后变得十分轻微。

　　ICD-11 精神、行为与神经发育障碍中"应激相关障碍"这一节删除了"急性应激反应"，将"急性应激反应"归类于"列出原因的非疾病或非障碍性临床状况"。

第二节　创伤后应激障碍

一、概述

　　创伤后应激障碍（post traumatic stress disorder，PTSD）是指个体遭遇异常强烈即创伤性精神应激事件（如战争、严重意外事故、地震、被强暴、被绑架或其他犯罪活动的受害者等）后较迟出现的一类应激相关障碍，其核心症状主要表现为反复闯入意识或梦境中的创伤性体验、显著或严重的焦虑状态以及对创伤事件相关联的任何刺激的回避。

　　PTSD 作为一个诊断类别始见于 1980 年出版的《精神障碍诊断与统计手册》（第 3 版）（DSM-3），之后有关其研究日益活跃和深入，这在后续的 DSM 版本中都有相应的体现，如根据目前最新的 DSM-5，对创伤事件的情感反应如极度恐惧、害怕、无助不再作为 PTSD 必需的诊断要求。在应激相关精神障碍中，PTSD 所造成的精神活动损害最为严重与持久，个体的人格特征、个人经历、认知评价、社会支持、躯体健康水平等等都是病情和病程的影响因素。

　　据国内外的流行病学资料报告，超过 50% 的女性和 60% 的男性在其一生中都会经历至少一次严重的精神创伤事件，其中平均 8% 的个体会发生 PTSD。PTSD 的具体患病率随人群及创伤事件类型的不同而不同，从低于 1% 至超过 50% 不等，其中被强奸者、士兵／战俘／政治监禁者以及种族清洗幸存者中的患病率最高，介于 1/3 ～ 1/2。患 PTSD 后，1/3 以上的患者终生不愈，1/2 以上的患者常伴有物质滥用、抑郁、焦虑障碍等，自杀率是普通人群的 6 倍，已成为严重的社会公共卫生问题。

二、临床表现与评估

（一）创伤后应激障碍的典型临床症状

1. 创伤再体验症状　该症状是 PTSD 最常见也是最具特征性的症状，表现为创伤性事件以回忆或重现的形式反复闯入脑海中；创伤事件有关的噩梦反复出现于睡眠中；创伤事件有关的刺激（人物、场所、活动、想法等）引发触景生情式的精神痛苦或生理应激反应。其中，儿童患者较成人患者更多出现短暂的"重演"性发作，又称"闪回"（flashback），即再度恍如身临其境（以错觉、幻觉构成的创伤性事件的重新体验，可同时伴有意识分离性障碍），期间甚至会完全丧失对周围环境的觉察。

2. 警觉性增高症状　这一症状在创伤暴露后第一个月最普遍，最严重。表现为过度警觉、惊跳反应增强、注意力不集中，易激惹以及焦虑情绪，躯体不适（如心慌、出汗、头痛、周身难受等）和睡眠障碍（如入睡困难、眠浅易醒和噩梦等）。

3. 回避症状　患者对创伤事件有关的线索提示物或刺激采取有意识或无意识持续回避的态度。主动回避的内容不仅包括具体的场景与情境，还包括有关的记忆、想法、感受和话题等（有意识回避）；还有的患者出现创伤内容相关的"选择性失忆"或者拼命工作学习以减少创伤事件在脑海中的不自主浮现（无意识回避）。

（二）创伤后应激障碍的非典型临床症状

1. 情感麻木症状　情感麻木并非 PTSD 诊断必需的症状，患者表现木讷、淡然、社会性退缩，对外界刺激普遍反应迟钝，对以往的爱好失去兴趣，对周围的人疏远，对未来生活、学习、工作失去憧憬。失去信任感和安全感，难以与别人建立亲密关系，不愿与别人发生情感上的交流。显著影响患者的社会功能，难以维持正常的生活和正常的工作。

2. 睡眠障碍症状　具体是指与 PTSD 的焦虑无关的睡眠紊乱症状，治疗比较棘手，常常成为主要的残留症状而使患者预后不良。

3. 其他症状　这些症状在临床中发生率也较高，其中一些症状亦常常成为残留症状而影响疾病的康复；它们表现多样，包括人格或现实解体，兴趣范围缩窄，人际交往模式改变，人生观/价值观改变，人格改变，以及抑郁、自杀、攻击言行，精神活性物质滥用乃至精神病性症状等。

（三）创伤后应激障碍的临床评估

PTSD 与其他精神障碍在临床评估方面的主要不同之处在于对创伤性事件的详细评估。

1. 评估的基本流程和注意事项　创伤事件过后不久对可疑患者首先进行筛查性评估，确定是躯体损伤还是心理创伤；情况许可时再通过精神科基本的访谈（必要时结合使用一些简易的评估工具）对创伤事件和临床治疗相关的重要症状信息进行评估，包括被评估者对创伤的反应程度、可获得的基本的照顾和情绪支持资源、对自身及他人的潜在危险等；评估过程中应始终注意，过早或不恰当地探寻创伤事件或患者的体验可能是不利的，应该在客观危险结束和患者主观的恐惧有所缓解后再行深入探讨创伤事件或宣泄其情感。

2. 评估的基本内容　一般对创伤性应激事件来说，最重要的是评估其有无突发性、负性、严重性与不可控性的特点，此外还应注意评估症状与创伤相关事件的时间关系及其发生的基础背景。因此，创伤事件的评估包括事件发生的整个过程、被评估者在这个过程中的反应以及对创伤事件的态度和认识等，是否能够获得各类应对或支持性的资源（如安全的住宅、社会支持系统、伴侣照顾、食物、衣服、医疗服务等），有无既往创伤经历史，以及有无共存的躯体或心理疾病包括抑郁障碍和物质依赖等。

3．创伤评估的常用工具　同许多其他的精神障碍一样，在 PTSD 的临床评估中要利用不同渠道、以不同的方式来获取相关的信息，其中应重视使用具有敏感性和特异性的标准化评估工具以提高评估的准确性和病情变化动态监测的标准化（言语表达能力有限特别是低于 9 岁的儿童除外）。常用的评估工具主要包括以下几个。

（1）临床用创伤后应激障碍诊断量表（clinician-administered PTSD scale，CAPS）：该量表由美国 PTSD 国立研究中心开发，目前有成人以及儿童 - 青少年两个版本，是一种用以评估和诊断 PTSD 症状严重性的结构式晤谈工具。

（2）PCL-5：PCL-5 是 2013 年基于 DSM-5 修订的版本，其 20 个项目可分为 4 个症状群：侵入、回避、认知和心境的负性改变、警觉性和反应的改变，采用 5 级评分，0 分是没有症状经历，4 分是最严重的症状经历，所有项目的分数相加得到症状严重程度总分。

三、诊断和鉴别诊断

（一）诊断

根据 PTSD 的发病条件和临床表现，诊断似乎是一件很容易的事情，但实际临床工作中却往往与此完全相反。这是因为有很多因素影响相关重要信息的获得，如发生残疾的创伤事件幸存者会过度报告症状，而具有显著回避表现的幸存者则会轻描淡写地反映症状；儿童 PTSD 患者表达能力有限，且与成人 PTSD 表现有很多不同之处；经常出现的共病使得患者的临床表现错综复杂等等都会增加 PTSD 诊断的难度。目前国际上通用的 PTSD 诊断标准主要有 ICD-10 和 DSM-5，诊断要点如下：

1．遭受严重的或异乎寻常的创伤性应激事件或处境，如天灾人祸（对儿童而言，创伤性事件还包括一些特殊的创伤经历，如遭受猥亵或性虐待、目睹尸体或尸体的一部分等）。

2．反复重现创伤性体验（病理性重现），如不由自主地回忆遭受打击的经历，反复出现有创伤性内容的噩梦，反复发生创伤事件或经历的"闪回"，反复出现触景生情式的精神上或者生理上的痛苦。

3．持续的警觉性增高，可表现为难以入睡或睡眠不深、易激惹、难以集中注意力、过分担心害怕、夸大的应激反应、惊跳反应增强。

4．回避与创伤事件有关或相似的刺激或情景，表现为极力不去想创伤经历相关的人与事，选择性遗忘与创伤经历相关的一些人和事，对未来失去希望和信心。

5．必须有证据表明上述症状的变化在极其严重的创伤事件后的 6 个月内，但是，临床表现典型，又无其他适宜诊断可供选择，即使事件与起病的间隔超过 6 个月，给予"可能"的诊断也是可行的。

6．在遭受创伤经历后数日至数月后发病，罕见延迟半年以上发病，病程至少持续 1 个月。

（二）鉴别诊断

1．正常心理反应　对异常灾难性事件的正常心理反应持续时间短，社会功能保持相对完整，经有效的心理危机干预能迅速缓解，多表现为一般性的生理心理反应。

2．适应障碍　适应障碍的应激源在类型及严重程度方面更为多样，而 PTSD 的应激源则要求是强烈负性或创伤性的。如果患者在创伤性应激后其表现并不完全符合 PTSD 或其他精神障碍的诊断标准，而且也不属于正常的应激反应，则可作出适应障碍的诊断；如果患者在除了所遭受的应激方面不具有创伤性特点外，其他症状均符合 PTSD 的标准，那么也可作出适应障碍的诊断。

3．其他创伤后障碍和疾病状态　强烈应激事件后患者所出现的所有精神病理症状不应一概归诸于 PTSD。诊断的作出要求患者在出现相关症状或相关症状加重之前必须有创伤事件的暴露经历，而且，如果相关的症状反应模式符合另外一种精神障碍，则不应诊断 PTSD 或应该作出与 PTSD 共病的诊断。如果 PTSD 能更好地解释这些症状反应模式（如惊恐症状仅仅在暴露于创伤事件相关的提示情境中发生时），则可排除其他的诊断或疾病状态。严重时，对于创伤事件的症状反应模式也许能独立支持某种具体的诊断（如分离性遗忘）。

4．急性应激障碍　急性应激障碍与 PTSD 的显著区别在于其症状模式的持续时限介于创伤事件暴露后的 3 天至 1 个月之间。急性应激预后相对较好。

5．焦虑障碍和强迫障碍　强迫障碍的患者具有反复闯入意识的想法或念头，但它们符合强迫思维的定义。这些闯入性的想法或念头与所经历的创伤事件并不相关，而且常常伴有强迫动作或行为；此外，患者特征性地缺乏 PTSD 或急性应激障碍的其他症状。就焦虑障碍来说，惊恐障碍的高觉醒和分离症状以及广泛性焦虑障碍的回避、易激惹和焦虑症状均不会与特定的创伤事件相关联；分离性焦虑的症状与离家或离开家庭成员而不是与创伤性事件明确相关。

6．抑郁症　严重抑郁可发生于创伤事件之前，也可发生于创伤事件之后，如果没有其他 PTSD 的症状如创伤再体验、回避和高警觉等症状，则可作出抑郁症的诊断。

7．分离［转换］症状　分离性遗忘、分离性身份障碍和人格/现实解体障碍可发生于创伤事件之前与之后；它们可单独存在也可与 PTSD 症状共同发生。当全部 PTSD 的诊断标准也获满足时，可诊断为伴有分离症状的 PTSD。如果患者躯体症状新发于创伤后痛苦的背景之下，则可能支持 PTSD 而非转换障碍的诊断。

8．精神病性障碍　PTSD 的闪回必须与可能发生于精神分裂症、短暂性精神障碍和其他精神病性障碍以及带有精神病性症状的抑郁症/双相情感障碍、谵妄状态、精神活性物质/药物所致精神障碍和其他躯体或脑器质性疾病所致精神障碍中的错觉、幻觉和其他知觉异常相区别。根据有无创伤性事件，有无创伤再体验症状、创伤相关回避症状，高警觉症状以及其他相关信息，一般不难鉴别。

9．创伤性脑损伤　在创伤性事件暴露中可发生脑损伤，此时可能会表现为 PTSD 的某些症状。导致头部创伤的事件也可能构成心理创伤性事件，创伤性脑外伤相关的系列神经认知症状可同时存在而不是相互排斥。以前称之为脑震荡的症状（比如头痛、头晕、对声光敏感，易激惹和注意困难）在脑损伤和非脑损伤的个体中均可出现，包括在 PTSD 的患者中出现。PTSD 的症状与创伤性脑损伤相关的神经认知症状具有一定的重叠性，二者之间的主要区别在于各自特征性的症状，即 PTSD 特征性地具有创伤再体验症状和回避症状，相对而言，持续的定向异常和意识模糊则是创伤性脑损伤所特有的。

四、PTSD 的治疗

　　PTSD 的发病机制仍未完全阐明，目前其治疗方法基本上还是经验性的，具体包括药物治疗、心理治疗与物理治疗。从循证医学的研究证据看，其治疗更倾向于各种治疗方法的联合使用。

（一）药物治疗

目前用于 PTSD 治疗的药物有很多种，主要有苯二氮䓬类药物、抗抑郁药物、抗焦虑药物、抗惊厥药物，传统的抗精神病类药物和第二代抗精神病药物等。大部分研究表明，针对 PTSD 的主要三联症状，优先选用的药物有舍曲林、帕罗西汀、氟西汀（SSRIs 类抗抑郁剂）和文拉法辛（SNRIs 类抗抑郁剂）。也可选用传统的三环类抗抑郁药（如丙米嗪和阿米替林）和单胺氧化酶抑制剂，但二者的副作用大，特别是单胺氧化酶抑制剂在某些情况下存在使用上的禁忌。根据 PTSD 具体症状（包括共病）和治疗反应也可合并或辅助使用相关药物。

药物治疗 PTSD 的起效时间较慢，一般用药 4 ~ 6 周出现症状改善，8 周或更长的用药时间才能达到充分的疗效。用药时多从小剂量开始，在一定的时间内加至充分或最大治疗量。同时，如果患者有严重的睡眠障碍或噩梦，可合并或辅助使用哌唑嗪、曲唑酮、喹硫平、米氮平、丙米嗪或阿米替林等改善睡眠障碍（其中哌唑嗪对噩梦是首选）。此外，如果患者警觉过高、多动或分离症状显著，可辅加抗肾上腺素能类药物；如果患者的攻击性、冲动性或行为不稳定表现突出，可辅加抗惊厥药物（卡马西平、丙戊酸钠、托吡酯及加巴喷丁）或心境稳定剂，而且新型的抗惊厥药物可用来加速睡眠，治疗后大部分患者（77%）睡眠持续时间有中度或以上的改善，噩梦频率明显降低；如果患者恐惧、多疑、过度警觉和精神病性症状明显，可酌情使用非典型抗精神病药物；如果患者对 SSRIs 或 SNRIs 治疗无效，可首先考虑加用三环类抗抑郁剂或非典型抗精神病药（如奥氮平、喹硫平、利培酮、阿立哌唑），仍无效则可考虑加用抗惊厥药物、可乐定或普萘洛尔等。在 PTSD 的药物治疗中，特别值得注意的是，由于研究提示苯二氮䓬类（BZs）药物对 PTSD 的核心症状无效甚至不利于其长期预后，临床上不赞同习惯性使用。关于治疗的时间，考虑到治疗充分有效的 PTSD 患者停药后仍有 50% 的比例会出现症状恶化，建议其药物治疗至少要持续一年。

（二）心理治疗

现有的研究证据大多支持各种心理治疗方法对 PTSD 的疗效。对于 PTSD 初期，主要采用危机干预的原则和技术，侧重提供支持，帮助患者提高心理应对技能，表达和宣泄相关的情感。对于慢性 / 迟发性 PTSD（创伤性事件后 3 ~ 6 个月 /6 个月以上发病）的心理治疗，除了特殊的心理治疗技术外，为患者争取最大的社会和心理支持包括家属和同事的理解是非常重要的，可以让患者获得最大的心理空间。

在 PTSD 的心理治疗中，最常用的、循证医学证据最充分的是认知 - 行为治疗；近十几年来，眼动脱敏再加工（EMDR）、冥想 - 放松疗法、游戏疗法、艺术疗法、内观疗法、暴露疗法、应激免疫训练、气功、太极疗法、瑜伽疗法等也开始得到广泛应用。

PTSD 的认知 - 行为治疗包括什么是正常应激的教育、焦虑处理训练、对病理信念的认知治疗，对创伤事件的想象和情境暴露以及复发的预防。PTSD 认知 - 行为治疗的核心是暴露疗法，即让患者通过想象或者真正进入某种真实情境（如车祸后重新乘车或驾驶车辆）而使其暴露于触景生情的类创伤情境中，以此激发其创伤记忆，然后对这些记忆的病理成分予以治疗。通过这种反复的暴露以及暴露时坚持足够长的时间不逃避，患者可以获得新的信心，使其认识到自己所害怕和回避的场所已经不再危险，继而害怕的情绪也会逐渐消退。PTSD 的焦虑处理训练是教会患者各种技巧以更好地应对其症状，主要的技术包括放松训练（系统的肌肉放松）、呼吸训练（学会缓慢的腹式呼吸）、正性思维（用积极的想法替代消极想法）、自信训练（学会表达感受、意见和愿望）、想法终止（默念"停"来消除令人痛苦的想法）；这些方法的重点不是过多地集中在修复病理性的记忆，而是帮助患者怎样控制焦虑以达到治疗恐惧的目的。

PTSD 的眼动脱敏再加工治疗包括很强的认知治疗成分和眼球运动成分。其过程包括让患者想象一个创伤情境，同时用眼睛追踪治疗师快速移动的手指，然后集中调节认知和警觉反应。反复多次，直至当移动眼球时，患者能够将治疗师指导下产生的正性想法与场景联系起来，警觉反应减轻。该方法主要针对创伤性记忆症状，但认知行为治疗成分是否在其中起作用尚无明确的定论。

 知识拓展

　　ICD-11 精神、行为与神经发育障碍中增加了"复合性创伤后应激障碍""延长哀伤障碍""反应性依恋障碍""脱抑制性社会参与障碍"等章节。

　　2012 年，DSM-5 引入"延长哀伤反应"，认为是需要研究的疾病，ICD-11 则将其定义为明确的疾病，一种在至亲之人（配偶、父母、儿女，或其他关系亲密以至于去世后会为之哀伤的人）辞世后，个体出现持续而广泛的哀伤反应，表现为对辞世之人的极度想念、或与辞世之人有关的持续性先占观念，伴强烈的情感痛苦（例如，悲伤、自罪内疚、愤怒、否认、责咎、难以接受其死亡、感到失去了自己的一部分、不能体验正性情绪、情感麻木、难以参与社交或其他活动）。悲伤反应的持续时间超乎寻常，超出了个体的文化及宗教背景。这种紊乱导致个人、家庭、社交、学业、职业或其他重要领域功能的显著损害。

第三节　适应障碍

案 例

　　A 某，外籍男士，38 岁，已婚，从事贸易工作。

　　4 年前，A 某被公司派往中国某大城市拓展业务，妻儿随同前往。本次来访 4 个月前，因总公司在中国的另一个城市新成立了一家合资公司，A 某又被派往该公司工作，职务连升两级，任副总经理；同时，妻子带孩子回国上小学。调到新公司 1 个月后，A 某与总经理及其他 2 名副总经理常因理念不同发生冲突，感到很难推进工作，遂逐渐开始怀疑自己是否有胜任新岗位的能力。接下来的 3 个月里他努力调整，状况却越来越糟糕，开心不起来，有明显的无力感。下班后待在家里不想动，感到孤单无助，有时只能以喝酒来排解自己的情绪，睡眠和工作效率也均受到了明显的影响。后经同行建议而来心理咨询。

　　问题：

　　1. 本患者的诊断是什么？

　　2. 应该如何治疗？

一、概述

　　适应障碍（adjustment disorder）是个体不能适应或应付应激源或生活事件时所产生的一种相对持续时间不长、严重程度较轻但导致社会功能损害的情绪障碍或适应不良行为。应激源或生活事件可以是单一的，也可以是多重的；可以是突如其来的，也可以是逐渐产生的；可以是不怎么严重的（多数情况下如此），也可以是非常强烈或创伤性的。常见的应激源或生活事件包括生活环境或家庭的变迁、变换工作或失业、经营陷入困境或经济状况恶化、人际关系紧张或婚姻冲突、离婚或丧偶、学业受挫、亲属或朋友丧亡、社会地位变迁、退休等等。适应障碍多在遭遇生活事件后 1～3 个月内起病，病程一般不超过 6 个月（若应激源持续存在则可能延长，但预后都是良好的，即随着应激源或生活事件的消除或个体适应能力的改善而恢复）；本病任何年龄皆可发生，但患病率的报道差别很大，其中男女患病率无明显差异，一般认为年龄越小，发生适应障碍的机会越多。同急性应激障碍和 PTSD 相似，适应障碍的发生除了与应激源或生活事件有关外，还与患者的适应能力有关，包括个性心理特征、应激应付方式、过去经历和克服类似处境的经验和技巧、获取社会支持的能力以及个体的生理状态等因素。

二、临床表现

　　适应障碍的临床表现形式多样，主要以情绪障碍为主，如抑郁、焦虑或烦恼，感到不能应对当前的生活或无从计划未来，失眠、应激相关的躯体功能障碍（头痛、腹部不适、胸闷、心慌等症状）以及一些适应不良的行为；这些症状（可包括暴力行为但不包括精神病性症状）在一定程度上导致社会功能或工作受损，并与年龄存在某些联系。成年患者多见情绪障碍，抑郁、焦虑以及与之有关的躯体症状都可单独或合并出现，但达不到焦虑症或抑郁症等障碍的诊断标准。其中，抑郁症状主要表现为情绪低落、兴趣减退、自责、无望无助感、睡眠差、食欲和体重改变，并可有激越行为；焦虑症状主要表现为紧张不安、害怕担心、心慌、呼吸急促、窒息感和神经过敏等。相对于成年患者，青少年患者多以品行障碍为主，如侵犯他人的权益或行为与其年龄要求不符，表现为逃学、斗殴、说谎、偷窃、物质滥用、离家出走、性滥交等；儿童可表现为退化现象，如尿床、吸吮手指（或幼稚言语）等退行性行为，以及无原因地出现腹部不适等模糊的躯体症状。病程一般不超过 6 个月，若应激源持续存在，病程可能延长，不论病程长短，起病急缓，预后都是良好的，尤其是成年患者。

三、诊断与鉴别诊断

（一）诊断

　　适应障碍的症状表现及严重程度主要取决于患者的病前个性特征，从而与应激源或生活事件的性质与严重程度不一定相关。其诊断要点如下：

　　1. 有明显的应激源或生活事件（尤其是生活环境或社会地位的改变）为诱因，精神障碍通常开始于其发生后的 1 个月内。

　　2. 有证据表明患者的社会适应能力较差。

　　3. 临床表现以情绪障碍为主，可伴有适应不良行为（如不愿与人交往、退缩、不注意卫生、生活无规律、品行障碍症状等）和（或）生理 - 躯体功能障碍（如睡眠不好、食欲缺乏与其他躯体不适症状等）。

4．社会功能受损，但并非抑郁症、焦虑症或其他精神障碍（如躯体形式障碍、品行障碍）所致。

5．病程至少 1 个月，应激因素消除后，症状持续一般不超过 6 个月。

知识拓展

ICD-11 对适应障碍的诊断分类

1．**短暂抑郁反应**　持续不超过 1 个月的短暂的轻度抑郁状态。

2．**长期抑郁反应**　处于轻度抑郁状态，长期处于应激性情境中，但持续时间不超过 2 年。

3．**混合性焦虑和抑郁性反应**　焦虑和抑郁明显，但未达到混合性焦虑抑郁障碍（F41.2）或混合性焦虑障碍（F41.3）中所标明的程度。

4．**以其他情绪紊乱为主**　症状表现涉及几种类型的情绪，如焦虑、抑郁、烦恼、紧张、愤怒。焦虑和抑郁症状可符合混合性焦虑抑郁障碍（F41.2）或其他混合性焦虑障碍（F41.3）的标准，但其突出程度还不足以诊断为特异的抑郁或焦虑障碍。在儿童，同时存在尿床、吸吮手指等退行性行为的反应，也采用这一类别。

5．**以品行障碍为主**　主要紊乱表现在品行方面，如少年的悲哀反应引起攻击性或非社会化行为。

6．**混合性情绪和品行障碍**的症状同样突出。

7．**以其他特定症状为主**。

（二）鉴别诊断

1．抑郁症　抑郁是适应障碍患者的常见症状，应与抑郁症相鉴别。患者对应激源或生活事件的反应如果满足抑郁症的诊断标准，则不适合诊断适应障碍。一般抑郁症的情绪症状更严重，有消极想法甚至有自杀企图或行为；同时抑郁症常反复发作，且不少患者的症状表现有昼夜节律变化。

2．创伤后应激障碍和急性应激障碍　这两种精神障碍均要求应激源或生活事件一定是强烈的或创伤性的，而适应障碍则没有如此硬性的要求（即应激源或生活事件在性质或严重程度上可以是多种多样的）。暴露于创伤性应激事件后，相关表现或症状可随之发生，适应障碍要求症状持续达 1 个月以上但不会超出创伤性应激事件暴露结束后 6 个月之久；如果符合急性应激障碍，其病程则要求介于创伤性应激事件暴露 3 天后至 1 个月之间；如果符合 PTSD，其病程却要求至少始于创伤性应激暴露 1 个月后，且病程持续 1 个月以上甚至长达终生。暴露于创伤性应激事件后可出现急性应激障碍或 PTSD 的症状，如果这些症状不能满足急性应激障碍或 PTSD 的相关标准，在其他条件符合的情况下可考虑诊断为适应障碍；暴露于非创伤性应激事件后也可出现急性应激障碍或 PTSD 的症状，并且这些症状完全符合其症状标准，此时也不应诊断，在其他条件符合的情况下应诊断为适应障碍。

3．人格障碍　人格障碍起病于早年（18 岁之前），常有持续多年的人际关系不良史而无明显的应激源。有时患者在应激源作用下，其人格障碍的表现可加剧，但应激源并不是人格障碍形成的主导因素。人格障碍患者中的某些人格特质可使其容易发生应激，如果人格障碍患者应激后出现了新的并且符合适应障碍的表现，则可考虑二者共病的诊断。

4. 焦虑症　适应障碍患者可主要表现为焦虑症状，但达不到焦虑症的诊断标准。相对于适应障碍患者，焦虑症患者病前无明显的特异性应激源或生活事件，病程较长，以更为严重的焦虑、担心害怕，运动不安，自主神经系统功能失调性亢进症状为特征。

5. 正常应激反应　当不好的事件发生时或发生后，大多数人多多少少都会感到痛苦或出现一些行为改变，但这并不一定都是适应障碍。只有当这种痛苦或行为改变超出了所在社会或文化认可的程度或者促发其功能损害时，才考虑适应障碍（如果其他障碍或疾病可以排除的话）。

四、治疗

适应障碍的治疗要抓住三个环节：消除或减少应激源，包括改变对应激事件的态度和认识，提高患者的应对能力，消除或缓解症状。治疗中要注意，在疗效欠佳、症状持续恶化或症状进一步明朗化的情况下，就需要对患者全面重新评估，以考虑诊断某一重性障碍的可能性。另外，对于有自杀企图或暴力行为的适应障碍患者，应转入精神科专科病房住院治疗。

（一）消除应激源

尽可能减少或消除应激源是基本的防治适应障碍的措施，其中，对于一些症状较轻的患者，不需要其他的治疗措施即可满意地达到症状的缓解，如对住院的儿童应提倡家长陪护，以减少对医院的恐怖感。

（二）心理治疗

这是适应障碍的主要治疗方法。可运用心理咨询、心理治疗、医学危机干预、家庭治疗、团体治疗等方法，鼓励患者用语言将应激相关的恐惧、焦虑、愤怒、绝望、无助感等不良情绪或感受表达出来。治疗前首先要评估患者症状的性质与严重程度，了解与疾病发生有关的诱因、人格特点、应对方式等因素。治疗的目标就是帮助患者正视其内心的担忧和冲突、找出减少应激源的方法以及提高其应付能力，包括帮助他/她从不同的角度看待应激源、建立支持系统以帮助其进行日常活动和应激源的管理等。比如，认知行为治疗在处理青年新兵的适应方面就很有效果。

（三）药物治疗

药物治疗只用于情绪异常显著的患者，或者当心理治疗包括支持性治疗达3个月而症状仍然没有缓解时，可给予患者药物治疗。药物治疗的作用在于促进症状的缓解，促进心理治疗的有效实施。考虑到共病性或医源性药物滥用的可能性，BZs类药物要慎用，即便使用也应及时减药；推荐使用新型抗抑郁剂或丁螺环酮来代替BZs类药物。药物治疗以低剂量、短疗程为宜，同时心理治疗应该继续进行。对于有自杀企图或暴力行为的适应性障碍患者，应转入精神专科医院，既有利于脱离应激源，又有利于系统专科治疗。

思 考 题

1．影响应激相关障碍的发生、发展、病程的因素有哪些?

2．急性应激障碍和 PTSD 的临床表现和特点有哪些?

3．适应障碍的诊断标准有哪些?

4．对 PTSD 患者如何进行诊断和治疗?

5．综合性案例题

患者，女，40 岁，1 年前患者乘坐电梯时，被困在电梯里十几小时后被救。数日后患者开始反复不自主地回忆起被困在电梯里的情景，仿佛又回到当时，感觉非常逼真。内心非常恐惧，伴心慌、出冷汗、面色苍白、全身发冷。自称每天都在心惊胆战中度过，不愿回忆但控制不住，每天反复出现 10 余次。睡眠差，经常半夜在噩梦中惊醒。经常烦躁，对家人大发脾气。为回避坐电梯，将自家高层住房卖掉。

问题：

(1) 此患者最可能的诊断是什么?

(2) 针对此患者，治疗方案有哪些?

（傅松年）

第十四章

分离（转换）性障碍

第一节　概　述

一、概念的演变

分离（转换）性障碍（dissociative-conversion disorder）出现于 ICD-10 中，用于替换"歇斯底里"（hysteria，在中国也被称为癔症）这一术语。其主要原因是由于歇斯底里在非医学界已成为一种无理行为的贬义词而被广泛使用甚至滥用。实际上，自 ICD-10 使用以来，歇斯底里 / 癔症的概念也确实被逐渐废弃，更多的人开始习惯性地使用分离（转换）性障碍。

对于这种曾经称之为"歇斯底里"或"癔症"的分离（转换）性障碍，人们的认识和描述古已有之，其命名可追溯到公元前 1900 年埃及的记载。古希腊的 Hippocrates 提出了子宫游走学说来解释分离（转换）性障碍；在古希腊语中，表示子宫的单词为"hystera"，其后被长期广泛使用的"hysteria"则由此衍生而来，音译为"歇斯底里"或译作"癔症"。分离（转换）性障碍的子宫游走学说自其问世后一直沿用了 1000 多年，期间人们也一直探索其他可能的解释和治疗，如中世纪的欧洲曾认为分离（转换）性障碍由魔鬼附体引起，主张消灭患者肉体以拯救其灵魂。19 世纪后期法国的 Charcot 发现分离（转换）性障碍患者极易出现被催眠的情况，反之亦然；不仅如此，他通过催眠暗示的方法能在患者身上引起或消除症状。因此，他认为分离（转换）性障碍的症状虽然会受到心理因素的制约但其发生具有神经系统的器质性缺陷基础。Charcot 的学生 Bernheim 则认为分离（转换）性障碍完全是心因性的；他的另一个学生 Babinski 则建立了一套神经系统的检查方法，科学地区分了分离（转换）性障碍与某些神经系统的器质性疾病。还有几位学者对分离（转换）性障碍的研究做出了重要贡献。Janet 提出遗传退化学说，认为分离（转换）性障碍主要是人格分离所致。弗洛伊德的性压抑学说则认为分离（转换）性障碍是患者无意识地将幼年时代被压抑的性本能通过其他途径表达出来（包括转化为躯体症状），以避免严重的焦虑不安或痛苦。

分离（转换）性障碍的表现症状多种多样，其概念和分类一直存在着争议，以至于有学者称它不是独立的一种疾病而是一组疾病的复合体。简言之，分离是指与意识有关的心理过程的分裂破碎（亦即分离性症状和人格特质）；转换则由弗洛伊德引入，指的是由精神痛苦转化而来的躯体症状。目前，一般认为分离（转换）性障碍是一类由生活事件、内心冲突、情绪激动、暗示与自我暗示等因素作用于易患个体而引起的精神障碍，其共同特点是患者部分或完全丧失了对过去记忆、身份意识、即刻感觉或身体运动控制方面的正常整合能力。正常情况下，个体对于选择记忆或感觉什么并即刻注意什么在相当程度上都是受意识控制的，同时对于将要进行的运动或行为也能控制。在分离（转换）性障碍中，这种有意识的实施和有选择的控制的能力受到损害；该损害可涉及心理功能的各个方面，并且其严重程度变幻不定以至于每天甚至每个小时都可能有所不同。

案 例

患者，女，17 岁，学生，因"发作性四肢抖动、无法行走半天"就诊。患者半天前与父母发生争执后卧倒在地，继而出现四肢僵硬、抖动，双眼紧闭，大口喘气，伴哭喊，当时无口吐白沫、咬伤舌头、二便失禁，持续十几分钟后自行缓解，缓解后双下肢仿佛瘫痪，无法行走。

既往史：既往体健。

个人史：家中独女，自小备受宠爱，较为任性，脾气暴躁，平素家人不满足自己要求时会大发脾气，甚至撒泼打滚。

内科查体未查及阳性体征。神经系统查体：患者双腿不能动，但疼痛刺激有回避，双下肢肌张力正常，双侧膝反射、跟腱反射正常，双侧巴宾斯基征阴性。脑电图、头颅 MRI 检查正常。

经予 10% 葡萄糖酸钙静脉注射，同时配合言语暗示、双下肢被动运动后，患者双下肢恢复活动能力。

问题：

1. 该患者的诊断及诊断依据是什么？

2. 该病例应该与哪些疾病进行鉴别？

3. 下一步的治疗方案是什么？

二、流行病学

国外报道分离性障碍和转换性障碍的终生患病率，女性为 3‰ ~ 6‰，男性低于女性（Garey，1980）。分离性障碍在我国普通人群中的患病率约为 3.55‰（中国 12 地区，1982），首次发病年龄在 20 岁以前者占 14%，20 ~ 30 岁者占 49%，30 ~ 40 岁者占 37%，40 岁以上初发者少见，大多数患者首次发病于 35 岁之前。研究发现，分离性障碍在创伤人群中更为常见。对经历过战争的士兵的研究发现分离性遗忘的发病率为 5% ~ 8%。Dan J. Stein 等（2013）报道在创伤后应激障碍患者中分离症状的发生率为 14.4%。

三、病因和发病机制

目前普遍认同的观点是，分离（转换）性障碍发生、发展的因素主要包括生物学因素、心理因素和社会文化因素。

（一）生物学因素

1. 遗传因素　分离（转换）性障碍的遗传学研究结果并不一致。Liungberg 研究了 281 例分离（转换）性障碍患者的一级亲属，发现男性的患病率为 2.4%，女性为 6.4%，远高于普通人群的患病率，表明该病与遗传有关。然而，Slater 在 12 对单卵双生子和 12 对双卵双生子的研究中没有发现共患分离（转换）性障碍者，这一结果不支持分离（转换）性障碍与遗传有关。

2. 大脑结构与功能改变　临床发现神经系统的器质性损害有促发分离（转换）性障碍的倾向。多发性硬化、颞叶局灶性病变、散发性脑炎、脑外伤等可导致分离（转换）性障碍发作。有人发现脑干上段水平及以上结构的脑器质性损害可导致分离（转换）性障碍症状，而此水平以下的神经系统损害则少见分离（转换）性障碍发作。近年来神经结构影像学研究发现分离（转换）性障碍患者存在海马和杏仁核体积减小，神经功能影像学发现转换性运动障碍患者的杏仁核、扣带回、海马等存在异常活化。同时也有不少分离（转换）性障碍患者并未发现大脑结构与功能的异常改变。

（二）心理因素

临床实践证实很多患者病前具有一些类似的人格特征，尤其以表演型人格与疾病的症状、病程密切相关。表演型人格主要特征为情感丰富而不稳定、有表演色彩、自我中心、富于幻想并擅于模仿、暗示性高。当然，有些学者也提出相反意见，Chadoff 发现在近 600 名分离（转换）性障碍患者中仅有 17 例具有表演型人格，只占 3%。分离（转换）性障碍的暗示性增高的观点是 1889 年由法国学者提出，如今仍然被广泛接受。所谓暗示即通过言语和行为的作用，使受试者不经逻辑判断，直觉地接受他人灌输的观点，并产生相应的心理效应。

此外，生活事件和童年期的创伤经历，都可能是发生分离（转换）性障碍的重要因素。精神因素是否引起发病，引发何种类型发作，与患者的生理心理素质有关，具有表演型人格者在心理因素作用下易诱发该病发作。

（三）社会文化因素

社会文化及其变迁对分离（转换）性障碍的患病率和症状表现形式均有较大的影响。例如，随着社会现代化文明程度的提高，以分离性情感暴发、分离性抽搐为主要表现形式的分离（转换）性障碍逐渐少见，而以躯体化症状为主要表现形式的分离（转换）性障碍则逐渐增多。一些特殊的表现形式仅仅在特殊的文化环境中才能见到，如我国南方发生的 koro 综合征，患者害怕自己的生殖器或乳房会缩到体内进而导致死亡，由此而发生各种症状，这与中国特有的社会文化有关，中国传统文化认为生殖器与性命休戚相关。从受教育的情况来看，文化程度较低的个体更容易患分离（转换）性障碍；从居住环境来说，生活在封闭环境（如边远地区）中的个体比生活在开放环境（如大都市）中的个体更容易患本病。由此可见，教育及生活环境的影响对本病的发生有重要作用。

⊙ 微 整 合

基础回顾

生物 – 心理 – 社会医学模式

生物 - 心理 - 社会医学模式的基本观点是人的心理与生理、精神与躯体、机体的内外环境是一个完整的统一体，在研究人类健康和疾病时，对病因、病理、症状、诊断、治疗、护理和康复的分析、判断、对策，都必须重视生物、心理和社会因素的影响。该模式强调医学服务对象是完整的人，是生活在一定的社会环境中、具有复杂心理活动的人，而不仅仅是一架"生理机器"。

第二节　临床表现

在分离（转换）性障碍中，一部分患者表现为突出的自我意识障碍（有些症状具有发作性，发作过后，意识迅速恢复），包括分离性遗忘、分离性情感暴发、分离性身份识别障碍等；另一部分患者则表现为各种形式的躯体症状，包括分离性运动障碍和分离性感觉障碍（这些症状缺乏相应的器质性病理基础）。尽管患者本人否认，但疾病的发作常常有利于其摆脱困境，发泄压抑情绪或者得到别人的同情、关注、支持和补偿。

一、常见的临床表现形式

（一）分离性遗忘

患者突然出现记忆丧失，不能回忆某一段时间的生活经历（通常是重要的近期事件），有时甚至否认既往的生活和身份（全部遗忘，此时患者可用新的身份生活、工作甚至组建家庭）。遗忘的内容广泛，不能用一般的遗忘来解释，也不能用使用物质、神经系统病变或其他医学问题直接导致的生理结果来解释。遗忘的形式可表现为局限性遗忘、选择性遗忘、广泛性遗忘、顺行性遗忘或系统性遗忘（其中后三种遗忘在临床上较为少见）。通过遗忘某阶段的经历或某一性质的事件（常常与精神创伤有关），患者往往能达到回避痛苦的目的。分离性遗忘（dissociative amnesia）一般突然缓解，且很少复发。

（二）分离性漫游

分离性漫游（dissociative fugue）患者在觉醒状态下从家中或工作单位内突然不辞而别，甚至到外地漫游；事前没有任何目的和计划，其开始和结束也十分突然。漫游期间，患者虽然意识范围狭窄，但由于能保持基本的自我照顾（如衣食起居）和简单的社会交往（如问路、乘车、购物等）而不易被他人觉察到异常。漫游一般持续数小时至数天，清醒后对漫游期间的经历不能回忆或仅有部分回忆。

（三）分离性身份识别障碍

分离性身份识别障碍（dissociative identity disorder）主要表现为患者交替出现两种或多种完全不同身份状态的人格，分别称之为双重人格和多重人格；它们各自独立、互无联系，即在某一时刻只显示一种人格而完全意识不到另一种人格的存在。首次发病时，人格的转变是突然的，与精神创伤往往密切相关，以后的人格转换可由联想或特殊生活事件所促发。当患者以新的身份进行活动时，除了对原来的身份无法识别外，亦"丧失"原来身份相关往事的全部记忆。

（四）分离性恍惚与附体状态

分离性恍惚（dissociative trance）的患者表现为意识状态改变（如意识范围明显缩小），注意和意识活动局限于当前环境的一两个方面而只对周围的个别刺激有反应，对过程则全部或部分遗忘。处于恍惚状态的人，如果声称自己是某鬼神或者以死去之人的口吻说话，则被称为分离性附体状态（dissociative possession）。分离性恍惚状态和分离性附体状态是不随意的、非己所欲的病理过程，常有局限性的或单调重复的运动、姿态和言语/发声。

（五）分离性木僵状态

分离性木僵（dissociative stupor）常在精神创伤之后或被创伤体验触发，患者出现精神活动的全面抑制，在相当长的时间里表现为维持固定的姿势、对外界刺激没有反应、完全或几乎没有言语及自发的有目的的运动；此时用手拨开患者的上眼睑，可遇到阻力，如强行拨开，可见其眼球向下转动，或避开检查者视线，行为完全符合木僵的标准，但检查找不到躯体疾病的证据，一般历时数十分钟后即可自行转醒。

（六）分离性情感暴发

分离性情感暴发（dissociative emotional outburst）常在遭遇精神刺激（如与人争吵、情绪激动或精神创伤）后突然起病，意识障碍较轻，表现为哭啼叫喊、在地上打滚、捶胸顿足、撕衣毁物、扯头发或以头撞墙（有人围观时症状更为剧烈），言语行为上有尽情发泄内心情绪的特点。一般历时数十分钟才会安静下来，事后可有部分遗忘。

（七）分离性假性痴呆

包括 Ganser 综合征和童样痴呆（puerilism）。

1. Ganser 综合征　为 Ganser 首先描述的一组精神症状。患者在精神刺激后突然出现非器质性智力障碍，可有轻度意识模糊；对提问可以理解，但经常给予近似而错误的回答或反应，如"2 + 3 = 4""羊有 5 条腿"，让其用钥匙开门则将钥匙倒过来插向锁孔而给人故意做作的印象等。国外报道，此综合征在罪犯中多见。

2. 童样痴呆　精神创伤后突然出现，表现言行举止犹如儿童，虽系成人却牙牙学语、活蹦乱跳、撒娇淘气，逢人便称叔叔阿姨，显得天真幼稚。

> ### 微整合
>
> **基础回顾**
>
> #### 真性痴呆与假性痴呆
>
> 痴呆是一种脑部疾病所致的、以认知功能损害为核心症状的获得性智能损害综合征，其认知损害的程度足以干扰日常生活能力或者社会职业功能。假性痴呆是指患者虽有痴呆相应的临床表现，但却没有相应的脑部病变，常见于抑郁症和分离（转换）性障碍。

（八）分离性运动和感觉障碍

分离性运动和感觉障碍（dissociative motor and sensation disorder）为分离（转换）性障碍中的转换性障碍（conversion disorder），临床表现复杂多样，主要是指运动和感觉方面的功能障碍。多种检查均不能发现神经系统和内脏器官有相应的器质性损害，其症状和体征也与神经系统解剖生理相矛盾。该障碍通常被认为由那些混乱的、能够引起急性内心冲突的心理能量转化而来，即患者通过躯体功能障碍的症状和体征来表达其内心的冲突；这种转化并不受患者意志控制，其中无意识的心理防御机制可能起了重要的作用。一些患者对自己的症状泰然漠视，而另一些患者则对症状感到十分痛苦。值得注意的是，这种转换性障碍常常和内科及神经科疾病共病，典型者在临床上可看到其症状是从原发疾病中精细地分化出来的。分离性感觉和运动障碍的症状在被观察时常常加重，患者对这些症状的焦虑增加也往往使其趋于加重。该障碍的常见类型如下。

1.分离性抽搐　在精神刺激或暗示下出现痉挛发作、局部肌肉抽动或阵挛。其中痉挛发作与癫痫大发作相似，表现缓慢倒地或卧于床上，呼之不应，全身僵硬，肢体一阵阵抖动，或在床上翻滚，或呈角弓反张姿势。呼吸时急时停，可有揪衣服、抓头发、捶胸、咬人等动作。有的表情痛苦，双眼噙泪，但无口舌咬伤、跌伤及大小便失禁。一般持续数十分钟后缓解，发作时没有脑电图改变。发作后尽管可呈木僵或意识状态改变，但没有神情呆滞、睡眠和明显意识清晰度障碍。

2.分离性肢体瘫痪　单瘫、截瘫或偏瘫均可出现，伴有肌张力增强或减弱。伴有肌张力增强者常固定于某种姿势，被动活动时出现明显抵抗。慢性病例可有肢体的挛缩或呈现失用性肌萎缩。检查不能发现神经系统损害的证据。

3.分离性肢体运动异常　可表现为肢体的粗大颤动或某一群肌肉的抽动，或表现为声响很大的呃逆。症状可持续数分钟至数十分钟，中间停顿片刻，但不久后又可持续出现。

微整合

基础回顾

心理防御机制

心理防御机制是精神分析学说中的一个基本概念，是指个体用来调节内心冲突、恐惧、紧张等心理压力的一种心理操作。至今为止，已有数十种防御机制被提出，包括潜抑、否认、反向形成、投射、退行、转换、合理化、隔离、抵消、转向攻击自我以及升华等。防御机制具有双刃剑的作用，在帮助人们面临心理压力时保持心理平衡不至于崩溃的同时，也会给当事人带来不利的影响。

4.分离性立行不能　患者上肢可有粗大震颤，剧烈摇动，双下肢能活动，但不能站立，扶起则需人支撑，否则会缓慢倒地（但通常不会摔伤）。也不能起步行走，或表现为行走时双足并拢、呈雀跃状跳行或表现为行走时呈摇摆步态。在暗示下，患者或许能随着音乐翩翩起舞。病程持久者可有失用性肌萎缩。

5.分离性缄默症、失音症　患者不用语言而用书写或手势与人交流称为缄默症；患者想说话，但发不出声音，或只能用耳语或嘶哑的声音交谈时，则称为失音症。患者可正常咳嗽或梦呓，没有神经系统和发声器官的器质性损害，也没有其他精神病性症状存在。

6.分离性感觉缺失　表现为局部或全身的感觉缺失，缺失的感觉可为痛、温、触和（或）振动觉。感觉缺失的范围与神经分布不一致，如分离性障碍的偏身感觉缺失常常以人体正中为界，不偏不倚，实际上两侧神经末梢的分布是交叉过界的，器质性损害时受累区应略小于相应的神经分布区。

7.分离性感觉过敏　表现为局部或全身皮肤对触摸特别敏感，轻微的抚摸可引起剧烈疼痛，甚至对穿着在身的衣物也难以忍受。

8.分离性感觉异常　如患者常感觉咽部有异物感或梗阻感，咽喉部检查不能发现异常，称之为"癔症球"（globus hystericus）。但应注意与茎突过长引起的茎突综合征鉴别，可通过咽部触摸、X线片或CT及三维重组加以证实。

> **微整合**
>
> **基础回顾**
>
> ### 茎突综合征
>
> 茎突综合征是因茎突过长或其形态异常刺激邻近血管神经而引起的咽部异物感、咽痛或反射性耳痛、头颈部痛和涎腺增多等症状的总称。

9. 分离性视觉障碍　可表现弱视、失明、管状视野、视野缩小、单眼复视；其中，"失明"的患者却惊人地保持着完好的活动能力，包括正常的对光反射和视觉诱发电位反应。分离性视觉障碍常突然发生，也可经过治疗而突然恢复正常。

10. 分离性听觉障碍　表现为突然听力丧失，或选择性耳聋（即对某一类声音失去辨听能力）。尽管如此，患者在听觉诱发电位检查中却无异常发现、对从其背后给予的声音刺激也可发生瞬目反应，并且在睡眠中亦可以被唤醒。

二、特殊的临床表现形式

（一）分离（转换）性障碍的集体发作

分离（转换）性障碍的集体发作（mass dissociative disorders）多发生在共同生活且经历和观念基本相似的人群中，如学校、教堂、寺院或公共场所。通常在经济、文化水平不高和封建迷信活动较多的环境中发生。起初为一人发病，周围目睹者受到感应，在暗示和自我暗示下相继出现类似症状，短时内暴发流行。这种发作一般历时数天，症状相似，女性居多。将患者特别是初发病例隔离起来，进行对症治疗，可迅速控制该病的流行。

（二）赔偿性神经症

在交通事故、医疗纠纷和其他损害性事件中，受害人往往提出经济赔偿要求。尽管保留和夸大症状，有利于受害人索取赔偿，但症状的出现、夸大或持续存在一般并非由患者本人的意志所支配，而可能是通过无意识的机制起作用。如处理不当，赔偿性神经症（compensation neurosis）可经久不愈。

（三）职业性神经症

职业性神经症（occupational neurosis）是一类与职业活动密切相关的运动协调障碍，如从事抄写工作者的书写痉挛、舞蹈演员即将演出时的下肢运动不能，教师走上讲坛时的失音、声音嘶哑或口吃。当患者进行非职业活动时，上述的功能则恢复正常。

（四）分离性精神病

多有明显的生活事件诱因，起病急，有意识障碍。通常在意识朦胧或漫游症的背景下出现行为紊乱、哭笑无常、思维联想障碍或片段的幻觉妄想（以视幻觉、听幻觉为主，可有幻觉性说谎，或幻想性的生活情节），以及人格解体症状。病程呈发作性，时而清醒，时而不清。清醒时如常人，自知力存在；发作时现实检验能力、社会功能受损明显。此病一般急起急止，病程一般不超过3周，缓解后无遗留症状，但可再发。

第三节　病程与预后

分离（转换）性障碍多数在精神因素的促发下急性起病或复发，发病后症状逐渐增多或迅速发展到严重阶段，病程多为发作性且持续时间短。初次发病年龄以 16 ~ 35 岁多见；也有报道显示有 80 岁以后首次发病者，而儿童首发近年也渐有增高趋势。

分离（转换）性障碍一般预后良好，60% ~ 80% 的患者症状可在一年内自发缓解。其预后取决于多种因素：病因明确、问题解决及时有效，病程短暂，治疗及时，病前人格无明显缺陷的患者多数能获得良好的结局。但发病后如果患者的心理冲突未得到缓解却又出现了焦虑，同时给患者带来"原发性获益"（primary gain）和（或）"继发性获益"（secondary gain）（如受到亲人的关怀、照顾，免除了很多工作负担和责任等等），则会延缓症状的消除，导致病程慢性化、疾病经久不愈。

第四节　诊断与鉴别诊断

一、诊断要点

根据 ICD-10，分离（转换）性障碍的确诊必须存在以下各点：

1. 有以下各种障碍之一的证据：分离性遗忘、分离性漫游、分离性木僵、分离性附体状态、分离性运动和分离性感觉障碍和其他分离性障碍。

2. 不存在可以解释症状的躯体障碍证据。

3. 有心理因素致病的证据，表现为在时间上与应激性事件、问题或紊乱的关系有明确的联系（即使患者否认这一点）。

 知识拓展

ICD-11 分离性障碍

相对于 ICD-10，ICD-11 在分离性障碍的描述上有较大调整。第一，ICD-11 不再纳入转换障碍。第二，ICD-10 的分离（转换）性障碍范畴较局限，主要指部分或完全丧失了对过去的记忆、身份意识、即刻感觉及身体运动控制 4 个方面的正常整合；ICD-11 则扩展到包括记忆、思想、身份、情感、感觉、知觉、行为或身体控制等多个方面。第三，在疾病分类方面，ICD-11 将分离性运动障碍、分离性抽搐、分离性感觉麻木和感觉缺失、分离性木僵这 4 种分离性障碍合并为分离性神经症状障碍，并删除了混合性分离转换障碍、Ganser 综合征及见于童年和青少年的短暂的分离转换性障碍。第四，ICD-10 分离（转换）性障碍未提出功能性损害标准，ICD-11 分离性障碍各诊断分类的诊断要点均强调症状足以严重损害个人、家庭、社会、教育、职业及其他重要领域功能。

二、鉴别诊断

1. 急性应激障碍   急性应激反应如反应性木僵、反应性朦胧状态、神游样反应需与分离（转换）性障碍的某些发作形式如分离性木僵、分离性恍惚或漫游相鉴别。急性应激障碍症状的发生、发展与精神因素的关系密切，患者在强烈的应激事件后立即发病，病程短暂（1～3个月），无反复发作史，预后良好。而分离（转换）性障碍的应激事件在程度上可能较急性应激障碍要轻，其临床表现更具有夸张、表演性特征，病前性格具有情感丰富而不稳定、自我中心、富于幻想、暗示性高等特点。

2. 癫痫大发作   分离性抽搐与癫痫大发作有时十分相似，应注意鉴别（见表 14-1）。如癫痫和分离（转换）性障碍共存，则作出共病的诊断。

表 14-1   分离性抽搐与癫痫大发作的鉴别

	分离性抽搐	癫痫大发作
发作诱因	多在精神刺激（也可在自我暗示）之后发作	可无明显诱因
先兆	可有，但内容形式多变	内容与形式固定
发作形式	翻滚、四肢乱舞、表情痛苦、保持呼吸	症状刻板，强直期、阵挛期次序分明，呼吸停止
拇指	发作握拳时常在其余四指之外	常在其余四指之内
言语	可以讲话	无法讲话
意识	多清楚，可有朦胧	丧失
大便失禁	无	可有
小便失禁	偶有	常有
眼球运动	躲避检查者	固定朝向
眼睑	掰开阻力大	松弛
咬伤	较少咬伤自己，可咬伤别人	可咬伤自己的唇、舌
摔伤	较少、较轻	较重，多伤在头面部
持续时间	数分钟到数小时	除了持续状态外，不超过数分钟
发作地点	多在人群中、安全地带	不择场所
睡眠中发作	无	常见
脑电图	正常	可见棘波或棘慢复合波

3. 精神分裂症   分离（转换）性障碍患者出现的情感暴发、幼稚行为应与青春型精神分裂症相鉴别。精神分裂症青春型患者的情感变化莫测、忽哭忽笑，与周围环境无相应联系，行为荒诞离奇、愚蠢可笑、不可理解，依赖病程的纵向观察资料来鉴别。

4. 诈病   诈病是指为了某种目的（多涉及监狱、法庭、工伤和交通事故等背景）而装扮疾病或故意扩大病情的情况，如蓄意模仿遗忘、运动异常和感觉丧失等。诈病的特点包括：①目的明确，围绕某些相关医学知识或接触相关患者的经验表现"症状"；②所表现的"症状"多为主观感受性的，且乐于向周围人显示自己的"症状"并十分关注其态度和反应；③所表现的"症状"多突然发生，缓慢发生或既往反复发作者均极少；④目的一旦达成，"症状"便会不治而愈。

5. 其他神经系统和躯体疾病   分离（转换）性障碍的症状可出现于多种器质性疾病中，而部分器质性疾病亦可与分离（转换）性障碍共病。一些神经系统和躯体疾病的早期表现可与分离性运动和感觉障碍混淆，这些疾病包括多发性硬化、系统性红斑狼疮、重症肌无力、周期性瘫痪、脑肿瘤、视神经炎、部分声带麻痹、Guillain-Barre 综合征、Parkinson 病的开关综合征、基底核和外周神经变性、硬膜下血肿、获得性或遗传性肌张力障碍、Creutzfeldt-Jacob 病以及 AIDS。为了澄清诊断，需要详细的查体、神经系统检查、实验室和 MRI、CT、SPECT 等辅助检查，同时需要较长时间的观察和评定。

第五节　治　疗

分离（转换）性障碍的症状是功能性的，因此心理治疗具有重要的地位，特别是建立信任的医患关系是治疗成功的前提。大多数分离（转换）性障碍患者会自然缓解或经过行为治疗、暗示、环境支持而缓解，但在患者症状比较严重时，通常需要心理和药物等配合治疗。诊断治疗期间，应尽量避免反复检查以避免医源性病情恶化。治疗中应始终贯彻以下原则：不直接针对症状；不鼓励症状残留；避免各种不良暗示；采取综合治疗方法，如电刺激、物理疗法、催眠和其他暗示技术、消除症状的行为治疗、家庭治疗、长程的内省式心理治疗等等。按照这些原则对患者进行充分治疗（特别是早期的充分治疗）对于预防分离（转换）性障碍症状的反复发作和疾病的慢性化具有重要意义。

一、心理治疗

在心理治疗过程中，解释、鼓励和支持十分重要。在治疗中必须要明白一点，即患者目前的状态是不能解决现实或意识中的矛盾，但如果让患者很快意识到这一点，只会加重患者在意识领域内的矛盾，从而加重病情或破坏医患关系。有时巧妙地将患者的疾病与心理问题分离后再分别给予解决，可能会取得很好的疗效。需要特别指出的是：在实施任何一种心理疗法之前，要制定好完整、周密的治疗程序，充分估计到可能出现的各种情况，以便及时采用有效措施保证治疗的成功。一旦治疗失败，将增加下一步治疗的难度，甚至还可能使病情加重。因此心理治疗必须经由有经验的治疗师实施，切忌滥用。

1. 心理支持　对于分离（转换）性障碍的治疗，要取得好的治疗效果，需要医生和患者建立信任的医患关系，同时需要家属密切配合。

（1）疏泄：当患者初次就诊时，可能因为情绪抑郁而滔滔叙述或号啕大哭，这时医生不必急于询问病情和做出诊断，可以在安慰的基础上让患者尽情疏泄，以便让情绪逐渐平稳，并因此和患者建立信任的医患关系。

（2）解释：医生的解释，主要是针对患者对自己病情的疑问和担心，以达到帮助患者正确对待疾病，积极配合治疗的目的。通常的解释内容包括：①本病不是一种严重的疾病，预后良好；②本病的发生与心理社会因素、性格特征有关，鼓励患者调整心态和个性特征；③防止发病与疾病预后也要依靠患者的自身努力，正确对待精神应激，积极配合医生治疗。

2. 暗示治疗　作为分离（转换）性障碍的经典治疗方法，暗示治疗尤其适用于那些暗示性高的急性发作患者。

（1）一般性暗示治疗：开始时医生用简洁、明确的语言向患者说明和解释检查结果，告诉患者该疾病是一种短暂的神经功能失调表现，并强调医生可以通过即将采用的特定治疗方法使其完全恢复正常，从而激发患者产生高度而迫切的治疗信心和期许。对于有运动和感觉障碍的患者，可以选用 10% 葡萄糖酸钙静脉注射，或用电刺激患病的部位，配合言语、按摩和被动运动，同时鼓励患者运用功能，并随之给予语言阳性强化，以使患者相信通过治疗其功能障碍正在逐渐恢复或已经完全恢复。

（2）催眠暗示治疗：开始前需检验患者的催眠感受性，以确定是否适合对其进行语言催眠。如果患者催眠感受性较高，可通过言语催眠使之进入催眠状态，然后对其进行暗示治疗。对于催眠感受性不强的患者，可缓慢静脉注射 2.5% 硫喷妥钠或异戊巴比妥钠 10～20 ml，使其意识进入轻度模糊状态，再按照一般性暗示治疗的方法对其治疗。

（3）诱导暗示治疗：是一种经过国人改良后的暗示治疗方法。给予患者静脉注射 0.5 ml 乙醚，并告之嗅到某种特殊气味后旧病便会发作（语言暗示），同时告之无须顾虑，疾病发作得越彻底越好（语言暗示）。发作高峰期过后立即给予患者胸前皮内注射适量蒸馏水，并称病已发作完毕，此针注射后便可病愈（言语暗示）。该疗法欲擒故纵，充分利用了患者在暗示下容易发病的临床特点，从而使其相信疾病既然能够由医生"呼之即来"，亦必能由医生"挥之即去"。

3. 精神分析治疗　对分离性遗忘的患者，在恢复记忆后，仍需要进一步的心理治疗，特别是精神分析治疗，以帮助患者领悟促使其产生如此深的分离性症状的内在冲突所在，进而使其人格分离的各部分逐步整合并稳定。

4. 其他心理治疗　如个别心理治疗、系统脱敏治疗、家庭治疗等均可酌情选择选用。

二、药物治疗

药物治疗为对症治疗，主要是缓解患者急性发作时的症状。当患者情绪激动、行为紊乱明显（包括伴有精神病性症状或兴奋躁动的情况）时，可酌情应用抗精神病药物，或给予地西泮 10～20 mg 静脉缓慢注射，大部分患者入睡转醒后上述症状消失。伴有焦虑、抑郁或失眠的患者可适当服用抗焦虑药、抗抑郁药或镇静催眠药。

思 考 题

1. 简述分离（转换）性障碍的概念、类型及临床表现。
2. 简述分离（转换）性障碍的诊断要点。
3. 简述分离（转换）性障碍的治疗原则。
4. 综合性案例题

患者，女，30 岁，农村妇女委员，性格强势，常因小事和丈夫发生争执。有次患者与丈夫争吵后突然表现精神异常，称自己是已故的婆婆，以已故婆婆的身份说话和行事。后家属请来神婆为患者"作法"后病情自愈，恢复正常。请回答：

（1）根据上述资料，患者可能存在什么症状？
（2）本案例考虑哪些诊断的可能性？应进一步完善什么内容以帮助明确诊断？
（3）针对该案例情况，你对该患者的早期治疗以及长期预后有何看法？

（宁玉萍）

第十五章

躯体形式障碍

第一节 概 述

一、概念的演变

躯体形式障碍（somatoform disorders）是一类以持久担心或相信各种躯体症状的优势观念为特征的精神障碍，主要特征是反复陈述躯体症状，就诊主诉多样化，首诊于综合医院各个科室。尽管各种医学检查的结果都是正常的，仍难以打消患者的疑虑；或者即使存在某种躯体障碍，也不能解释所述症状的性质、程度，或其痛苦和先占观念。对患者来说，尽管症状的出现和持续与不愉快的生活事件、困难处境或心理冲突密切相关，但患者常常拒绝探讨心理因素。大多数躯体形式障碍患者辗转于综合医院门诊，往往被误诊误治，继而接受不必要的医学检查、治疗，甚至探查性手术。病程较长而无满意疗效，给患者造成极大的经济负担和心理负担，常伴有焦虑或抑郁情绪。在临床上，我们常用"医学上不能解释的症状（medical unexplained symptoms，MUS）"或者"躯体化"来定义有多种躯体症状，但是不能做出特异性的诊断或者给出有效治疗措。1980 年，DSM-3 将这类症状正式统一称其为躯体化障碍，并加入其他以躯体痛苦为主的精神障碍合并为一个大类，即躯体形式障碍。在 DSM-Ⅳ中保留该诊断，包含躯体化障碍、未分化型躯体形式障碍、转换障碍、疼痛障碍、疑病症、躯体变形障碍以及未定型躯体形式障碍。1992 年 ICD-10 中将躯体形式障碍单独列出为一类精神障碍，包含躯体化障碍、未分化的躯体形式障碍、疑病障碍、躯体形式的自主神经功能紊乱、持续的躯体形式的疼痛障碍、其他躯体形式障碍及未特定的躯体形式障碍。在 DSM-5 中删去"医学无法解释的症状"，更强调此类障碍在症状表现上的特征，而回避在诊断中对病原学或致病机制的假设。DSM-5 中躯体形式障碍被称为躯体症状与相关障碍，包括躯体症状障碍、疾病焦虑障碍、转换障碍（功能性神经症状障碍）、受心理因素影响的其他躯体情况、造作性障碍、其他特定性躯体症状和相关障碍及未特定的躯体症状和相关障碍。

案 例

患者，女，35 岁，自觉周身不适 10 余年就诊。患者 10 余年前开始自觉头痛、头晕，后逐渐出现各种躯体不适，包括胸闷、心悸、腹胀、便秘、手脚发麻、无力等，症状经常变化，反复至各大医院就诊，行各项躯体检查未见明显异常，但患者仍对躯体不适特别关注：头晕就怀疑自己颈椎有问题，胸闷就怀疑自己心脏有问题，腹胀就怀疑自己胃有问题，反复至综合医院各个科室就诊及要求检查，经各种治疗症状未见缓解，影响生活。

体格检查及神经系统查体未查及阳性体征。精神检查：神清，存在持久担心各种躯体不适的先占观念，伴焦虑情绪。

问题：
1. 该患者的诊断及诊断依据是什么？
2. 该病例应与哪些疾病进行鉴别？
3. 治疗方案如何选择？

二、流行病学

不同诊断标准、地域、机构的躯体形式障碍流行病学研究结果差异较大。国外报道，人群中躯体化障碍的终生患病率大约为 2.8%（2010）。在基层保健机构和综合医院的就诊人群中，躯体形式障碍患者占就诊人群的 3.7% ~ 18.1%。国内的流行病学资料显示，综合医院就诊人群中躯体形式障碍月发病率为 1.56%，其中未分化型躯体形式障碍、疼痛障碍、疑病症、躯体化障碍发病率分别是 0.68%、0.40%、0.38%、0.06%（2012）。另一项研究显示，采用 ICD-10 对综合医院住院患者进行躯体形式障碍筛查及诊断，发现躯体形式障碍患病率为 4.15%，其中最常见的症状为慢性疼痛、胃肠道及自主神经症状（2006）。在 65 ~ 84 岁的社区老人中躯体形式障碍 12 个月患病率为 3.8%（2014）。

三、病因和发病机制

躯体形式障碍的确切病因和发病机制不明。可能的病因和发病机制主要包括生物学因素、心理因素和社会文化因素。

（一）生物学因素

1. 遗传因素　躯体形式障碍与遗传易感素质有关，在患者的一级亲属中患病率为 7.7%，正常对照为 2.5%。单卵双生子发生躯体形式障碍高于双卵双生子，一致性分别为 30.0% 和 16.7%，支持躯体形式障碍与遗传有关。

2. 神经生物因素　有证据显示内分泌和免疫系统，氨基酸和神经递质可能参与躯体形式障碍的发病。白介素 -1（IL-1）可以直接激活疼痛感受器，产生动作电位，从而导致疼痛的敏感性增加。研究发现功能性的躯体症状与 5-HT 系统和下丘脑 - 垂体 - 肾上腺（HPA）轴基因变异有关。躯体形式障碍患者的 HPA 轴兴奋性增高，肾上腺皮质功能减退。神经影像学研究发现躯体症状障碍患者存在顶叶 - 边缘系统回路大脑结构和功能的改变；与认知控制、情绪调节和加工、压力和躯体内脏感知有关的脑网络的特征性改变。

（二）心理因素

1. 个性特点　很多研究表明躯体形式障碍发病有一定的人格基础，此类患者过度关注躯体不适的症状和自身的健康状况，被动依赖、孤僻、冷淡、对人疏远、偏执、疑病、易激惹、自我为中心等。

2. 认知因素　患者的人格特征及不良心境可影响认知过程，导致对感知的敏感和扩大化，使其对躯体信息的感觉增强，选择性地注意躯体感觉并以躯体疾病来解释这种倾向，增强了与疾病有关的联想和记忆，对自身健康的负性评价非常强烈而敏感。

3. 述情障碍　有观点认为躯体形式障碍患者存在"述情障碍"，由于患者不善于表达其内心冲突，更不善于区分是内心情感还是躯体感觉，所以往往把情感以"器官语言"表达出来，把精神痛苦表现为躯体不适，并且倾向于关注和夸大躯体感觉。

（三）社会文化因素

躯体化障碍患者往往因生活事件而发病。有研究显示：患者生活事件较多，且以长期性生活事件为主，可能是其慢性迁延性病程的原因。情绪的表达受特定的社会文化影响，在特定的社会文化中，负性情绪常被看成是耻辱的表现，从而阻碍了该类情绪的直接表露。而躯体不适的主诉则是一种"合理"途径，患者会自觉或不自觉地掩饰、否认甚至不能感受到自己的情绪体验而关注躯体不适。这种躯体化表达可以寻求别人的注意和同情，可以支配人际关系，逃避某种责任和义务，成为患者应对心理、社会各方面困难处境的一种方式。

第二节　临床表现

躯体形式障碍是一种异源性疾病，躯体症状的表现多种多样。本章按 ICD-10 中躯体形式障碍进行分类介绍。

一、躯体化障碍

躯体化障碍（somatization disorder）又称 Briquet 综合征。主要特征是存在多种多样、变化多端、反复出现、查无实据的躯体症状；症状反复出现，症状的发生至少涉及两个系统，且未发现任何恰当的躯体疾病来解释这些症状。躯体化障碍女性远多于男性，多在 30 岁之前发病。病程呈慢性、波动性，多在 2 年以上，常伴有社会功能受损。躯体化障碍临床表现的特征有：

1. 症状多样性　①疼痛：全身均可有，表现为各种性质、位置不固定的疼痛，如头痛、腹痛、背痛、胸痛和关节痛等；②胃肠道症状：可表现为多种胃肠道症状，如恶心、腹胀、嗳气、反酸、呕吐、腹泻等，胃肠道检查仅有浅表性胃炎或肠道易激惹综合征，不足以解释患者存在的症状；③呼吸循环系统：胸闷、气促、心悸、头晕；④泌尿生殖系统：尿频、尿急、尿痛、性冷淡、月经不调等。患者在描述其症状时往往会有变化，经常含糊不清、不精确，部位变化不定。女性患者常以表演性、夸张的色彩来陈述其症状。

2. 伴随症状　由于患者主诉多、检查多、治疗多及病程长，对治疗丧失信心，常伴有焦虑或抑郁，也有的伴有人格障碍。在到精神专科就诊前，症状已存在多年，且曾多次求治于综合医院内科门诊及基层卫生保健机构。常与其他精神障碍共病，如抑郁症、人格障碍、物质依赖、广泛性焦虑障碍和恐怖症等，进一步加重了患者的社会功能不良。

二、未分化型躯体形式障碍

如果躯体主诉具有多样性、变异性和持续性，但又不足以构成躯体化障碍的典型临床相，例如主诉的症状相对较少或完全不伴社会和家庭功能的损害，则应考虑诊断未分化型躯体形式障碍（undifferentiated somatoform disorder）。其症状涉及的部位不如躯体化障碍广泛，也不丰富，心理因素可有可无，病程常不足两年。

三、疑病障碍

疑病障碍（hypochondriacal disorder）男女发病概率均等。主要临床表现是担心或相信自己患有某种严重的躯体疾病，而不仅仅是关注自身的症状，为此焦虑不已。焦虑本身可引起一系列自主神经症状，这些自主神经症状的出现反过来又加重患者对疾病的恐惧和焦虑，造成恶性循环。患者常过分关注自己的躯体感受，对通常出现的生理现象和异常感觉做出疑病性解释，认为自己患了严重的躯体疾病，担心所患的疾病常具有难以治愈、威胁生命的性质，如癌症、艾滋病等。患者常有与疾病、死亡相关的闯入性思维，并带有一定的自我暗示，看到与疾病相关的知识、听闻他人患病就联想到自己，紧张担心，并表现出相应的躯体症状。常辗转于综合医院各科就诊，虽经多次检查否定了这些疾病存在的可能性，患者仍无法摆脱其疑病观念，与医生之间很容易出现矛盾冲突。近年来，欧美学者逐渐认为，疑病障碍实际上来源于健康焦虑，一定程度的健康焦虑是正常的，然而如果健康焦虑的程度严重并持续存在，严重影响了个体的生活质量，就具有精神病理意义。有的患者对身体变形的疑虑或先占观念（躯体变形障碍）也归于本症。

四、躯体形式自主神经功能紊乱

躯体形式自主神经功能紊乱（somatoform autonomic dysfunction）的特点为患者有明确的自主神经兴奋的症状，发生在完全受自主神经支配与控制的器官或系统（如心血管、胃肠道、呼吸系统）的功能异常所表现的神经症样综合征。在综合医院中常以其他的病名出现，如心脏神经症、胃神经症、心因性腹泻、肠易激综合征、过度换气症、心因性尿频等。主要临床表现有两个类型：①第一种类型是以自主神经兴奋的客观体征为主要表现，常累及心血管系统（心脏神经症）、呼吸系统（心因性过度换气和咳嗽）、胃肠系统（胃神经症、肠易激综合征）；②第二种类型更具个体特异性和主观性，如部位不定的疼痛、烧灼感、沉重感、紧束感等。患者往往把症状归于特定的器官或系统，但经检查不能发现有关器官和系统的结构和功能发生紊乱的证据。患者坚持将症状归咎于某一特定的器官或系统，为此痛苦。

五、持续的躯体形式疼痛障碍

持续的躯体形式疼痛障碍（persistent somatoform pain disorder）其临床特征为持久的、严重的、令人痛苦的疼痛为主诉，这些疼痛不能用生理过程或躯体疾病完全解释。常常有可见的情绪冲突或心理社会问题与疼痛存在明显的因果逻辑关系，结果通常是周围人对患者人际关系或医疗方面的注意和支持明显增加（继发性获益）。发病高峰年龄为 30 ~ 50 岁，女性多见。

患者常生动地描述其疼痛的部位和性质，如头痛、非典型面部疼痛、慢性盆腔痛、慢性腰背部疼痛、紧张性头痛、纤维性肌痛等。经过检查不能发现相应主诉的躯体病变。病程迁延，常持续 6 个月以上。患者常以疼痛要求接受治疗，服用多种药物，甚至有镇静止痛药物的依赖。常伴有焦虑、抑郁和失眠，社会功能明显受损。

第三节　诊断与鉴别诊断

一、诊断

很多器质性疾病也并未发现确切的病因，一些疾病在早期也可以表现为一些非特异性的症状而没有阳性体征和辅助检查发现。因此，躯体形式障碍的诊断需要临床医生倍加小心。某些躯体疾病可能与躯体化并存，或被躯体化所掩盖。很多精神障碍也可以同时并存躯体化症状，如抑郁障碍、焦虑障碍、精神分裂症等，所以，在临床上有躯体化症状并不一定是躯体形式障碍，需要认真仔细鉴别。当患者的临床表现以躯体症状为主，主要表现为对躯体症状过分担心或对身体健康过分关心，但不是妄想；患者反复就医或要求医学检查，但检查结果阴性；患者的生活、工作、学习和社交活动等社会功能受到影响；症状持续已 3 个月以上时可以考虑该障碍的诊断。

（一）躯体化障碍

躯体化障碍的诊断需符合以下标准：①存在各式各样、变化多端的躯体症状至少两年，且未发现任何恰当的躯体解释。②不断拒绝多名医生关于其症状没有躯体解释的忠告与保证。③症状及其行为造成一定程度的家庭和社会功能损害。病程不足 2 年和不典型的症状模式，考虑未分化型躯体形式障碍的诊断。

（二）疑病障碍

准确的诊断有赖于完整和详细的医学检查和评估，首先应回顾既往病历，进行全面的体格检查，详细了解患者对健康的过度担忧和焦虑。确诊需满足以下特点：①长期相信表现的症状隐含着至少一种严重的躯体疾病，尽管反复的检查不能找到充分的躯体解释；或存在持续性的先占观念，认为有畸形或变形。②总是拒绝接受多名医生关于其症状没有躯体疾病或异常的忠告和保证。

（三）躯体形式的自主神经功能紊乱

明确诊断需以下特点：①持续存在自主神经兴奋症状，如心悸、出汗、颤抖、脸红等，且这些症状令患者烦恼。②涉及特定器官或系统的主观主诉。③存在上述器官可能患严重（但常为非特异性的）障碍的先占观念和由此产生的痛苦，医生的反复保证和解释无济于事；④所述器官的结构和功能并无明显紊乱的证据。

（四）持续的躯体形式的疼痛障碍

突出的主诉是持续、严重、令人痛苦的疼痛，不能用生理过程或躯体障碍完全加以解释。情绪冲突或心理社会问题常与疼痛的发生有关。患者人际关系或医疗方面的关注和社会支持明显增加。抑郁障碍或精神分裂症中被假定为心因性的疼痛不归于此类。

知识拓展

ICD-11 躯体形式障碍

ICD-11 中采用了一组新的诊断类别，即躯体不适或躯体体验障碍（bodily distress disorder，BDD 或 bodily experience disorder，BED），取代了 ICD-10 中的躯体形式障碍类别。这个诊断类别下包括躯体不适障碍或躯体体验障碍、身体一致性烦恼两个类型。躯体不适或躯体体验障碍是个体对躯体症状感到痛苦和过度关注躯体症状。身体一致性烦恼是指一个人对身体的体验出现障碍，表现为持续渴望拥有一种特殊的身体残疾，并伴有持续的不适，或对目前没有残疾的身体形态有强烈的不适感。在 ICD-11 中"疑病障碍"则被移至"强迫性相关障碍"类别中。

二、鉴别诊断

（一）躯体疾病

由于躯体形式障碍患者可以表现出各种各样的躯体症状，特别是有的患者本身就伴有躯体疾病，需谨慎排除躯体疾病的可能，老年期出现疑病症状并有人格行为改变时更应警惕脑部疾病。一般来说，躯体疾病的症状表现确切、稳定，从医学的角度相对容易理解。特别是根据病史、体征或实验室检查可以鉴别。

（二）抑郁障碍

抑郁障碍患者也可能有躯体不适主诉（如隐匿性抑郁），但抑郁障碍患者的躯体症状不似躯体化障碍突出广泛持续，而以抑郁核心症状为主。病史特点、典型的"三低"症状和昼夜节律变化等特点可作为鉴别点。如果抑郁情绪在持续时间和严重程度上不足以诊断，可单独做出躯体化障碍的诊断。如同时符合抑郁障碍的诊断标准，可做出抑郁障碍的共病诊断。

（三）广泛性焦虑障碍

躯体形式障碍可以出现焦虑症状，焦虑障碍患者也常会有心慌、呼吸困难等躯体不适表现，特别是躯体形式的自主神经功能紊乱主要表现出自主神经功能兴奋的症状，需相互鉴别。一般来说，广泛性焦虑障碍患者并不能形成疑病观念或对躯体症状的先占观念，在躯体症状方面也很少限定于某一器官或系统，且害怕及焦虑性预期等心理因素在自主神经兴奋中起主导作用，可予以鉴别。

（四）精神分裂症

精神分裂症也可出现躯体症状，甚至出现疑病观念或疑病妄想。首先应区分疑病症状是否属于妄想范畴，原发的疑病症患者一般承认其担忧是毫无依据的，而有妄想症状的患者自知力则较差。此外，精神分裂症的疑病妄想比较古怪，如感觉口腔内充满了头发，且无求治要求。这时需要认真进行精神检查，通过精神分裂症的特征性症状的发现来进行鉴别诊断。

第四节　治　疗

　　躯体形式障碍没有特异性的治疗方法，目前主张多种方法联合治疗。联合治疗包括以认知行为治疗（cognitive-behavioral therapy，CBT）为主的心理治疗、同时针对性地处理躯体症状伴随的抑郁焦虑等。从临床报道来看，联合治疗疗效均优于单一治疗。如何减少患者过多使用医疗资源，是在躯体形式障碍的治疗中应注意的问题。躯体形式障碍患者往往首先向内科医师寻求帮助，所以内科医师能够识别和治疗躯体形式障碍很有临床意义。

一、心理治疗

　　现有的循证证据显示，CBT 对于躯体形式障碍的躯体症状、心理痛苦和功能障碍具有确切的疗效。治疗包括制定明确的治疗目标，通过询问、评估的方式，使患者认识疾病的实质，从而减少躯体症状。理解患者躯体体验的真实性，在此基础上，与患者一起讨论症状的发生机制，鼓励患者说出自己的内心想法和负性信念。与患者共同对疾病进行评估，对患者提出的论据进行审视，探讨能否用替代性解释来降低患者的负面情绪。减少患者过度就医行为，改变其行为模式。在治疗过程中应注意评价患者的社会支持系统，识别和降低促发或加重患者躯体症状的日常生活问题，减少躯体症状的继发性获益。同时，帮助患者认识到自己个性缺陷及其在疾病发生发展中的作用，这对缓解患者的焦虑有帮助。使患者学会与症状共存，转移注意力，尽量忽视它。鼓励患者参加力所能及的劳动。近年来，基于正念的认知治疗和接纳承诺治疗（acceptance and commitment therapy，ACT）也获得较多的研究支持其有效性，其中较强的证据支持 ACT 可有效干预患者躯体相关症状，改善社会功能，降低患者因疼痛求医的频率。对某些暗示性较强的患者，催眠暗示疗法有一定的疗效。

微整合

基础知识

认知行为治疗

　　认知行为治疗是一种结构化的、短程的针对当下的治疗方法，治疗师以认知理论为指导，挖掘患者隐蔽的歪曲的不合理的认知，通过训练和指导来纠正其不合理认知，建立新的更理性和现实的认知方式而达到消除症状、改善情绪和行为，促进个体社会适应的目的。

二、药物治疗

　　躯体形式障碍的患者常伴有焦虑、抑郁、失眠等症状，且与躯体症状互为因果，形成恶性循环。目前研究显示，抗抑郁药物对躯体形式障碍具有轻中度的疗效，但由于患者对药物副作用的顾虑和错误认识，治疗的脱落率很高。常用的药物有三环类抗抑郁药物和选择性 5-HT 再摄取抑制剂（selective serotonin reuptake inhibitors，SSRIs）。对于疼痛障碍患者，具有双通道的抗抑郁药物疗效可能要优于三环类或 SSRIs 类药物。对于难治性疑病症，有偏执倾向的患者可使用小剂量非典型抗精神病药物，如利培酮、奥氮平、阿立哌唑等。

第五节　病程与预后

躯体形式障碍往往呈慢性、波动性病程，多则数年或几十年。随着患者在日常生活中的负性生活事件的出现而波动。急性起病、诱因明显、病前人格健康者预后较佳；起病缓慢、病程长、人格缺陷者治疗困难，预后差。

思 考 题

1．简述躯体形式障碍的临床类型及各型主要临床表现。

2．简述躯体形式障碍的诊断要点。

3．简述躯体形式障碍的治疗原则。

4．综合性案例题

患者，男，31岁，1年前因自觉疲乏、四肢疼痛发麻至外院就诊，症状未见好转反而逐渐加重，故怀疑自己得了艾滋病。后反复至各个综合医院检查，均未发现异常，但仍无法打消患者的顾虑。

（1）根据上述材料，考虑患者存在什么症状？需了解哪些心理-社会相关因素以更好地理解该患者的全面情况？

（2）本案例首先考虑什么诊断？需要与哪些疾病进行鉴别诊断？

（3）针对该案例情况，接下来该如何处理？

（宁玉萍）

第十六章

心理因素相关生理障碍

第一节 进食障碍

进食障碍（eating disorders）是一种以进食行为异常为显著特征的精神障碍，主要包括神经性厌食、神经性贪食、神经性呕吐。害怕发胖和对体形体重的歪曲认识与期望是其共同特征。

一、神经性厌食

神经性厌食（anorexia nervosa，AN）是以患者故意限制进食或采取过度运动、引吐、导泻等方法减轻体重，使体重下降至明显低于正常标准或严重营养不良，此时患者仍然恐惧发胖或拒绝正常进食为特征的一种进食障碍。1868 年首次由英国医生 William Gull 正式命名。多见于青少年女性。

（一）流行病学特点

国外流行病学资料报道，神经性厌食的发病率为 0.2% ~ 1.5%，青春期女孩和年轻妇女占 90% 以上。女性发病率为 0.9% ~ 1.2%，男性为 0.3%；其发病的两个高峰年龄为 13 ~ 14 岁和 17 ~ 18 岁（或 20 岁）。青春期是神经性厌食的敏感时期，25 岁以后发病者仅占患病人群的 5%；我国发病率目前不详。一般青春期前起病者症状较严重，青春期起病者预后较青春前期和成年期起病的预后好。随着社会经济的发展，其发病率有增高的趋势。

（二）病因与发病机制

神经性厌食的病因与发病机制不明，是生物学因素、心理因素和社会文化因素综合作用的结果。

1. 生物学因素 遗传学研究发现神经性厌食具有家族聚集性，同卵双生子的同病率明显高于异卵双生子；神经性厌食与去甲肾上腺素、5-羟色胺、多巴胺、阿片样神经递质的改变有关，也与神经递质如促肾上腺皮质激素释放激素的变化有关。

2. 心理因素 压抑情绪、过分追求完美、刻板的性格特点是发病的危险因素，患者也常常存在体象障碍及各种各样的家庭冲突和家庭功能失调等。

3. 社会文化因素 社会文化因素在神经性厌食的发病中起重要作用，当今社会价值观念崇尚"以瘦为美"，苗条是社会标榜的理想体形，女性往往通过对苗条身材的追求来获得社会的认可和赞许。

4. 高危人群　从事某些注重外表和体重的职业，如演员、运动员及时装模特，该类人群的患病率是普通人群的 4～5 倍。患某些慢性疾病如胆囊纤维化、糖尿病的女性患者，追求高成就感的职业女性和同性恋男性均为高危人群。心境障碍尤其是抑郁症患者的进食障碍可能为继发表现，应注意鉴别。

（三）临床表现

1. 精神症状　恐惧发胖和对体形的过度关注是其核心症状。多数患者存在体象障碍（body-image disorder），即已经十分消瘦仍认为自己胖或某些部位胖、过大。患者常采取过度运动、进食后诱吐、导泻或减肥药等方式来避免体重的增加。患者对食物持有特殊的态度与行为，有意限制饮食。对食物的选择严格，仅进食自己认为不会发胖的食物。患者进食缓慢，有时嚼而不咽，或剩下部分食物。少数患者有偷窃食物、储藏食物、强迫他人进食、暴食等行为。抑郁情绪在临床上很常见，以情绪低落、情绪不稳、易怒冲动，尤其在进食问题上情绪难以平静。

患者常共病心境障碍、抑郁症、焦虑障碍、物质滥用。神经性厌食共病人格障碍常表现为强迫、人际关系不安全感、完美主义、对负性情绪不能承受、刻板地控制冲动、自我认同模糊、好争斗、责任感强和内疚。有暴食症状的患者还可出现冲动、自伤行为。患者通常在情感、性成熟、分离与个性的问题上存在困惑，害怕被控制。

2. 躯体症状　患者通常看起来比实际年龄小，但慢性者可显得老于实际年龄。患者通常瘦弱、乳房萎缩、贫血、皮肤干燥发黄（高胡萝卜素血症）、脱发、毛发和指甲变脆、细柔的胎毛样体毛、水肿。神经性厌食常伴有畏寒、头晕、便秘、腹部不适感；有暴食或清除症状的患者还可出现龋齿、指间关节处的皮肤硬皮化。患者尽管营养不良却活动增多，若出现昏睡则提示可能出现水电解质紊乱、脱水、心血管损害或严重抑郁。

3. 分型　依据患者有无暴食或清除行为可分为局限型和暴食/清除型。

（1）局限型（restricting）：在当前的神经性厌食发作中，没有定期地暴食或清除行为（如呕吐、滥用泻药、利尿剂、灌肠剂）。

（2）暴食/清除型：在当前的神经性厌食发作中，有定期的暴食或清除行为。大部分神经性厌食患者有暴食/清除行为，50% 的患者诊断由局限型转为暴食/清除型，尤其在病程最初的 5 年内。

4. 并发症

（1）心血管系统：明显的心动过缓（心率 30～40 次/分钟）、心电图改变（心电低电压、T 波倒置、ST-T 改变、心律不齐）。其中 QT 间期延长、心肌损害和继发于水电解质紊乱的心律失常可致死。

（2）内分泌系统：停经（饥饿导致的性激素水平下降），甲状腺功能减退症，生长激素分泌下降，血清瘦素水平下降。激素水平在体重恢复后可以回到正常。多尿（垂体后叶激素分泌异常）。

（3）骨骼系统：骨骼系统的改变与内分泌变化有关，大多数女性患者出现某些部位的骨密度下降，导致骨质减少或骨质疏松。体重恢复后骨密度可升高，但骨质减少常持续存在。

（4）消化道：便秘、胃动力下降、胃排空延迟常见，胰腺炎也可发生。

（5）神经系统：脑灰质容积减少、脑室扩大、脑沟增宽，皮质萎缩（假性萎缩），体重恢复后可纠正。

（6）血液系统：贫血、白细胞减少症、血小板减少症。体重回升后可恢复。

（7）生育：不孕、早产及其他产科问题。

5．实验室检查

（1）全血细胞检查：血红蛋白可由于脱水而升高，可见白细胞、血小板减少。

（2）肾功能和电解质：尿素氮和肌酐升高（脱水导致）、低钠血症（过量水摄入或神经性尿崩症，约40%患者出现，可使用垂体加压素治疗，体重回升后可逆）、低钾低氯（呕吐、饥饿导致）。

（3）血糖：低血糖症（长期饥饿和糖原储备低下所致）。

（4）甲状腺功能：T_3升高，T_3/T_4降低。

（5）清蛋白/总蛋白：通常正常。

（6）内分泌：高氢化可的松血症、生长激素水平升高、促性腺激素释放激素水平升高、性激素水平下降。

（四）病程及预后

本病为慢性易复发性病程。有40%～50%的神经性厌食症患者能够痊愈，25%～30%的患者临床症状部分缓解，20%～25%发展为慢性，5%～10%死于并发症及自杀。完全康复的患者中，30%以上可能复发。

对预后有利的因素有病程短、起病年龄小、治疗时体重相对较高、症状不典型（无认知症状如过分担心体重或体象障碍）。

（五）诊断与鉴别诊断

1．诊断标准

（1）体重保持在至少低于期望值15%的水平（或是体重下降或是从未达到预期值），或Quetelet体重指数［体重（kg）/身高（m）^{2}］≤17.5。青春期前的患者可以表现为在生长发育期内体重增长达不到预期标准。

（2）体重减轻是自己造成的，包括拒食"发胖食物"，及下列一种或多种手段：自我引吐，自行导致的通便，运动过度，服用食欲抑制剂和（或）利尿剂。

（3）有特异的精神病理形式的体象扭曲，表现为持续存在一种害怕发胖的无法抗拒的超价观念，患者强加给她/他自己一个较低的体重限度。

（4）包括下丘脑-垂体-性腺轴的广泛的内分泌障碍：在妇女表现为闭经（一个明显的例外是厌食症妇女接受激素替代治疗，最常见的是口服避孕药时，出现持续性的阴道流血）；在男性表现为性欲减退及阳痿。下述情况也可以发生：生长激素及可的松水平升高，甲状腺激素外周代谢变化及胰岛素分泌异常。

（5）如果在青春期前发病，青春期发育会放慢甚至停滞（生长停止，女孩乳房不发育并出现原发性闭经；男孩生殖器会呈幼稚状态）。随着病情恢复，青春期多可正常度过，但月经初潮延迟。

2．鉴别诊断　首先必须与由躯体疾病引起的消瘦相鉴别。如糖尿病、甲状腺疾病、大肠炎性疾病、胃酸异常疾病、Addison病、肠动力障碍（如失迟缓症）及大脑肿瘤，通过详细了解病史，详细认真的体格检查以及实验室检查不难区别。另外，精神障碍中转换障碍、精神分裂症、心境障碍也可以出现体重下降、暴食及清除行为，详细的精神检查也有利于鉴别。

（六）治疗

大部分患者因长期节食而导致营养不良、躯体状态欠佳等许多问题，应帮助其尽快恢复。必要时需住院治疗。

1．一般原则　多数患者以门诊治疗为主，当患者的体重降低到危险水平、体重下降迅速、存在严重抑郁、门诊治疗失败时，必须采用住院的方式治疗。综合治疗效果更好。

2．治疗措施

（1）药物治疗：抗抑郁药物可改善患者的情绪，促进患者对治疗的合作性。SSRIs 如氟西汀、氟伏沙明（尤其针对有对食物的强迫观念者）和文拉法辛有效，虽不能直接改善患者怕胖的观念，但对患者的恐惧、易激惹、沮丧情绪等均有明显的疗效，间接促进患者行为的改善。米氮平对神经性厌食症具有独特的疗效，可迅速提高食欲、增加体重，缓解抑郁、焦虑、失眠等精神异常，恢复正常的生理功能，无明显的不良反应、安全可靠，患者依从性高。临床有证据发现低剂量的非典型抗精神病药物有一定疗效，没有充足的证据证明非典型抗精神病药物治疗进食障碍的利弊。

（2）躯体辅助治疗：包括营养重建和治疗并发症。营养重建是指帮助神经性厌食患者重新开始摄入足够的营养，以改善严重的营养不良，恢复健康体魄。治疗并发症包括处理由于严重营养不良造成的各种躯体并发症，如贫血、低钾血症、低磷血症、感染、水肿、饥饿性酮症、消化不良、便秘、营养不良性肝功能异常、甲状腺功能减退症等。恢复进食需注意以下问题：①纠正水电解质紊乱，并在恢复进食后第一周内每 3 天复查，之后每周复查；②缓慢增加热量摄入量，每 3 ～ 5 天增加 200 ～ 300 cal，体重每周增加 0.5 ～ 1 kg 为宜；③规律监测是否出现心动过缓或水肿。

（3）心理治疗：心理治疗是神经性厌食症的常用治疗方法之一，可选用认知行为治疗（cognitive beharioral therapy，CBT）、家庭治疗、人际关系治疗（interpersonal psychotherapy，IPT）等。

案例 16-1

　　女，21 岁，大三学生，进食减少，逐渐消瘦一年半。大一时患者身高 1.66 m，体重 54 kg。大二时，宿舍同学开始谈恋爱，并且减肥，认为越瘦越漂亮，瘦了就有男生追。患者认为自己太胖，随后不敢吃东西，很少吃饭，不吃肉、蛋、面、米，仅吃蔬菜和水果，多吃一点就想办法吐出来。一年后体重下降到 43 kg，但仍对自己的身材不满意，继续节食。渐出现精力下降，注意力无法集中，贫血，脱发，便秘，闭经，家人送住院。

　　诊断：神经性厌食。

　　问题：

　　1．诊断依据包括哪些？

　　2．该患者需要进行哪些辅助检查？

　　3．该患者如何进行治疗？

二、神经性贪食

　　神经性贪食（bulimia nervosa，BN）是以反复发作性的、不可控制的、冲动性暴食，继之采用自我诱吐、使用泻剂或利尿药、禁食、过度锻炼等方法避免体重增加为特征的一组进食障碍。

（一）流行病学特点

国外资料报道终生患病率为1%～4.2%（美国心理学会，2000），90%～95%患者为女性。典型起病年龄是青少年后期及成年早期，通常在16～20岁，晚于神经性厌食。男女患病比例为1∶10。

（二）病因与发病机制

神经性贪食的病因与发病机制不明，是综合因素作用的结果，与生物学因素、心理因素和社会文化因素有关。

1. 生物学因素

（1）双生子研究中单卵双生子发病较双卵双生子发病增高，遗传的可能性为31%～83%。

（2）家系研究中，神经性贪食一级亲属进食障碍的发病高于对照者。

（3）基因方面，初步的研究发现染色体10p与神经性贪食的发病有关。

（4）神经生化：5-羟色胺在食欲、饱腹感、食物选择、进食方式等方面有重要作用，在神经性贪食的患者，诱导进食的神经肽Y和酪肽（PYY）水平升高；胆囊收缩素与饱腹感和停止进食有关，在某些患者水平下降。

2. 心理因素　神经性贪食的发病与心理和人格因素有关，如完美主义、自我概念损害、情感不稳定、冲动控制能力差，对发育和成熟过程适应能力较差，包括对青春期、婚姻、妊娠以及与家庭成员和父母的关系问题、遇到的性问题等，因此，神经性贪食可以是处理这些过程中所遇到的应激事件的一种方式。

3. 社会文化因素　社会文化因素在神经性贪食发病过程中起着重要作用。工业化导致社会能够生产充足的食物，并将之作快食简装处理，这种诱惑与女性"苗条"的审美观之间发生了矛盾；社会的发展也导致了男女角色的改变，女性对自己体形的关注直接与个人的自尊、自我价值感有关，使得女性对于自己的体形异常敏感。

（三）临床表现

1. 精神症状　以频繁的失去控制的暴食发作为主要特征。患者有不可抗拒的进食欲望，进食量是常量的数倍，进食速度快。常因腹胀、疼痛才停止进食。食后因担心发胖常诱发呕吐。严重者可边吃边吐。也常采取导泻、利尿、减肥药或过度活动等方式来避免体重增加。这种暴食行为常偷偷进行，患者可为此感到害羞、厌恶或内疚，常伴有情绪障碍如愤怒、焦虑、抑郁等，有的为此产生自杀念头或行动。

2. 躯体症状　患者可体重正常，也有些患者过重或者肥胖。患者可能有外周水肿、胃胀气、虚弱、疲劳和口腔问题，在国外常由口腔科医生最早发现。由于自行诱导呕吐，患者常出现手背皮肤紫肿或结茧。

3. 并发症　并发症最常由清除行为导致，也可继发于营养不良和贪食。

（1）心血管系统：低血钾症、心律失常、肌肉虚弱、手足抽搐、代谢性碱中毒（继发于呕吐或腹泻）和心肌病（继发于催吐药）。

（2）消化系统：食管炎、胸痛、消化不良、胃食管反流症、食管破裂、食管裂孔疝、Barrett食管（继发于呕吐）、肠易激综合征、结肠黑色素沉着病、弛缓性或泻药性结肠炎（继发于滥用泻药）。

（3）口腔：釉质损害、牙龈萎缩、腮腺肿胀、唾液腺增生、血清淀粉酶增高。

（4）生殖系统：不孕、先兆流产、产后抑郁等。

（四）病程和预后

症状可迁延数年呈慢性病程，发作期间食欲可正常，体重多数正常。总体预后较神经性厌食好。接受治疗的患者半数以上可有所缓解，少数患者迁延不愈。约 1/3 的康复患者复发。预后不良的因素有病程长、既往治疗失败、共病物质滥用、B 型性格。

死亡率较神经性厌食低，研究资料不多，有研究认为在 0.3% 左右。

（五）诊断与鉴别诊断

1．诊断标准

（1）持续或发作性的难以控制的进食欲望和行为，短时间内（2 h）摄入大量食物。

（2）有担心发胖的恐惧心理。

（3）常采用诱吐、导泻、间歇禁食、利尿或减肥药来抵消暴食引起的发胖。

（4）发作性暴食每周至少 1 次，持续至少 3 个月。

（5）除外器质性病变及精神分裂症等所致或继发的暴食。

患者由神经性贪食转诊为神经性厌食的情况少见。当患者在神经性厌食的情况下发生暴食时，不单独诊断神经性贪食。

2．鉴别诊断　应当注意临床有很多情况表现类似神经性贪食：

（1）神经系统疾病可影响食欲和进食行为调节，包括大脑肿瘤（垂体或下丘脑）、颞叶癫痫的暴食症状、Kleine-Levin 或 Kluver-Bucy 综合征的暴食。

（2）胃肠道疾病：如吸收障碍、溃疡、肠炎。

（3）内分泌疾病：一些激素与营养不良和低代谢有关，如肾上腺疾病、糖尿病、垂体功能障碍、甲状腺功能亢进症。

（4）精神障碍：重症抑郁、边缘型人格障碍。

（六）治疗

一般可采用门诊治疗，若存在低血钾、水电解质紊乱或有强烈的自杀观念和行为的患者则需住院治疗。

药物治疗：药物治疗对神经性贪食的疗效优于神经性厌食症。氟西汀对神经性贪食的治疗效果较好，抗抑郁药物治疗贪食症剂量一般需高于治疗抑郁症剂量。除抗抑郁药物外，其他药物不推荐用于贪食症的治疗。药物治疗疗程 > 1 年。

心理治疗：认知行为治疗疗效可靠，其他治疗包括家庭治疗、人际关系治疗、自助小组治疗也可能有效。

三、神经性呕吐

神经性呕吐（psychogenic vomiting）又称心因性呕吐，是一组以反复发作的不自主呕吐为特征的精神障碍，呕吐物为刚刚进食的食物。多不伴有其他的症状，呕吐常与心理社会因素有关，无器质性病变，无明显的体重减轻。

临床表现为通常在进食后无恶心及不适的情况下喷射性呕吐，不影响食欲，吐后可再食。多在情绪紧张或不畅的情况时发生。由于患者无明显的减轻体重的想法，吐后往往再食。由于保持了适当的进食量，多数患者无明显的体重下降及内分泌紊乱等现象。

诊断标准：

（1）自发或故意诱发反复发生于进食后的呕吐，呕吐物为刚刚进食的食物。

（2）体重减轻不显著（体重保持在正常体重的 80% 以上）。

（3）可有害怕发胖或减轻体重的想法。

（4）这种呕吐几乎每天发生，并且至少持续 1 个月。

（5）排除躯体疾病导致的呕吐、癔症或神经症等。

通常止呕药作用有限，行为疗法有一定疗效。此外，小剂量的舒必利治疗有效。抗抑郁剂、抗焦虑药物对缓解精神症状有一定帮助。

第二节　非器质性睡眠障碍

睡眠障碍是一种常见且常伴有显著的精神、机体和社会活动障碍的疾病。世界卫生组织（World Health Organization，WHO）的调查表明，睡眠障碍目前是一个未得到充分重视和很好解决的公共卫生问题，全球约有 27% 的人受其困扰，睡眠障碍已成为全球第二常见的精神障碍。

非器质性睡眠障碍指各种心理社会因素引起的非器质性睡眠与觉醒障碍。这一组障碍包括①睡眠失调：由于情绪原因导致了睡眠的时长、质量或时序的变化，即失眠、嗜睡及睡眠 - 觉醒节律障碍；②睡眠失常：在睡眠中出现异常的发作性事件，在儿童期主要与儿童的生长发育有关，在成人主要是心因性的，即睡行症、睡惊及梦魇。本章节仅包括情绪因素是原发病因的睡眠障碍。

在许多情况下，睡眠紊乱是另一种精神或躯体障碍的症状之一。即使某一特殊的睡眠障碍在临床表现上似乎是独立的，仍有许多精神和（或）躯体因素可能与其发生有关。一种睡眠障碍在某一特定的个体身上的表现究竟是一种独立的情况，还是仅仅作为其他障碍的一种特征，应根据其临床相、病程、治疗理由及求医时的主次而定。无论如何，只要患者的主诉中有睡眠紊乱，睡眠障碍的诊断便可成立。

一、非器质性失眠症

失眠（insomnia）是指尽管有适当的睡眠机会和睡眠环境，依然对于睡眠时间和（或）睡眠质量感到不满意，并且影响日间社会功能的一种主观体验。失眠可孤立存在，也可与精神障碍、躯体疾病或其他类型睡眠障碍共病。

（一）流行病学

失眠是一个非常普遍的睡眠问题，但失眠不等同于失眠症。失眠症是最常见的睡眠障碍。根据不同的评价标准，失眠症状或者失眠症的现患率在 4% ~ 50%。《中国睡眠研究报告2023》显示，我国的失眠症发病率高达 38.2%，并呈现年轻化的趋势。

（二）病因与发病机制

1. 遗传与生理因素　女性和年龄的增长与失眠的易感性增加有关。失眠也有家族倾向性，与普通人群相比，失眠患者的一级亲属中发病率也会更高。

2. 社会心理因素　生活和工作中的各种负性事件，造成个体产生焦虑、抑郁等应激反应时常会表现为失眠。负性生活事件不仅是失眠的危险因素，也是失眠慢性化的维持因素。

3. 性格特征　过于细致的性格特征在失眠的发生中也会有一定作用。比如，焦虑和担忧的人格能够增加觉醒的易感性。

4. 环境因素　环境嘈杂、不适宜的光照、过冷或过热、空气污浊、居住拥挤、高海拔、睡眠环境改变等都会导致失眠。

5. 精神疾病　70% ～ 80% 的精神障碍患者均有失眠症状，而大约 50% 的失眠患者同时患有一种精神障碍。

6. 躯体疾病　这些疾病的病理生理变化影响睡眠中枢结构、或者疾病导致的疼痛和不适、以及患病后继发的心理情绪变化均可能导致失眠。

7. 药物与食物因素　酒精、咖啡因类、茶等兴奋性饮料饮用时间不当或过量，药物依赖或戒断时，某些治疗药物的不良反应等均可诱发失眠。

（三）临床表现

1. 失眠症状　失眠症的表现形式有睡眠起始困难、睡眠维持困难，或二者兼而有之。睡眠维持困难包括夜间醒来后难以入睡，或最后醒来远早于期望的起床时间。常伴有睡眠质量差、醒后无恢复感等主诉。临床上以混合型失眠患者最多见。青年人发生睡眠起始困难的比例较高，而中老年人发生睡眠维持困难者更多。

2. 觉醒期症状　患者在日间觉醒期间存在轻重不一的功能损害症状，包括困倦、疲劳、注意力不集中、记忆力下降、焦虑、易怒、情绪低落等。某些患者容易在工作中出错，学习成绩下降或社交功能损害也比较常见，也会出现躯体症状，如头痛、头晕、胃肠功能紊乱等。

（四）临床评估

1. 主观测评工具

（1）睡眠日记：基本模式是以 24 h 为单元，连续记录 1 ～ 2 周。睡眠日记能获得患者睡眠状况和昼夜节律的相对准确的信息，是评估睡眠质量和睡眠 - 觉醒节律的简便而可靠度较高的依据。

（2）匹茨堡睡眠质量指数量表（Pittsburgh sleep quality index，PSQI）：用于评定被试者最近 1 个月的睡眠质量。由 19 个自评条目（组成 7 个因子）和 5 个他评条目组成（不参与计分）。总分范围为 0 ～ 21，得分越高表示睡眠质量越差。

（3）失眠严重程度指数（insomnia severity index，ISI）：用于筛查失眠自评问卷，总分 0 ～ 28 分，≥ 8 分有临床意义，得分越高提示失眠程度越重。

2. 客观测评工具

（1）多导睡眠监测（polysomnography，PSG）：PSG 是评价睡眠相关病理生理和睡眠结构的标准方法。PSG 常规报告睡眠潜伏时间、总睡眠时间、入睡后清醒时间、睡眠觉醒指数、睡眠效率、各睡眠期时间及其占总睡眠时间的百分比，还报告睡眠期间发生的呼吸事件、觉醒事件、心脏事件和运动事件。对于明确是否存在其他类型睡眠障碍以及其他需要鉴别的疾病，能够提供客观依据。

（2）体动记录仪（actigraphy）检查：是评估睡眠 - 觉醒节律，确定睡眠形式的有效方法。可以反映醒 - 睡模式，估算睡眠潜伏时间、总睡眠时间、清醒次数、睡眠效率等。

（五）诊断与鉴别诊断

要达到有临床意义的睡眠紊乱程度有年龄差异。在儿童和青年人，通常入睡潜伏期和入睡后觉醒时间 > 20 min 视为有临床意义，而在中老年人需 > 30 min 才有临床意义。而早醒一般界定为睡眠终止至少要早于所期望起床时间 30 min。

1. 诊断要点

（1）主诉：入睡困难或睡眠维持困难或早醒，对睡眠时长或质量不满意。

（2）该睡眠障碍引起有临床意义的痛苦，或影响社会、家庭、职业功能等。

（3）尽管有充足的睡眠机会和环境，仍出现睡眠困难。

（4）失眠不能用其他睡眠障碍来更好地解释。

（5）这种睡眠紊乱每周至少发生 3 次并持续 1 个月以上（国际疾病分类第 10 版，ICD-10）。短期失眠：症状持续不足 3 个月；慢性失眠：症状出现每周至少 3 次，症状持续至少 3 个月（睡眠障碍国际分类第 3 版，ICSD-3）。

2. 鉴别诊断　只要患者是以睡眠的质和（或）量不满意为唯一主诉，就应考虑失眠症的诊断。如果失眠是基本症状，或由于失眠的长期性及严重性使患者把它看作基本症状时，即使存在其他精神症状，也不应否定失眠症的诊断。其他共存的障碍，如果症状显著、持续存在必须采取相应治疗时，应作共病诊断。如果失眠是某种精神/躯体疾病的伴发症状，不另作诊断。

（六）治疗

非器质性失眠症的治疗目标是延长睡眠时间、改善睡眠质量、提高白天工作效率，并将不良反应降到最低。主要包括心理治疗、药物治疗和物理治疗。

1. 心理治疗　针对失眠的认知行为治疗（cognitive behavioral therapy for insomnia，CBTI）是首选的标准治疗方法，包括睡眠卫生教育、睡眠限制、刺激控制、认知疗法和放松训练。对于慢性失眠患者，CBTI 与药物治疗的短期疗效相当；从长期效果来看，CBTI 的疗效优于药物疗法。

2. 药物治疗　在病因治疗、认知行为治疗的基础上，建立个性化的用药方案。治疗药物包括：①苯二氮䓬受体激动剂（benzodiazepine receptor agonists，BZRAs），如唑吡坦、佐匹克隆、右佐匹克隆、扎来普隆等非苯二氮䓬类药物及劳拉西泮、艾司唑仑、地西泮等苯二氮䓬类药物；②褪黑素受体激动剂，如雷美替胺、阿戈美拉汀；③具有镇静作用的抗抑郁剂，如曲唑酮、米氮平、氟伏沙明、多塞平，尤其适用于伴有抑郁、焦虑情绪的失眠患者；④食欲素受体拮抗剂，如苏沃雷生；⑤抗精神病药，如喹硫平、奥氮平等不作为首选药物使用，仅适用于某些特殊情况。

3. 物理治疗　治疗失眠的物理治疗方法包括光疗、重复经颅磁刺激治疗、电刺激治疗、生物反馈治疗等，是一类失眠治疗的补充手段，尤其副作用小的优势使其在临床的运用可接受性强。

案例 16-2

　　男性，42 岁，公务员，因"入睡困难、多梦早醒 2 年，加重 2 个月"就诊。2 年前患者因工作变动出现入睡困难，夜间需要 2～3 h 才能入睡，严重时整夜无法入睡，有时睡 1～2 h 就醒了，且不能再入睡，梦多。白天感到乏力，注意力无法集中，工作效率差，容易出错。近两个月症状加重，几乎整夜无法入睡，需要吃安定后才能短暂入睡。白天不敢午睡，夜间不敢喝茶，一到晚上就开始担心夜间能不能入睡，采取睡前运动、喝牛奶、烫脚、服用中药，效果都不好，为此非常苦恼。医院体检没有器质性疾病。

　　诊断：非器质性失眠症。

　　问题：

　　该患者的治疗方案有哪些？

二、非器质性嗜睡症

嗜睡症（hypersomnia）也称为特发性过度睡眠（idiopathic hypersomnia，IH）或特发性中枢神经系统嗜睡（idiopahtic CNS hypersomnolence），主要以日间过度思睡为基本特征，不是由于睡眠不足、药物、酒精、躯体疾病所致，也不是某些精神障碍症状的一部分。其过度睡眠的时段由非快速眼动（non-rapid eye movement，NREM）睡眠期构成。

（一）流行病学

嗜睡症的平均起病年龄为 16.6 ～ 21.2 岁，人群患病率和发病率均不详。女性患病率高于男性。

（二）病因和发病机制

病因和具体发病机制不明，各种应激反应、压力过大等因素均可能成为本病的诱因。本病具有家族性发病的特征。

（三）临床表现

本病的特征性临床表现为持续性或反复发作性日间过度嗜睡，但不伴有猝倒发作、睡眠麻痹、入睡前幻觉。伴随症状包括清醒过程耗时过长、反复再入睡、易激惹、无意识行为和意识模糊。患者通常主诉晨醒困难，难以被闹钟唤醒，只能频繁使用特殊手段来促醒。通常夜间睡眠时间 > 10 h，白天小睡常 > 60 min，多数患者醒后无精神恢复感。可以出现自主神经系统功能障碍的各种症状，如头痛、直立性低血压、外周血管异常感觉等。

（四）临床评估

1. 多导睡眠监测（polysomnography，PSG）　PSG 是嗜睡症检测的"金标准"。对日间过度嗜睡的患者，应该进行夜间标准 PSG 和白天多次睡眠潜伏期试验（multiple sleep latency test，MSLT）。

2. Epworth 嗜睡量表（epworth sleepiness scale，ESS）　用于评估日间主观嗜睡程度，评估患者在 8 种不同情况下入睡的可能性。量表总分在 0 ～ 24 分，得分越高嗜睡程度越重。ESS 总分 > 10 分有临床意义。

（五）诊断与鉴别诊断

1. 诊断要点

（1）白天睡眠过多或睡眠发作，无法以睡眠时间不足来解释；和（或）清醒时达到完全觉醒状态的过渡时间延长。

（2）每日出现睡眠紊乱，超过 1 个月，或反复的短暂发作，引起明显的苦恼或影响了社会或职业功能。

（3）缺乏发作性睡病的附加症状（猝倒、睡眠麻痹、入睡前幻觉）或睡眠呼吸暂停的临床证据（夜间呼吸暂停、典型的间歇性鼾音等）。

（4）没有可表现出日间嗜睡症状的任何神经科及内科情况。

如果嗜睡症仅仅是某种精神障碍的一个症状，诊断只应是该精神障碍。如果嗜睡症状在患有其他精神疾病患者的主诉中占主要地位，应该合并嗜睡症的诊断。如果其他诊断不成立，本诊断应单独使用。

PSG 及 MLST 有助于明确诊断：① MLST 显示入睡期始发的 REM 期睡眠（sleep onset REM period，SOREMP）少于 2 次，或者整夜 PSG 中无 SOREMP；②至少有以下发现之一：MSLT 显示平均睡眠潜伏期 ≤ 8 min；或 24 h PSG 显示总睡眠时间 ≥ 11 h。

2. 鉴别诊断　本病需要与其他日间过度嗜睡的疾病进行鉴别，如发作性睡病、Kleine-Levin 综合征、睡眠呼吸暂停综合征、创伤后过度睡眠、器质性疾病引起的嗜睡等。鉴别诊断主要依据这些疾病 PSG 的特征性改变，以及结合各个疾病的临床特征。

（六）治疗

1. 药物治疗　目前 FDA 批准用于治疗日间过度嗜睡的药物有 4 种：右苯丙胺（右旋安非他明）、哌甲酯（苯哌啶醋酸甲酯）、莫达非尼和 γ- 羟丁酸钠。莫达非尼等药物对发作性睡病疗效明显，有长期的治疗作用，并且安全、耐受性良好，已成为嗜睡症一线治疗药物。哌甲酯在国内临床应用较广泛，哌甲酯有普通剂型和控释剂型。

2. 睡眠卫生教育　对于白天过度嗜睡，良好的睡眠卫生是基本决策，舒适的睡眠环境、规律的睡眠时间表及足够的夜间睡眠可提高睡眠质量。推荐白天短暂小睡，有利于保持清醒，从而减少兴奋药物的应用。

三、非器质性睡眠－觉醒节律障碍

睡眠 - 觉醒节律障碍（wake-sleep rhythm disorders）指因昼夜时间维持与诱导系统变化或内源性昼夜节律与外部环境间不同步所引起的各种睡眠 - 觉醒障碍。最常见症状是入睡困难、睡眠维持困难及日间睡眠增多。睡眠 - 觉醒节律障碍可诱发心血管、消化、内分泌系统及情绪紊乱，影响患者的身心健康，导致社会功能受损。

（一）流行病学

睡眠 - 觉醒节律障碍在普通人群的流行病学特征不明确。估计睡眠时差变化、倒班工作睡眠 - 觉醒障碍人群较多。睡眠 - 觉醒节律障碍多见于成年人，儿童青少年期发病者少见。

（二）病因和发病机制

1. 生活节律失常　常出现于夜间工作和生活无规律的人群，原因为内源性睡眠时钟结构或功能调节紊乱，或与外部环境如光的明暗变化时相不一致或与患者所需求的社会活动时间不匹配时，睡眠觉醒的昼夜时相会发生改变。

2. 心理社会压力　约 1/3 患者病前存在由于压力性生活事件而产生的焦虑情绪，从而引起入睡时间延迟、易醒、早醒，导致使整个睡眠节律结构紊乱。

3. 遗传因素　睡眠 - 觉醒节律障碍与家族遗传有关，生物钟基因 *hPer3* 的多态性与睡眠时相延迟有关。

4. 环境因素　白天暴露日光不足和夜晚仍暴露亮光均可加重睡眠时相延迟。减少下午或傍晚的光照，或过早暴露晨光有增加睡眠时相提前的风险。

（三）临床表现

睡眠 - 觉醒节律紊乱患者可表现为多种亚型。主要包括：①睡眠 - 觉醒时相延迟障碍，表现为难以在期望的时间入睡和觉醒，通常推迟 ≥ 2 h；②睡眠 - 觉醒时相提前障碍，基本特征是患者的主要入睡与觉醒时间较传统或期望的作息时间持续提前 ≥ 2 h，主诉早醒型失眠及晚上思睡；③不规律睡眠觉醒节律障碍，患者24 h内睡眠觉醒周期无规律，有≥3次的睡眠发作，整个睡眠呈片段化，缺乏明显的睡眠-觉醒节律。④还有如时差变化睡眠障碍、倒班工作睡眠觉醒障碍等。

（四）临床评估

1. 睡眠日记　有助于了解患者睡眠觉醒的类型。

2. 清晨型-夜晚型量表（morningness-eveningness questionnaire，MEQ）　该量表为睡眠觉醒昼夜节律自然趋向的分型工具。MEQ为睡眠觉醒自评量表，按睡眠觉醒习惯或自然倾向将患者分成早间型（早睡早醒型）、晚间型（晚睡晚醒型）或中间型（普通型）。

3. 体动记录仪（actigraphy）检查　主要用于昼夜节律失调性睡眠觉醒障碍的诊断及疗效评估。在使用体动记录仪诊断昼夜节律失调性睡眠觉醒障碍时，记录时间至少要连续7天，并结合睡眠日记结果进行分析。

4. 昼夜时相标记物测定　常用方法为微光褪黑激素分泌试验及最低核心体温测定。当机体内在的生理节律（最低核心体温或微光褪黑激素分泌）慢于外界的时钟时间，表示生理节律时相延迟，当身体的生理节律快于时钟时间，表示生理节律时相提前。

5. 多导睡眠监测　可显示患者睡眠结构及昼夜节律变化，但主要用于排除其他睡眠障碍。

（五）诊断与鉴别诊断

1. 诊断要点

（1）个体的睡眠-觉醒形式与特定社会中的正常情况及同一文化环境中大多数人所认可的睡眠-觉醒节律不同步。

（2）在主要的睡眠时相失眠，在应该清醒时嗜睡，这种情况几乎天天发生并持续1个月以上，或者短时间内反复出现。

（3）睡眠量、质及时序的不满意状态使患者深感苦恼，或影响了社会或职业功能。

（4）排除躯体疾病或精神障碍所继发的睡眠-觉醒节律障碍。

2. 鉴别诊断　主要和其他睡眠障碍、内科和神经疾病、精神心理障碍、药物使用或物质滥用进行鉴别。

（六）治疗

睡眠-觉醒节律障碍最有效的治疗是采用多种方法尽快重置昼夜节律，同时进行必要的药物治疗。

1. 睡眠健康教育　目的是避免不良卫生习惯对睡眠觉醒昼夜节律的影响。

2. 时间疗法　按计划进行睡眠时间调整，几乎适用于所有类型的睡眠-觉醒节律障碍患者（除外痴呆及非24小时睡眠-觉醒节律障碍的患者）。

3. 光照疗法　清晨或者晚上定时进行明光照射。该方法是最重要的睡眠觉醒昼夜时相调整方法。该疗法对于每种昼夜节律睡眠障碍都有效，但需注意不适当的光照时间和强度有可能加重昼夜节律紊乱。

4. 药物治疗　①褪黑素：主要用于时差变化睡眠障碍，也可用于倒班工作睡眠觉醒障碍等其他睡眠觉醒节律障碍患者。②镇静睡眠药：主要用于改善夜班工作者的日间睡眠和治疗时差导致的失眠。③促觉醒药：小剂量中枢兴奋剂可提高患者的警觉性，但必须权衡用药的风险。

5. 运动疗法　运动可改变睡眠的昼夜时相，如在最低核心体温前夜间运动可导致昼夜时相延迟。此外，上午运动及下午运动的联合可将昼夜时相提前。

四、睡行症

睡行症（somnambulism）也称为夜游症，指一种在睡眠过程中尚未清醒而起床行走，或做一些简单活动的睡眠和清醒的混合状态。持续数分钟，也可更长时间。醒后部分或完全遗忘。本病既往称为梦游症，后续研究表明该病症状发生于从非快速动眼睡眠（NREM）后期醒转时，因发病时并没有做梦而改称为睡行症。

（一）流行病学

睡行症可发生于任何年龄，首次发作多在 4 ~ 8 岁，一般在青春期后自然消失，在成人阶段发病者少见。普通人群发病率为 1% ~ 15%，儿童高达 17%。睡行症的发病率无明显性别差异，但伴有暴力行为者多见于男性。

（二）病因和发病机制

1. 环境因素　睡眠剥夺、睡眠觉醒时间表的破坏、过度疲劳或情绪紧张增加了发作的可能性。

2. 遗传因素　睡行症可呈家族性发作，患者的一级亲属患病率是普通人群的 10 倍。睡行症患者中 80% 有阳性家族史。

3. 躯体疾病　发热可使睡行症的发作频率增加。甲状腺功能亢进、脑损伤、脑炎、脑卒中等也可促发睡行症。

4. 药物因素　碳酸锂、吩噻嗪类抗精神病药物、非典型抗精神病药物、三环类抗抑郁剂、5-HT 再摄取抑制剂、唑吡坦、抗胆碱能药物等均可能诱发或加重睡行症。

（三）临床表现

睡行症发生在 NREM 睡眠期，最常发生在夜间睡眠的前 1/3 或 NREM 睡眠增多的其他时间。典型患者表现为睡眠中起床，漫无目的地行走，做一些简单刻板的动作。少数表现为较复杂的行为，如在睡眠中做饭、进食、驾车等。患者意识水平低，呈朦胧或中度混浊状态。患者活动可自行停止，回到床上继续睡眠，醒后对发作经过部分或完全不能回忆。患者在发作时易发生磕碰、摔倒等意外伤害，并可能会做出攻击行为或产生危害他人的严重后果。

（四）临床评估

多导睡眠监测（PSG）可用于睡行症检查，但该病并非每晚均发作，故可能监测不到。PSG 可显示睡行症开始于 NREM 睡眠第 3 期（N3 期），最常见于夜间睡眠第 1 或第 2 个周期的 NREM 睡眠期结束时。发作起始前出现极高波幅慢波节律，肌电图波幅突然增高。睡行症发作时则表现为睡眠波和觉醒波的混合。如果记录到不伴有任何异态睡眠行为的多次从 N3 期觉醒，或伴有典型的睡行症行为均支持该临床诊断。

（五）诊断与鉴别诊断

1. 诊断要点

（1）突出症状是一次或多次下述发作：起床，通常发生于夜间睡眠的前 1/3 阶段，走来走去。

（2）发作中，个体表情茫然，目光凝滞，他人试图加以干涉或同其交谈，则相对无反应，并且难以被唤醒。

（3）在清醒后（无论是在发作中还是在次日清晨），个体对发作不能回忆。

（4）尽管在最初从发作中醒来的几分钟之内，会有一段短时间的茫然及定向力障碍，但并无精神活动及行为的任何损害。

（5）没有器质性精神障碍如痴呆，或躯体障碍如癫痫的证据。

2．鉴别诊断

（1）睡惊症：有逃离恐怖性刺激企图的睡行症在临床上很难与睡惊症相鉴别。睡惊症常以尖叫起始，伴有强烈恐惧、极端焦虑和明显的自主神经症状为临床特征。

（2）REM睡眠期行为障碍（REM sleep behavior disorder，RBD）：PSG和临床症状均显示睡眠行为紊乱发生于REM期，多为后半夜发生，多见于中老年人，常伴帕金森病等神经系统疾病。PSG显示REM期肌张力弛缓状态消失，伴随梦境相关的行为动作，且多为暴力样行为，醒后警觉性和定向力完全正常。而睡行症则发生于NREM睡眠期，行为缓和凌乱，少有暴力样行为。

（3）癫痫发作：额叶癫痫可能引起复杂和剧烈的行为，但癫痫发作的意识障碍程度较重，高度刻板性和重复性，持续数秒至3 min左右，任何睡眠时段均可发作，可一夜发作多次，发作后可完全觉醒但不能回忆发作过程，脑电图可发现癫痫样放电。睡行症通常发生在夜晚睡眠的前1/3时段，一般每晚仅发作1次。

（4）分离性漫游：分离性障碍发作的持续时间更长，患者警觉程度更高并能完成复杂的、有目的的行为。分离性障碍在儿童中罕见，而且典型发作开始于清醒状态。

（5）夜间进食障碍综合征：夜间进食障碍综合征常伴类似睡行症的进食和走动，但夜间进食障碍综合征患者起床进食时意识清楚。

（六）治疗

1．一般治疗　应使患者获得充足的睡眠，规律作息，创立良好的睡眠环境。在睡行症发作时，不要试图唤醒患者，应注意保护，避免危险与伤害，尽可能引导患者上床睡眠或卧床即可。也不要责备患者，以免造成挫折感和焦虑感。

2．药物治疗　儿童患者一般不需要药物治疗，15岁前后自行消失。成人患者则需要进一步检查以明确病因。对于成人、症状较严重者或存在睡眠相关伤害行为的患者可考虑给予药物治疗。

（1）苯二氮䓬类药物：中效及长效苯二氮䓬类药物，如氯硝西泮、地西泮常被用于治疗睡行症。应注意此类药物可能抑制肌张力而加重由睡眠呼吸障碍诱发的睡行症。

（2）抗抑郁药物：三环类抗抑郁剂中的阿米替林、丙米嗪、氯米帕明，5-HT再摄取抑制剂（如氟西汀）和曲唑酮等对睡行症有效。

3．心理和行为治疗　自我催眠疗法和松弛练习等行为治疗方法在年轻患者中疗效肯定，但对老年患者无明显疗效。

五、睡惊症

睡惊症（sleep terror disorder）也称为夜惊症（night terror disorder），主要表现为夜间睡眠中突然惊叫、哭喊，伴有惊恐表情和动作及自主神经兴奋症状。

睡惊症与睡行症关系密切，二者有着同样的临床及病理生理特点，近年来这两种状况已被视为是同一疾病分类连续谱中的一部分。

（一）流行病学

睡惊症多见于儿童，发病的高峰年龄为 4 ～ 12 岁，青春期前发作频率逐渐减少直至消失，多见于男性。儿童的患病率约为 3%，成人约为 1%。

（二）病因和发病机制

睡惊症病因和发病机制不明，可能与遗传、发育及心理因素有关。睡惊症的家族性发病现象较睡行症高，约 50% 的睡惊症患儿存在阳性家族史。儿童睡惊症可能与发育因素有关。许多唤醒因素可促使发作，如在 N3 期被迫唤醒、噪声或强光等环境刺激、胃收缩等内在刺激。发热、睡眠剥夺和使用中枢神经系统抑制剂等可诱发睡惊症。睡眠时间不规律、过度疲劳、情绪紧张以及心理创伤等可使其发作变得频繁。

（三）临床表现

睡惊症多发生在前半夜刚入睡后 1 ～ 2 h，患者出现完全不能安抚的大声哭喊、尖叫、手足舞动、四肢肌张力增高，同时伴有呼吸急促、心动过速、大汗、瞳孔扩大、皮肤潮红等自主神经兴奋症状。

发作时患者呈意识朦胧状态，儿童患者醒后对发生的事情不能回忆，成人患者醒后对事件可有部分回忆。如果被强行唤醒，则可出现意识模糊和定向障碍。每次发作持续 10 min 左右，一般自行停止，可再入睡。病情严重者一夜可发作数次。睡惊症发作时可由于企图下床或挣扎等造成患者本人或他人受伤。

（四）临床评估

多导睡眠监测（PSG）：对于发作频繁、存在暴力行为或潜在自伤行为的患者需采用带视频的 PSG 检查。PSG 显示睡惊症一般发生于 N3 期，最常见于夜间睡眠的前 1/3 阶段。需注意的是，睡惊症也可发生于 NREM 睡眠期的任何时段。发作时可见肌电图波幅突然增高，心电波形示心动过速，呼吸气流和胸腹运动波形可见呼吸急促。

（五）诊断与鉴别诊断

1. 诊断要点

（1）突出症状是一次或多次如下发作：惊叫一声从睡眠中醒来，以强烈的焦虑、躯体运动及自主神经系统的亢进如心动过速、呼吸急促、瞳孔扩大及出汗等为特点。

（2）典型情况下持续 1 ～ 10 min，通常在夜间睡眠的前 1/3 发生。

（3）对他人试图平息睡惊进行的努力相对无反应，而且这种努力几乎总会伴有至少数分钟的定向障碍和持续动作的出现。

（4）对发作即使能够回忆，通常只局限于 1 ～ 2 个片段。

（5）没有躯体障碍如脑肿瘤或癫痫的证据。

2. 鉴别诊断

（1）梦魇：梦魇发作时患者也表情恐惧，并伴自主神经兴奋的症状。但梦魇一般发生于夜间睡眠后 1/3 的 REM 睡眠期，通常不出现显著的活动，而夜惊多发生于 NREM 睡眠期。梦魇很容易被唤醒，对梦的经过能详细、生动地回忆。

（2）睡眠相关性癫痫：可发生于睡眠的任何阶段，癫痫发作时有面色发绀，出现强直或阵挛发作，意识障碍程度比睡惊症深。脑电图可以发现癫痫样放电。

（3）夜间惊恐发作：表现为在入睡前或觉醒后突然出现惊恐不安，有大祸临头或濒死感，可伴心慌、呼吸急促、肢体发凉等交感神经功能亢进症状。发作时意识清楚，发作后能回忆发作过程。

（六）治疗

儿童睡惊症多无其他精神障碍，在儿童发育成长后可自愈，一般不必特殊处理。对于发作频繁、严重者要积极干预。

1. 心理支持 减少引起睡惊的相关心理社会因素。建立有规律的睡眠节律，设法保证孩子充足的睡眠，不要在夜惊发作期间唤醒孩子。

2. 唤醒疗法 连续 5 ~ 7 晚记录患者夜惊发作的时间。若发作时间相对固定，则可在发作前 10 ~ 15 min 唤醒患者，并让其保持 15 min 的清醒。若发作时间不固定，应关注患者夜惊发作前的行为特点，一旦出现该特点行为则立即唤醒患者。唤醒疗法要连续进行 5 ~ 7 晚。

3. 药物治疗 严重者可应用苯二氮䓬类药物（如阿普唑仑、氯硝西泮）、三环类抗抑郁药（丙米嗪）、选择性 5-HT 再摄取抑制剂。

六、梦魇

梦魇（nightmare disorder）是一种以恐惧不安或焦虑为主要特征的梦境体验，患者反复从睡梦中惊醒，烦躁不安，事后对梦中的恐惧内容能清晰回忆。

（一）流行病学

梦魇多见于 3 ~ 6 岁，半数始发于 10 岁以前，约 2/3 患者在 20 岁之前发病。儿童的发病率可高达 15%，成人的发病率为 5% ~ 7%。儿童中发病率无明显性别差异，成人中女性高发。

（二）病因和发病机制

梦魇的病因和发病机制尚未明确，精神因素可能与梦魇有关。各种应激事件，特别是创伤性事件可提高梦魇的发生率，并加剧其严重程度。在睡前观看惊险恐怖的电影、阅读恐怖故事等均可诱发梦魇。有时睡姿不当或躯体不适也会诱发梦魇。遗传因素在梦魇发病中起一定作用，高频率的终生性梦魇具有家族性特征。特定的人格特征可能与梦魇发作有关。多巴胺受体激动剂、胆碱酯酶抑制剂、β 受体拮抗剂、某些抗精神病药物等可导致或加剧梦魇的发生。

（三）临床表现

梦魇通常发生于夜间睡眠的后 1/3 时段，也可出现于午睡时，表现为一个长而复杂的噩梦，是一种令人苦恼的精神体验，并导致觉醒。梦魇体验十分生动，通常包括那些涉及对生存、安全或自尊造成威胁的主题。在典型的发作中，可有某种程度的自主神经兴奋，如紧张、心悸、出汗等。一旦醒来，个体的警觉性及定向力迅速恢复，可与他人充分交流，通常能详述梦境体验。梦魇频繁发作可明显影响睡眠质量，可引起焦虑、抑郁及各种躯体不适症状。

（四）临床评估

1. 梦魇障碍指数量表 - 中文版（nightmare disorder index Chinese version，NDI-CV）NDI 是一种自我评估工具，此量表包含五个条目，量表总分为 0 ~ 20，得分越高表示梦魇越严重。

2. 多导睡眠监测（PSG） PSG 显示梦魇发生时患者处于 REM 睡眠期，并突然觉醒。可见 REM 睡眠潜伏期缩短，REM 睡眠密度和强度增加。心电波形示心动过速，呼吸气流和胸腹运动波形可见呼吸急促，肌张力可增高，但这些指标的增加均不像睡惊症那样显著。个别创伤后梦魇可发生于 NREM 睡眠期，特别是 N2 期。

（五）诊断与鉴别诊断

1. 诊断要点

（1）从夜间睡眠或午睡中醒来，能清晰、详尽地回忆强烈恐怖性的梦境，通常涉及对生存、安全或自尊的威胁；惊醒可发生于睡眠期的任一时刻，但典型情况是发生在后半段。

（2）从恐怖性梦境中惊醒时，个体很快恢复定向力及警觉。

（3）梦境体验本身以及随之造成的睡眠紊乱，都会使个体十分苦恼。

2. 鉴别诊断

（1）睡惊症：梦魇有丰富的梦境内容，而睡惊症没有梦境或只有片段梦境。梦魇发生于夜间睡眠的后半段，PSG 显示梦魇发作是从 REM 期惊醒，觉醒迅速且再次入睡困难，很少伴随动作。而睡惊症主要发生于夜间睡眠的前 1/3（N3 期到觉醒过程中），发作时处于半睡状态，不易唤醒，不能回忆发作过程。

（2）REM 睡眠期行为障碍：RBD 常见于中老年男性，多见于神经变性疾病如帕金森病、多系统萎缩等。RBD 患者的 PSG 显示在 REM 期肌张力弛缓状态消失，并可能伴随面部和肢体动作。

（六）治疗

1. 病因治疗　对于梦魇频繁发作者，应仔细查明病因，去除相关致病因素，积极治疗相关疾病。如睡眠前不接触恐怖刺激性的影视、图书资料，注意睡眠姿势等。由躯体或精神疾病引起者，应当积极治疗相关疾病。

2. 药物治疗　梦魇一般不需要药物治疗。苯二氮䓬类药物及曲唑酮、5-HT 再摄取抑制剂（如氟伏沙明）等抗抑郁药物对梦魇有效。在合并精神分裂症等其他精神疾病的情况下，应针对性地给予抗精神病药物治疗。

3. 心理治疗　意向疗法通过对噩梦的重现、讨论和解释，可能会使症状改善或消失，可大大减少患者对梦魇的恐惧感。认知心理治疗有助于完善梦魇患者的人格，提高承受能力，帮助患者理解创伤并接受现实。

思 考 题

1. 简述进食障碍的概念、类型及临床特征。

2. 非器质性失眠症的临床表现及治疗措施有哪些？

3. 对于睡眠障碍的评估手段有哪些？

4. 综合性案例题

患者，女，22 岁，汉族，未婚。主因"不可控制地进食 1 年"就诊。患者 1 年前待业在家受父母冷嘲热讽，心情不好，发现进食后心情就会好转，逐渐出现每当心情不舒畅时就以进食解脱，一餐可以进食一斤面条，有时还需加吃包子、方便面等，总有一种未吃饱的感觉，饭量逐渐增大。进食后担心发胖，吃完饭后用手诱发呕吐。久而久之，患者每次进主食达 1 kg 以上，吃了以后又自行呕吐出来。

问题：

（1）你认为本患者需要进行哪些检查？

（2）考虑本患者的诊断是什么，诊断依据是什么？

（3）针对本患者，治疗措施有哪些？

（周双桨　杨　蕊　陈景旭）

人格障碍与性心理障碍

第一节　人格障碍

■ 一、概述

人格（personality）或称个性（character）指个体在认知、情感、意志行为等方面有别于他人的独特的心理特征，常表现为个体在社会活动中稳定的行为模式及习惯方式。人格形成自幼开始，在先天遗传和后天环境的交互作用下逐渐发展而成。人格正常与人格障碍间没有截然分界线，可看成是一个连续谱。

人格障碍（personality disorders）是指个体人格特征明显偏离正常且根深蒂固，形成了较为固定的反映个人生活风格和人际关系的异常行为模式。该行为模式造成患者社会适应不良，社会功能受损，自感痛苦或使他人痛苦，给个人和社会带来不良影响。人格障碍往往开始于童年、青少年，并长期持续存在，延续至成年或终生，少数人成年后有一定程度改善。

ICD-10 认为，人格障碍是个体人格特质与行为倾向上的严重紊乱，通常涉及人格的几个侧面，几乎总是伴有个体与社会间显著的割裂。DSM-5 则强调人格障碍是自我认同和人际关系功能的损害，这种损害不符合个人发展阶段和社会文化环境的一般表现。

人格障碍患病率的资料较少。1982 年与 1993 年国内部分地区精神疾病流行病学调查人格障碍患病率分别为 0.13% 和 0.10%。由于人格障碍的患病率研究主要通过临床晤谈法和问卷评定法，不同方法之间一致性较差，得到的患病率高低不一，但大样本研究的结果表明人格障碍的患病率为 3% ~ 10%。

人格障碍与人格改变不能混为一谈。人格改变是获得性的，是指一个人原本人格正常，而在严重或持久的应激、严重的精神障碍或脑部损伤之后发生改变，随着疾病痊愈和境遇改善，有可能恢复或部分恢复。人格障碍没有明确的起病时间，始于童年或青少年且持续终生。人格改变的参照物是病前人格，而人格障碍主要的评判标准来自社会和心理学的一般准则。

■ 二、病因与发病机制

人格障碍的病因及发病机制目前尚不清楚，但与其他精神障碍一样可能与生物、心理、社会等多种因素的互相作用有关。

（一）生物学因素

一般认为人格障碍是在大脑先天性缺陷的基础上，遭受环境有害因素影响而形成，如围生期或婴幼儿期营养不良、轻微脑损伤等。人格障碍患者中常见脑电图有慢波出现，与儿童脑电图相似，故有学者认为人格障碍是大脑发育延迟的表现。家系调查、双生子、寄养子和染色体分析等研究提示有些人格障碍与遗传因素有关。有关神经生化研究缺乏一致结论，有学者认为人格障碍可能与 5-HT 功能减低、NE 功能亢进等有关。

（二）心理社会因素

儿童期人格可塑性大，一些性格倾向不当发展可出现不良人格。儿童期的不良经历（如遭受精神刺激、虐待、挫折等）和不当教养方式（如粗暴、放纵、过分苛求和溺爱，或父母教养态度不一致、父母不良示范作用、不当的学校教育等），均会对人格形成造成不利影响。不良的家庭生活环境及社会环境对人格形成也有较大影响。结交有品行障碍的人，父母不和睦、分居、离异，社会丑恶现象，不正之风，不良网络影视等文化现象，负性人生观和价值观念等，都会促进人格障碍的发生。不成熟的心理应对或防御机制也常导致患者社会适应不良，进一步塑造了患者不良的行为特征。

三、常见临床分型与表现

ICD-10 将人格障碍分为偏执型人格障碍、分裂样人格障碍、社交紊乱型人格障碍、情绪不稳定型人格障碍、表演型人格障碍、强迫型人格障碍、焦虑（回避）型人格障碍、依赖型人格障碍等。

1. 偏执型人格障碍（paranoid personality disorder） 以无端的猜疑为主要特征。具体描述如下：①对挫折与拒绝过分敏感；②易于记仇，不肯原谅侮辱、伤害或轻视；③猜疑及将体验歪曲的普遍倾向，将他人无意或友好行为误解为敌意或轻蔑；④与现实环境不相称的好斗及顽固地维护个人权利；⑤极易毫无根据地怀疑配偶或性伴侣的忠诚；⑥将自己看得过分重要，表现为持续的自我援引态度；⑦无根据地将与己没有直接关系的事件以及世间的形形色色都解释为"阴谋"的先占观念。日常生活中常称这类人为"一条路走到黑"的人或钻"牛角尖"的人。

案例 17-1

小艳，女，20 岁，大二学生，学习成绩优良。心理咨询时家属及同学反映她平素十分敏感，经常顶撞老师，几乎不参加学校及班级活动，并存在逆反心理。其本人也自述："我对任何人，甚至是父母都持怀疑态度""我常对别人存在戒备心理，老是觉得他们对我都不怀好意，要是看不惯，就跟他们急"。她认为室友约着一起吃饭是为了占用自己的时间，让自己无法按时学习影响成绩，与室友翻脸；认为来调节关系的辅导员因为以前被顶撞过，看不得自己好，导致自己申请不到奖学金，给学院领导写信投诉辅导员。辅查心理量表测定，发现该同学的"偏执""敌对""人际关系"分值明显增高。

问题：

偏执型人格障碍与偏执型精神病有何区别？

2. 分裂样人格障碍（schizoid personality disorder）　以情感冷漠及人际关系明显缺陷为特征。具体描述如下：①几乎没有可体验到愉快的活动；②情绪冷淡、隔离或平淡的情感；③对他人表达温情、体贴或愤怒情绪的能力有限；④无论对批评或表扬都无动于衷；⑤对与他人发生性接触毫无兴趣（要考虑年龄）；⑥几乎总是偏爱单独行动；⑦过分沉湎于幻想和内省；⑧没有亲密朋友，与人建立不了相互信任的关系（或者只有一位），也不想建立这种关系；⑨明显地无视公认的社会常规及习俗。日常生活中常称这类人为"怪人"。

> **案例 17-2**
>
> 　　阿成，男，19岁，成绩优秀。读初三时，家人发现他喜欢关门照镜子，问他原因则闭口不答。其后逐渐变得孤僻、不合群，低头走路，在家常莫名其妙地对父母发脾气，怀疑女同学看不起他。考上高中后仍喜照镜子，时有发呆。曾多次问同学："我的脸是不是很大？是不是变了形？"得到否定回答后不语。平常自卑，常独自一处，上课低头，不与同学交往。高二症状加重，脾气暴躁，毁物，骂母亲，说自己长得难看，上课注意力不集中，学习成绩明显下降，认为自己没有前途。
>
> 　　**问题：**
> 　　1. 该患者可能考虑的诊断有哪些？
> 　　2. 如考虑人格障碍，需补充追问哪些信息？

3. 社交紊乱型人格障碍（dissocial personality disorder）　以行为不符合社会规范，经常违法乱纪，对人冷酷无情为特点。在我国常称为反社会型人格障碍（antisocial personality disorder）。具体描述如下：①对他人感受漠不关心；②全面持久地缺乏责任感，无视社会规范与义务；③建立人际关系并无困难，但不能长久保持；④对挫折的耐受性极低，微小刺激便可引起攻击，甚至暴力行为；⑤无内疚感，不能从经历中特别是从惩罚中吸取教训；⑥很容易责怪他人，或当与社会相冲突时对行为做似是而非的合理化解释。其他伴随特征有持续的易激惹、常存在儿童期及青春期品行障碍。

> **案例 17-3**
>
> 　　男，19岁，生后父母离异，7岁前由祖母带大，性格固执而顽皮，喜欢恶作剧。入小学后常打架、欺负同学、辱骂老师、课堂上解剖麻雀、回家路上露"鸡鸡"。学习下降，不服管理，被勒令退学。在家时不听继父管教，在工读学校时经常借故离校不归，在社会上多次盗窃他人财物，参加工作后又多次旷工，经常打骂照顾他多年的祖母，结交朋友在家吃喝赌博，18岁在外闹事，用皮带、棍棒抽打别人致多处软组织挫伤。
>
> 　　**问题：**
> 　　1. 反社会型人格障碍患者在儿童期及青春期往往会出现哪些品行问题？
> 　　2. 反社会人格障碍患者出现偷窃、伤人等行为需要负法律责任吗？

4. 情绪不稳型人格障碍（emotionally unstable personality disorder）　包括冲动型人格障碍（impulsive personality disorder）和边缘型人格障碍（borderline personality disorder）。由于边缘型人格障碍在各个精神障碍分类中的分歧较大，此处仅介绍冲动型人格障碍。冲动型人格障碍以情绪不稳定及缺乏冲动控制为特征。具体描述为：①情绪不稳，易激惹，易与他人发生争执和冲突，冲动后对自己的行为虽懊恼，但不能防止再犯，间歇期正常；②情感暴发时，对他人可有暴力攻击，可有自杀自伤行为；③在日常生活和工作中同样表现冲动、缺乏目的性与计划性，做事虎头蛇尾，很难坚持需要长时间才能完成的事情。

案例 17-4

　　吴某，男，40岁，大学文化，某公司副总经理。自幼被家人宠爱，难以学会延迟满足。8岁入学后唯我独尊，随心所欲，脾气暴躁，爱争斗，不听劝阻。一次进餐时遭训斥几句，立即暴跳如雷，怒不可遏，掀桌痛哭。20岁入伍后有次与教练员发生冲突，动枪差点出人命。为自己遇事不冷静不能自制而烦恼。曾两次趁生意朋友喝醉时实施偷窃行为。

　　问题：
　　1. 什么是冲动型人格障碍？
　　2. 人格障碍与人格改变有何区别？

　　5. 表演型人格障碍（histrionic personality disorder）　指过分感情用事，并以夸张言行吸引他人注意为特征，又称癔症型人格障碍（hysterical personality disorder）。具体描述为：①自我戏剧化，做戏性，夸张的情绪表达；②暗示性高，易受他人或环境影响；③肤浅和易变的情感；④不停地追求刺激、为搏他人赞赏及以自己为注意中心的活动；⑤外表及行为显出不恰当的挑逗性；⑥对自己外观容貌过分计较。还包括自我中心、自我放任、不断渴望受到赞赏、感情易受伤害、为满足自己需要而不择手段等特征。

　　6. 强迫型人格障碍（compulsive personality disorder）　以过分谨小慎微、严格要求与完美主义及内心不安全感为特征。具体描述为：①过分疑虑及谨慎；②对细节、规则、条目、秩序、组织或表格过分关注；③完美主义，以致影响了工作的完成；④道德感过强，谨小慎微，过分看重工作成效而不顾乐趣和人际关系；⑤过分迂腐，拘泥于社会习俗；⑥刻板和固执；⑦不合情理地坚持他人必须严格按自己的方式行事，或即使允许他人行事也极不情愿；⑧有强加的、令人讨厌的思想或冲动闯入。

　　7. 焦虑型人格障碍（anxious personality disorder）　以一贯感到紧张、提心吊胆、不安全及自卑为特征，又称回避型人格障碍（avoidant personality disorder）。具体描述为：①持续和泛化的紧张感与忧虑；②相信自己在社交上笨拙，没有吸引力或不如别人；③在社交场合总过分担心会被人指责或拒绝；④除非肯定受人欢迎，否则不肯与他人打交道；⑤出于维护躯体安全感的需要，在生活风格上有许多限制；⑥由于担心批评、指责或拒绝，回避那些与人密切交往的社交或职业活动。还包括对拒绝与批评过分敏感等特征。

　　8. 依赖型人格障碍（dependent personality disorder）　以过分依赖、害怕被抛弃和决定能力低下为特征。具体描述为：①请求或同意他人为自己生活中大多数重要事情做决定；②将自己的需求附属于所依赖的人，过分顺从他人的意志；③不愿意对所依赖的人提出即使是合理的要求；④由于过分害怕不能照顾自己，在独处时总感到不舒服或无助；⑤沉陷于被关系亲密的人所抛弃的恐惧之中，害怕孤立无援；⑥没有别人充分的建议和保证时做出日常决定的能力很有限。还包括总认为自己无依无靠、无能、缺乏精力等特征。

　　9. 其他特异型人格障碍
　　（1）自恋型人格障碍（narcissistic personality disorder）：此类患者表现为妄自尊大，夸大自身的优越感。患者与人交往的特点是渴望被人尊敬、崇拜，而对职责、失败或挫折极为敏感。当患者良好的自我感觉遭到打击时，会产生狂怒或严重抑郁。因为确信自己出类拔萃，常以为别人都在嫉妒他们，并认为自己的需求有权立刻得到满足，因此常把利用他人视作理所当然。

（2）被动攻击型人格障碍（passive-aggressive personality disorder）：患者以消极被动方式来掩饰其强烈的敌意和攻击行为。患者往往表现为固执，内心充满愤怒和不满，但又不直接将负面情绪表现出来，而是表面服从，暗地敷衍、拖延、不予以合作，常私下抱怨。在强烈的依从和敌意冲突中，难以取得平衡。

微整合

基础回顾

人格障碍相关的法律问题

　　虽然存在许多争论，但在"人格障碍并非精神疾病"这个问题上却能保持一致意见。涉及法律问题的主要是反社会型人格障碍者、偏执型人格障碍者、癔症型人格障碍者。人格障碍在司法鉴定中所呈现的问题不仅在于其本身是精神障碍，更多需要考虑的是人格缺陷所造成的复杂情况，如人格缺陷既可能是其他精神障碍的发病基础又可能是后果，且在控制能力方面产生干扰因素。如果反社会人格者不是在反应状态下作案，一般均应负有全部责任能力。其他各型人格障碍者一般也应负有全部责任能力。由于人格障碍患者智能良好，对自己的事务多能做出清楚的意思表示，对自己的行为也有充分的辨认能力。故对人格障碍者应评定为完全民事行为能力。

四、诊断与鉴别诊断

　　人格正常与异常的界定并非易事，现实生活中不存在尽善尽美的人格，每个人的人格都存在一定的缺陷。只有当人格缺陷达到一定严重程度时才可做出人格障碍的诊断，即人格缺陷使患者本人及他人深受影响并倍感痛苦。在此之前可以判断为人格特征突出（或不良人格）。

　　诊断前首先要详细询问病史，收集相关资料，包括：患者本人对其自身人格特征的描述；患者对其既往不同场合行为表现的解释；患者亲朋好友对患者的评价等。其次进行精神检查（临床晤谈中对患者行为的观察）、躯体及神经系统检查，必要的实验室、辅助检查及心理测验等。同时参照人格障碍的诊断要点或诊断标准。人格障碍各临床类型的诊断应首先符合人格障碍的诊断，再按照各临床类型的特征进行分类诊断，通常要求存在至少三条临床描述的特点或行为的确切证据才能诊断。

　　ICD-10中人格障碍的诊断要点为不是由广泛性大脑损伤或病变以及其他精神障碍所直接引起的状况，符合下述标准：

　　①明显不协调的态度和行为，通常涉及几方面的功能，如情感唤起、冲动控制、知觉与思维方式及与他人交往方式；②该异常行为模式是持久的、固定的，并不局限于精神障碍的发作期；③该异常行为模式是泛化的，与个人及社会的多种场合不相适应；④上述表现均于童年或青春期出现，延续至成年；⑤该障碍会给个人带来相当大的苦恼，但仅在病程后期才明显；⑥该障碍通常会伴有职业及社交的严重问题。应注意不同文化中需要建立一套独特的标准以适应其社会常模、规则与义务。

人格障碍诊断中也可以采用临床定式检测和自陈式调查表来协助诊断。前者包括国际人格障碍检查（International Personality Disorder Examination，IPDE）、DSM-Ⅲ-R 人格障碍临床定式检查（Structured Clinical Interview for DSM-Ⅲ-R Personality Disorders，SCID-Ⅱ）和 DSM-Ⅳ人格障碍晤谈工具（Personality Disorder Interview，PDI-Ⅳ）等。后者包括人格诊断问卷（修订版）（Personality Diagnostic Questionnaire-Revised，PDQ-R），明尼苏达多相人格问卷（Minnesota Multiphasic Personality Inventory，MMPI），艾森克个性问卷（Eysenck Personality Questionnaire，EPQ）等。

诊断人格障碍时，要注意与下面两种情况相鉴别：

①人格改变：人格改变是由于躯体疾病、精神障碍、颅脑损伤等各种疾病所引起的人格异常，鉴别要点是疾病进程与人格异常症状出现的先后次序，人格改变均是出现在各种疾病之后，患者患病之前的人格特征在正常范围之内。②其他精神障碍：某些精神疾病与人格障碍具有相似的表现，如偏执型人格障碍与精神分裂症偏执型、表演型人格障碍与分离性障碍、强迫型人格障碍与强迫障碍等。鉴别的要点在于充分把握各类人格障碍与精神疾病的临床特征，充分挖掘患者的典型与特征性症状，注意分析患者的起病及疾病演变情况，正确评估具体临床表现的内在本质。

五、治疗与预后

人格障碍的治疗是一项长期而艰巨的工作，是精神科临床治疗的难题。其主要治疗原则是通过心理治疗和药物治疗促进人格重建，使其逐渐适应社会。不同类型的人格障碍需要不同治疗方法的结合，要在全面了解病情、成长经历、家庭环境、教养方式、社会和心理环境的基础上，制定个性化的治疗策略。这种个性化的综合治疗涉及社会、家庭、心理和生物等多方面。药物治疗、心理治疗，以及合理的教育和训练是人格障碍治疗的三种模式。但就目前的文献来看，尚无特异性药物可以应用于人格障碍的治疗；心理治疗与教育、训练亦未见确切的治疗效果。一般认为，三者的结合可能更有益于人格障碍患者。

1. 心理治疗　人格障碍患者一般不会主动求医，常在与环境及社会发生冲突而感到痛苦时才"无奈"就诊。医生应通过关心患者建立良好医患关系，帮助其认识个性缺陷，树立改造个性缺陷的信心，鼓励改变原有的行为模式，建立良好的行为模式，并对其出现的积极变化予以鼓励和强化。

心理治疗的目标并非试图在短期内改变患者的人格模式，而是帮助患者寻求一种与自己人格特征冲突较小的生活环境和生活方式，这样既可减少患者由于与周围环境冲突所产生的痛苦，也可减少患者给周围环境所带来的问题，也防止由于人格障碍给患者带来的负面影响（如酗酒、吸毒等）。如可以让强迫型人格障碍患者从事工作环境宽松、紧张程度不高、责任比较小的工作。

心理治疗可采用认知行为治疗、家庭治疗、精神分析治疗、来访者中心治疗、夫妻治疗、支持治疗等，治疗形式可有个别治疗与小组治疗。治疗切入点既因人格障碍类型而异，也因人而异。对于分裂样人格障碍患者进行社交技能训练（如通过角色扮演），以帮助其学习与他人建立关系的技巧被发现对患者有积极作用；对于焦虑型人格障碍患者，治疗应主要针对缺乏自信和工作与社交中的害怕；对于表演型人格障碍患者，治疗应主要针对其人格中的自我中心问题，聚焦于患者的人际互动模式；对强迫型人格障碍的治疗则针对患者的担心，即害怕无法达到完美秩序。尽管心理治疗广泛用于治疗人格障碍，但疗效难以确定。

2. 药物治疗　药物治疗目标并非在于改变患者整个人格模式，而在于缓解患者出现的异常应激和情绪反应。抗精神病药物可改善认知，可用于偏执型及分裂样人格障碍；心境稳定剂及抗抑郁剂能改善情绪，可用于冲动型或强迫型人格障碍；抗焦虑药物可缓解焦虑，可用于焦虑型或强迫型人格障碍。与抗精神病药物相比，心境稳定剂对人格障碍患者的整体功能的积极作用更明显。但抗抑郁剂对患者整体功能的影响则很有限。药物治疗属于对症治疗，剂量宜偏小，用药时间宜短，不主张长期应用和常规使用。考虑到药物治疗的局限性，心理治疗成为当前人格障碍治疗的主要策略。

3. 教育和训练　人格障碍特别是反社会型人格障碍患者往往有一些程度不等的危害社会的行为，收容于工读学校、劳动教养机构对其行为矫正有一定帮助。

人格障碍是一种相当稳定的思维、情绪和行为的异常状态，在没有干预的情况下可多年保持不变，甚或持续终生。即使治疗，改变也并非易事，仅少数患者会随着年龄的增长而有所缓和。因此，人格障碍的治疗效果有限，预后欠佳。

由于人格障碍一旦形成就很难治疗，预防至关重要。人格障碍形成于个体早年，因此，强调儿童早期教育、从幼年开始培养健全的人格对人格障碍发生的预防有十分重要的意义。良好的家庭教养方式、父母给予子女充分的关爱和呵护，避免家庭矛盾和破裂，为儿童创造良好的生活、居住、学习和人际环境，使儿童远离精神创伤，可很大程度上避免人格的不良发展。当儿童出现情绪或行为问题时，应及时了解、关心、矫正，不能漠不关心或任其发展，必要时应寻求专业医生的帮助。

第二节　性心理障碍

一、概述

性心理障碍（psychosexual disorders）泛指以两性行为的心理和行为明显偏离正常，并以此作为性兴奋、性满足的主要或唯一方式为主要特征的一组精神障碍。应强调主要或唯一方式在性心理障碍认定中的重要作用。一般不将作为正常性行为的辅助或补偿行为视为性心理障碍。性心理障碍通常具有以下特征：患者具有强烈的改换自身性别身份的欲望，患者对不能引起正常人性兴奋的物体对象或环境有强烈的性兴奋，患者追求或采用与常人不同的异常行为满足自己的性欲等。这种性活动模式给自己或他人造成痛苦，影响其社会功能。1990 年世界卫生组织国际疾病分类中性心理障碍包括两种类型：性身份障碍及性欲倒错障碍。

性是人类重要的本能之一，也是人类种族繁衍和发展的基础。性既是生物学的概念，指男女两性在生物学上的差异以及由此引发的一系列社会现象；也是心理学的概念，主要表现为男女两性在不同年龄阶段的性心理特征，以及成年后气质、情感、性格等方面的差异。人类的性心理与行为受社会文化的制约，不同国家、种族、不同历史阶段对某种性心理与行为的认识有很大不同，故人类性心理与行为正常与异常之间没有截然分界线，可看成是一个连续谱。性心理障碍者除性心理之外的其他精神活动无明显障碍，具有常人的伦理道德，对自己异常的性心理及行为有充分认识，事后多内疚，但难以控制。如果出现干扰社会秩序或违法乱纪现象，应负相应的刑事责任。

性心理障碍的患病率难以确切了解。其中性欲倒错障碍流行病学资料多来源于被拘留的患者。性心理障碍多起病于青春期前后，成年后期起病者应首先考虑其他疾病的可能，如脑器质性精神障碍及其他一些精神障碍，进入更年期后个体的病态性意向多减弱，男性远多于女性。

二、病因与发病机制

性心理障碍的病因和发病机制至今尚未阐明，可能是生物、心理、社会环境等因素共同作用的结果。

（一）生物学因素

相比于心理和社会因素，性心理障碍的生物学因素要复杂得多。如双生子一项研究中发现性别身份障碍的发病率为 2.3%，其中遗传因素影响占 68%；而恋童症的脑机制研究存在一定的阳性证据。但可以肯定的是，多种生物学因素，包括遗传、免疫、神经递质、神经发育、激素水平、脑结构和功能等方面的异常，在性心理障碍形成过程中发挥了作用，这些因素可能相互叠加，仍有待今后进一步研究探索。

（二）心理因素

心理因素可能在性心理障碍的病因中占主导地位。目前多数学者认为性欲倒错障碍是通过后天经验获得的。性心理障碍起病多有一定的心理诱因，如正常异性恋遭受挫折或受到抑制、遭受重大不良生活事件、少儿时期不良性刺激或经历等。心理动力学理论强调早期经验对性心理障碍形成的影响，认为性心理障碍是在性心理发育过程中遭遇挫折而走向歧途。该理论利用恋母情结、阉割焦虑、分离焦虑等来解释性心理障碍。露阴症被认为是对阉割焦虑的一种逆向反应。行为主义学派理论强调后天环境影响，认为性心理障碍是后天习得的行为模式。该理论利用条件反射理论来解释性心理障碍，是性兴奋偶尔与无关刺激关联，并通过条件反射结合在一起而形成的异常性行为。另外，家庭抚养方式不当（过度溺爱和保护、父母角色颠倒和模糊等），性教育失当（出于自身喜好和期盼而异性装扮子女、自幼养育在异性圈中等），均对性心理障碍的形成有一定影响。

（三）社会因素

性心理障碍的产生与社会文化背景有一定的关系。不同的社会环境、社会风尚则可能为某些性心理障碍的形成提供土壤。

正常的异性恋遭受阻挠、挫折，多见的如单恋、失恋，在交异性朋友时曾遭到或屡遭失败、挫折，特别是与性伙伴缺乏满意融洽的关系。有些患者可以追查到对异性恋存在厌恶经验。重大的负性生活事件，如遭受某种生活事件，工作、事业上的失败，压力等；或长期生活压力过重。小时候受到过双亲虐待或家庭暴力，从小父母离异。儿童早期家庭生活中的不良因素。儿童少年早期受到家庭环境中性刺激、性兴奋经验的作用和影响，如与父母同浴、同睡，双亲不检点的性行为等，不知不觉中形成对儿童的性刺激、性诱惑。又如儿童、少年时遭受成年人的性玩弄、强奸，在成年人的教唆下过早形成的频繁自慰习惯等，以及社会不良性文化的影响。暴露于淫秽、情色物品下的观众可产生原发性损害，如保持强烈的性兴奋和持续手淫等；还可以产生继发性的损害，如对性问题的认识、态度扭曲而导致特殊效应，如在青春期或儿童期受到不良的诱导也是出现性侵犯女性等变态行为的原因之一。

三、常见临床分型与表现

（一）性身份障碍

1. 易性症（transsexualism）　也称易性癖、性别改变症，指强烈而持久的内在性别身份体验与出生生理性别不一致为特征的一类疾病。易性症个体表现为渴望异性的生理特征、性特征或社会角色。该病流行病学资料主要来自欧洲，人群中男性多于女性（出生性别为男性的成年人，患病率从 0.005% ~ 0.014%；而出生性别为女性的成年人，患病率为0.002% ~ 0.003%）。但要求进行性别重塑术的女性是男性的 3 ~ 4 倍。有研究表明，儿童自 3岁开始就可以表现出性别不一致的症状，其中仅有 16% 会持续至成年。

患者对自身性别的心理认定与解剖生理认定不一致，对性别解剖生理特征呈持续厌恶态度，并有改变自身性别解剖生理特征以达到转换性别的强烈愿望（如使用手术或异性激素）。易性症患者常执着于通过变性手术来实现其转换性别的愿望。男性患者常常要求切除自己的阴茎、睾丸和喉结，通过整形手术建造人工阴道和乳房，并服用雌激素维持皮肤的细腻。女性患者往往要求切除自己的乳房、子宫和卵巢，通过整形手术植入人造阴茎，并使用雄激素使肌肉和脂肪分布更具男性化。

易性症患者渴望像异性一样生活，被异性接纳为其中一员。日常生活中男性患者以女性角色出现，女性着装和装饰，从事女性活动，尽量消除自己男性生理性征，要求转变为女性生理性征。女性患者以男性角色出现，厌恶女装并坚持穿男装，从事男性活动，尽量消除自己女性生理性征，要求转变为男性生理性征。易性症患者可能有异性婚姻，但离婚比例较高。ICD-10的诊断标准中转换性别身份问题至少持续 2 年才能确立诊断，且不应是精神分裂症等其他精神障碍的症状，也不是伴有雌雄同体、遗传或性染色体异常等情况。

案例 17-5

　　任某，男，25 岁，未婚。上有 4 个哥哥，自幼被父母当"闺女"对待，穿花衣、梳小辫。从小能歌善舞，演戏时常饰女角。高中时与男同学亲近时常有恋爱的感觉。长得女性般小巧玲珑，平时穿着花枝招展，不顾周围师生议论与批评。父母曾召开"家庭会"批评，毫无作用。曾向一位学习成绩优秀的男同学表达爱慕之心，被拒绝后伤心欲绝。高中毕业进入工厂后，依然穿女性服装，不久爱上男性师傅，并开始筹划变性手术。数年来不顾单位领导批评和父母劝说，坚持要求变更户口本上的姓名和性别。3 年前辞职去南方打工，挣钱做变性手术，已经积蓄数万元。因某日偷窃同事 5000 元而被捕。公安机关因其"性别紊乱"而申请鉴定。鉴定时任某外表、语气、姿态完全女性化，诉改变性别的愿望极端强烈，担心年龄大了手术效果不好，急于筹钱做手术才一时糊涂偷钱，表示认罪伏法。未发现精神病性症状。鉴定结论为"易性症"，对其偷窃行为负完全责任能力。

　　问题：
　　1. 导致任某成为"易性症"的心理影响因素有哪些？
　　2. 易性症的治疗有哪些？

2．童年性身份障碍（gender identity disorder of childhood）　该障碍发生于童年早期到青春前期，男孩多于女孩。主要临床特征为对自己的生物学性别有持续而强烈的痛苦感，同时渴望成为或坚持本人就是另一性别。

患者往往持续地专注于异性的服装和活动，而对自己的性别予以否认。这是一种性身份识别的严重紊乱，并不是单纯女孩子像"假小子"或男孩子有"女孩子气"的行为。童年性身份障碍患儿的表现因性别不同而有所差异。男性患儿通常在上学数年前就开始沉湎于女孩的游戏、玩具和活动，穿女孩服装，偏爱以女孩为玩伴，他们往往会声称自己将来会发育成女孩，令其讨厌的阴茎和睾丸会消失等。女性患儿则往往表现为喜欢激烈争斗的游戏和活动，偏爱结交男伙伴，声称将来会长出阴茎，拒绝蹲位排尿，不愿意乳房发育和月经来潮等。

童年性身份障碍诊断特点：儿童出现根深蒂固的、持续的成为异性的伴有对自身性别的行为、特性和（或）衣着强烈的排斥。典型情况下，在入学前就首次出现：要想确立诊断，这一障碍必须在青春期前就已十分显著。童年性身份障碍的表现在青春期前一般会有所减轻。部分患者会在青春期及青春期后出现同性恋倾向，但极少发展为易性症。

微整合

基础回顾

临床实践中，易性症的评估、诊断和治疗在国内尚未达成共识，这影响患者的治疗需求和专业者的诊疗规范。由精神科、内分泌科、外科、伦理学等多学科共同参与，立足于临床实践需求，结合国内外相关指南及结合国家相关规定，制定了国内首部易性症诊疗专家共识。精神科医师通过评估和诊断，完成精神心理治疗，转介适合的患者完成激素治疗和手术治疗。精神科医师需向内分泌科医师和外科医师提供患者的基本资料、精神心理评估结果和诊治情况，以及治疗指征等，并在整个治疗过程中保持联系。青春期抑制治疗和性别确认激素治疗须做好监测和随访，减少不良反应的发生。手术治疗应严格把握指征，提高手术成功率，做好术后管理。

（二）性偏好障碍

性偏好障碍（disorders of sexual preference）又称性欲倒错障碍（paraphilia disorders）把明显偏离正常的性心理和性行为作为这组精神障碍的主要特征，并以这种偏离性性行为作为性兴奋、性满足的主要或唯一方式。

性欲倒错障碍的患者大相径庭，其性欲十分离奇，他们的病态心理表现多种多样，但万变不离其宗，即他们对正常的性交并不感兴趣，而只关注于离奇的性偏好，所以说性欲倒错障碍患者各种表现不是指向异性完整个体和正常性行为的性满足方式，而是表现为性对象异常和性行为方式异常。他们的特点不在于异常的性行为和追求有多么古怪，即偏离常态有多远，而在于正常性行为的缺乏。因此，只要一个人存在正常的性行为要求和表现，不论他还有什么奇特的嗜好，就应认为他的性心理是正常的，就算不得变态性行为。而那些从不追求正常的性关系，把性对象象征化或把性行为目的化的人就属于性心理障碍中的性欲倒错障碍。性偏好障碍主要包括恋物症、恋物性异装症、露阴症、窥阴症、恋童症、施虐受虐症及其他性偏好障碍等。

除了性施虐或受虐障碍中有部分女性患者，其他性欲倒错障碍几乎仅见于男性。以露阴症、恋物症和窥阴症最为多见。大多数开始于青少年和成年早期，18 岁以前出现的约占半数。

倒错性的性冲动和性幻想，可以在青春期之前、甚至是儿童阶段就早已存在。在青春期和成年早期逐渐明显、成型和稳定。患者往往被动就诊，不愿意主动改变自己的性行为方式。性施虐或性受虐症、恋童症等可导致严重的伤害性后果或导致犯罪，部分特殊的性欲满足方式，例如性窒息，会导致更严重的伤残性后果，甚至死亡。

1. 恋物症（fetishism） 在强烈性欲望与性兴奋的驱使下反复收集异性使用的物品，抚摸嗅闻这类物品伴以手淫，或在性交时由自己或要求性对象持此物品，方可获得性满足。当所迷恋物品仅作为提高以正常方式获得性兴奋的手段时不能视为恋物症；只有当所迷恋物体成为性刺激的重要来源或达到满意性反应的必备条件或作为激发性欲的惯用和偏爱的方式时方可诊断为恋物症。

恋物症初发于青少年性成熟期，个别起源于儿童期，几乎仅见于男性。患者所恋物品多为直接与女性身体接触并且使用过的物品，具有性启发性，如胸罩、内衣、内裤、手套、手绢、鞋袜、饰物等，也可以是具有某类特殊质地的物品，如橡胶、塑料或皮革等。收集所恋物品的行为无经济目的，也并非某一女性的专有物品，区别于"爱屋及乌"。恋物症患者一般并不试图接近物品的主人，对异性本身并无特殊兴趣，一般不会出现性攻击行为。由于所恋物品对恋物症患者特殊的性唤起作用，患者的正常性行为会受到明显影响，他们往往排斥和回避正常的性生活。

案例 17-6

杨某，男，50岁，已婚，大学教师。患者从年轻时起便有收集女性用品的嗜好，如女式内裤、胸罩、月经带等，且越污浊越为其珍爱。常独自一人把玩所得之物，通过抚摸、亲吻以达到性满足；对正常性生活无兴趣，其妻甚为不满。为了获得更多女性用品，不惜在垃圾堆中寻找被弃女性内衣，视若珍宝。为此，患者虽工作成绩卓著，但至今仍为一名讲师，且多次被校方批评，仍克制不住强烈的欲望。某日在偷拿女生晾晒的内裤时被当场抓获。鉴定结论为恋物症。

问题：
1. 恋物就属于精神障碍吗？
2. 恋物症者偷窃要负法律责任吗？

2. 恋物性异装症（fetish transvestism） ICD-10中称为恋物性异装症，对异性衣着特别喜爱，反复出现穿戴异性服饰的强烈欲望并付诸行动，目的是获得性兴奋。当穿戴异性服饰行为受抑制时可引起明显的不安情绪。异装症患者所迷恋的是异性的整体装束，通常不止穿戴一种物品，常为全套装备，包括假发和化妆品等，这区别于恋物症。

异装症多见于已婚男性。异性装扮是为了激发性兴奋，获得性满足。异性装扮时有性快感，达到性高潮即脱去异性服装。异装症者属异性恋者，对自身性别的认同无障碍，也不期望改变自身性别。多数异装症者往往是偷偷镜前自我欣赏，避免被别人发现，包括对其伴侣隐瞒真相。异装行为也见于双重异装症和易性症患者。双重异装症常在生活中某一时刻穿着异性服装，以暂时享受作为异性角色的体验，但并无永久改变性别的愿望，也不打算以外科手术改变性别。在穿着异性服装时并不伴有性兴奋，而是基于对异性性别的偏爱，认为只有着异性装扮才符合其性身份。易性症患者的异性装扮是一贯性行为，在公共场合也总是如此穿戴，目的是希望别人认可其转换的性身份，并非为了获取性兴奋。

该障碍患者的正常性活动通常会受到严重影响，当他们的异装行为受到阻止时，可引起明显的焦虑情绪、罪恶感或羞耻感等。

案例 17-7

　　男性，32岁，工程师，已婚，育有一女孩。从小内向、胆小、害羞，不喜交往，常一个人待在家中。12岁时，出于好奇将姐姐的衣物穿在身上，发现能体会一种难以名状的冲动或愉悦。此后常寻找机会穿戴姐姐的衣物，并逐渐明白冲动和愉悦与性有关，学会了将这些行为与手淫结合起来，并习以为常。其异装行为都秘密进行。25岁结婚，婚后仍着女装，妻子发现后很感惊讶，予以严厉批评，建议看医生，患者强烈反对。妻子害怕被孩子和他人发现，影响丈夫声誉，加之其装扮既不伤害他人，也不影响夫妻间的性生活，在心理咨询几次后，便对此持宽容和默许的态度。

　　问题：

　　恋物性异装症患者与双重异装症、易性症患者有何差别？

　　3. 露阴症（exhibitionism） 反复或持续性在陌生异性面前暴露自己的生殖器，以满足性兴奋、性欲望的行为，同时伴手淫，而没有与"暴露"对象进一步性交的意愿或要求。露阴症几乎仅见于男性，年龄多在20岁以上，已婚者居多。如在中老年首次出现，应疑及器质性原因。露阴症患者性格多内向、胆怯，不善于与异性交往。露阴地点多为隐蔽场所，并与对方保持一定距离，以便逃脱。露阴前有逐渐增强的焦虑紧张体验，露阴时常伴手淫，露阴后的性快感与对方被惊吓程度相关。当对方惊慌失措或耻笑辱骂并迅速跑开时会感到性满足，而当对方反应冷漠或无动于衷时则会大为扫兴。

　　露阴症患者的露阴行为往往是性欲满足的唯一途径，大部分露阴症患者性功能低下或缺乏正常性生活，有的明确表示对性交不感兴趣。但也有部分已婚患者保持比较正常的性生活。

案例 17-8

　　刘某，男，36岁，已婚，小学文化，工人。从小体弱多病，4岁曾患脑膜炎，智力发育略低于同龄儿童。小学毕业后成绩差，无法升学。17岁打工，能基本完成任务。自幼沉默少语，不善交际，性格暴躁。26岁结婚，每周有2～3次正常性交。此外每晚至少两次喊："哎哟！不好过！"要妻子握住他的生殖器，但不要求性交。几年来先后9次在女性面前露出生殖器，虽被惩罚，但屡教不改。鉴定中未发现明显精神异常和智力缺陷，承认露阴是一种错误行为，但又称当时难以自控，并且不敢保证以后不再重犯。

　　问题：

　　露阴症的诊断要点有哪些？

　　4. 窥阴症（voyeurism） 反复窥视异性下身、裸体或他人性活动，可当场手淫或事后回忆窥视景象并手淫，以获得性满足。窥阴是获得性满足的主要或唯一方式时才诊断窥阴症。偶然机会偷看异性洗澡、上厕所不属于此症，将看色情影像资料作为增强正常性活动的手段时也不属于此症。窥阴症几乎仅见于男性。窥阴症患者常通过厕所、浴室、卧室的窗子或孔隙进行直接窥视，也可借助反光镜、望远镜等工具窥视。近年来，部分患者将针孔视频设备装在宾馆、厕所或浴室等公共和私人场所，通过观看他人裸露或性活动的隐私影音图像来实现性满足和性兴奋被称为"视频偷窥症"。窥阴症患者并不企图与被窥视者性交，只通过窥视过程来获得性满足。该障碍患者通常不愿与异性交往，有的甚至害怕女人，害怕性交。与性伴侣的性生活难以获得成功，有些患者伴有阳痿。

在青少年中，窥阴行为作为一种对性的好奇心的表现是常见的，观看有吸引力的漂亮女性躯体似乎是一件相当刺激的事情。此外，性活动在传统上具有隐蔽性和神秘性，容易增强年轻人的好奇心。另一方面，年轻人虽对此觉得好奇，但在与异性的关系上又觉得羞怯和不够格时，很可能会以窥视作为替代。通过这种方式，一方面满足了自己的好奇心，另一方面多少可以满足他的性兴趣，也不会有实际接近女性而可能发生的伤害。当然，窥视过程的紧张感和危险度也可导致情绪的极度兴奋，进一步增强对性的刺激性。

案例 17-9

　　胡某，男，23岁，高中文化。幼年发育良好，12岁开始手淫，15岁起用各种手段偷看和触摸幼女阴部，遭父母毒打仍屡教不改。发展到经常爬窗或钻入水沟去偷看女性洗澡，曾于半夜越窗进入女生宿舍去触摸入睡妇女的乳房和外阴部。18岁后仍继续作案而被捕。服刑3年，出狱后家人为其介绍对象，对此不感兴趣，仍作案不止。8年中作案数十次，从未发生过两性关系。鉴定中称对找对象不感兴趣，窥视和触摸女性阴部时能获得醉酒样的痛快；看妇女照片，触摸妇女裤子也能获得性快感。明知此种行为为社会所不容许，但难于自禁。鉴定结论为窥阴症，具有完全责任能力。

　　问题：
　　窥阴症有哪些治疗方法？

5．恋童症（paedophilia）　指性偏好指向儿童，主要选择对象是那些13岁以下的青春期前儿童，患者通常为男性，可分为同性恋童障碍和异性恋童障碍两类。一般来讲，患者仅对儿童有强烈的性兴趣，而对成年期的异性缺乏必要的性兴趣或正常的性活动，多数单身，且大多数患有勃起障碍。他们通过猥亵儿童来达到自己的性兴奋或性高潮，如眼观、手摸、手指插入等，但不一定与儿童发生真正的性行为。恋童症患者的偏好对象可能仅为女孩或者男孩，也有患者对两种性别的儿童均有兴趣。受害儿童既可能是患者自己的孩子或亲属，也可以是其他非血缘关系的儿童。患者在猥亵儿童后，通常会对儿童施以威胁，以阻止自己的暴行外泄，从而导致一系列犯罪行为的出现。

恋童症是持续而强烈的性偏好障碍，为发泄性欲强奸和猥亵幼女的行为，不属于本症范畴。

6．施虐受虐症（sadism and masochism）　是将捆绑、施加痛苦或侮辱带入性活动的一种偏好。如果个体乐于承受这类刺激，便称为受虐症；如果是施予者，便为施虐症。个体常常从施虐和受虐两种活动中都可获得性兴奋。在正常的性活动中，也常有轻度的施虐受虐刺激用来增强快感。只有那些以施虐受虐活动作为最重要的刺激来源或性满足的必备手段时，才可使用本类别。性施虐症有时很难与性接触中的残暴行为或与色欲无关的愤怒相区别。只有当暴力是性欲唤起的必备条件时，诊断才可确立。性施虐症与性受虐症绝大多数见于男性。

在一对配偶中，双方很少同时出现施虐、受虐要求，往往是应一方要求对方被迫配合。有的施虐者由于妻子的不配合，而求助于可提供高度刺激的性工作者，从而获得满足。有些施虐者童年曾有虐待动物的历史，成年后在性生活中不断虐待对方，甚至造成对方伤亡。夫妻之间在性活动中挤压、撕咬或给对方施以一定的痛苦，偶尔为之，大多没有"攻击"本意，主要作为一种调情方式，不能诊断为性施虐与性受虐症。

7. 其他性偏好障碍　其他各种类型的性偏好与活动也可发生，但每种相对少见。包括以淫秽的语言打电话、在拥挤的公共场所以摩擦他人的身体获得性刺激（摩擦症）、与动物发生性活动，以勒颈或缺氧的方式增加性兴奋，或偏爱那些解剖上异常的性伴侣如截肢者等。

（1）摩擦症（frotteurism）：一般是男性在拥挤场合或乘对方不备之际，伺机以身体某一部分（常为阴茎）摩擦和触摸女性身体的某一部分，以达到性兴奋的目的。这类患者反复地通过靠拢陌生人（通常是异性），紧密接触和摩擦自己生殖器。但并没有与所摩擦对象性交的要求。也没有暴露自己生殖器的愿望。该病多见于男性，被害者通常是陌生人，性摩擦行为通常发生在公共汽车、商场、影剧院等人群喧闹、相对拥挤的场合；性摩擦行为可达高潮而射精。摩擦障碍患者在平时的生活、工作和人际交往中并无异常之处，很多人已经结婚成家，但对夫妻性生活一般比较冷淡，感觉其性快感程度远不如通过摩擦行为所获得的。

摩擦行为由于骚扰他人而构成对社会治安的危害，患者因此常受处分。但惩罚本身不能戒除其摩擦行为，必须依靠医学治疗。

（2）恋尸症（necrophilia）：患者对没有生命体征的尸体具有强烈的性唤起，常常通过幻想或者观看影视作品，想象接触尸体的过程，或伺机接触尸体，抚摸或与尸体发生性活动来获得性兴奋和性满足。

▌四、诊断与鉴别诊断

性心理障碍的诊断主要依据详细的生活经历（包括童年经历）、病史、精神检查及临床特征，诊断时还需要通过相关的体格检查、实验室检查及物理检查来排除一些器质性疾病，如有关性激素及染色体的检查等。

性心理障碍具有以下特征：①性唤起、性冲动及性活动的行为表现为性对象的选择或性行为的方式明显异常，并且这种异常行为方式是较为固定和不易纠正的，不是境遇性的；②行为的后果对他人及社会都是有损害的，对自己也会造成不良影响；③异常性行为是患者活动的主要或唯一性活动方式，正常性活动通常受到明显损害；④患者对自己的行为具有辨认能力，自知其行为不符合社会规范，但不能自我控制；⑤除其表现的变态行为外，无突出的人格障碍，无精神病性症状，一般社会适应良好，无智能和意识障碍。

性身份障碍需注意与异装症、双重异装症、躯体变形障碍以及精神分裂症与其他精神病性障碍相鉴别。

除原发的性欲倒错障碍以外，其他疾病或情况也可表现出性欲倒错样行为，需加以鉴别。如：脑器质性疾病、精神分裂症、双相障碍、精神发育迟滞者等，境遇性性欲倒错行为，性骚扰或性犯罪行为等。

知识拓展

性偏好障碍的诊断变迁

ICD-10 中的"性偏好障碍"，指反复发生且强烈的性欲望或性幻想涉及不寻常的物体或活动，将此类欲望付诸行动或欲望本身使其非常痛苦，这种偏好已持续至少 6 个月。

ICD-11 较 ICD-10 做了较大程度的修改，疾病名称从"性偏好障碍"改为"性欲倒错障碍"，删除了恋物症、恋物性异装症和施虐受虐症三个疾病分类，其中施虐受虐症删除了受虐症，并重新命名为"强制性性施虐症"。世界卫生组织性障碍和性健康工作小组认为，这三类情况的个体通常是出于自愿，并不必然导致病理性痛苦和功能损害；也未发现这三种现象与精神障碍或公共健康具有相关性；同时考虑到精神疾病的病耻感和个体的性权利，ICD-11 不再将其列入精神障碍的分类。

ICD-10 没有将摩擦症作为疾病分类，但是随着研究的深入和临床观察，摩擦症并不少见，并且常常在公共场所导致对他人的心理伤害。因此，ICD-11 将其列为正式的性欲倒错障碍亚型。

五、治疗与预后

性心理障碍的治疗比较困难，大部分患者及家人为此感到非常痛苦。尽管总体治疗效果有限，但对症支持治疗仍有帮助。目前治疗尚以心理治疗、行为治疗为主，药物治疗为辅。

1. 心理治疗　心理治疗的疗效取决于治疗依从性的高低。治疗依从性可从抗拒治疗、不主动求医、被迫求医到不同目的主动求医。为性心理障碍深感不安和痛苦并治疗愿望强者疗效较好。性心理障碍发病早、持续时间长、40 岁以上者疗效不好。解释性心理治疗可在患者自愿配合、良好医患关系基础上，解释引导，充分认识到其行为违反法律、不被社会接受、影响个人发展，激发和强化治疗愿望，自我克制和纠正。认知治疗可使患者改变一些歪曲的、不合理的信念和价值观，使偏离正常的性心理失去存在依据和理由，从而建立合理的正常信念。精神分析治疗要患者回顾自己的性心理发育史，理解在何时、何阶段、由于哪些因素导致走向歧途，正确领悟，进行自我心理纠正。

2. 行为治疗　通过行为矫正和厌恶疗法，可以帮助患者纠正一些不良行为并建立良好行为。给予厌恶性条件刺激，使患者在条件刺激与不良行为间形成厌恶性条件反射，使不良行为得以改善或消失。窥阴症、露阴症及恋物症等均可用厌恶疗法。如联想所恋物品、回忆性兴奋场景、观看相关影像等时，给予电刺激、橡皮筋弹手腕、阿扑吗啡催吐等厌恶刺激，终止想象。需要反复操作，不断强化和巩固治疗。

3. 药物或手术治疗　对某些性心理障碍患者，可采用药物对症治疗，但疗效有限。药物使用目的有多方面，如采用抗焦虑药物来缓解焦虑；采用抗抑郁药物来缓解抑郁并降低性欲水平；采用情感稳定剂来增强冲动控制能力并提高自控能力；采用抗精神病药物来改善带有偏执色彩的变态观念，减弱性驱力，对抗冲动和焦虑情绪；采用雌性激素来降低睾酮水平，抑制性驱力和性功能等。对有性侵犯行为的性偏好障碍患者，出于公共安全以及公众利益考虑，可对其进行"化学去势疗法"。但如果患者对药物治疗无法耐受或患者对药物治疗依从性差，而其症状对公共安全构成严重威胁，则需进行"手术去势疗法"。

变性手术复杂，难度较大，费用较高，涉及伦理道德问题，须慎重使用，并履行相应法律手续。应进行精神检查和心理测验，排除重性精神病和不宜接受治疗者；要求其学习恰当的性角色，包括言谈举止、装扮、工作等；分别使用雌、雄激素以期改变第二性征；尝试 1～3 年作为异性成员的生活；能适应新的异性生活方式后，方可进行不可逆的变性手术。变性手术包括男性变女性手术和女性变男性手术。手术效果评定不能肯定，不能过于乐观，尤其是女性变男性手术。手术后激素替代治疗尚有诸多不良反应。

附：同性恋（homosexuality）

同性恋指在正常生活条件下，从少年时期开始对同性成员持续表现性爱倾向，包括思想、感情及性爱行为。由于性活动多出现在同性之间，所以多采用口交、肛交、手淫等方式进行。由于法律、制度、文化等差异，各国对同性恋的认识有很大差别。目前一般认为，同性恋作为特殊的性体验与性行为，不属于精神障碍的范畴。ICD-10虽把同性恋包含在性心理障碍分类中，但同时说明同性恋的性取向本身不再被划为病态，DSM-5没有同性恋这一诊断类别。

同性恋者对异性虽可有正常性行为，但性爱倾向明显减弱或缺乏，并难以建立和维持与异性成员的家庭关系。女性同性恋者之间的感情联系往往比较稳固，而男性同性恋则较不稳定。但总体而言，同性恋关系不如异性恋稳定。患者对自身性别定向准确无误，不要求转变性别，若要求性别转变，则为易性症。有学者认为人的性取向不能绝对地被划分为同性恋或异性恋，在纯粹同性恋到纯粹异性恋之间可以看作一个连续谱，中间可有交织，如主导同性恋和偶尔异性恋，主导异性恋和偶尔同性恋，同性恋和异性恋行为有同等倾向性。

关于同性恋成因，生物学、心理学和社会学都做过大量的研究和探索，但至今原因不明确，有研究认为同性恋是一种习得的行为，强调后天成长环境对同性恋的作用；也有研究显示遗传因素起决定作用，甚至认为可能存在同性恋基因。目前认为，同性恋是生物、心理和社会因素综合作用的结果。

思 考 题

1. 人格障碍的常见临床分型是什么？
2. 常见性心理障碍的临床表现是什么？
3. 综合性案例题

朱某，男，35岁，已婚，大学文化水平，职员。父亲在单位担任领导，对子女要求严格。父亲为人做事按部就班，为政清廉，一丝不苟，做事欠灵活，时间观念强，从不迟到早退。患者酷似其父，在幼儿园即与一般孩子不同，上学前一定穿得整整齐齐，书包内文具用品安排有序。回家后脱下的衣服和鞋子放在固定位置。刻苦读书，兴趣和爱好不多，一般不看影视作品，学习成绩优良。毕业后到公司工作，做事认真负责，早上班晚下班，严格要求自己，什么事都要做得完美无瑕，反复检查，导致工作速度不如他人。有一次与同事外出买衣服，总是拿不定主意，跑了许多次商场也未选好。办公桌上文具用品有一定摆法，如果他人无意挪动位置便会感到不快，甚至发脾气。因此，办公室内其他同事都不敢动他的东西。

请回答：

(1) 该患者属于哪类人格障碍？此类人格障碍患者有哪些特征？
(2) 此类人格障碍的治疗方法有哪些？

（陆　峥）

第十八章

精神发育迟滞与广泛性发育障碍

第一节 精神发育迟滞

案例 18-1

患儿，男，7岁，因学习能力差，家属陪同就诊。患者7岁入学，1个月前老师向家长反映发现患儿上课经常神情冷漠，目光呆滞，课堂反应速度慢，记忆力差，难以完成老师布置的任务，也无法完成课堂作业。家属诉患儿在家自我照料能力较差，无法完成叠被子、清洗杯子等简单家务。患者2岁开始学步，4岁可以讲一些简单的完整句子，在幼儿园时表达能力较其他同龄儿童差，无重大疾病史。父母非近亲结婚，母孕期有短暂的放射线暴露史，无精神和神经疾病家族史。躯体检查无阳性体征，精神检查：安静，较合作，能勉强完成问诊，回答多为短句。韦氏儿童智力测验智商45。

问题：

该患儿的临床诊断及诊断依据是什么？

一、流行病学

精神发育迟滞（mental retardation）是指起病于18岁之前，由生物学因素或心理社会因素等多种原因导致精神发育受阻或不完全，以智力低下和社会适应困难为主要临床特征的一组精神障碍。

因研究环境、研究方法、人口特征的异质性导致了世界各地精神发育迟滞的患病率调查结果存在一定差异。世界卫生组织报道精神发育迟缓的患病率一般为1%～3%，其中轻度精神发育迟滞的患病率约为3%，严重精神发育迟滞（包括中度、重度、极重度）的患病率为0.3%～0.4%。2016年，McKenzie的综述报道，基于整个人群的流行病学调查，精神发育迟滞的患病率为0.05%～1.55%。2019年，全球疾病负担（global burden of disease，GBD）研究统计数据显示，特发性智力发育障碍的患病率为1.45%。1985—1990年，我国8省市0～14岁儿童的流行病学调查结果显示该障碍终生患病率为1.20%，其中：城市患病率为0.47%～0.82%，总患病率为0.7%，农村患病率为1.20%～1.73%，总患病率为1.41%；轻度最多，占60.6%；中度、重度、极重度占39.4%。1993年，我国7个地区精神疾病流行病学调查显示，精神发育迟缓终生患病率在精神障碍中位列第二。2001 年全国 0 ～ 6 岁残疾儿童抽样调查结果显示该障碍终生患病率为 0.93%。根据国家统计局公布的 2005 年末全国人口数和 2006 年中国残疾人联合会第二次全国残疾人调查结果推算，不包括多重残疾患者，全国共有智力残疾患者 554 万人；在 6 ～ 14 岁儿童中，共有智力残疾患者 76 万人。上述结果提示精神发育迟滞是导致人类残疾的重要原因。

二、病因

精神发育迟滞的病因非常复杂。世界卫生组织将精神发育迟滞的病因分类为：①感染、中毒；②脑机械损伤、缺氧；③代谢、营养、内分泌因素；④肉眼可见的脑部疾病；⑤先天脑畸形及其综合征；⑥染色体病；⑦围生期因素；⑧伴发于精神病；⑨社会心理因素；⑩特殊感官缺陷及其他因素。上述因素可概括为生物学因素和心理社会因素。根据作用时间不同，生物学因素又可分为产前因素、产时因素和产后因素。

（一）生物学因素

1. 产前因素

（1）遗传因素：遗传因素是导致精神发育迟滞的重要原因。具体包括：

①染色体异常：染色体异常包括染色体数目异常和染色体结构异常。染色体数目异常可见于常染色体和性染色体，包括单体、多倍体、非整倍体型。常见的常染色体数目异常包括：唐氏综合征（Down's syndrome，21 三体综合征、先天愚型）、13 三体综合征、18 三体综合征等，患儿多为中度或重度精神发育迟滞。在染色体数目异常中，最常见的是唐氏综合征。常见的性染色体数目异常包括：先天性卵巢发育不全（Turner's syndrome），常见染色体核型为 45，X；先天性睾丸发育不全（Klinefelter's syndrome），常见染色体核型为 47，XXY，患儿多为轻度精神发育迟滞。染色体结构异常包括染色体断裂、缺失、重复、倒位和易位等，最常见的染色体结构异常为脆性 X 综合征（fragile X syndrome），在男性中更为常见，特征为患者 X 染色体长端 Xq27 和 Xq28 上出现脆性位点。

②单基因遗传疾病：人类有 4000 ～ 5000 种单基因遗传疾病。单基因遗传疾病遵循孟德尔遗传定律，但外显率受多种因素的影响而有所不同。显性遗传性疾病包括结节性硬化症、神经纤维瘤病等；隐性遗传性疾病包括多种遗传代谢性疾病，如苯丙酮尿症、半乳糖血症、同型半胱氨酸血症等。研究表明，Rett 综合征是由 X 染色体中 MECP2 基因突变引起，是女性出现精神发育迟滞的常见病因。

③多基因遗传疾病：如家族性小头畸形等。

（2）母体在妊娠期受到有害因素的影响：母体在妊娠期可能受到多种有害因素的影响，只要有害因素影响到胎儿中枢神经系统发育，均可能导致精神发育迟滞。具体包括：

①感染：包括病毒、细菌、螺旋体和寄生虫的感染，其中，以病毒感染对胎儿影响最为显著，尤其是风疹病毒、单纯疱疹病毒、巨细胞病毒；若感染发生在妊娠前 3 个月，则造成的损害更为严重。病毒感染可累及三个胚层，影响 DNA 复制，阻碍胚胎发育和器官形成，引起流产、死胎、先天畸形、癫痫发作、精神发育迟滞等。弓形虫感染也会影响胎儿发育，导致精神发育迟滞。

②药物及有害物质：母体接触抗肿瘤和水杨酸类药物，或其他影响中枢神经系统、内分泌和代谢系统的药物，如包括地西泮、苯妥英钠、黄体酮、三甲双酮、氨甲蝶呤、碘化物等均可能影响胎儿发育，导致精神发育迟滞。母孕期接触铅、汞、放射性物质和电磁辐射等有害物

质，也可能导致胎儿发育受损，引起精神发育迟滞。

③母体身心健康状况：母孕期饮酒、吸烟、吸毒将影响胎儿发育，导致精神发育迟滞。母孕龄大于 40 岁易导致胎儿染色体畸变，如唐氏综合征。母 25 岁、35 岁、45 岁时生育的婴儿，唐氏综合征的发生率分别为 0.074%、0.5% 和 2%。母体长期处于焦虑、抑郁等应激状态或遭受急性精神创伤，可能引起体内代谢、免疫功能及激素水平的失调，导致胎儿精神发育迟滞。

④妊娠期疾病和并发症：母孕期患重度躯体疾病，如高血压、心脏病、糖尿病、重度贫血、重度营养不良、碘缺乏病等；或发生妊娠期并发症，如先兆流产、妊娠期高血压综合征、先兆子痫、多胎妊娠等均可能导致胎儿发育障碍，引起精神发育迟滞。

2. 产时因素　宫内窘迫、出生时窒息、产伤致颅脑损伤和颅内出血、核黄疸等均有可能导致胎儿及新生儿中枢神经系统损伤，导致精神发育迟滞。早产儿、极低出生体重儿中枢神经系统发育也往往受到影响，从而可能出现智力发育的落后。

3. 产后因素　自出生至 18 岁，人类中枢神经系统和智力不断发育成熟。在此过程中，任何严重影响中枢神经系统发育或导致明显中枢神经系统损伤的因素都有可能导致精神发育迟滞。这些因素包括：中枢神经系统感染、严重颅脑外伤、各种原因引起的脑缺氧、代谢性或中毒性脑病、严重营养不良、甲状腺功能低下、重金属或化学药品中毒等。颅缝早闭可致头颅发育受阻，影响大脑的发育，导致智力发育的落后。

（二）心理社会因素

因为贫穷或被忽视虐待而导致儿童早年与社会严重隔离、缺乏良性环境刺激、缺乏文化教育机会等也可能导致精神发育迟滞。

三、临床表现

（一）主要临床表现

精神发育迟滞的主要临床表现为智力低下和社会适应困难。

1. 智力低下　患儿精神发育迟滞，在观察、理解、推理、判断、计算、记忆、语言及社会能力等方面存在不同程度的发展落后。智商（IQ）低于 70，表明患儿存在智力低下。

 知识拓展

智力水平

智力通常也称为智能，是人类认识客观事物能力的总和，是获得知识、认识和理解事物以及运用知识与经验解决问题的能力。它是在先天素质的基础上，通过各种形式的学习和社会实践活动而逐渐形成的。智力并不是一种单一的属性，而是由多种技能综合构成，如观察、理解、推理、判断、计算、记忆、语言及社会能力等等。智力水平的高低以智商（intelligent quotient，IQ）来反映，智商（IQ）=（智力年龄 / 实际年龄）×100，可用多种标准化方法予以评定，其中最常用的评定方法是韦氏幼儿智力量表或韦氏儿童智力量表。

2. 社会适应困难　患儿存在不同程度的智力发展落后，导致患儿的社会适应能力出现不同程度的低下。社会适应能力是人类适应日常生活、学习、工作、家庭、社会等所需要具备的能力，包括日常生活技能、学习技能、独立生活和自给自足能力、社会交往技能和责任能力等。精神发育迟滞的儿童及成人在上述方面存在不同程度的缺陷。社会适应能力可用量表进行评定，如：婴儿-初中生社会生活能力量表，儿童适应行为评定量表。适应商低于 70，表明患儿存在社会适应困难。

（二）精神发育迟滞严重程度分级和各级主要临床表现

WHO 根据智力发育受损程度的不同，将精神发育迟滞共分为四级，各级智商范围和临床表现如下。

1. 轻度 占该障碍的 75% ~ 80%，智商范围为 50 ~ 69，成年后智力水平相当于 9 ~ 12 岁正常儿童。患儿在婴幼儿期症状并不突出，常仅表现为说话、走路等较正常儿童略微迟缓，不易被识别。通常在学龄期被发现，上学后患儿言语能力可以应付一般日常交流，但言语复杂性较同龄儿童差，且因记忆力、理解力、计算力、抽象概括能力等均较差，往往出现成绩不及格或留级等学习适应困难的情况。在生活中，可学会一般的自我照料技能，如洗漱、穿衣、卫生习惯等。成年后，患者可学会简单的手工操作及一般家务劳动，大多数可相对独立地生活，还可建立友谊和家庭。但因为他们的困难应对能力差，在遇到不良刺激时易出现反应状态，必要时需要加强支持和指导。患儿多数无神经系统异常体征和躯体畸形，少于半数的患儿有可确定的生物学病因。

2. 中度 约占该障碍的 12%，智商范围为 35 ~ 49，成年后智力水平相当于 6 ~ 9 岁正常儿童。患儿在婴幼儿期言语和运动发育即明显落后于同龄正常儿童，患儿虽然能够掌握简单生活用语，但词汇量少，言语简单，不能完全表达意思。患儿记忆力、理解力、计算力、抽象概括能力等均很差，经过长期教育训练，部分患儿可学会少许非常简单的读、写或计算，很难完成小学一、二年级的学业水平。患儿社会适应能力差，自我照料能力较早就表现出困难。成年后，可学会自理简单生活，在监护下可从事简单的体力劳动，但多数患儿不能独立生活，需要社会的支持及家庭的帮助。中度精神发育迟滞多由生物学因素所引起，部分患儿伴有神经系统异常体征和躯体畸形。

3. 重度 约占该障碍的 8%，智商范围为 20 ~ 34，成年后智力水平相当于 3 ~ 6 岁正常儿童。患儿在出生后不久即可发现明显的发育迟缓，在婴幼儿期言语及运动发育较中度患儿更落后，说话、走路均很晚。言语功能受损严重，只能学会一些简单词句，词汇贫乏。患儿记忆力、理解力、抽象概括能力均极差，情感幼稚，难以建立数的概念，无法接受学校教育。虽经长期反复训练可学会部分简单自我照料技能，但成年后生活多数不能自理，极少数患者还可能出现自伤行为，终生需人照顾。重度精神发育迟滞往往由显著的生物学因素所引起，患儿常伴有神经系统功能障碍和躯体畸形。

4. 极重度 占该障碍的 1% ~ 5%，智商低于 20，成年后智力水平低于 3 岁正常儿童。该度患儿发育极差，部分患儿终生不能行走；完全没有语言能力，不能分辨亲疏，不知躲避危险，仅存原始情绪反应，只能发出一些表达情绪和要求的尖叫或喊叫。社会适应能力极差，部分患者伴有运动及感觉缺失，难以从教育训练中获益，完全缺乏生活自理能力，终生需人照顾。极重度精神发育迟滞几乎均由显著的生物学因素所引起，患儿常伴有明显的神经系统功能障碍和躯体畸形。多数患儿因严重躯体疾病等早年夭折。

（三）其他症状

除以上所述临床表现外，精神发育迟滞患儿尚常常伴有各种躯体功能障碍，如听力障碍、视力障碍、运动障碍、大小便失禁等，并常常伴有癫痫。部分患儿还存在一些躯体畸形，如头颅畸形、面部畸形、唇裂或腭裂、四肢及性器官畸形、先天性心脏疾病等。部分原因所致的精神发育迟滞患儿尚存在一些特殊的躯体特征，如：唐氏综合征患儿眼距宽，双眼外角上斜，内眦赘皮，耳位低，鼻梁低，舌体宽厚，口常半张或舌伸出口外，舌面沟裂深而多，手掌厚，指粗短，末指短小内弯或只有两指节；脆性 X 综合征患儿高前额，眉骨突出，面长耳大，颧骨突出，颌骨前突，巨掌，扁平足，身材较高，青春期后还可见大睾丸；苯丙酮尿症患儿皮肤白皙，头发淡黄，虹膜蓝色，尿中有特殊的鼠臭味等。

精神发育迟滞患儿尚可伴发其他精神障碍，患病率比普通人群高 3 ~ 4 倍，具体包括童年孤独症、焦虑障碍、心境障碍、精神分裂症、器质性精神障碍等。智力损害程度越严重，合并其他精神障碍的可能性越大，当精神发育迟滞患儿合并其他精神障碍时，应予以共患病诊断。

四、诊断与鉴别诊断

（一）诊断

确定诊断需符合以下三点：①起病于 18 岁以前；②智商低于 70；③存在不同程度的社会适应困难。同时，应对精神发育迟滞的严重程度进行分级，各级智商标准如下：轻度 50 ~ 69，中度 35 ~ 49，重度 20 ~ 34，极重度 20 以下。

全面的诊断基于：①详细而客观的病史，包括母亲围产期病史、儿童生长发育史、三代以内的家族史；②详细的精神检查；③智力和社会适应能力的评定；④详细的躯体检查和神经系统检查，包括体格检查、实验室检查及其他辅助检查；⑤必要的辅助检查，如遗传学检查（染色体检查、基因检测等）、头颅 CT 或 MRI 检查、遗传代谢病筛查等。应综合患儿躯体、神经系统检查结果及辅助检查结果，尽可能做出精神发育迟滞的病因学诊断。同时，对患儿共患的躯体或精神疾病也应做出相应的诊断，从而使患儿得到更加有效的治疗和干预。

（二）鉴别诊断

1. 注意缺陷多动障碍 尽管部分注意缺陷多动障碍患儿存在显著的学习困难，但这些患儿学龄前无明显言语、运动等发育迟缓，存在典型的注意缺陷多动障碍症状，智力检查结果为正常或边缘智力水平，经改善注意缺陷和多动后，学习困难常常会有不同程度的改善，这些要点均有助于与精神发育迟滞的鉴别诊断。但是，因注意缺陷和活动过度均有可能影响智力检查过程，使检查结果低于患儿实际水平，甚至低于 70，因此对于难以鉴别的儿童，可在注意缺陷多动障碍症状经过治疗得到改善后，再次复查患儿的智力，以便做出准确的诊断。

2. 童年孤独症 童年孤独症在 3 岁以前出现发育异常和（或）受损，以社会交往障碍、沟通障碍和局限性、刻板性、重复性行为为主要临床特征，这些核心症状有助于与精神发育迟滞的鉴别。但因孤独症患儿常常伴有精神发育迟滞，故当患儿同时符合精神发育迟滞和儿童孤独症的诊断标准时，两个诊断均需做出。

3. 精神分裂症 儿童精神分裂症患者可表现为情感淡漠、语言贫乏、学习成绩差、对周围环境适应不良等，但精神分裂症患者发病前智力正常、意识清晰，而在疾病过程中出现认知损害，有起病、症状持续及演变等疾病的发展过程，且存在确切的精神病性症状，根据这些特点可与精神发育迟滞相鉴别。

五、预防与治疗

（一）预防

因精神发育迟滞是导致人类残疾的重要原因，且疾病一旦发展难以逆转，故积极采取措施，重在预防。具体措施包括：

1. 加强健康宣教，积极开展产前遗传性疾病检测和咨询，禁止近亲结婚。
2. 加强孕期保健，避免母孕期不利因素，做好产前检查，避免妊娠合并症，避免病理分娩。
3. 对新生儿进行遗传代谢病等筛查，对婴幼儿进行定期智力随访，做好儿童保健，避免导致该病的各种因素。
4. 定期开展健康筛查，加强对于高危儿的医学观察，应早发现、早诊断、早干预。

（二）治疗

精神发育迟滞的治疗原则是早发现、早诊断、早干预，应运用病因治疗、教育训练、药物治疗等综合措施，改善和促进患儿智力和社会适应能力的发展。

1. 病因治疗　尽管研究报道约 2/3 精神发育迟滞患儿可以找到明确的病因，但是到目前为止，只有少数病因所致的精神发育迟滞可以进行病因治疗，这些病因主要涉及遗传代谢病，如：苯丙酮尿症、半乳糖血症、先天性甲状腺功能低下、先天性脑缺水、神经管闭合不全等颅脑畸形。随着基因检测技术的发展，通过高通量二代测序，17% ~ 25% 患者可以找到明确的致病基因变异，未来对于某些单基因遗传疾病或可开展基因治疗。虽然上述病因所致的精神发育迟滞可以进行病因治疗，但需在上述病因对患儿智力尚未造成明显损害之前进行治疗，方能取得较好疗效。如：对于苯丙酮尿症患儿，应出生后即开始限制苯丙氨酸的摄入。

2. 教育训练　因大多数精神发育迟滞患儿不能进行病因治疗，同时，部分可以进行病因治疗的患儿因诊断和治疗的延误已造成智力损害，因此，教育训练成为精神发育迟滞的非常重要的治疗方法。通过教育训练，可最大限度地促进患儿智力和社会适应能力的发展。在对患儿进行教育训练时，因每个患儿的智力发展落后程度不同，教育训练的目标也不同。

对于轻度精神发育迟滞患儿，学前教育训练的重点在于促进语言、运动和感知的发展。学龄期教育训练的重点在于尽可能帮助患儿学会一定的读、写、计算技能，并运用语言、理解等能力学会其他知识，以应付生活所需，同时学会生活自理、日常家务、乘车、购物、社会规则等。青少年期的重点则在于职业培训，使患者学会一定的非技术性或半技术性职业技能，以达到独立生活、自食其力的目的。

对于中度精神发育迟滞患儿，教育训练的重点应在于生活自理能力和社会适应能力的培养，如洗漱、换衣，人际交往中的行为举止和礼貌，正确表达自己的要求和愿望等内容，同时进行人际交流中需要的语言训练。

对于重度、极重度患儿，虽然患儿难以接受教育训练，但仍应进行长期训练，主要康复训练内容是患者与照料者之间的协调配合能力、简单生活能力和自卫能力，如进餐、如厕、简单语言交流以表达饥饱、冷暖、避免受外伤等。在对患儿进行教育训练中，应合理选择和使用行为矫正方法，如正性强化法、链锁法等，从而帮助患儿逐渐掌握所训练的目标和内容。

3. 心理行为治疗　对于可沟通、具有一定理解能力、同时存在情绪行为异常的精神发育迟滞患儿，心理行为治疗可能使他们获益。行为治疗能够使患者建立和巩固正常的行为模式，减少攻击行为或自伤行为。可根据患儿的具体情况和需要选择适合于他们的心理治疗方法，如支持性心理治疗、认知治疗等，并可选用适当的行为矫正方法改善患儿的自伤、刻板、退缩等行为。

4．共患病的治疗　对于伴发其他精神障碍或躯体疾病的精神发育迟滞患儿，应针对共患的精神障碍或躯体疾病进行治疗，从而改善患儿共患的精神障碍和躯体疾病，提高患儿及其家庭的生活质量，也为教育训练奠定更好的基础。

5．家庭支持和指导　精神发育迟滞是导致人类残疾的重要疾病，该疾病不仅严重影响患儿的社会功能，也给患儿家庭带来沉重的负担。因此，及时给予患儿家庭支持和指导非常重要，具体包括：①家长的心理支持，使家长能够面对现实，稳定情绪，并以积极的心态帮助患儿；②疾病知识的介绍，使家长对患儿的疾病有一定了解，对患儿所需要的医疗服务、教育训练有较为充分的认识，对患儿的预后有一个相对现实的期待；③教育训练及行为矫正技能的指导，从而帮助家长学会一定的教育训练及行为矫正方法，更好地与医生和教育康复工作者配合，促进患儿智力和社会适应能力的发展。

第二节　广泛性发育障碍

在 ICD-10 中，广泛性发育障碍被归于心理发育障碍这一大的疾病类别，是一组起病于婴幼儿时期、以社会人际交往和沟通模式的性质异常、兴趣与活动内容的局限、刻板和重复为主要特征的疾病。广泛性发育障碍包含儿童孤独症、不典型孤独症、Asperger 综合征、Rett 综合征、其他童年瓦解性障碍等，其中，儿童孤独症是最具代表性的疾病，故本节主要就儿童孤独症予以较详细的阐述。

儿童孤独症（childhood autism）也称儿童自闭症，在 ICD-10 中，该障碍归属于心理发育障碍中的广泛性发育障碍，在 DSM-5 中将其归为一种神经发育障碍，同时将"孤独症谱系障碍"的概念定义为一个连续谱。DSM-5 将其核心症状分为了两个领域：语言交流及社会交往障碍和局限狭隘的兴趣及重复刻板行为。异常的语言发展和使用不再是孤独症谱系障碍的核心特征。

儿童孤独症最早由美国医生 Kanner 于 1943 年予以报道。1978 年和 1980 年成为独立疾病实体而分别列入 ICD-9 和 DSM-3 中。自 20 世纪 90 年代后，孤独症谱系障碍（autism spectrum disorder，ASD）这一名称使用日益广泛。在 DSM-5 问世前，孤独症谱系障碍无具体定义和诊断标准，通常包括广泛性发育障碍中的儿童孤独症、不典型孤独症、阿斯伯格综合征和未特定的广泛性发育障碍。在 2013 年问世的 DSM-5 中，孤独症谱系障碍取代了广泛性发育障碍及其亚类，并有了严格的诊断标准。但与既往认识不同，DSM-5 孤独症谱系障碍更倾向于经典的儿童孤独症，因此使得既往部分被诊断为孤独症、Asperger 综合征、未特定的广泛性发育障碍儿童不再能够归于孤独症谱系障碍。因此，对于该诊断分类的变化，学术界存在一定的争议。ICD-11 也取消了广泛性发育障碍和儿童孤独症诊断，代之于孤独症谱系障碍，归属于神经发育障碍，该变化与 DSM-5 一致。

案例 18-2

患儿，男，4 岁，主因"自幼语言发育迟缓伴刻板、重复行为"就诊。患儿 18 个月大时还不会说话，目前仅能表达一些简单的需求，如"喝水""吃饭"等，对叫名反应不敏感，眼神交流少。喜欢一个人玩耍，对与他人的社交互动和社交游戏不太感兴趣，抗拒日常生活的变化，对无生命环境敏感，比如喜欢反复坐电梯，对红绿灯非常感兴趣。走路时摇头晃脑，喜欢把手指放在眼睛前面透过手指缝看灯发出的光。体检未查及明显阳性体征，脑脊液、头颅 MRI、脑电图检查正常。精神检查：患儿在诊室自己玩耍，医生呼其名字无回应，对水龙头自动水流感兴趣，一直伸手让水流流出，可见重复刻板行为及怪异动作，眼神飘忽，少与他人对视，沉浸在自己的世界里，缺乏与环境相协调的情感和表情变化。既往史：母亲妊娠 38 周时因出现胎儿窘迫行剖宫产出生。出生时父亲年龄 40 岁，母亲 35 岁。

问题：

1. 本患者的诊断及诊断依据是什么？
2. 考虑给予该患儿何种治疗？

一、流行病学

近年来该障碍患病率日益升高。2002 年美国疾控中心报道孤独症谱系障碍患病率为 1/166，到 2020 年 8 岁儿童中孤独症谱系障碍的患病率上升为 1/36。2020 年在我国进行的多中心研究显示孤独症谱系障碍患病率为 7‰。据估计，全球至少有 7800 万人患有孤独症。无论孤独症或孤独症谱系障碍，其患病率增高的原因复杂，尚不清晰。孤独症在男性中更为常见，在城市农村的分布无显著差异，但也有研究报道，城市儿童患病率更高。

二、病因及发病机制

儿童孤独症的病因非常复杂。越来越多的证据表明儿童孤独症是生物学因素导致的疾病，遗传因素是儿童孤独症的主要病因，环境因素增加该障碍的发病风险。

1. 遗传因素　家系调查或双生子研究结果均提示儿童孤独症与遗传因素相关。但 ASD 复杂的遗传和表观遗传特征，导致至今没有单一的遗传标记用于辅助诊断。细胞遗传学研究中，所有常染色体和 2 条性染色体的异常在孤独症患者中均有报道，其中，15q11-q13、7q22-q23 区域的异常报道最多。分子遗传学研究显示，孤独症是一种多基因遗传复杂疾病，据估计可能 400 ~ 1000 个基因与孤独症相关，如：RELN 基因，FOXP2 基因，NLGN3 和 NLGN4 基因，WNT2 基因，ATP10C 基因，OXTR 基因，GABAA 受体基因等。全基因组关联分析（GWAS）结果提示 MTHFR C677T 多态性与 ASD 具有显著相关性。SHANK3 被认为是 ASD 的强有力候选基因，因为 SHANK3 的 rs9616915 多态性可导致异亮氨酸被苏氨酸取代影响基因功能，表明 SHANK 3rs9616915 多态性与 ASD 风险增加相关。随后有研究发现 1q21-1q21.2、6p24.3、11q23、8p21.2-8p21、15q21.2-q22.2、15q13.1-q14、15q11-q13 与 ASD 重复刻板样行为有关。虽然越来越多的基因和相关遗传途径被发现与 ASD 有关，但因表型与遗传的异质性，导致 GWAS 缺乏可重复性的结果，尚需要后期的研究进一步证实。即使在基因、染色体等方面取得了一些研究进展，但目前 ASD 的发生很大一部分是遗传变异无法解释的。环境和遗传因素的相互作用也日益引起人们关注，有研究表明，ASD 病因中环境因素的影响占 55%，基因方面的影响占 37%。表观遗传学（epigenetics）则是指在基因的 DNA 序列没有发生改变的情况下，基因功能发生了可遗传的变化，并最终导致了表型的变化。表观遗传学被认为是一个重要的全基因组调控层，通过多种机制调控基因在正常时空正常表达，包括 DNA 甲基化、组蛋白修饰和染色质重塑、非编码调控等。在 ASD 病因学领域，其 DNA 甲基化和非编码 RNA 调控研究较多。Homs A 等人发现 DNA 甲基化改变可能会影响基因表达，并最有可能增加 ASD 患病风险。

2．脑器质因素 既往研究显示孤独症患者在大脑发育及成熟期存在脑结构和功能的异常。孤独症患儿的脑发育轨迹不同于正常对照，在幼儿期，出现脑的过度生长，主要在额叶皮质、颞叶皮质、杏仁核，脑体积大于同龄正常发育儿童；但是随后脑生长速度明显减慢，在 6～8 岁时脑体积增大消失，之后，脑体积逐渐小于正常对照。目前有许多基于 ASD 的行为缺陷如定向社交刺激、面部情绪识别和奖励行为的相关任务态的功能磁共振研究。在面部表情识别的研究当中，与健康对照相比较，ASD 一些大脑区域的激活增加（如杏仁核，腹侧前额叶皮质、纹状体），尤其是年轻 ASD 人群对悲伤面孔的识别。在奖励任务中 ASD 儿童对社会奖励的反应减弱，特别是积极的社会反馈时，主要表现在利用额叶纹状体网络的激活减少。静息态磁共振研究结果普遍呈现了相关脑区或环路的功能连接减弱。这已经在几个网络中得到证实，包括与 ASD 患者大脑中的视觉空间和顶极顶叶区域相关的杏仁核感觉输入亚区。在三个杏仁核亚区（中央内侧、外侧基底和表层）中，功能连接性的最大减少来自外侧基底节区。在另一项研究中，感觉运动和枕叶皮质之间的半球间连接减少了，特别是在副边缘/颞叶区域（如杏仁核）中。还有其他研究发现 ASD 大脑中前扣带和后扣带（以及顶枕区）之间的连接测量较对照组以及其他额顶网络的连接性低。然而随着受试者年龄范围的拓展，研究者们还发现在学龄儿童当中，不提供脑区和脑网络连接相比较正常发育儿童却呈现过度链接的模式。综上，结构和功能磁共振研究结果均观察到 ASD 患者的核心损伤与大脑异常相关。

3．神经生化因素 自 1961 年首次报道部分 ASD 患者血液 5-HT 水平较正常人群较高以来，研究人员开展了大量关于神经递质与 ASD 的相关研究。随着相关研究的逐步深入，目前认为，5-HT 水平升高现象，是一种与 ASD 有关的神经化学物质的特性，其与言语的交流、表达以及自伤行为，甚至与反社会行为都有着有一定的关系，对个人、家庭以及社会产生不良影响。最近的研究表明，5-HT 和其他系统（如催产素）之间的相互作用对社会行为可能特别重要。催产素（oxytocin，OXT）和抗利尿激素（antidiuretic hormone，ADH）这两个高度同源的九肽在中枢通过纤维投射到达杏仁核、伏核、海马、纹状体以及视交叉上核，也可旁分泌到周围的脑区。在哺乳类动物的进化中，这两种肽类物质对复杂社会认知和行为起到了至关重要的调节作用，比如社会依恋行为、社会性探索、攻击行为、焦虑情绪、社会识别、条件化恐惧、恐惧的消退等方面。以往的研究结果证明，ASD 患儿血浆中的 OXT 与 ADH 的含量都较正常儿童偏低，且与其症状严重程度呈正相关。另外也有研究者证实了氨基酸失调与 ASD 的相关性。最近，Smith 等人发现 16.7% 的 ASD 患者存在氨基酸/支链氨基酸代谢失调，在 ASD 患者队列中检测到特异性为 96.3%，阳性预测值为 93.5%。标识和利用 ASD 的代谢类型可以进行代谢测试，以支持早期诊断和针对性治疗干预的分层。此外，有研究者发现 ASD 组扣带回代谢异常，其中谷氨酸显著升高，1-乙酰天冬氨酸显著降低，这可能是 ASD 病因研究的新靶点，也为开发新的治疗方法提供了可能。此外，孤独症患者还可能存在肠道微生物异常，已有多个研究表明孤独症患者肠道双歧杆菌和乳杆菌水平显著低于正常对照。

4．免疫学因素 已有研究表明儿童孤独症与某些免疫基因异常相关，如 *HLA-DR4* 基因，*HLA-A2* 基因等。部分研究显示部分孤独症患儿 T 淋巴细胞、辅助 T 细胞和 B 淋巴细胞数量减少，抑制-诱导 T 细胞缺乏，自然杀伤细胞活性降低。还有研究报道孤独症患儿补体 C4B 蛋白水平明显降低，而 IL-12 和 INF-γ 水平明显高于正常对照。尸检发现孤独症谱系障碍个体脑内长期存在进行性的神经炎症，局部脑组织（如扣带回、颞中回等）的固有免疫细胞处于明显激活状态。因此，有学者提出免疫炎性假说，即由于中枢神经的炎症，导致脑神经发育障碍，引发孤独症。

5．环境因素　已有研究表明母孕期和围生期不利因素增高儿童患孤独症的风险。产前危险因素包括：出生时父母高龄、先兆流产、病毒感染、服药（如丙戊酸）、妊娠糖尿病和头胎婴儿，围产期危险因素包括脐带并发症、出生创伤、胎儿窘迫、低出生体重、Apgar 评分低于 5 分、先天性畸形、ABO 血型系统或 Rh 因子不相容以及高胆红素血症等。还有研究探讨环境中有毒物质对儿童孤独症发生所产生的影响，一些研究显示孤独症与生命早期使用抗生素、接触重金属或污染的空气有关，但目前尚未得到一致结果。没有足够的证据表明任何一个围产期或产前因素与孤独症谱系障碍的病因学有关，孤独症谱系障碍的遗传易感性可能与围产期因素存在交互作用。

除上述病因研究外，近年来有关儿童孤独症症状产生的神经心理机制研究也日益增多。目前引人关注的是心理理论、中央信息整合缺陷理论、执行功能障碍理论。其中，关于心理理论的研究最多。心理理论是指个体识别他人心理状态（如需要、信念、愿望、意图、感知、知识、情绪等），并由此对他人言行做出因果性解释和预测的能力。该能力在社会认知、社交互动、想象和交流中具有重要作用。已有研究显示上述功能异常与孤独症症状相关。

三、临床表现

1．主要临床表现　儿童孤独症起病于发育早期阶段，约 2/3 的患儿出生后逐渐起病，约 1/3 的患儿经历了正常或相对正常的发育阶段后退行起病，主要表现为以下核心症状，即：社交互动的持续损害和受限的、重复的行为、兴趣或活动模式。

（1）社交互动的持续损害：孤独症患儿在社会交往方面存在质的缺陷。他们缺乏交往兴趣，对他人的情绪和心理状态缺乏正确理解和反应，不能够根据社交情景调整自己的行为，难以建立伙伴关系和友谊。在婴儿期，患儿回避目光接触，对人的声音或他人的呼唤、逗弄缺少兴趣和反应，缺乏社交性微笑，没有期待被抱起的姿势，或抱起时身体僵硬、不愿与人贴近。在幼儿期，患儿常表现为呼其名字没有反应，难以建立对父母的依恋，缺少共同注意（即个体与他人彼此引发和响应对第三者注意的能力），缺乏与同龄儿童交往或玩耍的兴趣及行为，对他人表情、情绪难以正确理解和反应，不能够根据社交情景调整自己的行为，不能与同龄儿童建立伙伴关系，不会与他人分享快乐，遇到不愉快或受到伤害时也不会向他人寻求安慰，不会玩想象性游戏。成年后，很难建立恋爱关系和结婚。

（2）受限的、重复的行为、兴趣或活动模式：孤独症患儿兴趣范围狭窄，甚至有怪癖，他们常常对正常儿童感兴趣的玩具或物品不感兴趣（或者表现为不以典型的方式使用玩具和物品，而以一种仪式化的方式操作，比如反复旋转或者排列物品），却迷恋于看广告或天气预报、看转动的物品、反复坐公交车或地铁、专注于日期或路径等。他们对一些非生命物体，如书、小瓶等可能产生强烈依恋，甚至随时携带，如果被拿走，则会哭闹不安。他们拒绝环境或日常生活常规的变化，在生活的多个方面僵化刻板、墨守成规，如：反复画某个图或写某个字，要求物品放在固定位置，坚持走同一条路线，长时间内只吃少数几种食物，总是穿同一身衣服等，一个小小的改变都可能引起他们的恐慌、恐惧或发脾气。患有严重智力障碍的孤独症儿童可表现自我刺激（如将手放在眼前凝视、扑动、拍手、用脚尖走路或重复蹦跳）和自我伤害行为。对于物体的一些非主要特性他们可能非常感兴趣，因此会去闻不该闻的东西，或反复摸光滑的表面等。

2．其他表现　除以上核心症状外，孤独症患儿还常常存在其他症状或共患其他疾病。大约 30% 患有孤独症谱系障碍的儿童存在智力障碍，但患儿能力发展可能不平衡，机械记忆（尤其文字记忆）、计算能力相对较好，甚至优秀；1/2 以上患儿罹患焦虑障碍；约 1/2 患儿伴有注意缺陷多动障碍；1/4 ～ 1/3 患儿合并癫痫；约 2/3 患儿伴胃肠症状。患儿还有更高的风险罹患情感障碍、精神病性障碍、抽动障碍、睡眠障碍等，还有可能出现情绪不稳、冲动攻击、自伤等。这些症状不仅使患儿的病情变得更为复杂，也使患儿需要更多的治疗和干预。

四、诊断

1. 早期筛查　早期发现和干预对 ASD 的预后至关重要，ASD 临床干预的最佳时间是 6 岁前，早期干预可以改善孤独症患儿的预后，因此，早期筛查对孤独症非常重要。目前，可采用提示发育异常的预警征或适用于婴幼儿的孤独症筛查量表对可疑孤独症儿童进行早期筛查。在我国已采用发育预警征（详见表 18-1）在儿童出生后 3、6、8、12、18、24 个月对儿童进行筛查；改良婴幼儿孤独症量表（M-CHAT）是使用最为广泛的早期筛查工具，我国也已引进和修订。对于筛查阳性儿童，应及时转介到专科医院进行临床诊断。对于筛查阴性的年龄较小的儿童，依然需要继续定期筛查。对于筛查阴性，但是家长依然怀疑发育存在问题的孩子，需进一步追踪、定期评定，以免漏诊。

表 18-1　我国孤独症筛查中推荐使用的预警征

年龄	预警征象	年龄	预警征象
3 月龄	1. 对很大的声音没有反应 2. 不注视人脸，不追视移动人或物品 3. 逗引时不发音或不会笑	18 月龄	1. 不会有意识叫爸爸或妈妈 2. 不会按要求指人或物 3. 与人无目光对视
6 月龄	1. 发音少，不会笑出声	2 岁	无有意义的语言
8 月龄	1. 听到声音无应答 2. 不会区分生人和熟人	2 岁半	1. 兴趣单一、刻板 2. 不会说 2 ～ 3 个字的短语 3. 不会示意大小便
12 月龄	1. 不会挥手表示"再见"或拍手表示"欢迎" 2. 呼唤名字无反应	3 岁	1. 不能与其他儿童交流、游戏 2. 不会说自己的名字

2. 诊断　儿童孤独症的诊断基于：①详细而客观的病史。②详细的精神检查。③心理评定，包括：孤独症症状的评定，智力、发育水平及社会适应能力的评定。目前，我国已有多个量表可以用于孤独症症状的评定，如儿童孤独症评定量表（the Childhood Autism Rating Scale，CARS）等。④详细的躯体检查和神经系统检查。⑤必要的辅助检查。

应综合病史、精神检查、量表评定、躯体和神经系统检查结果等对儿童是否患有孤独症进行诊断。诊断要点包括：①起病于 36 个月以内；②以社会交往障碍、沟通障碍、行为、兴趣和活动内容的局限、刻板与重复为主要临床表现；③除外 Heller 综合征、Rett 综合征、言语和语言发育障碍、儿童精神分裂症等其他疾病。

目前，无论哪个诊断分类系统，儿童孤独症的诊断均是基于儿童的发展特点和行为特征，而不是基于辅助检查结果，因此，辅助检查主要用于全面了解患儿的情况及寻找与患儿发病相关的可能因素，从而有利于全面干预。

如患儿存在其他精神障碍或躯体、神经系统疾病，应同时做出诊断。

五、鉴别诊断

1. Asperger 综合征　为广泛性发育障碍亚型,主要表现为孤独症样的社会交往障碍、兴趣狭窄和刻板重复的行为方式,无明显的言语和智力发育障碍。运动发育落后,动作较笨拙。

2. 童年瓦解性精神障碍(Heller 综合征)　为广泛性发育障碍亚型,大多起病于 2～3 岁,起病前发育完全正常,起病后智力迅速倒退,其他各种已获得的能力(包括言语能力、社会交往能力、生活自理能力等)也迅速倒退,甚至丧失。

3. Rett 综合征　为广泛性发育障碍亚型,几乎均见于女孩,起病于 7～24 个月,起病前发育正常,起病后头颅发育减慢,已获得的各种能力迅速丧失,智力严重缺陷,已获得的手的目的性运动技能也丧失,并出现手部的刻板动作(洗手样动作或手指的刻板性扭动),并常伴有过度呼吸、步态不稳、躯干运动共济失调、脊柱侧凸、癫痫发作。

4. 表达性或感受性语言障碍　该障碍主要表现为语言表达或理解能力的发育落后,但智力水平正常或接近正常(智商≥70),非言语交流较好,无社会交往方面质的缺陷,无行为、兴趣和活动内容的局限、刻板和重复。

5. 儿童精神分裂症　该障碍主要起病于青春前期和青春期,患儿病前发育多无明显异常,起病后逐渐出现感知觉障碍、思维障碍、情感淡漠或不协调、行为怪异及意志活动缺乏等精神分裂症症状。

6. 精神发育迟滞　该障碍患儿无社会交往方面质的缺陷;言语水平虽不足,但与患儿智力水平相一致;无明显局限、刻板与重复的兴趣及行为。但是,如果患儿同时存在精神发育迟滞和儿童孤独症的典型症状,应同时做出两个诊断。

六、治疗及预后

(一)治疗

目前还没有有效方法来预防或治疗孤独症的核心症状,ASD 的治疗主要基于特殊教育。孤独症的治疗目标是针对核心症状以改善社交互动、交流和拓宽融入学校的策略,发展有意义的同伴关系,并提高独立生活的长期技能。心理社会治疗干预旨在帮助孤独症谱系障碍儿童发展社会技能,提高社会接受度和与同龄人的亲社会行为,并减少奇怪的行为症状。此外,治疗目标还包括减少在学校和家中出现的急躁和破坏性行为。

1. 教育训练　加强教育训练以促进患儿上述能力的发展是儿童孤独症治疗中非常重要的方法。因不同患儿存在的缺陷及严重程度不同,因此必须强调个体化教育训练。训练前必须对患儿进行全面的发育评定,然后根据评定结果确定训练目标和训练计划。目前基于不同理论基础的系统教育训练方法很多,如应用行为分析、关系发展干预、地板时间、早期干预丹佛模式、相互模仿训练、学龄前孤独症沟通试验、关键反应训练等,这些方法在孤独症儿童的教育训练中发挥着重要作用。近十余年,上述方法也逐渐引进我国。但在我国,教育训练的资源远远不足,因此在医生及训练教师的指导下,由家长对患儿进行教育训练依然非常重要。

2. 药物治疗　目前研究显示,对于孤独症儿童存在的发育缺陷,药物治疗的效果通常非常有限。但对于孤独症儿童存在的情绪、行为异常,如情绪不稳、冲动自伤、自语自笑、刻板重复、过度活动等,可以通过精神药物治疗得以改善。具体如下:

(1)精神药物:精神药物通常用于改善 6 岁及以上孤独症儿童的情绪、行为异常。应根据患儿的具体情况、在家属知情同意下选择合适的药物进行治疗。无论选用哪种精神药物，均需从小剂量开始服用，然后根据症状改善情况和药物不良反应逐渐增加和调整剂量，并注意监测和及时处理药物不良反应。

1）抗精神病药：目前用于治疗孤独症的精神科药物中，利培酮、阿立哌唑的研究报道相对较多。这两种药物可有效改善孤独症患儿的多动、坐立不安、情绪不稳、易激惹、发脾气、重复行为、攻击或自伤行为。美国 FDA 已分别批准利培酮和阿立哌唑用于治疗 5 ～ 15 岁及 6 ～ 17 岁孤独症儿童的易激惹。

2）抗抑郁药：在各种抗抑郁药中，有关 5-HT 再摄取抑制剂治疗孤独症的研究最多，研究表明该类药物可有效改善孤独症患儿的焦虑、抑郁、强迫和刻板重复行为。

3）情绪稳定剂：丙戊酸盐可有效改善孤独症患儿的情绪不稳、冲动攻击。

4）治疗注意缺陷多动障碍的药物：中枢兴奋药、托莫西汀及可乐定均可有效改善孤独症患儿共患的注意缺陷多动障碍症状，但疗效和耐受性均差于仅患注意缺陷多动障碍的患儿。

因孤独症患儿易于共患癫痫，故在治疗过程中，应关注抗精神病药、抗抑郁药、中枢兴奋药降低抽搐阈值的风险，合理选择用药，定期复查脑电图。

（2）纳曲酮：该药为中枢阿片受体阻滞剂，可有效改善孤独症患儿的注意障碍、易激惹、多动、攻击及自伤行为，对社会交往障碍的改善作用，研究结果尚不一致。

（3）改善和促进脑细胞功能的药物：该类药可能能够促进孤独症患儿的语言和认知的发展。具体见精神发育迟滞中有关内容。

（4）其他药物：催产素（oxytocin，OXT）是一个有望改善孤独症患儿社会交往障碍的药物，但是目前研究结果尚不一致，系统综述和 Meta 分析的结果也不一致，因此，尚需进一步研究探讨。随机双盲安慰剂对照研究显示微生物疗法（如益生菌、益生元或粪菌移植）可以有效改善孤独症儿童的社交症状和行为症状，但疗效需进一步验证。

3．行为治疗 因孤独症患儿常常存在较多影响其社会适应或危害自身的异常行为，如情绪不稳、刻板行为、自伤、严重偏食等，因此选择合理的行为矫正方法对患儿进行行为矫正非常重要。

4．家庭支持与指导 孤独症儿童家长常常存在情绪问题，并缺乏孤独症相关知识和帮助孤独症儿童的方法和技巧，因此应对孤独症儿童的家庭进行支持和指导，使家长能够更好地与医生配合，并在家庭中对患儿进行行为矫正和教育训练。

5．其他 目前探讨经颅磁刺激（rTMS）治疗孤独症疗效的研究日益增多，初步研究显示该方法可改善孤独症患者的社会交往障碍、减少刻板重复行为，但仍需进一步研究探讨。还有研究表明听觉统合训练、感觉统合训练可改善孤独症患儿症状、促进患儿语言、交往能力的发展，但研究结果不甚一致。还有学者探讨音乐治疗、基于动物的辅助治疗、机器人辅助治疗等对孤独症患儿的疗效，但均在研究探讨之中。

（二）预后

孤独症谱系障碍通常是一种终生的、异质性的障碍，其严重程度和预后差异很大。孤独症谱系障碍患儿中，智商在 70 以上、具有平均的适应技能并在 5 ～ 7 岁时发展出交际语言的患儿预后最好。一项纵向研究比较了高智商孤独症谱系障碍儿童 5 岁时的症状，以及他们 13 岁至成年早期的症状，发现有一小部分不再符合孤独症谱系障碍的标准。早期强化行为干预可以对许多患有该病的儿童产生深远的积极影响，在某些情况下，他们可以达到一定程度上的康复，且维持社会功能。影响预后的因素主要包括：诊断和干预的时间、智商、5 岁前是否有功能性言语、有无共患疾病（如结节性硬化、精神发育迟滞、癫痫等）。因此，早期诊断和早期干预孤独症对改善孤独症患儿的预后具有非常重要的意义。

思 考 题

1. 精神发育迟滞的主要临床表现有哪些？
2. 简述精神发育迟滞严重程度的分类标准。
3. 简述儿童孤独症的主要临床表现。
4. 简述儿童孤独症的治疗。
5. 综合性案例题

患儿，男，8岁。自幼就比同龄小孩发育慢些，2岁才会走路，会叫爸妈，目前只会讲简单的句子，基本上仅用于表达要求，如"要吃饭""妈妈走"，不会进行简单的交流，不会和其他小朋友玩，不会玩玩具。吃饭、大小便不能完全自理，需要家人协助。勉强待在幼儿园，老师反映患儿什么都学不会，且手脚总动个不停，注意力不集中，上课时满地跑，有时用头撞墙。精神状况检查：患儿在诊室里手脚不停乱动，只会从一数到三，不认识颜色，会用积木搭四层塔，对部分指令不理解，会讲简单的词，不时傻笑，晤谈间突发冲动，用头撞墙。

问题：

(1) 此患儿存在哪些精神症状，需要考虑哪些诊断？
(2) 如测查智力，你预计此患儿的智商可能为多少？
(3) 此患儿主要的治疗方法包括哪些？

（周新雨　郑　毅）

第十九章

儿童和青少年情绪及行为障碍

第一节　注意缺陷多动障碍

注意缺陷多动障碍（attention deficit hyperactivity disorder，ADHD）是一种起病于儿童时期，以与发育水平不相符的注意障碍、多动和冲动行为为主要表现的神经发育障碍，又称多动性障碍。

一、流行病学

ADHD 是儿童期最常见的神经发育障碍，其患病率一般报道为 3% ~ 5%，男女比例为 (4 ~ 9) : 1。ADHD 会对患儿社会功能、心理状态、身体健康造成严重、持续甚至终生的影响，因此 ADHD 是一个亟需防治的公共卫生问题。

二、病因及发病机制

目前注意缺陷多动障碍的病因尚未明确，研究表明可能与遗传、环境、神经生物学和社会心理因素有关。

1. 遗传因素　多项研究表明，注意缺陷多动障碍与遗传因素相关。家族研究发现，约 25% 的 ADHD 儿童的一级亲属（父母、兄弟姐妹）也患 ADHD。双生子研究发现，若其中一个患 ADHD，另一个患 ADHD 的风险为 80% ~ 90%。

2. 环境因素

（1）孕产期因素：孕产期风险因素（例如早产、出生时低体重、在怀孕期间吸烟）和 ADHD 的发病有关。

（2）铅暴露：高水平的血铅和 ADHD 的发病有关，可能和铅损伤脑内多巴胺通路有关。

3. 神经生物学因素

（1）神经生化研究：ADHD 的生化研究提出了多巴胺和去甲肾上腺素功能低下、5-HT 功能亢进等假说。

（2）脑结构和功能研究：结构磁共振（MRI）研究报道 ADHD 患儿比同龄人的全脑体积小 3% ~ 5%；其右侧球状核、右侧纹状体、尾状核体积也较小；功能 MRI 发现 ADHD 患者的额叶皮质纹状体区和腹侧注意网络活动水平较低但躯体运动和视觉系统活动水平较高。

（3）认知相关研究：ADHD 患儿会出现视觉空间和语言工作记忆、抑制控制、警觉性和计划方面的执行功能缺陷。

4. 社会心理因素　不良的社会环境、家庭环境，如家庭经济困难、父母感情破裂、教育方式不当等均可增加儿童患 ADHD 的风险。

三、临床表现

注意缺陷多动障碍的主要临床表现为注意障碍、活动过度及冲动行为，并常伴有学习困难以及情绪和行为障碍。

（一）注意障碍

ADHD 患儿的注意障碍主要表现为主动的随意注意障碍，而被动的不随意注意相对增强。例如患儿听课时爱发呆，经常因周围环境中的动静而分心，做作业时因粗心大意而出错，写作业拖拉，常常丢三落四，难以组织活动等。然而，正常儿童和青少年在不同的发育阶段其注意力集中的时间以及集中的目标会有所不同，因此判断注意障碍时应结合同年龄段正常儿童或青少年的发育水平。

（二）活动过度

活动过度是指与同年龄、同性别大多数儿童比，儿童的活动水平超出了与其发育相适应的应有的水平。ADHD 患儿活动过度多开始于幼儿早期或婴儿期。在婴儿期，患儿表现为格外活泼，爱从摇篮或小车里向外爬，当开始走路时，往往以跑代步；在幼儿期后，患儿表现为坐不住，爱登高爬低，翻箱倒柜。上学后，患儿表现为上课时坐不住，小动作多，甚至离开座位，也会爱招惹同学，好喧闹。进入青春期后，患儿小动作减少，但可能主观感到坐立不安。

（三）冲动行为

ADHD 患儿做事较冲动，不考虑后果。患儿常常会不分场合地插话；会经常打扰他人；会经常抢先回答；经常攀高爬低；会因为自己的鲁莽给他人或自己造成伤害；患儿情绪也常常不稳定，容易过度兴奋或发脾气，甚至出现反抗和攻击性行为。

（四）认知障碍和学习困难

部分患儿存在空间知觉障碍、视听转换障碍等。虽然患儿智力正常或接近正常，但患儿仍经常出现学习困难，学业成绩常明显落后于智力应有的水平。

（五）情绪行为障碍

部分该障碍患儿因经常受到老师和家长的批评及同伴的排斥而出现焦虑和抑郁，20% ~ 30% 的患儿伴有焦虑障碍，该障碍与品行障碍的同病率高达 30% ~ 58%。

（六）成人 ADHD 的临床特征

成人 ADHD 的症状与儿童相似，核心症状为注意障碍和多动 - 冲动症状，但其活动过度的症状随着发育水平较儿童或青少年阶段减轻，取之为内心不安感。成人 ADHD 的注意缺陷症状主要表现为很难维持注意力，例如在开会、阅读文书等工作中分心；做事拖延、效率低；难以组织和安排工作；丢三落四等。多动冲动主要表现为计划过多但很难持久；擅离职守；爱冒险；常持续不断地活动；讲话多，爱插话；未经许可随便使用他人物品，干扰或插手别人正在做的事；爱发脾气等。

相关损害：离婚和辞职率高，社会和学业/职业功能受损。

合并障碍：反社会人格，物质滥用，抑郁和焦虑障碍。

四、诊断标准

应综合病史、躯体和神经系统检查、精神检查、辅助检查的结果予以诊断。在此过程中，采集详细而正确的病史非常重要，因病情较轻的患儿在短暂的精神检查过程中，症状表现可能并不突出。

1. 一种持续的注意缺陷和（或）多动-冲动模式，具有以下（1）和（或）（2）特征。

（1）注意缺陷症状：6条（或更多）的下列症状持续至少6个月，症状与发育水平不相符并对社会和学业/职业活动带来直接的不良影响。对于17岁或以上的青少年或成人至少应有5条症状：

①经常不能注意细节或经常在学校、在工作或在其他活动中犯粗心的错误；②在完成任务或活动中，经常难以维持注意；③当和别人直接交谈时，经常显得心不在焉；④经常不能遵守指令，以致不能完成功课、家务或工作；⑤经常难以组织任务和活动；⑥经常回避、厌恶或者不情愿做需要保持专注的活动。⑦经常丢失任务或活动必需的物品；⑧经常容易被外界的刺激分神；⑨经常忘记日常活动。

（2）多动、冲动症状：6条（或更多）的下列症状持续至少6个月，症状与发育水平不相符并对社会和学业/职业活动带来直接的不良影响。对于17岁或以上的青少年或成人至少应满足5条症状：

①经常扭动不安、坐卧不宁；②常在需要安静坐着的场合难以控制；③经常在不适宜的场所奔跑和攀爬（注：成人可限于不安感）；④经常不能安静地玩耍或从事休闲活动；⑤经常不停地"活动"，似"有发动机驱动"（对于成人表现为在餐馆、会议场所，时间稍长就坐立不安，不能与大家同步）；⑥经常说话过多；⑦经常在他人问题还未说完之前就急着回答；⑧经常难以等待；⑨经常打断或干扰别人。

2. 症状出现在12岁之前。

3. 症状出现在两个及以上的场所。

4. 症状明显地影响社会、学业和职业功能。

5. 症状不是由精神分裂症或其他精神病性障碍引起，也不能由其他精神障碍来解释（心境障碍、焦虑障碍、分离性障碍、人格障碍、物质依赖或戒断）。

五、鉴别诊断

1. **正常儿童活动水平高**　约15%的学龄期儿童活动水平较高，但正常活动水平高的儿童常在允许的场合表现出活动过度，其活动也具有可控性和计划性，因而其社会、学业功能少有受损，可依此与ADHD鉴别。

2. **精神发育迟滞**　该障碍患儿可伴有多动和注意障碍，学习成绩较差，但精神发育迟滞患儿自幼生长发育较同龄正常儿童迟缓，社会适应能力低下，学业水平与智力水平多相当，智力测查智商低于70，以上特点有助于鉴别。

3. 儿童孤独症　该症患儿也存在多动、注意力障碍，但儿童孤独症患儿还存在社会交往障碍、兴趣狭窄和行为刻板，如果同时满足儿童孤独症和 ADHD 的诊断，则应做出共病诊断。

4. 对立违抗障碍（ODD）/ 品行障碍（CD）　ADHD 和 ODD/CD 患者都会出现上课不听讲、扰乱他人的行为，可以通过行为动机鉴别：ADHD 患儿是因为自我控制能力差，而 ODD/CD 患儿则是故意对抗权威 / 搞破坏。随着病情的发展，ADHD 患儿有可能满足 ODD/CD 的诊断，此时需做共病诊断。

5. 焦虑障碍　焦虑障碍患儿也会出现注意障碍、坐立不安、发脾气，但焦虑障碍常有明显的诱因（如同伴矛盾、考试失利），患儿有相应的内心情绪体验，可与 ADHD 鉴别。但 ADHD 患儿由于老师或家长批评也会出现焦虑情绪，若达到焦虑障碍的诊断标准则应做出共病诊断。

6. 躁狂发作　躁狂发作的患儿会出现注意随境转移、易激惹，可以从以下几个特点鉴别：①起病年龄：躁狂发作常起病于 12 岁之后，病前发育水平正常。②临床表现：躁狂发作需满足情感高涨 / 易激惹、思维奔逸、睡眠需求减少等症状条目，并且躁狂发作患儿注意缺陷以及冲动症状更加严重。③病程：躁狂发作多为发作性病程，间歇期社会功能尚可。

六、治疗原则及预后

（一）治疗原则

ADHD 已证实是以大脑神经递质变化为特点的神经发育障碍性疾病，大量的研究和临床实践已证实药物治疗是最佳选择，合并行为治疗更好。

ADHD 易共患其他精神障碍，如对立违抗障碍、品行障碍、焦虑障碍、心境障碍和抽动障碍。共患病的治疗原则是治疗首发或原发病为主，同时兼顾共患病的治疗。无论哪个原则，无疑需要多种精神科药物治疗。

1. 药物治疗　在《中国注意缺陷多动障碍防治指南》中推荐中枢兴奋剂哌甲酯和中枢去甲肾上腺素再摄取抑制剂托莫西汀为主要治疗药物。

（1）中枢神经系统兴奋药：中枢神经系统兴奋剂通常简称兴奋剂，是目前用于治疗 ADHD 的主要药物。主要包括哌甲酯、右哌甲酯、苯丙胺。

盐酸哌甲酯（利他林）常用于治疗 ADHD。对于 6 岁以下的儿童禁用；对于 6 ～ 17 岁的儿童和青少年，应从每次 5 mg，1 ～ 2 次 / 日开始（通常早上、中午；饭前服用），每周逐渐增加 5 ～ 10 mg，最大推荐剂量 60 mg/d；对于 18 岁以上的患者，从每次 5 mg，2 ～ 3 次 / 日开始，根据临床反应调整剂量。平均剂量是 20 ～ 30 mg/d，范围为 10 ～ 60 mg/d。

盐酸哌甲酯控释剂（专注达）可以从 18 mg/d，1 次 / 日开始，对儿童需每周调整 1 次剂量，最大推荐量 54 mg/d。

常见的不良反应包括头痛、失眠、食欲减退、腹痛和抽动；其中最容易导致早期治疗中断的不良事件为抽动和食欲减退。偶有导致抑郁、自杀观念、妄想、行为紊乱的报道。该药慎用于有癫痫、癫痫病史或有痫样放电的异常脑电图以及抽动障碍儿童。

（2）中枢去甲肾上腺素调节药

①选择性去甲肾上腺素再摄取抑制剂（托莫西汀）：是第一个被 FDA 批准用于治疗 ADHD 的非神经兴奋剂。研究显示该药治疗 ADHD 的疗效显著。

对于体重小于 70 kg 的儿童及青少年患者，初始剂量约为 0.5 mg/（kg·d），服用至少 3 天后增加至目标剂量 1.2 mg/（kg·d），早晨单次服用或早晨和傍晚两次服用，每日最大剂量不可超过 1.4 mg/kg 或 100 mg。对于体重大于 70 kg 的患者，初始剂量为 40 mg/d，服用至少 3 天后增加至目标剂量，每日总量 80 mg，早晨单次服用或分为两次服用。继续服用 2～4 周，如仍未达到最佳疗效，可增加到最大剂量 100 mg/d。

最常见的不良反应包括消化不良、恶心、呕吐、疲劳、食欲缺乏、眩晕和心境不稳。成人患者还可出现口干、勃起功能障碍、异常性高潮等。闭角型青光眼患者禁用，另外，该药不可与单胺氧化酶抑制剂（MAOIs）合用。

②中枢 α_2 受体激动剂——可乐定，FDA 已经批准可乐定用于治疗 6～17 岁 ADHD 患者。可乐定通过突触前去甲肾上腺素 α_2 受体，抑制去甲肾上腺素的内源性清除，但可能会造成低血压、心律不齐、镇静，并造成高血压反弹。因此，治疗时应密切监测患儿血压、脉搏和心律。有心血管疾病者禁用。

（3）抗抑郁药：如患儿经上述治疗无效，或不适于选用上述药，或伴有明显情绪问题，可选用抗抑郁药。抗抑郁药可选用舍曲林、丙米嗪等。安非他酮是多巴胺和去甲肾上腺素再摄取抑制剂（NDRIs），是一种抗抑郁药。在美国，该药被用于治疗 ADHD，它比兴奋剂的作用弱。

总之，由于 ADHD 的症状较复杂，核心症状和共病症状混杂在一起，所以尽管 ADHD 的治疗药物不多，但是应用起来却相当复杂。因此，要综合评估、合理使用药物，并积极配合心理和行为治疗。

2．非药物治疗

（1）行为治疗：行为矫正治疗可改善多动、冲动行为，并使患儿学会适当的社交技能。

（2）家庭治疗：家庭治疗可以协调和改善家庭成员间关系，尤其是亲子关系；给父母必要的指导，使其正确看待患儿的症状，从而减少和孩子的矛盾。

（3）学校教育：给老师提供咨询和帮助，使老师采用适合该患儿的教学方法，并针对患儿的学习困难给予特殊的辅导和帮助。

（4）感觉统合治疗、脑电生物反馈治疗对该障碍也均有一定的治疗作用。

（二）预后

预后不良的因素包括：童年期合并品行障碍、智力水平偏低和学习困难、合并情绪障碍（如抑郁、焦虑）、不良的家庭和社会因素。该病呈慢性迁延过程，主要影响学习、行为调控、社会适应和自尊。极易导致犯罪，给儿童及其家庭和社会造成了巨大的影响。10%～60% 的儿童和青少年可延续至成年期。如不积极治疗，ADHD 患儿到成年时，大约 1/3 符合精神障碍的诊断，主要包括：①注意缺陷与多动障碍的残留症状；②反社会人格障碍；③酒精和药物依赖；④抑郁障碍、焦虑症和类精神分裂症。

案例 19-1

患儿，男，12 岁，小学六年级，因"好动、上课注意力不集中、学习困难"来就诊。

患儿自上幼儿园起即开始好动，常常坐不住，登高爬低，不能安静坐下来听故事或看电视。6 岁上学后，老师经常反映患儿上课坐不住，小动作多，经常招惹周围同学，话多，和同学说话时爱发呆，也不能认真听讲，或周围有点动静即东张西望。下课后患儿常奔跑喧闹，经常插话或接话茬，并打扰别人活动，经常与同学发生摩擦。回家写作业，患儿也常常边写边玩，父母看着也常常半夜 12 点才能完成。作业错误多，常丢题、落字 / 落下或抄错数字。患儿常常遗失自己的物品和学习用品，每学期父母都要给患儿准备 4～5 套课本。情绪不稳定，常因一点小事而发脾气，学习成绩常为及格水平。

患儿一堂兄上课注意力差，学习困难。母孕期呕吐重，出生顺利。1 岁会说话、走路。既往无重大病史。

躯体和神经系统检查无异常。精神检查：神清，接触好，话多，承认自己上课表现不太好，但只是偶尔说话。情绪不稳定，常因母亲反映的情况而生气并插话。坐不住，无丝毫拘束感，东张西望，未经许可，乱翻东西。一会儿跑出诊室。

智力检查：智商 110。

问题：根据 DSM-5，本患者的诊断和诊断依据是什么？

第二节　抽动障碍

抽动障碍（tic disorders）是起源于儿童或青少年时期，以不自主、反复、突发、快速重复无节律的一个或多个部位运动抽动和（或）发声抽动为主要特征的一组综合征，包括短暂性抽动障碍、慢性运动或发声抽动障碍、发声与多种运动联合抽动障碍（又称抽动秽语综合征）。

抽动（tics）是一种不随意的、突然发生的、快速的、反复出现的、无明显目的的、非节律性的运动或发声。抽动不可克制，但在短时间内可受意志控制。所有形式的抽动都可因应激、焦虑、疲劳、兴奋、感冒发热而加重，也可因放松、全身心投入某事而减轻、或在睡眠时消失。抽动症状的表现与分类见表 19-1。

表 19-1　抽动症状的表现与分类

抽动类型	简单抽动	复杂抽动
运动抽动	突然的、短暂的、没有意义的运动，如眨眼、皱眉、张嘴、舔嘴唇、耸鼻、点头 / 抬头 / 晃头 / 转头、耸肩、搓手、握拳、抬起 / 伸展 / 内旋手臂、伸展 / 摇动腿、伸展 / 弯曲膝盖、伸展 / 弯曲臀部、挺胸、托腹、扭腰等动作	稍慢一些的、持续时间长一些的、似有目的的动作行为，如挤眉弄眼、做鬼脸、眼球转动、旋钮手指、摆手 / 拍手、挥动手臂、甩动四肢、用拳头打胸、弯腰、扭动躯干、蹲下、踢腿、跺脚、跳跃、扔、拍打、摸、嗅、摸头发、绕圈走、向后走等
发声抽动	单音、清咽、哼哼、尖叫、喊叫、咕噜、吐痰、吹口哨、吸吮、犬吠声、啾啾等	单一的词 / 短语 / 句子、重复单字或短语、重复句子、模仿讲话、淫秽语言等

一、流行病学

抽动障碍是儿童青少年中较为常见的一种障碍。目前报道：5%～20% 的学龄儿童曾有短暂性抽动障碍病史、慢性抽动障碍在儿童青少年期的患病率为 1%～2%，抽动秽语综合征的患病率为 0.1%～0.5%。抽动障碍男孩更多见，男性患病率约为女性的 2～4 倍。

二、病因及发病机制

抽动障碍病因尚未明确，目前认为是一种神经发育障碍，其发病机制可能是遗传因素、神经生理、神经生化、环境因素等共同作用的结果。

1. 遗传因素　基于双胞胎、寄养子的研究结果都支持抽动障碍与遗传因素有关，但遗传方式尚不明确，可能为常染色体显性遗传，外显率受多种因素的影响而不全。一项对 174 名无血缘关系的抽动障碍患者的研究发现，*SLITRK1* 的罕见序列变异的发生率高于偶然性，该基因被认为是染色体 13q31 上的一个候选基因。此外，研究提示抽动秽语综合征、其他类型的抽动障碍、强迫症可能为共同的遗传易患病性（易感性）的不同表达。

2. 神经生化因素　多种神经化学和神经递质异常与抽动障碍有关，最明显的是多巴胺能、肾上腺素能、GABA 能和谷氨酸能通路。患儿可能存在以下异常：①多巴胺活动过度或受体超敏；②苍白球等部位谷氨酸水平增高；③去甲肾上腺素功能失调；④ 5- 羟色胺水平降低；⑤乙酰胆碱不足，活性降低；⑥ γ- 氨基丁酸抑制功能降低；⑦基底节和下丘脑强啡肽功能障碍。

3. 脑器质性因素　50% ~ 60% 的抽动障碍患儿存在非特异脑电图异常。基于正电子发射型计算机断层显像（PET）研究表明，与对照组相比，抽动障碍患者的各个脑区可能会出现活动性的改变，包括眶额皮质、纹状体和壳核。病理生理和临床症状之间的联系还有可能在于皮质 - 纹状体 - 丘脑 - 皮质回路的去抑制。抑制 - 兴奋信号在这些电路中的不平衡被认为是产生抽动症状的分子机制，例如：纹状体多巴胺过度活跃或突触后多巴胺受体超敏反应可产生抽动症状；拮抗多巴胺的药物（氟哌啶醇、匹莫齐特和氟奋乃静）可抑制抽动，而增加中枢多巴胺能活性的药物（哌甲酯、苯丙胺和可卡因）会加重抽动。

4. 社会心理因素　应激可诱发有遗传易感性个体发生抽动障碍。

5. 其他　有研究报道抽动障碍可能与 β 溶血性链球菌感染引起的自身免疫有关。此外，中枢兴奋剂、抗精神病等药物也可诱发抽动障碍。

▌三、临床表现

1. 短暂性抽动障碍（provisional tic disorder）　该障碍多起病于 3 ~ 10 岁，其中 4 ~ 7 岁为最多，但也可早到 2 岁。主要临床表现为简单运动抽动，通常局限于头、颈、上肢，少数可出现简单发声抽动。抽动持续时间不超过 1 年。

2. 慢性运动或发声抽动障碍（chronic motor or vocal tic disorder）　该障碍通常起病于儿童早期。主要临床表现为一种或多种运动抽动或发声抽动，但运动抽动和发声抽动并不同时存在。其中以简单或复杂运动抽动最为常见，部位多涉及头、颈、上肢。发声抽动明显少于运动抽动，并以清嗓、吸鼻等相对多见。症状相对不变，可持续数年甚至终生。

3. 发声与多种运动联合抽动障碍（抽动秽语综合征）　该障碍为抽动障碍中最严重的一型。一般起病于 2 ~ 15 岁，平均起病年龄为 7 岁。主要临床表现为进行性发展的多部位、形式多种多样的运动抽动和一种或多种发声抽动，运动抽动和发声抽动同时存在。该障碍症状一般起始于眼、面部的单一运动抽动，间歇性发作，随后逐渐发展到颈部、肩部、肢体、躯干的抽动，并持续存在。抽动形式也从简单到复杂，最后出现秽语。通常发声抽动较运动抽动晚 1 ~ 2 年出现，多为简单发声抽动，复杂发声抽动较少，约 15% 的患儿存在秽语。该障碍症状累积部位多，次数频繁，对患儿情绪、心理影响较大。一半患儿伴有注意缺陷多动障碍，并有部分患儿存在情绪障碍或学习困难。抽动秽语综合征和强迫症之间似乎存在双向关系，20% ~ 40% 的抽动秽语综合征患者符合强迫症的标准。在严重的病例中，可出现由于抽动而发生自伤行为。

四、诊断

诊断要点：

1. 短暂性抽动障碍

（1）单个或多个运动抽动或发声抽动，常表现为简单运动抽动。

（2）抽动天天发生，1天多次，已持续两周，但不超过12个月。

（3）在18岁以前起病。

（4）这些症状无法用药物（如可卡因）的影响或其他疾病（如亨廷顿舞蹈病、病毒感染后脑炎）来解释。

（5）不符合抽动秽语综合征以及持续性运动或发声抽动障碍的诊断标准。

2. 慢性运动或发声抽动障碍

（1）起病于18岁之前。

（2）以运动抽动或发声抽动为主要临床表现，但运动抽动和发声抽动并不同时存在。

（3）抽动常1天多次，可每天或间断出现，抽动持续时间1年以上，1年中无持续两个月以上的缓解期。

（4）这些症状无法用药物（如可卡因）的影响或其他疾病（如亨廷顿舞蹈病、病毒感染后脑炎）来解释。

（5）除外小舞蹈症、药物或神经系统其他疾病所致。

注：不符合抽动秽语综合征的诊断标准需要特别标明只存在运动性抽动或只存在发声性抽动。

3. 发声与多种运动联合抽动障碍

（1）在疾病的病程中，表现为多种运动抽动和一种或多种发声抽动，两者同时存在。

（2）抽动发生的频率可以增加或减少，但是第一次发作后需要持续存在1年以上，1年中症状缓解不超过2个月。

（3）起病于18岁以前。

（4）日常生活和社会功能明显受损，患儿感到十分痛苦和烦恼。

（5）这些症状无法用药物（如可卡因）的影响或其他疾病（如亨廷顿舞蹈病、病毒感染后脑炎）来解释。

五、鉴别诊断

1. 风湿性舞蹈症（小舞蹈症） 儿童多见，为风湿性炎症所致，以舞蹈样异常运动为特征，无发声抽动，有风湿性炎症的体征和阳性化验结果，抗风湿治疗有效。

2. 肌阵挛型癫痫 为癫痫的一种类型，症状与运动抽动相似，但症状出现时必有癫痫样脑电发放，无发声抽动，脑电图检查有助诊断，抗癫痫治疗有效。

六、治疗

首先要对抽动障碍患者进行仔细的评估，确定其有无其他心理-社会-行为问题的存在，并明确每个问题的损害程度。如果抽动不影响日常生活或学校活动，许多患病的儿童和青少年不需要接受干预或治疗。

（一）医学教育及心理支持

在积极治疗之前，采取家长管理培训、亲子互动治疗、家长-学校教师互动等形式，对患者、家长、同伴、学校和社区教师进行医学教育和心理支持是有必要的。其目的是让患者及他们的父母和老师理解该疾病的性质和特征，并取得他们的合作和支持，从而正确教育、耐心帮助患者。

（二）认知行为治疗

认知行为治疗是减少抽动障碍及其合并症状、改善患者社会功能的有效手段。目前，已有多种行为干预用于治疗抽动障碍及其合并症状，包括习惯逆转训练、有效预防暴露、放松训练、积极强化、自我监测、回归练习等。其中最常用的是抽动行为综合干预，是指通过训练患者意识到自己的抽动，并教授特定的行为策略来减少抽动。

（三）药物治疗

对于抽动障碍患儿早期应用合理的药物治疗非常必要，也是综合治疗成功的基础。在过去 20 年里，抽动障碍及合并症状的药物治疗已取得了很大的进展。目前，对抽动症状有疗效的药物主要包括各种类型的神经阻滞剂（神经抑制性药物），分为经典和非经典抗精神病药物。经典抗精神病药物，如氟哌啶醇、匹莫齐特、硫必利，此类药物虽疗效肯定，但神经阻滞剂不良反应明显，经常导致患者服药过程中不得不减药或换药，从而限制了使用。因此，目前临床上更常使用非典型抗精神病药物治疗抽动障碍，如利培酮、喹硫平、奥氮平、阿立哌唑、齐拉西酮。

出具处方前临床医生应进行详细问诊，评估损伤程度、潜在风险及可能获益。对于症状较轻的患者，首选药物一般是中枢 α 受体激动剂，如可乐定、胍法辛；疗效虽不如神经阻滞剂明显而持久，但是药物严重不良反应少。药物治疗抽动障碍的重要原则：①起始剂量尽量小，待足够判断药物疗效后再逐渐小剂量或加药；②为减少不良反应，应保持最低有效剂量；③最小限度地合并用药；④加用或停用药物时每次仅能改变 1 种药物；⑤缓慢减药，防止抽动症状反弹加重。

1. 针对抽动的治疗

（1）氟哌啶醇：该药治疗抽动症状的效果较好，有效率为 70%～80%。

（2）硫必利（tiapride）：该药疗效不如氟哌啶醇，但不良反应较小。

（3）可乐定（clonidine）：可使 30%～40% 的患儿症状得到明显改善。该药尚可治疗注意缺陷与多动障碍，因此，特别适用于伴有注意缺陷与多动障碍的抽动障碍患儿。

（4）非典型抗精神病药物（atypical antipsychotics）：新型非典型抗精神病药物相对于经典抗精神病药而言更易让人接受，在新型抗精神病药中，目前已有系统数据证明疗效较好的药物有阿立哌唑、利培酮、喹硫平、奥氮平、齐拉西酮，均可有效控制抽动症状。这些药物出现迟发性运动障碍的风险明显低于经典抗精神病药，但其中部分药物出现急性肌张力障碍、静坐不能、烦躁不安等不良反应发生率与经典抗精神病药相似。近年来，阿立哌唑治疗抽动秽语综合征已经得到学术界广泛认可。韩国已经获得"适应证"的批准。郑毅等（2009 年）进行了抽动秽语综合征患儿应用阿立哌唑的多中心研究表明，取得较好疗效，患者症状显著改善，8 周末总有效率为 87%，痊愈率为 47%；不良反应相对较轻（一过性胃肠不适、心悸和睡眠不稳），无明显镇静作用。

（5）中成药：如菖麻熄风片适用于轻中度抽动症。

临床常用治疗抽动障碍的药物及作用机制、剂量及常见不良反应见表 19-2。

表 19-2　临床常用治疗抽动障碍的药物

推荐级别	药物名称	药物类型	作用机制	初始剂量	治疗剂量[a]	常见不良反应
一线用药	硫必利	典型抗精神病药	D_2 受体阻滞剂	50 ～ 100 mg/d	100 ～ 600 mg/d	嗜睡、胃肠道反应
一线用药	阿立哌唑	非典型抗精神病药	多巴胺和 5-HT 受体部分激动剂	1.25 ～ 5.00 mg/d	2.50 ～ 20.00 mg/d	嗜睡、体重增加、胃肠道反应
一线用药（TD+ADHD）	可乐定[b]	α 激动剂	α_2 肾上腺素能受体激动剂	1.0 mg/w	1.0 ～ 2.0 mg/w	嗜睡、口干、头晕、头痛、疲劳、偶有直立性低血压、心动过缓
一线用药	菖麻熄风片	中药	—	0.53 ～ 1.59 g/d	1.59 ～ 4.77 g/d	无明显不良反应
二线用药	氟哌啶醇	典型抗精神病药	D_2 受体阻滞剂	0.25 ～ 1.00 mg/d	1.00 ～ 6.00 mg/d	嗜睡，锥体外系症状，食欲增加，肝功能不全
二线用药（无适应证）	利培酮	非典型抗精神病药	低剂量的 5-HT_2 受体拮抗剂和高剂量的 D_2 拮抗剂	0.25 ～ 1.00 mg/d	1.00 ～ 4.00 mg/d	体重增加和锥体外系反应
二线用药（无适应证）	托吡酯	抗癫痫药	增强 GABA 和降低 AMPA 功能	12.50 ～ 25.00 mg/d	25.00 ～ 100.00 mg/d	体重减轻、认知障碍、嗜睡、头痛和肾结石风险

注：a 推荐剂量是根据年龄而定的。小于 8 岁的患儿使用最小治疗剂量约为最大治疗剂量的 1/2，如硫必利（100 ～ 350 mg/d）。对于年龄大于 8 岁的患者，使用最大治疗剂量的 1/2 至最大治疗剂量，如硫必利（350 ～ 600 mg/d）。b 透皮贴片。

2. 针对伴发障碍的治疗

（1）强迫症：可选用舍曲林、氟伏沙明、艾司西酞普兰、氯米帕明等治疗。一般情况是需与治疗抽动症状的药物联合应用。

舍曲林、氟伏沙明、艾司西酞普兰在国内外先后得到了在儿童青少年中使用治疗强迫障碍的适应证。但要注意：①这类药物普遍半衰期较长，应低剂量开始缓慢增量，避免剂量过大；②这类药物影响肝药酶，发生药物相互作用较为普遍（西酞普兰和艾司西酞普兰较少发生），因此，与治疗抽动障碍的抗精神病药物合用需特别小心；③ SSRIs 有效率为 60% ～ 70%，因此要积极配合心理和行为治疗。

（2）注意缺陷与多动障碍：首选托莫西汀、可乐定或胍法辛治疗。如疗效不显，可选用抗抑郁药。国外报道对注意障碍与多动症状较重、经以上治疗效果较差者，氟哌啶醇或利培酮合并哌甲酯治疗，一般考虑使用哌甲酯缓释片。郑毅等（2011 年）使用哌甲酯缓释片治疗 1447 例 ADHD 儿童，2.6% 伴有抽动，经过 6 周的治疗，抽动并没有加重反而有所减少，比例下降到 1.2%。

七、预后

短暂性抽动障碍预后良好，患儿症状在短期内逐渐减轻或消失；慢性运动或发声抽动障碍的预后也相对较好，虽症状迁徙，但对患儿社会功能影响较小；抽动秽语综合征预后较差，对患儿社会功能影响较大，需较长时间服药治疗才能控制症状，但停药后症状易加重或复发，大部分患儿到少年后期症状逐渐好转，但也有部分患儿症状持续到成年，甚至终生。

案例 19-2

患儿，男性，10 岁，小学四年级学生，因挤眼、耸鼻、突然叫喊等两年就诊。

患儿两年前无明显原因出现挤眼、耸鼻、张嘴，症状间断出现，时好时坏。一年半前患儿症状日益频繁，并又出现耸肩、缩腹、上肢的突然抽动。近一年，除上述症状外，患儿又出现频繁清咽或突然叫喊，走路时有时突然下蹲，症状每天出现，影响上学。患儿对上述症状感到苦恼，但无法控制。

家族史阴性。母孕期正常，出生顺利。1 岁会说话、走路。既往无重大病史。

躯体和神经系统检查无异常。精神检查：神清，接触好，承认自己控制不住地出现上述动作，并为此感到苦恼，要求治疗。交谈中，患儿经常挤眼、耸肩，有时突然甩上肢，并突然喊叫。

脑电图检查结果轻度异常，无癫痫波。

问题：该患儿考虑哪种诊断？

第三节　儿童和青少年焦虑障碍

一、概述

儿童时期的恐惧和担忧曾被认为在本质上是短暂的，而自从 DSM-Ⅲ中将之归类于"特发于儿童的情绪障碍"后引起了研究者们更多的关注。焦虑障碍是最常见的儿童青少年精神障碍。研究表明，儿童时期的焦虑障碍可能持续多年，并在青少年和成年早期导致其他精神障碍（如抑郁障碍、双相障碍等）的发生。DSM-5 强调其对成年的影响统一归入"焦虑障碍"之中，取消了年龄界限，而强迫和相关障碍、创伤和应激相关障碍不再归属为焦虑障碍。本节重点介绍儿童常见的分离焦虑障碍、特定性恐惧症和社交焦虑障碍等，其特点是指起病于儿童和青少年时期，与发育和境遇有一定关系，以担心、恐惧、羞怯等为主要表现的一类障碍。

Briggs 等在 2000 年报告在 5 ～ 9 岁儿童中有 6.1% 患焦虑障碍，其中单纯性恐怖为 2.8%，分离性焦虑障碍为 3.6%，广泛性焦虑障碍为 0.5%。Chavira 等 2004 年调查了 8 ～ 17 岁的 714 名来就诊过的儿科患者，发现各种焦虑障碍的一年内的患病率为特定恐怖 10.0%、社交恐怖 6.8%、广泛性焦虑障碍 3.2%、选择性缄默 0.5%。国外对 18 282 名 1 ～ 7 岁儿童的 meta 分析显示，焦虑障碍患病率为 8.5%。我国 2020 年对 5 个省级行政区域 73 992 名 6 ～ 16 岁学生的调查显示各种焦虑障碍患病率为：广泛性焦虑障碍 1.3%，分离性焦虑障碍 0.6%，特定恐怖症 0.2%，社交恐怖症 0.8%，惊恐障碍 0.2%。

儿童焦虑障碍的病因至今尚不完全清楚，但多数学者认为与遗传因素、心理社会因素及二者相互作用的表观遗传有关。

二、分离性焦虑障碍

分离性焦虑障碍（separation anxiety disorder）是指儿童与其所依恋对象分离时产生的与其发育水平不相适宜的过度的焦虑情绪。

国外报道该障碍患病率在 7～11 岁儿童中为 4.1%，在 12～16 岁儿童中为 3.9%，而中国 6～16 岁在校学生中患病率为 0.6%。

该障碍的产生与儿童气质、对主要抚养者的依恋、父母的教养方式等有关，应激性变化如转学、住院、依恋者的变化等均有可能促使该障碍的发生。

（一）临床表现

该障碍主要表现为与依恋对象分离时或分离后的不安和明显的焦虑情绪。

过分担心亲人离开会发生危险及意外，担心依恋对象一去不复返；过分担心依恋对象不在身边时自己会走失、被绑架、被杀害或住院，再也见不到亲人，感到有大祸临头，犹如生死离别，恐惧害怕，不吃不睡。不想去幼儿园或上学，甚至拒绝。如强行与依恋对象分离时或分离后，常出现过度的情绪反应，如烦躁不安、哭喊、发脾气、痛苦、淡漠或社会性退缩，或每次分离时出现恶心、呕吐、头疼、头晕、腹痛、胸闷、憋气、尿频尿急等躯体化症状。

平时常常表现非常害怕一个人独处，或没有依恋对象陪同绝对不外出活动；夜间没有依恋对象在身边即不愿意上床就寝，或反复出现与分离有关的噩梦，多次惊醒。

多见于学龄前儿童（6 岁左右），也见于学龄儿童和青少年，病程可持续数月至数年。

（二）诊断要点

1．诊断的核心症状是害怕与依恋对象分离，而并非仅是多种情境所引发的一般性焦虑的一部分。

2．出现了学习、社交等功能损害，病程至少持续 4 周。

3．只有当害怕分离成为焦虑的主要因素，而且很小时（而非仅仅到少年期时）就有分离焦虑的症状，才可以诊断为分离性焦虑障碍。与正常分离焦虑的鉴别在其焦虑的程度很不寻常，而且伴发显著社会功能问题。

（三）治疗

1．**心理治疗**　主要采用行为治疗。家长教育是实施系统行为治疗的基础，可选用系统脱敏、正性强化、放松训练等方法治疗该障碍。

2．**药物治疗**　对于症状较严重或行为治疗效果较差的患儿，可选用小剂量抗抑郁药或抗焦虑药。

（四）预后

国外报道该障碍在焦虑障碍中缓解率最高，甚至高达 96%。关键是早期诊断、早期治疗。

年幼儿童早期发病的预后较好，一般能较早回到学校；而青少年儿童在发病时伴有其他症状如学习困难，则预后相对年幼儿童差一些。儿童期分离性焦虑障碍是成人期焦虑障碍的高危因素。

三、选择性缄默症

选择性缄默症（selective mutism）是一种由社交情境引起的焦虑，以患者在某些需要言语交流的场合（如学校、有陌生人或人多的环境等）持久地"拒绝"说话，而在其他场合言语正常为特征的一种临床综合征。

1877年，Kussmaul首先描述了某些儿童在一些情况下不能说话为特点的临床功能障碍。1934年，Tramer将类似病例称为选择性缄默，强调在某些场合患儿选择不说话。世界卫生组织ICD-10和美国DSM-Ⅳ接受了此病名。DSM-5将其归入焦虑障碍之中。

选择性缄默症相对罕见，不同样本的时点患病率在0.03%～1%变化。中国尚未见流行病学研究数据。

（一）临床表现

1. 本症大多于3～5岁起病，主要表现为沉默不语，甚至长时间一言不发。

但这种缄默有选择性，即在一定场合下讲话，如在家里或对熟悉的人讲话，而在另一种场合就不讲话，如在幼儿园或对陌生的人。

2. 少数患儿正好相反，在家里不讲话而在幼儿园里讲话。缄默时与其他人交往，可用做手势、点头、摇头等动作来表示自己的意见，或用"是""不是""要""不要"等最简单的单词来回答问题。待学会写字后，偶尔也可用写字的方式来表达自己的意见。

3. 这类患儿在上学前不易被父母发现，患儿不愿与不熟悉的人讲话，常被父母认为是胆小、害羞的缘故。直到上小学以后，表现为不愿回答任何问题，不愿与其他同学交谈，不参加集体活动时才被发现。患儿能照常参加学习，学习成绩好坏不一，部分患儿拒绝上学。

（二）诊断要点

1. 在需要言语交流的场合持续地"不能"说话，而在另外一些环境说话正常。无言语障碍。

2. 持续时间超过一个月（不能限于入学第1个月），妨碍了教育或社交等功能。

3. 与入学或变换学校、搬迁或社会交往等影响到患儿的生活事件有关。

4. 排除孤独症谱系障碍、智力发育迟缓或其他障碍。

（三）治疗

1. 心理治疗　心理治疗以缓解患儿的内心冲突为主要目的，强调个体化治疗。主要方法如下：

认知行为治疗：是目前循证证据最多的有效治疗。治疗中可帮助患儿和家长正确认识选择性缄默，将之视为焦虑情绪的一种特殊表达形式。通过分级暴露、示范与行为塑造、系统脱敏、正性自我激励等方法，帮助患儿克服焦虑，纠正有问题的行为模式。

家庭治疗：包括家庭教育和家庭游戏。加强家长对选择性缄默的认识，给患儿创造一个适宜的家庭环境，改善家庭关系，减少粗暴的呵斥，增加善意的鼓励。邀请患儿的朋友、同学和老师来家中做客，同患儿一起做游戏和交流。来客由熟悉到陌生，由少到多，最终，患儿感觉回到学校时也处于熟悉环境中。

环境支持：给患儿创造一个良好的环境，多鼓励患儿讲话，不取笑其言语障碍，不恐吓捉弄等。学校组成帮助小组，了解患儿病情，多与患儿交流，不强求患儿言语应答，鼓励患儿各种形式的回应。可鼓励患儿参与集体回答，然后到单独作答；或单独和老师交流，提前准备要回答的问题。积极用言语诱导、提示、配合患儿回答问题。

2. 药物治疗 心理治疗效果不佳时，可合并使用抗抑郁和抗焦虑药物治疗，如舍曲林、氟西汀、氟伏沙明、艾司西酞普兰等药物。

四、特定恐怖症

（一）概述

特定恐怖症（specific phobia）是指对特定的物体、场景或活动的局限性恐惧，这种恐惧具有发育阶段特定性，但患者的恐惧程度超出了与其发育相适宜的水平，并出现回避、退缩行为，影响患者的正常生活、学习和社交活动。

该障碍大多发生于儿童青少年（8岁左右），女孩多于男孩，部分严重患者可持续到成年。国外儿童特定恐怖症的12个月患病率约为5%，13～17岁约为16%，而在中国6～16岁约为0.2%。该障碍的产生与儿童气质、意外事件的惊吓等有关。间接的创伤经验和信息传达，对该障碍的产生也起着重要的作用。

（二）临床表现

1. 对特定事物的恐惧 多数儿童病前有一定精神刺激因素，比如"一朝被蛇咬，十年怕井绳"。恐怖症是一种"学习"得来的非适应性行为，并通过强化而固定下来。多见的恐怖内容有：对黑暗、细菌、死亡、高空及对社交、与亲人分离等。儿童对某一情景产生异常强烈而持久性的恐怖，并有焦虑不安，明显影响了儿童的行为和社交活动。

2. 回避行为 患儿对恐怖对象常有回避行为，即企图逃避恐怖现场。如某一患儿对死亡恐怖，不但不敢看死人，就连郊游时也不敢路过坟地，出现恐惧和逃避行为。

3. 自主神经系统紊乱症状 表现为面色苍白或潮红、心慌、胸闷、呼吸短促、四肢震颤或软弱无力，重者可瘫软在地，恶心呕吐、昏厥、痉挛等。时而伴有睡眠障碍和饮食障碍。

儿童恐怖症与成人略有不同，并不要求患儿一定认识到恐惧和担心是不合理的和无必要的。

（三）诊断要点

1. 该病诊断的核心是儿童对具体特定的事物或情景的恐惧。

2. 儿童对某些事物和情景明知不存在真实的危险，但却产生异乎寻常的强烈的恐惧体验，同时还可伴自主神经功能紊乱，明显影响到患儿的正常生活和学习。

3. 这种害怕、焦虑或回避通常持续至少6个月。

（四）治疗

1. 心理治疗 主要采用行为治疗，在各种行为治疗方法中，主要选用系统脱敏方法，不宜选用冲击疗法。

2. 药物治疗 对于症状较严重的患儿，可选用小剂量抗抑郁药或抗焦虑药。

（五）预后

儿童期起病、单一恐惧者预后较好，恐惧对象广泛的恐怖症预后较差，有慢性化趋势，病程越长预后越差。

五、社交焦虑障碍

（一）概述

社交焦虑障碍（social anxiety disorder）亦称社交恐怖症，是指患者对社交情境产生恐惧、焦虑情绪和回避行为。

社交焦虑障碍可发生于任何年龄，但起病时间多为青少年期（13岁左右）。国外报道的儿童和青少年的12个月患病率集中在0.5%～2.0%，中国为0.8%。女性多于男性。

有关该障碍的产生原因研究很少。该障碍的产生与儿童气质、父母的教养方式等有关。

（二）临床表现

社交焦虑障碍具体表现为患者在与陌生人交往时，存在持久的焦虑，患者表现得过分胆小、紧张、害羞、害怕或尴尬，对自己的行为和他人的评价过分关注，并有社交回避行为。患者进入新的社交环境时，对新环境感到痛苦、不适，并出现哭闹、不语、退出，因而出现社交回避行为。患者与家人或熟悉者在一起时社交关系良好。

（三）诊断要点

1．诊断的核心症状是对社交环境产生持久或反复的恐惧，并出现回避行为。
2．这种害怕、焦虑或回避通常持续至少6个月，产生了显著的功能损害。
3．儿童的这种社交焦虑必须出现在与同伴交往时，而不仅仅是与成人互动时。
4．不能归因于某种物质和躯体疾病，也不能用其他精神障碍的症状来更好地解释。

（四）治疗

1．心理治疗　暴露治疗、系统脱敏治疗、社交技能训练和家庭治疗均是该障碍的重要治疗方法。治疗形式可多样，主要包括个体治疗、家庭治疗及团体治疗。

2．药物治疗　对于症状较重者，可选用小剂量抗抑郁药或抗焦虑药。

（五）预后

社交焦虑障碍往往呈慢性病程，易导致辍学、失业、生活质量下降。预后与早期诊断和治疗密切相关，因此，加强科普宣传、加强基层医疗非常关键。

案例 19-3

害怕分离的小伟

患儿，男，9岁，主诉：担心父母离开和出事，不愿分离2年余，加重1个月。患儿自幼胆小，幼时就已出现时常不愿去幼儿园，经常哭闹，有时还中途被送回家。小学时似乎总会出现各种担心和害怕的问题。一旦父母外出，常常害怕父母死于事故，严重时会不停地打电话或者发短信，甚至母亲上厕所也要跟着。1个月前患儿看了死亡相关节目后，恐惧突发"心脏病"，出现3次突发的紧张、头晕、出汗、呼吸急促等发作。精神检查时患儿称通常都有一个"好心情"，但是在谈及对死亡和患病的恐惧时会哭泣。承认上小学后会对克服这些紧张和担心问题感到绝望。有自知力，主动寻求帮助和治疗。

父亲认为妻子过于溺爱孩子，不该一味迁就孩子。8岁时曾接受了为期数月的家庭治疗，患儿的焦虑减少，母亲也减少了对孩子的溺爱，在孩子出现焦虑时能控制住自己过度的反应。

既往体健。独生子，偏内向，安静，人际关系良好。成绩优异。母亲和外祖母均有焦虑障碍。

问题：该患儿考虑哪些诊断？

思 考 题

1. 简述抽动障碍的概念、分类及药物治疗。
2. 简述抽动秽语综合征的主要临床表现。
3. 分离焦虑障碍的临床表现及诊断原则是什么？
4. 综合性案例题

患儿，女，13岁，学生。自幼活动多，会从摇篮或小车里向外爬。稍大时，读书读不了几页就把书扔掉，经常把自己的卧室搞得乱七八糟。上小学以后，上课时小动作不停，喜欢插话，干扰老师讲课，扰乱课堂秩序，经常被请家长也无济于事。喜欢招惹别人，常与同学发生争吵或打架。六年级以来更为明显，常无故旷课，与社会上的"小混混"欺负低年级的同学，向他们要钱，不给则拳打脚踢，向家长说谎，偷家长或骗亲人的钱物。初中后变本加厉，并与个别女同学厮混在一起，家长无法管理送其来院。

问题：

(1) 该患儿应考虑哪些诊断？
(2) 临床上用于评定儿童行为的量表常用的有哪些？
(3) 该患儿的治疗方案有哪些？

（曹丽萍 郑 毅）

第二十章

心 身 疾 病

第二十章数字资源

第一节　心身疾病的概念及分类

　　心身疾病（psychosomatic disease）是一组与心理社会因素有关的躯体疾病，它们具有器质性病变的表现或确定的病理生理过程。心理社会因素在心身疾病的发生、发展、治疗和预后中有相对重要的作用。

　　心身医学（psychosomatic medicine）是一门研究精神与躯体两者相互关系及有关疾病的交叉学科。心身医学的概念有狭义和广义两种。心身医学的狭义概念是指研究心身病的病因、病理、诊断、治疗和预防等问题。心身医学的广义概念是研究躯体、心理和社会之间相互作用机制及其对健康和疾病过程的影响，应用综合性的方法促进整体健康和疾病康复。其研究目的和对象远远超出精神病学范畴，横跨医学、心理学、社会人文等多个学科。心身医学的定义在不同国家和不同学派中有明显区别，目前尚无定论。本章节内容主要针对狭义的心身医学。

　　1818 年，德国精神病学家 Johann Heinroth 首次提出"心身"这一概念，强调躯体与心身之间的紧密联系，并将它们视为一个完整的整体。在 1922 年，Felix Deutsch 提出了"心身医学"的名称，但当时医学界对于心身医学的关注还不多。1939 年美国精神科医师 F. Dunbar 发起并组建了《心身医学》（*Journal of Psychosomatic Medicine*）杂志，心身医学开始获得独立的学科地位。1944 年美国心身医学学会（American Psychosomatic Society）的成立，扩大了心身医学的研究队伍，为心身医学的发展奠定了坚实的基础。近 10 余年来关于心身医学领域的研究，临床治疗和教学都取得了长足的进步。心身医学源于德国，兴于美国。理论体系上，心身医学最初为精神动力学派主导，自 20 世纪后半叶以来，伴随自然科学的发展，心理因素对生理活动影响的研究以及心理因素的实际影响研究逐渐成为心身医学的主流发展方向。心身医学主张整合行为科学和生物医学的方法对疾病进行预防、诊断和治疗，对医疗防治工作做出了重大的贡献。

心身疾病在 ICD-10 和 DSM-5 两大诊断分类系统的归属

　　随着心身医学理论和实践研究的不断发展，心身疾病的诊断概念也在不断完善。根据ICD-10，关于心身疾病的诊断标准在 F50-F59 章节"伴有生理紊乱及躯体因素的行为综合征"中给予描述，使用 F54"在它处分类的障碍及疾病伴有的生理及行为因素"编码，规定这种分类适用于存在明确的心理和行为因素且临床表现和疾病过程受这类因素影响的生理障碍。其导致的精神紊乱通常较轻，常迁延，本身不符合本书中所描述的任何类别的诊断际准。

265

2018 年颁布的 ICD-11 将心身疾病归类为 6E40"心理或行为因素影响分类于他处的疾患或疾病"。

2013 年的美国《精神疾病诊断与统计手册（第五版）》（DSM-5）没有将心身疾病作为独立的疾病单元，而是将心身疾病纳入影响躯体状态的心理因素单元内。DSM-5 指出心身疾病涵盖了由情感或心理因素所引发的生理障碍，以及由生理疾病引发或恶化的精神障碍或情感障碍。在"躯体症状及相关障碍"一章中的 F54"影响其他躯体疾病的心理因素"清楚地界定了心身疾病，称之为"心理因素影响的其他医疗状况"，并提供了一套完整的诊断标准，以便更好地帮助人们诊断和治疗心身疾病。目前临床上多以此作为诊断依据。

由于人们对心身疾病的认知仍然存在差异，导致心身疾病的分类和界定受到影响，目前尚无一致的分类标准和方法可供参考。不同国家地区有不同的分类标准和方法，下面主要介绍临床常用的心身疾病分类：

1．心血管系统的心身疾病 冠状动脉硬化性心脏病、阵发性心动过速、原发性高血压等。

2．呼吸系统的心身疾病 支气管哮喘、过度换气综合征、神经性咳嗽等。

3．消化系统的心身疾病 胃及十二指肠溃疡、神经性呕吐、神经性厌食、溃疡性结肠炎等。

4．泌尿生殖系统的心身疾病 月经紊乱、经前期紧张症、功能性子宫出血、性功能障碍、原发性痛经等。

5．内分泌代谢系统的心身疾病 肥胖症、糖尿病、甲状腺功能亢进、甲状旁腺功能低下、甲状旁腺功能亢进等。

6．皮肤系统的心身疾病 神经性皮炎、瘙痒症、斑秃、牛皮癣、慢性荨麻疹、慢性湿疹等。

7．肌肉骨骼系统的心身疾病 类风湿性关节炎、腰背疼、肌肉疼痛、痉挛性斜颈等。

8．神经系统的心身性疾病 痉挛性疾病、紧张性头痛、睡眠障碍、自主神经功能失调症等。

9．免疫系统的心身疾病 感染性疾病、系统性红斑狼疮、自身免疫病等。

10．其他心身疾病 恶性肿瘤等。

从以上分类可见，心身疾病见于临床各科，涉及不同的器官和系统。国外调查发现，心身疾病的患病率为 10% ~ 60%。国内综合医院门诊中心身疾病约占 25% ~ 35%，住院的心身疾病患者比例更高。

第二节 心身疾病的相关理论

心身医学侧重研究心 - 身的关系。心身医学的发展与很多心理学理论的形成与发展密切相关，也可以说两者相伴成长与完善。许多重要的心身医学成果是在心理学理论的指导下取得的，而心身医学的研究成果又在一定程度上对心理理论起到发展和完善的作用。本章将介绍与心身医学密切相关的精神分析理论、行为学习理论、心理应激理论以及生物心理学理论。

一、精神分析理论

精神分析理论是系统解释人类心理及行为的重要心理学理论，始终重视潜意识心理冲突在各种心身疾病发生中的作用。目前认为，潜意识心理冲突可以通过改变自主神经系统的功能来造成某些器官的损伤，从而引起心身疾病。当迷走神经功能受到影响时，会导致哮喘、胃溃疡等疾病的发生；而当交感神经功能受到影响时，则会导致原发性高血压、甲状腺功能亢进等疾病的发生。

二、行为学习理论

与心身医学联系较为紧密的行为学习理论主要有经典条件反射理论、操作条件反射理论和观察学习理论等。根据经典条件反射理论，当受到外界条件刺激，如心理、社会因素时，条件反射机制就能够发挥作用，从而对人的生理活动产生重要影响。操作条件反射理论显示，任何刺激，无论是物理、化学、生物、心理或社会上的变化，只要在某种心身活动或行为反应中出现，就会产生影响，从而影响其生理活动或行为。观察学习理论认为在观察学习过程中通过榜样作用而形成社会行为，这种行为学习与诱导心身疾病的不良行为，如暴食、烟酒依赖和缺少运动等密切相关。

三、心理应激理论

应激反应是一种复杂的心理和生理状态，它可以影响个体的情绪、思维、行为等，从而影响到个体的健康状况。它不仅会影响到个体的心理健康，还会影响到个体的身体健康，从而引发一系列的躯体疾病，这些疾病也被称为心身疾病。当人们面临压力时，他们会产生应激反应，这些反应不仅是身体为了适应压力而进行的调节，也是导致疾病的生理基础。如果应激反应过于强烈和持久，超过了个体的承受能力，正常的心理生理反应便向病理的心理生理障碍转变，引起各种功能障碍与疾病。

四、生物心理学理论

心理社会因素作用于大脑，通过一定的生理中介机制作用于相应的靶器官，最终使靶器官发生病理生理改变，最终导致躯体疾病发生。目前认为中介机制的发挥主要依赖于三个重要的系统：即自主神经系统、代谢内分泌系统和免疫系统发挥作用。

1. 自主神经中介机制 当外界环境发生变化时，中枢神经系统会将相关的信号转换成自身的反馈，从而调节机体的反应。这些反馈会影响机体的神经功能，包括肾上腺髓质的活性，以及机体的警觉性、敏锐性、适应性，从而影响机体的生理功能，如心搏、血液循环、消化、排便等。同时，副交感神经系统亦会发生相应的变化以恢复体内平衡。如心理应激导致交感神经会发生活跃，导致胃黏膜的血液流动减少，从而导致营养不良；同时，迷走神经的活动会引起胃酸的过度分泌，从而加剧溃疡的发生。

2. 内分泌中介机制 又称应激的长时间（持续）反应。应激反应中，下丘脑会释放出多种化学物质，如促肾小腺皮质激素释放激素（corticotropin releasing hormone，CRH），它能够刺激垂体前叶生成促肾上腺皮质激素（adrenocor ticotropic hormone，ACTH），促进肾上腺皮质激素的合成和分泌，进而对体内各系统的功能和代谢发挥广泛作用。如应激可以降低胰岛素分泌，持续的应激可以使糖尿病患者出现酮症或者酸中毒。

3. 免疫机制 各种应激原引起的中枢神经系统功能紊乱会进一步使免疫系统的功能发生相应的病理改变。免疫功能的过度激活或抑制均会导致免疫系统疾病或诱发包括心身疾病在内的精神疾病。随着免疫系统的发挥作用，巨噬细胞、单核细菌、小胶质细胞和星型胶质细胞的数量变化，白细胞介素（IL)-2、IL-3、肿瘤坏死因子、干扰素 -a/b 等趋炎细胞因子的水平也会显著增加，出现包括抑郁情绪在内的行为症状。

第三节　心身疾病的精神科及心理学评估

心身疾病一般具备如下三个临床特征：①在疾病发生之前，患者可能会受到心理和社会因素的影响，这些因素可能会在疾病的发展过程中持续存在，但患者本人可能并不会意识到这一点；②物理检查可发现有躯体症状和体征，部分有实验室指征；③心身疾病的诊疗通常需要精神科与相关专科医师合作，联络会诊、"心身同治"是取得良好疗效的必要条件。故而心身疾病的评估主要包括生理评估和精神心理评估。生理评估在相应躯体疾病中描述，本书不再赘述，本书主要说明精神心理评估部分。

一、精神心理评估

心理评估是采用观察、访谈、测量等手段对患者的心理品质或心理现状进行客观检查，整合分析和评价解释。其主要评估内容包括智力测验、人格评估，情绪评估，生活事件评估等。临床上常用标准化的心理测验和评定量表完成评估。

1. 智力测验　智力测验是一种应用最广、影响最大的心理测量方法，可以帮助医生了解患者的智力发展情况、智力功能损伤程度以及精神病理状态，可在某种程度上反映出与患者有关的其他精神病理状况。常用的智力量表有瑞文标准推理测验、斯坦福 - 比奈量表、中国比奈智力测验、韦氏儿童智力量表（WISC）及韦氏成人智力量表（WAIS）等。

2. 人格评估　一种重要的心理健康评估方法，它以人格理论为基础，从多个角度对个体的性格特征进行评估，以此来反映个体的心理健康状况，并且可以帮助医生诊断和治疗心理疾病。常见的人格评估量表有明尼苏达多相个性调查表（MMPI）、艾森克人格问卷（EPQ）、国际人格障碍检查表（IPDE）和人格诊断问卷（PDQ）。

3. 情绪评估　临床常用的情绪评估主要是针对抑郁和焦虑的评估，不同的量表所依据的抑郁和焦虑概念不一致，有的侧重于评定情感，有的侧重于生理症状，但主观的痛苦体验依然是评定的核心。按照评定方式分为自评和他评量表，常用焦虑抑郁情绪的自评量表，有抑郁自评量表（self-rating depression scale，SDS）和焦虑自评量表（self-rating anxiety scale，SAS）。广泛用于门诊患者的粗筛、情绪状况评定及调查等，评定时间跨度为最近一周。他评量表针对性强，结果分析更复杂，评价效果更可靠，所以临床上更为常用。汉密尔顿抑郁量表（HAMD）和汉密尔顿焦虑量表（HAMA）因评定方法简单，标准明确，容易掌握，是临床上经典的抑郁症状他评量表和焦虑症状他评量表。两量表在评价情绪状态的同时，均可以具体反映患者的精神病理学特点。

4. 生活事件评估　生活事件量表 LES（Life Event Scale）是一种用于衡量受试者应激状态的自我评估量表，它涵盖家庭生活、工作学习、社会交往以及其他领域，可以帮助受试者更好地了解自身的情绪变化。LES 总分越高表明被试者所面临的心理压力越大，而负面情绪的分数越高，就会对心理健康产生更大的影响；而正面情绪的重要性仍有待于更深入的研究。其他还有一般健康问卷、生活质量问卷、应激概括等评估工具。

微整合

基础回顾

心理评估的注意事项

　　①在进行评估前主试者要做好充分的准备，否则可能会影响评估的准确性；②在评估过程中，应该尽量保持一个安静的环境，避免受到外界干扰；③主试者和受试者之间应该建立良好的沟通，因为受试者的兴趣、动机以及主试者之间的关系都会对测验结果产生重要影响；④详细记录评估过程中受试者的各种反应，以便于解释评估结果时加以分析和说明；⑤评估的主试者应该由受过专业训练、熟悉评估过程、具备一定评估经验的人担任，以尽量避免无关因素的影响，提高测验的效度。

▌二、诊断与鉴别诊断

　　1. 目前对于心身疾病有量化诊断的是最新的 DSM-5，诊断标准如下：

　　A. 存在明确的医学症状或病症（精神障碍除外）。

　　B. 心理或行为因素对医疗状况有不利影响，有下列情况之一：

　　（1）心理因素影响了躯体疾病的病程，表现为心理因素和躯体疾病的发展，加重或延迟康复之间存在密切的时间关联。

　　（2）这些因素干扰了医疗疾病的治疗（如依从性差）。

　　（3）这些因素构成了额外的健康风险。

　　（4）这些因素影响着潜在的病理生理学，使之恶化或需要医疗关注。

　　C. 标准 B 中的心理和行为因素没有被精神障碍更好地解释（如惊恐障碍、重度抑郁障碍、创伤后应激障碍）。

　　2. 鉴别诊断

　　（1）躯体疾病：躯体疾病和心身疾病有着显著的不同，前者是由生物学因素或理化因素引起的，而后者则主要与心理因素相关，虽然它们的症状可能相似，但其成因却有所不同。因此，在诊断时，应当将它们区分开，以便更好地识别出它们之间的差异。例如高血压病可以分为肾性和原发性两种，前者是由于肾功能紊乱导致的全身性疾病，而后者则是与心理因素密切相关，未发现生物学原因的心身疾病。然而，它们之间的区分仍然存在一定的困难，因为几乎所有躯体疾病在一定程度上都受到心理因素的影响，但却不一定是致病原因。

　　（2）其他躯体疾病所致的精神障碍：该类疾病关注的躯体疾病引发精神障碍的单向作用。该类疾病的共同表现是精神症状通常在躯体疾病起病之后出现，与躯体疾病的变化呈平行关系。例如，甲状腺功能亢进症引起的情绪激动及焦虑等精神症状会随着甲亢的控制而消失。在 DSM-5 中，躯体疾病所致精神障碍的内容分别被列入不同类别的精神障碍之中。

　　（3）适应障碍：对躯体疾病的反应而发生异常的心理或行为症状更适合诊断为适应障碍。当心理特质或行为不符合某种精神障碍的诊断标准时，可诊断为心身疾病。例如，患有心绞痛时，任何时候发怒都会触发心绞痛，被诊断为心身疾病，而因心绞痛产生适应不良的预期焦虑，则被诊断为伴焦虑的适应障碍。

　　（4）躯体症状障碍：其特征是身体上出现的疼痛、不适、焦虑等症状，以及由此引发的过度思考、情绪和行为。而在心身疾病中，心理因素负性地影响躯体疾病；但个体的想法、感受和行为不一定过度。躯体症状障碍与心身疾病之间并无清晰的区别。在躯体症状障碍中，强调适应不良的想法、感受和行为。但在心身疾病中，强调躯体疾病的加重。

（5）疾病焦虑障碍：疾病焦虑障碍的特点是高度的疾病焦虑，导致痛苦或对日常生活的破坏，伴有少量的躯体症状。但在心身疾病中，焦虑可能是影响躯体疾病的相关的心理因素。

第四节　心身疾病的治疗原则

以全面的视角来看待心身疾病，应该从生物、心理和社会三个层面综合考量，并结合最新的生物医学研究成果，以及全面的医学模型，综合评估以往的治疗方案，以确保最佳的治疗效果。采用生物 - 心理 - 社会医学模式治疗心身疾病，不仅可以有效地改善患者的健康状况，而且可以有效地预防和控制复杂的躯体疾病，因此，我们应该将这一原则贯彻到实践中，具体表现在以下几个方面：

1. 优先躯体治疗。首先采取积极有效的措施治疗躯体症状，控制器质性病理过程的进展，为心身疾病的治疗打好基础。

2. 贯彻心理治疗。心理社会学的研究已经成为确诊、预防、治疗各种心身疾病的关键手段。正确的心理健康干预能够协助病患缓解或者完全脱离恶劣的情感、思维模式，激活自我调节的免疫系统，提高自我抵御外界侵害的能力，最终达到改善患者健康的目的。通过构建健康的医患关系，获得患者的真心信赖，我们将为他们进行全面的心理辅导，包括但不限于合理的说明、安抚、激励。在实施心理治疗时，应牢牢把握六大基本准则：信赖性、整体性、发展性、个性化、中立性和保密性。常用的心理治疗包括支持性心理治疗、精神分析疗法、行为治疗、认知治疗、森田疗法及音乐与艺术治疗等。

3. 规范药物治疗。对于那些患有心身疾病的患者，如果他们出现了严重的焦虑、抑郁或躯体形式障碍，那么规范的精神药物治疗就显得尤为重要。随着人们对心理障碍机制的认识日益清楚，抗焦虑、抗抑郁等精神类药物的不断发展更新，在心理治疗的同时进行药物治疗已越来越得到认可。临床上常根据心身障碍患者病情选用抗抑郁药与抗焦虑药。使用药物治疗时也要遵守相应的使用原则，否则使用不当可能会产生潜在的负面影响。药物治疗过程中，要注意以下几点：①尽早治疗。在诊断明确后，应尽快采取治疗措施，以避免病情恶化。②足量足疗程。治疗剂量必须充足，以保证药物的有效浓度。药物的作用不会立刻显现，即使在取得良好的疗效之后，还需要保持一定的时间；③避免频繁更换药物。应按照临床策略进行换药或联合用药。

第五节　常见心身疾病

案　例

　　患者，男，42岁，企业高管，因"焦虑，睡眠差2年余，加重1月"就诊。患者2年前因工作压力过大，经常着急，心烦，逐渐出现难以入睡、睡眠浅、易醒、睡眠时间减少，反复思考工作问题。间断性自服唑吡坦1片，症状改善，能坚持工作。1个月前入睡困难加重，焦虑紧张、烦躁不安，工作时难以集中注意力，严重时坐立不安，频繁去厕所。同时血压波动比较大，最高达180/120 mmHg，担心血压升高引起脑出血并发症，因此每天频繁测量血压，控制盐摄入和体重。一旦发现血压升高，就莫名头晕、心慌，担心脑出血因此多次拨打"120"去急诊抢救。但各项检查均未发现急性心脑血管事件。患者自诉，平时服用降压药物，血压稳定在120/70 mmHg。1周前彻夜失眠，服用数片唑吡坦仍无法入睡，遂来精神科就诊。精神检查：①一般表现：意识清楚，着装整洁，貌龄相符，定向力准确存在，生活自理，检查合作，接触主动，问答切题。②认知过程：未检出感觉、知觉、感知觉综合障碍，思维略迟缓，注意力不集中，记忆力、计算力、理解力均未见异常。③情感活动：情绪略低，心急烦躁，紧张担心，坐立难安，无病理性激情。④意志行为活动：高级意志活动减退，严重影响到工作生活学习。自知力存在。既往体健，体检无明显异常。

问题：
根据上述材料，需要考虑哪些疾病？

一、冠心病

各类研究综合表明社会心理因素可能直接通过内皮损伤和间接通过加重吸烟、高血压和脂质代谢等危险因素，从而导致冠心病的发生发展。社会心理因素与冠状动脉疾病患者的动脉粥样硬化进展、心血管死亡率、冠状动脉旁路移植术后结局较差以及颈动脉粥样硬化的发生有关。

抑郁是与冠心病关联密切的重要心理因素之一，世界心理健康调查的结果表明，与没有冠心病的人相比，冠心病患者患抑郁症的风险增加了两倍，相反，与没有抑郁症的人相比，抑郁症患者患冠心病的风险增加。而且冠心病患者中重度抑郁症的患病率在15%～20%。近年来研究发现人格特征也与冠心病的形成有关，A型人格者更容易愤怒，导致血压升高，心率加快等生理反应，发生冠心病的概率是B型人格者的1.8倍。此外，一项系统综述表明心理干预能降低冠心病患者心脏死亡的风险，并有效改善抑郁、焦虑和压力症状，提示在冠心病的防治工作中，心理干预治疗具有重要意义。

二、支气管哮喘

支气管哮喘是一种常见的心理疾病，心理因素与感染和过敏均属于支气管哮喘的重要病因。1958年，Williams等对各种年龄的哮喘患者研究发现，以心理因素为主诱发的哮喘达到30%，而明显有心理因素参与而发病的达到70%。心理因素是导致哮喘发作的关键因素，它可以激活气道的高反应性，从而使患者更容易受到其他致病因素的影响，导致支气管哮喘的发生。因此，心理因素被认为是支气管哮喘的起始动机。

心理因素导致哮喘发作的一个重要临床现象是暗示。研究发现，对于有支气管哮喘病史的患者，即使不存在感染、过敏因素或明显的心理刺激，仅通过向患者展示过敏源图片或以语言、实物暗示患者也可立即引起哮喘发作。更典型的例证是所谓"亲子关系"因素在哮喘发作中的作用。如果父母过度关注、过度约束孩子的哮喘发作，就会使孩子形成一种病态心理模式，即当孩子的某些需求得不到满足时，他们会感到被强烈刺激，从而诱发哮喘发作，这种发作就像"躯体语言"中的一种情绪表达，以达到某种目的。一般认为，这种影响可以从两个方面来体现：首先，它会影响副交感神经，产生激动引发支气管的平滑肌紧缩、痉挛；其次，它

Note

还会对患者的免疫和内分泌机制产生不利的影响，间接地损害其呼吸道的健康。

三、消化性溃疡

　　胃肠道被认为是最能表达情绪的器官。胃酸分泌过多，腐蚀和损坏胃及十二指肠的黏膜是消化性溃疡发病的基本病理过程。消化性溃疡的发生、发展和病程转归受多因素影响。消化性溃疡的发生可能与个体的易感性、日常经历、行为习惯以及情绪状态有关。心理应激刺激能加强胃黏膜的损害因素，削弱其保护因素，心理应激与长期的紧张引起大脑皮质兴奋与抑制功能失调，进而引起大脑边缘系统、下丘脑功能紊乱与内分泌功能紊乱，这就造成自主神经平衡失调，导致溃疡病的发生发展。除了神经系统影响，还影响到免疫系统等包括其他内脏活动在内的整个机体功能的适应。

思 考 题

　　1. 请简述心身疾病的相关理论。
　　2. 综合性案例题
　　患者，男，27岁。两年前遭受失恋事件后，情绪差，意志消沉，不愿工作；一年前开始出现反酸、嗳气、胃部不适等症状，餐前症状较重，进餐后缓解。到某医院消化科就诊，胃镜检查证实为十二指肠溃疡，予以奥美拉唑等药物治疗后症状缓解。半年前因酒后出现便血就诊，收住入院治疗。入院诊断为"十二指肠溃疡并发出血"，予以抑酸、抗生素及止血等药物治疗。发现患者患有抑郁情绪，请精神科会诊后给予一定抗抑郁药物治疗，建议患者出院后接受心理治疗。患者接受每周一次心理治疗，持续治疗至今。目前，患者情绪稳定，溃疡病未复发，生活质量明显提高。
　　问题：
　　案例中针对十二指肠溃疡的治疗应该包括哪些方面？

（李　洁）

第二十一章

会诊联络精神医学

第一节 概 述

一、会诊联络精神医学的概念

会诊联络精神医学（consultation-liaison psychiatry，CLP）是临床精神病学的一个重要分支，亦称综合性医院精神病学，它以心身疾病相关理论为基础，与心身医学有密切联系，是指精神科医生在综合性医院和初级卫生保健中心开展临床、教学和科研工作，为患者提供咨询或精神科诊疗服务的过程或形式，研究心理社会因素、躯体疾病和精神障碍之间的关系，从心理、社会和生物医学等多方面为患者提供多维诊断和治疗，进行相关医护人员的精神科知识和技能的再培训，提高他们对各科患者所伴有的心理和精神科问题的识别和处理能力。其中"会诊"指非精神科医师要求精神科医师对患者进行会诊，侧重患者的需要，聚焦于及时处理个体的精神科临床问题，提出精神病学诊断、治疗和处理；"联络"则侧重于精神科与其他学科的"联络"，精神科医生作为其他临床工作团队中的一员开展工作，同时发挥精神医学教育和培训职能，精神科医师对综合医院临床各科提供的服务，与其他学科共同研究和处理躯体疾病。会诊联络精神医学可对患者提供更人性化的服务，更能体现生物 - 心理 - 社会医学模式，也是减少医患冲突、防范医疗纠纷的重要手段。

二、会诊联络精神医学任务

会诊联络精神医学的任务主要涉及以下方面：①对精神科或非精神科医护人员进行精神科知识和技能的再培训；②对患者及家属进行精神卫生相关的健康教育，进行相关疾病知识的健康教育，提高患者的治疗依从性；③为非精神科专业的临床各科医生提供会诊联络服务，识别和治疗躯体疾病伴发的精神症状或精神障碍；④研究心理、社会因素在躯体疾病的发生、发展、治疗、康复过程中的影响，提高疾病的生物、心理和社会层面的综合治疗水平。

三、综合医院精神卫生工作

（一）会诊联络精神医学服务内容

在综合医院中，精神卫生问题涉及面非常广，遍布各科室的所有患者。主要包含下述情况。①躯体疾病所致心理反应：包括肿瘤患者、危重患者、慢性病患者、创伤患者及器官移植等患者的心理问题；诊断、治疗、手术中的心理问题；疾病行为、治疗环境在诊断、治疗过程中的心理反应；治疗作用引起的心理反应。②心理因素所致躯体反应：在病因中有显著心理致病因素作用的心身疾病，如心血管系统的高血压、冠心病，消化系统的溃疡病、肠易激综合征，呼吸系统的哮喘，内分泌系统的甲状腺功能亢进以及皮肤科中的神经性皮炎等；睡眠、进食障碍等。③各种神经症性障碍、情绪问题，如焦虑症、强迫症、恐惧症、躯体形式障碍、神经衰弱、抑郁症、自伤或自杀行为等。④不良生活方式与行为，如酒精、烟草、缺乏运动、不健康饮食、嗜赌行为、性放纵行为导致的相关疾病，如代谢综合征、糖尿病、高血压、慢性酒精性精神障碍及酒精性肝硬化、慢性胃炎、艾滋病（acquired immunodeficiency syndrome，AIDS）等。⑤器质性精神障碍，包括脑和躯体疾病引起的精神障碍。⑥精神病性障碍，即精神病患者同时患有某种躯体疾病而就诊于综合医院，他们往往需要躯体疾病和精神病同时治疗。

（二）会诊联络精神医学服务模式

欧美国家早期的 CLP 服务以综合科医生邀请精神科会诊或咨询为主，后来更多国家认识到了 CLP 的重要性，并对 CLP 的临床意义有了更深刻的认识，一些国家开始强调综合科的医生都必须邀请精神科医生会诊处理，针对需要长期精神科服务的患者出现了精神科与综合科医生的联合查房。目前欧美国家 CLP 服务，除综合科和精神科的医务人员外，会邀请患者、家庭成员、护士、社会工作者等参与制定医疗方案，甚至还需要伦理审查员和医院管理人员参与解决一些复杂问题。而国内现行的 CLP 服务模式类似欧美国家早期，根据综合医院精神科的设置和专业人员配置情况，国内 CLP 服务模式有以下几种：

1. 以非精神科医生为主的服务模式　在未设置精神科的综合医院，由非精神科医生（如神经内科、消化内科或全科医生等）来承担会诊联络服务。这些医生边接受精神卫生专业知识和技能培训边进行临床实践，使更多患者能够享受到精神卫生服务，促进精神卫生知识在综合医院普及。

2. 以综合医院精神科为主的服务模式　如综合医院设置有精神科或心身科等精神卫生服务专业科室，则由精神科医生来承担会诊联络服务。

3. 以精神病专科医院为主的服务模式　以精神病专科医院或精神卫生专业机构为主体，综合医院通过临床会诊、专题讨论、共同坐诊等方式让精神科医生加入综合医院躯体疾病患者的精神症状和心理问题的诊断与治疗中去。这样能够充分利用现有精神卫生人力资源，将精神卫生服务整合到综合医院的医疗工作中去。

4. 会诊联络中心的服务模式　由精神卫生专业人员及其他相关医学领域的专业人员（如神经科医生、心理治疗师等）所组成的专业机构来执行会诊联络任务。各专业人员间可以直接交流，知识可以相互补充。

多学科诊疗（Multi-Disciplinary Treatment，MDT）服务能有效整合综合医院的医疗资源，为患者提供个体化诊疗，促进相关专业的协同发展。《2017 年深入落实进一步改善医疗服务行动计划重点工作方案》指出多学科诊疗模式作为重点发展方向，为患者提供高效、便捷、综合连续的诊疗服务，MDT 服务已成为提升医疗服务能力的重要措施。

多学科团队联合查房模式，即精神科医师加入多学科团队的工作中，以规律、整合的形式参与患者的临床治疗。协和医院魏镜教授创新设计多学科综合查房模型，综合科医生和精神心理科医师一起从生物 - 心理 - 社会医学模式整体理解患者的症状和问题。在 CLP 服务中，重要的是学科间交流合作，医师之间，医师与患者之间建立联系。例如双心门诊服务。

（三）会诊联络精神医学工作类型

根据会诊要求的重点、方法、步骤和工作范围的不同，综合医院会诊联络服务常分为以下三种类型。

1. 以患者为中心的会诊　这是最常见的一种会诊类型。侧重于患者的需要，聚焦于及时处理个体的精神科临床问题。会诊要求达到以下目的：①对患者的问题做出明确分析或诊断。②回答请求会诊者提出的问题，如患者是否有精神疾病？患者的人格特征是否影响其病情？目前的疾病是否由应激或情绪因素所诱发？疾病可能给患者的人际关系及社会生活带来什么影响？会不会有精神方面的残留症状？患者是否需要进行精神科的特殊治疗等等。③确定会诊者在治疗计划中担任什么角色，是指导邀请者还是会诊者按时随访？④实施治疗计划，必须在征得邀诊者或患者家属同意以及在患者能够接受的情况下进行。

2. 以邀诊医生为中心的会诊　侧重于临床医生的需要，当邀诊者与患者之间关系遭到破坏；患者不同意其疾病性质和程度的判断；患者的情感与行为反应危及医生；患者拒绝实施治疗或其他工作人员不同意对患者的处理时需要此类会诊。此时，会诊者是处于中间人的角色，必须了解双方的意见，分析矛盾发生和形成的原因。必要时还应邀请相关领导参加。在与双方交谈时应保持中间立场，尊重双方的意见，不要马上给予肯定或否定的答复。在处理上注意以下几点：①了解双方交往的过程和形式、患者的诊断；②会诊意见应包括整个情况，特别是患者的行为，导致第一次关系破坏的原因，最好对双方都提出意见；③会诊者角色为中间人；④实施治疗计划，会诊者要与双方接触、交谈，要委婉而恳切地提出应该怎么办，使双方建立新的关系。

3. 以整个医疗小组为中心的会诊　这是一种以患者的诊疗护理团队为对象的会诊模式，因此，会诊医生的建议应考虑参与患者治疗护理成员的需要，此类会诊常在监护病房中应用。

第二节　会诊联络精神医学的基本工作

一、会诊联络精神医学基本职能划分

会诊联络精神医学逐渐形成了精神病学的一个分支，范围和复杂性不断增大，所涉及的理论包括精神病学、心身医学和医学心理学。有些国家 CLP 隶属于精神病学范畴，CLP 医生大都由精神科医生培训而来，而在另外一些国家，如德国，CLP 主要隶属于心身医学和医学心理学范畴，完全独立于精神病学之外。根据我国现有的医疗工作模式，在 CLP 临床实践中，涉及精神科医生、非精神卫生专业医生及心理治疗师的职能。

（一）精神科医生

精神科医生的主要职能是对非精神病学专业的临床医生进行相关精神病学、医学心理学和心身医学知识的培训，特别是对常见精神症状识别和治疗的培训。精神科医生需要具备专业知识，熟悉精神药理学，掌握对一些特殊群体，如儿童或老年人的心理问题的解决等，掌握一定的技能，对躯体疾病或中枢神经系统疾病伴发的精神症状进行会诊，提出诊断、评估、治疗和护理意见。

（二）非精神卫生专业医生

非精神卫生专业医生的主要职能是对躯体疾病进行诊治，在 CLP 实践中的主要职能：①初步评估患者的精神状态；②识别患者存在的精神问题；③对患者进行初步治疗；④请精神科医生对较为复杂的精神症状或精神卫生问题进行会诊或及时转诊。

（三）心理治疗师

在 CLP 实践中，心理治疗师的职能包括：①参与评估患者的心理状态；②参与评估患者心理社会因素与躯体疾病的关系；③对患者的心理卫生问题进行心理干预和心理保健。

二、会诊联络精神医学基本工作技能

CLP 医生的基本工作技能包括病例筛查、诊断、鉴别诊断、干预、治疗和沟通技能。

（一）病例筛查技能

要发现患者是否有精神问题，CLP 医生需要具备以下技能：①良好的沟通技巧；②全面、客观的病史采集，尽可能全面了解患者不同时期，不同侧面的情况，某些患者由于某些原因隐瞒病史，这时医生要获取可靠的资料。③客观、准确的躯体和精神状态检查；④熟练的神经心理学评估。

（二）诊断与鉴别诊断技能

精神科医生在会诊联络诊断过程中，面临两方面的问题：一是多数患者躯体疾病与精神障碍并存，治疗上较为复杂棘手；二是情况紧急，必须快速、准确而有效地做出决断。这就要求会诊医生既要熟悉本专业业务，又要了解各种躯体疾病可能发生的精神症状及各种药物所致的精神障碍。对有些患者还要进行心理测验，如意识状态的评估、痴呆筛查、智力测验等等，帮助鉴别诊断。此外，病前个性特征，各种实验室辅助检查，也可作为诊断及鉴别诊断的参考。

临床实用的会诊联络诊断步骤如下：

①如实评价所收集的资料；②根据资料价值，排列所获重要发现的顺序；③选择所有的重要症状与体征，并列出这些重要症状体征可能相关的疾病，从器质性到重性精神疾病再到轻性精神疾病的等级逐一考虑；④选择可能性最大的一种疾病建立诊断，回顾全部诊断依据，包括正反两面的症状与指征，最好能用一种疾病的诊断解释全部事实，否则考虑与其他疾病的共病问题；⑤说明鉴别诊断与排除其他诊断的过程。必要时应根据治疗的反应及病情变化修正诊断。

（三）干预、治疗和沟通技能

CLP 医生应根据患者具体病情做出恰当的处理建议，同时要考虑到邀请会诊科室的设施、管理条件等，决定是否需要转至精神科治疗。如一个有强烈自杀企图的患者或极度兴奋的患者，在躯体疾病无严重后果的状况下，则要建议转精神科治疗；如果患者躯体情况不允许转诊，可由会诊联络医生、护士协助在原科室接受精神药物的治疗；有时情况不甚明朗，会诊医生应根据诊疗的等级次序权衡利弊妥善处理。在用药上注意以下几点：①精神药物的应用要充分考虑与躯体疾病药物之间的相互作用；②根据患者的躯体疾病特点，尽量选择对重要脏器毒副作用小的药物；③遵循小剂量短程的原则。由于会诊医生只是短时间接触患者，因此会诊后要与邀诊医生保持联系，观察治疗反应，随时调整治疗方案。心理治疗的选择有很大余地，通常会诊医生只能提供时间有限的短期心理治疗及危机干预。需要长期治疗的患者则由心理治疗师在进行系统评估后再作安排。

第三节　会诊联络精神医学临床应用

在综合医院的临床过程中，有大量的患者需要精神科医生的会诊联络服务。器质性精神障碍、神经症性障碍及各种精神病性障碍我们在本书相关章节已作介绍，现将临床较为常见的其他需要会诊联络精神科医生处理的情况简介如下。

一、识别和处理精神症状

（一）谵妄

谵妄是被定义为"以注意力障碍和意识障碍为特征，在短时间内产生并在一天内症状呈现波动变化的一组综合征"，谵妄是一个综合征，常伴随着广泛的认知障碍和相应的精神及行为症状，因通常起病较急且具有可逆性，也被称为急性脑综合征，是综合医院的常见症状，病因非特异性，凡可引起大脑缺血缺氧，导致大脑功能障碍的原因都可引起谵妄。住院患者谵妄的发生率一般在10%～30%，在外科全麻手术后，其发生率可达50%。儿童、老年人、免疫力低下者、有脑损伤史和酒精依赖者等易引起谵妄。心理社会应激如亲人亡故或居住环境改变等也可诱发谵妄的发生。

谵妄通常起病急，症状变化快，常持续数小时至数天。主要表现为意识障碍，如清晰度降低，时间、地点、人物的定向障碍，神志恍惚等。意识障碍的表现呈现昼轻夜重的特点；可有感觉过敏、错觉和幻觉等感知障碍；可有继发的片段妄想、不协调性精神运动性兴奋；也可有记忆障碍、注意力不集中等认知功能损害和定向障碍。

谵妄的治疗重点是病因治疗和支持治疗。精神科会诊的主要目的是控制患者的兴奋躁动症状。应用精神药物时应充分考虑患者的原发疾病、目前重要脏器的功能、医疗环境和技术的支持能力、患者用药的历史和目前的药物使用情况。在权衡利弊，并尽可能与患者家属有良好沟通的情况下，选择安全、有效、作用迅速、半衰期短、方便的精神药物，如安定、利培酮口服液、奥氮平等，按最低有效剂量、短期的原则用药。

（二）焦虑

焦虑是综合医院患者较常见的情绪问题。通常分为急性焦虑（惊恐发作）和广泛性焦虑，两者均可伴有运动性不安和自主神经功能紊乱的症状，两者可单独发作，也可合并发作。急性焦虑发作最常见于急诊室、心脏科、手术或重大的有创检查前、严重身体创伤或烧伤导致肢体或功能残障等情况下。慢性广泛性焦虑则表现为各种躯体症状而多见于神经内科、消化科、泌尿科、中医科等临床科室。临床医师对于焦虑的症状识别并不困难，但常常将广泛性焦虑看作患者太紧张而不给予适当的临床干预。或者因为综合医院患者的焦虑常表现为躯体症状，导致医生仅仅从生物学角度进行处理，而没有给予心理学或精神医学的干预。

任何对惊恐和焦虑的治疗均为对症治疗。如果惊恐和焦虑是躯体或其他精神疾病的症状时，应及时对原发疾病进行治疗，同时辅助以抗焦虑的药物或心理治疗。

苯二氮䓬类药物治疗惊恐发作起效快，如劳拉西泮、阿普唑仑等，但长期使用易导致依赖。SSRIs 和 SNRIs 治疗惊恐障碍有效，长期服用 SSRIs 能明显降低患者的复发率。TCAs 氯米帕明治疗惊恐障碍有效，但由于其较多的不良反应，需小剂量开始，过量则易中毒。

认知行为治疗是焦虑的基础心理治疗，如松弛训练、生物反馈等有助于患者进行焦虑的情绪管理；认知重建对患者发病时的躯体感觉和情感体验给予合理的解释，让患者意识到这类感觉和体验是良性的，对健康不会导致严重损害，从而消除焦虑和恐惧。对于慢性广泛性焦虑患者还可以选择动力性心理治疗以解决发展性问题、个性问题等。

（三）抑郁

躯体疾病常合并抑郁障碍，当抑郁与躯体疾病共病时，常难以判断其因果关系，更多的是躯体疾病与抑郁交互作用，故需要会诊联络精神医学医生针对不同患者的病情进行综合判断。

医生在诊断躯体疾病伴发抑郁时，常常会遇到诊断的困难。如严重的躯体症状可能掩盖患者的抑郁，或将抑郁误认为躯体症状；患者、家属因害怕精神科的诊断和治疗，或对精神科的诊断有耻辱感，可能否认抑郁；或将抑郁理解为对躯体疾病的反应而不给予相应的关注等。

非精神科医师治疗抑郁时存在以下三种问题：治疗使用的抗抑郁药物剂量不足，患者的治疗没有很快显效则过早停药，在治疗显效后过早停止维持治疗。会诊联络精神医学医生在诊疗躯体疾病合并抑郁障碍时应特别关注：①患者的症状是否达到抑郁的诊断标准；②既往是否有抑郁发作；③抑郁是否为躯体疾病的继发症状，如神经科疾病、甲状腺功能减退等内分泌疾病等；④躯体疾病性质、治疗过程及预后对患者精神状态、日常生活和社会功能的影响；⑤治疗躯体疾病的药物是否会导致抑郁，抗抑郁剂与治疗躯体疾病的药物的相互作用，抗抑郁剂对原发躯体疾病的影响，药物使用是否规范；⑥评价抑郁或目前的躯体疾病是否会导致患者自杀；⑦药物治疗同时关注心理治疗。

（四）躯体形式障碍

躯体形式障碍患者常辗转于综合医院的各个科室之间，各种医学检查的阴性结果和医生的解释保证均不能打消他们的疑虑。否认症状的发生和存在与心理冲突和个性特点密切有关，不愿就诊于精神科。常伴随焦虑或抑郁症状。在临床诊疗过程中，既要避免漏诊可能存在的躯体疾病，又要避免过多的检查以加重患者躯体疾病的先占观念和症状。

使用精神药物对缓解抑郁、焦虑、紧张、疼痛、失眠和自主神经功能亢进等症状是有效的。鉴于躯体形式障碍患者的个性特征和抗焦虑药物的药理特点，不宜长期使用苯二氮䓬类抗焦虑药物。可选用 SSRIs、心境稳定剂和小剂量第二代抗精神病药进行治疗。心理治疗方面目前得到较充足循证医学证据支持的是认知行为治疗和正念治疗。

（五）精神病性症状

躯体疾病患者同时存在精神病性症状大体上有两种可能性，一是原来就有精神疾病，目前患者有躯体疾病；另一种情况是当前的躯体疾病引发了精神病性症状。对躯体疾病伴有精神病性症状要进行认真评价，包括：患者既往是否有精神病发作史、近期是否经历重大生活事件、近期的精神药物及精神活性物质使用、目前躯体疾病性质、严重程度及其对精神状态和脑功能的影响、详细的体检、实验室检查、脑电及影像学检查。在上述资料的基础上明确患者的精神病性症状的原因，考虑是否为躯体或神经系统疾病所致的精神障碍、精神活性物质或者治疗躯体疾病的药物所导致的精神障碍、生活事件导致的应激障碍等。针对精神病性症状可采用抗精神病药对症治疗，药物选择上既要考虑是否会加重器质性疾病，又要考虑与躯体疾病治疗药物间的药物相互作用等。

（六）睡眠障碍

睡眠障碍是综合医院中最常见的问题，导致睡眠障碍的原因很复杂。在综合医院呼吸科、耳鼻喉科、神经科医生对睡眠障碍有深入的研究。当需要会诊联络精神医学医生处理睡眠障碍时，重点在于诊断上需要确定睡眠障碍的性质与原因、是否与精神疾病有关以及相关的精神科处理。

无论原因如何，当睡眠障碍已经影响到患者的生活质量时，必须进行治疗。改变生活方式，促进睡眠卫生是睡眠障碍治疗的基础，在药物治疗的选择上要考虑到患者的原发疾病及其对治疗的依从性。许多患者和医生对药物成瘾性特别关注而影响了对睡眠障碍的治疗，故会诊联络精神医学医生必须与患者及其医生在应用促睡眠药物方面进行讨论，包括药物选择、需要服药的时间、疗程、药物的合并使用、药物的停用等，这样才能消除疑虑、提高患者的依从性。

（七）冲动行为

冲动行为在综合医院中很常见，既可能是患病后的疾病表现，也可能是对疾病的心理反应，往往急剧发生，常带有破坏性。

儿童的冲动行为带有一定的攻击倾向，常有显著的情绪色彩，多表现为情绪不稳定，常伴随品行问题。需要考虑是否存在注意缺陷与多动障碍、品行障碍、对立违抗障碍、抽动-秽语综合征、精神分裂症、情绪障碍、器质性精神障碍等诊断。对儿童冲动行为的干预包括言语安抚、改变养育方式、改变环境（包括学校与家庭环境）、家庭治疗、心理治疗（认知训练、松弛训练、愤怒控制训练、发泄训练等）。

成人出现冲动行为的常见精神障碍有精神分裂症、心境障碍、酒精或毒品滥用、癫痫、人格障碍、冲动控制障碍、躯体疾病所导致的谵妄等。针对有冲动行为的患者，首先需要医生或治疗师能与患者建立起基本的言语与情感沟通关系，然后才可能采取后续的干预措施。对冲动行为的评估包括：明确患者的既往病史或生活史，寻找器质性病变的证据；评估目前的精神状况；评估冲动乃至暴力行为可能导致的危害。最后，根据患者的状态采取言语安抚，进行保护性约束，加强对危险物品的管理，对症性的精神药物治疗。

二、其他需要会诊联络精神医学服务的情形

（一）外科手术前后的心理反应

手术前由于患者对手术缺乏了解，对手术成功和手术效果信心不足，害怕手术疼痛等，引起一些明显的心理应激反应，会感到焦虑、恐惧。手术患者出现焦虑和恐惧的主要原因是害怕躯体的创伤与疼痛，对麻醉剂的恐惧，对手术的痛苦、手术失败的可能性、手术后遗症等的不安和担心，从而要求精神科医生干预。

手术后机体状况改变，如疲劳、衰竭、术中失血、缺氧、水及电解质平衡失调等；手术麻醉药对脑的影响及术后强烈的疼痛刺激；术后并发症，如感染、发热、贫血等；术前的患者

心理紧张、恐惧、顾虑重重对术后生理与心理康复的负面影响；有些手术使部分生理功能丧失或体貌改变时，当一时不能生活自理、长期卧床、难以学习和工作时，当手术治疗效果达不到患者的期望时，会导致一些不良的心理反应；环境因素，如医护人员不断往来处理各种危急患者，患者自己佩戴的各种抢救用具，患者目睹其他患者的死亡等，这些因素容易引起患者失眠、紧张以及不同程度的精神困扰。所以，术后除要注意处理手术对身体的各种影响、改善躯体营养状况以及避免手术并发症等，还要做好心理评估与干预，解除患者的心理压力，消除术后环境因素造成的心理负担等。

（二）监护室综合征

指收治在监护室（ICU、CCU）内的患者出现精神异常。当患者被送入监护病房时，大部分患者有极大的焦虑情绪。对监护病房的陌生感、其他危重病友的不良影响、医护人员的忙碌、紧张的医疗措施、单调的器械声、各种导管装置、行动与饮食的限制、难以与人交流等因素都给患者带来极大的压力和不快感。对于一位意识清楚的患者，面对上述种种情景，可产生一系列强烈反应。另外，死亡威胁带来的恐惧，极度的焦虑、抑郁、急性梦样状态等，常常需要精神科会诊。

（三）人工透析及脏器移植

由于肾功能不全而进行人工透析的患者，担心透析的成败、透析对身体造成的副作用，尽管透析治疗可以代替肾的排泄功能，能延长尿毒症患者的寿命，但不能代替正常的肾功能如内分泌功能和代谢功能，患者依赖器械生存并时刻面临死亡的威胁，普遍存在心理问题，甚至发生精神障碍。器官移植问题也是当今的焦点之一。器官提供者的家属，接受器官移植的患者都有较大的心理负担，有时有严重的心理障碍，需要精神科医生对器官提供者及接受者的心理危机有所评估及处理。

（四）慢性疼痛

慢性疼痛是人群中常见的症状，存在抑郁性疼痛、物质滥用相关性疼痛、焦虑恐惧性疼痛、心因性疼痛。其特征如下：可由躯体疾病或精神疾病引起；疼痛常与其基础病变不相符或没有可解释的器质性病变；其发生、发展、持续或加重与心理因素如焦虑、抑郁、情绪应激等密切相关；患者可出现异常的疾病行为，如过度关注躯体变化、反复求医、过多使用药物、药物滥用或成瘾、过度使用医疗资源、社会功能及家庭关系损害等。

（五）癌症患者

随着诊疗技术的进步，癌症患者的存活期有所延长，但患者的长期精神压力并未缓解，医务人员对患者的情感支持也需要延长。精神科会诊的重点是患者与严重威胁生命的疾病斗争过程中所承受的痛苦、压力。这些磨难不仅影响患者，也波及家属。对大多数癌症患者而言，诊断之后最初的反应往往是震惊、将信将疑、心情矛盾、恐惧，接着是拒绝接受事实，随后可能是愤怒和忧郁。有时患者认为死亡不可避免，治不治都一样从而拒绝治疗；还有一些患者寄希望于"特效治疗"。如果患者能得到家人及医护人员强有力的支持，往往能安然度过诊断、手术、放射治疗、化学治疗等阶段。另外，一些癌症患者在病情显著好转之后又再度恶化，此时患者会有焦虑、忧郁、烦躁、失眠等，他们可能怀疑过去及未来的治疗是否有效，预感到死亡的来临，也可能变得多疑，不再信任医务人员。CLP医生在上述情况下往往被邀以评价患者身心状态，结合具体心理与行为问题，及时给予必要的心理干预，减轻所承受的痛苦、压力，以提高其生活质量，增强其信心。

（六）自杀危机干预

自杀是自愿采取结束自己生命的行为。自杀给家庭及其成员带来的心理影响是无法估量的，每 1 名自杀者至少严重影响到 6 名亲友，相当比例的家庭成员会一直生活在负性心理影响中，部分还会患抑郁症甚至自杀死亡。绝大多数抑郁症及自杀患者首先求治于综合医院的内外各科和急诊科。国外许多国家已将急诊抢救自杀患者时请精神科会诊作为临床常规。在我国的综合医院中，CLP 医生应介入到自杀危机干预中，评价自杀未遂者的心理社会因素，识别其精神症状，对有自杀倾向的患者，支持性心理治疗是重要的治疗方法，让他们充分表达不良情绪、自杀的冲动和想法，宣泄内心痛苦，进行药物的干预，预防再次发生自杀。在出院前进行正规的心理评估并制订出相应的治疗计划。尽可能地对自杀死亡和自杀未遂者的亲属进行危机干预和心理评估也是很重要的工作。

（七）重病儿童的心理发展

年长儿童已经开始关注自己的生长发育及未来，慢性疾病或致命性疾病对他们的生活是一种巨大的威胁。他们已经开始对疾病的严重性与后果有初步的认识，自然会导致其情绪改变，影响其学习技能而出现学习困难，进而影响其自我评价甚至导致行为问题。

患儿的角色变化是一个困难的过程。进入医疗过程后儿童必需逐渐适应医院环境，幼儿常把治疗手段看作一种惩罚。到了少年期，患儿既像儿童一样仍处于发展时期，又要像成人一样去应对一些生存与生活问题。在这样一个变动时期，慢性病对患儿是一种折磨。另外，患儿通常不能上学，不能和小伙伴保持正常来往。不少儿童迟早会知道疾病会缩短他们的寿命，并对此产生恐惧感。会诊联络精神医学医生此时应该做到以下几点：①对父母进行培训，理解儿童生长发育过程及心理变化的特点；让儿童尽量和父母待在一起，有一个温馨的家；父母尽量帮助儿童过正常的生活；培养儿童的自信和自尊。②帮助患儿适应患病角色，给予心理支持，给予疾病好转的期望。

（八）帮助患者及其家人接受病情：告知坏消息

当患者身体面临部分或全部功能的丧失甚至面临生命的丧失时，告知坏消息成为医生的日常工作。病情告知的伦理问题经历了曲折的发展历程。以肿瘤为例，人们曾一度回避使用"癌症"，而说死于一种长期疾病。医生也是如此，仿佛这样会造成心理灾难。然而到了 20 世纪 70 年代，医生开始痴迷于"告知实情"这一信条。随着会诊联络精神医学的发展，对于患者的治疗和病情告知形成了灵活的策略，如澄清什么患者想要知道什么样的信息，以其能理解的方式告知患者。而且，告知是一个动态的过程，不是一种"事实倾销"。这样的过程需要时间和技巧。一个繁忙的医生或许觉得他没有这些时间，但它适合于患者的需求，可能最大限度地提高患者的生活质量。因此，医患互动中如何传达坏消息成为医生训练中重要的组成部分，这要求医生灵活、文雅、诚实和用心去做。

传达坏消息的原则是在揭开坏消息之前，首先要评价患者的心理状态并制订计划，假如患者心理脆弱，则应提供适当的支持。用简单的术语提供有关疾病的信息，允许患者有时间去吸收信息，列出帮助患者与疾病做斗争的方法。

但是，如何告知患者坏消息没有统一的模式。沟通技巧可以弥补一些坏消息对患者造成的不愉快。如耐心、专心和关心地倾听并有适当的反应是最基本的一项技术。要肯定患者感受的真实性，不要听而不闻，更不可妄加否定。对患者的不适感和担心表示理解，最好不要用医生的推断否定患者的感受。

当患者及其家属面临困难时，医生去安慰并准备与患者共度艰难的时光，使患者感到没有被放弃，使家属感到医生尽了全力，使所有参与者感受到医生对生命的尊重。这样的医生总受患者的欢迎。

（九）临床精神药理学工作

在综合医院中，许多情形下需要使用精神药物。临床医生在使用精神药物过程中通常遇到的问题包括：①对精神药物的药理特性了解有限，可能出现药物选择困难；②药物使用剂量不够、疗程不够；③过于担心精神药物的成瘾性；④不熟悉精神药物与其他药物之间的相互作用等等。因此，当综合医院的患者出现精神症状需要精神科治疗时，会诊联络精神医学医生应该和其他专业临床医生一起来讨论制订患者的治疗计划，并指导用药。

（十）对医护人员的支持

在综合医院中，突发公共卫生事件，如重大传染性疾病、重大灾难以及繁重的医疗任务、重大的医患纠纷等常常使医护人员面临巨大的压力，医护人员身心疲惫、精神紧张、常常处于耗竭的边缘。通过巴林特小组活动，鼓励创造性思维，表达挫败、痛苦和快乐，提高观察能力和满足感，提高倾听和理解患者的能力，鼓励自我评价，促进医生和患者之间关系的理解和思考，有助于医生处理自身情绪和发展人格。此时会诊联络精神医学医生应根据当事人的生理和心理状态提供支持乃至治疗。同时，也应将这些状态提供给相关部门作为决策依据，帮助这些部门在应对危机时采取正确的行为，保护当事人不受进一步的伤害。

案　例

患者自述近20年来饱受"胃病"困扰，每年都有数月反复感到上腹胀痛、嗳气、反酸，没有胃口，早饱、恶心，喉咙堵塞感。几乎看遍了当地所有医院，多次做检查，胃肠钡餐及胃镜检查报告提示"慢性浅表性胃炎"，医生给予雷尼替丁、奥美拉唑、多潘立酮等消化科药物，不见效，患者非常痛苦。严重时还经常伴随心慌、头痛、失眠，体重下降了10余斤。家人很担心，患者自己也成天唉声叹气，多思多虑，总认为自己得了"胃癌"。患者经常失眠，近半月情绪低落，不高兴，兴趣下降，不愿意出家门，对生活失望，近1周来，有时甚至不想活了。

问题：

1. 该患者存在哪些精神症状，考虑哪些精神心理问题？

2. 作为会诊联络精神医学医生，如何为患者诊治？

思　考　题

1. 会诊联络精神医学的概念是什么？

2. 临床工作中遇到哪些常见的精神问题需要申请会诊？

3. 综合性案例题

患者，男，57岁，既往有慢性肝病史，既往无精神疾病史。因为激越、紊乱在医院的重症监护病房接受精神病学会诊。病史表明，该患者于72 h前被一机动车撞伤而导致胫骨骨折，但当时并无头部外伤及意识障碍，骨折已行手术治疗。就诊后他的药物治疗只有抗生素和阿片类镇痛药。从患者亲属获知病史：患者每天酗酒，每天要喝酒精度35度白酒5～6瓶

（每瓶 125 ml），经常把啤酒当水喝。

　　问题：

　　（1）该患者存在哪些精神症状？

　　（2）作为会诊联络精神医学医生，患者此时关键性治疗是什么？

（张丽芳）

第二十二章

精神障碍的药物治疗

第一节　概　述

精神药物（psychotropic drugs）是指对中枢神经系统有高度亲和力，能改善患者病理性认知、情感和异常行为的药物。精神药物治疗是指以精神药物为治疗手段，对紊乱的大脑神经病理变化、神经生化等病理过程进行调整，以达到控制精神症状，改善和矫正病理思维、心境和行为，预防复发，促进患者社会适应能力，提高生活质量为目标的全过程。

20 世纪 50 年代，氯丙嗪首先被用于治疗精神疾病并取得较好疗效，开创了现代精神药物治疗的新纪元。随后众多新的精神药物不断问世，品种繁多、结构不同的各类新的精神药物不断开发上市，为精神障碍患者带来福音。目前精神药物治疗已经成为精神障碍治疗的主要手段之一。

精神药物种类繁多，其分类主要遵循"临床应用为主，药理机制和化学结构为辅"的原则。精神药物主要包括抗精神病药（antipsychotics）、抗抑郁药（antidepressants）、心境稳定剂（mood stabilizers）或抗躁狂药（antimanic drugs）、抗焦虑药（antianxiety drugs，anxiolytics）、促认知药（cognitive enhancer）和精神兴奋药（psychotonics）等。

第二节　抗精神病药

抗精神病药（antipsychotic drugs）是主要用于治疗精神分裂症和其他具有精神病性症状的精神障碍的药物。这类药物，在通常治疗剂量下不影响意识和智能，能有效地控制精神障碍患者的精神运动性兴奋、幻觉、妄想、思维障碍和紊乱行为等精神病性症状。除此之外，第二代抗精神病药还能够改善患者动力低下、情感淡漠、行为退缩等阴性症状，并部分改善患者的认知功能和社会功能，某些抗精神病药也具有弱的抗焦虑和抗抑郁作用，还可用于治疗 Tourette 综合征和广泛性发育障碍的行为问题。

一、分类

（一）根据上市的时间和药理特点分类

根据世界精神病协会（World Psychiatric Association，WPA）2000 年提出的分类方法，依据药物上市先后及药理特点，将抗精神病药分为第一代抗精神病药（first-generation antipsychotics，FGAs）和第二代抗精神病药两类。

1. 第一代抗精神病药 又被称为典型抗精神病药、传统抗精神病药、多巴胺受体阻滞剂等。主要药理机制为阻断中枢多巴胺（dopamine）D_2 受体，对幻觉、妄想等阳性症状疗效较好，对阴性症状疗效欠佳，甚至会引起或加重认知功能损害、阴性症状等，锥体外系症候群（extrapyramidal symptoms，EPS）和催乳素水平升高相关不良反应较多见，安全性较低。代表药为氯丙嗪、氟哌利啶等。这类药物在临床使用越来越少，但对特定的人群仍具有使用价值。

2. 第二代抗精神病药（second-generation antipsychotics，SGAs） 又被称非典型抗精神病药（atypical antipsychotics）。药理机制方面与第一代抗精神病药有所不同，不但对中枢多巴胺 D_2 受体具有阻断作用，同时可阻断 5- 羟色胺（5-hydroxytryptamine，5-HT）等受体，特别是 5-HT$_2$ 受体，在治疗精神分裂症的阳性症状的同时，对阴性症状也有一定疗效，同时可改善患者的情感症状、认知功能和生活质量，且锥体外系不良反应和催乳素水平升高相关不良反应相对较少，安全性较高。但并非所有第二代抗精神病药均完全符合上述特点。根据美国、欧洲及 WPA 治疗指南的建议，一般推荐 SGA 如利培酮、奥氮平、氨磺必利、阿立哌唑和齐拉西酮等作为一线药物选用，FGA 及 SGA 的氯氮平作为二线药物使用，也有一些指南基于代谢综合征等风险的考虑，不建议奥氮平作为首选。临床常用药物及不良反应见表 22-1。

WPA 按药理机制把第二代抗精神病药分为四类：① 5- 羟色胺和多巴胺受体阻滞剂（serotonin-dopamine antagonists，SDAs），如利培酮、齐拉西酮、哌罗匹隆、布南色林、鲁拉西酮；②多受体作用靶向药（multi-acting receptor targeted agents，MARTAs），如氯氮平、奥氮平、喹硫平、佐替平；③选择性 D_2/ D_3 受体阻滞剂，如氨磺必利；④多巴胺受体部分激动剂，如阿立哌唑。

目前还有一些未在我国上市的新靶点抗精神病药如卢美哌隆（lumateperone）、匹莫范色林（Pimavanserin）、卡利拉嗪（cariprazine）、ALKS 3831（olanzapine/samidorphan，奥氮平 / 沙米多芬）等，本章节不做详述。

（二）根据化学结构分类

传统的分类以化学结构分类，目前虽不常用，但对临床选择药物和换药仍有一定指导意义。根据化学结构，第一代抗精神病药分为吩噻嗪类（phenothiazines），如氯丙嗪、硫利达嗪、奋乃静、三氟拉嗪、氟奋乃静等；硫杂蒽类（thioxanthenes），如氯普噻吨等；丁酰苯类（butyrophenones），如氟哌利啶、五氟利多等；苯甲酰胺类（benzamides），如舒必利（sulpiride）；二苯氧氮平类（dibenzoxazepine），如洛沙平（loxapine）。第二代抗精神病药分为苯异噁唑类（benzisoxazole），如利培酮、帕利哌酮；苯异硫唑类（benzisothiazole），如齐拉西酮（ziprasidone）；苯异噻唑类，如哌罗匹隆（perospirone）、鲁拉西酮（lurasidone）；苯基吡啶类，如布南色林（blonanserin）；二苯二氮䓬类（dibenzodiazepines），如氯氮平、奥氮平；二苯硫氮䓬类（dibenzothiazepine），如喹硫平；喹诺酮类（quinolinone），如阿立哌唑。

常用第一代抗精神病药和第二代抗精神病药及不良反应见表 22-1 和表 22-2。

表 22-1 常用抗精神病药物的分类和剂量范围

分类及药名	剂量范围（mg/d）*	氯丙嗪等效剂量（mg）**	半衰期（小时）
第一代抗精神病药物			
吩噻嗪类（phenothiazines）			
氯丙嗪（chlorpromazine）	300 ~ 600	100	12 ~ 36
奋乃静（perphenazine）	16 ~ 60	10	9

续表

分类及药名	剂量范围 （mg/d）*	氯丙嗪等效剂量 （mg）**	半衰期 （小时）
三氟拉嗪（trifluoperazine）	15 ～ 50	5	10 ～ 20
氟奋乃静（fluphenazine）	5 ～ 20	2	13 ～ 24
氟奋乃静（fluphenazine decanoate）	12.5 ～ 50 mg/2 ～ 4 周	（5）	72 ～ 168
硫杂蒽类（thioxanthenes）			
氯普噻吨（chlorprothixene）	300 ～ 600	100	30
丁酰苯类（butyrophenones）			
氟哌啶醇（haloperidol）	5 ～ 20	2	21
癸氟哌利多醇注射液（haloperidol decanoate）	50 ～ 200 mg/4 周	（20）	
五氟利多（penfluridol）	20 ～ 120 mg/ 周	（10）	65 ～ 70
苯甲酰胺类（benzamides）			
舒必利（sulpiride）	600 ～ 1200	200	8
二苯氧氮平类（dibenzoxazepine）			
洛沙平（loxapine）	30 ～ 100	10	4
第二代抗精神病药物			
苯异恶唑类（benzisoxazole）			
利培酮（risperidone）	2 ～ 8	（1）	24
利培酮微球（risperidone for depot suspension）	25 ～ 50 mg/2 周		
帕利哌酮缓释片（paliperidone）	3 ～ 12	（1.5）	23
棕榈酸帕利哌酮（paliperidone palmitate）	75 ～ 150 mg/4 周		600 ～ 1176
伊潘立酮（iloperidone）	12 ～ 24		18
苯异硫唑类（benzisothiazole）			
齐拉西酮（ziprasidone）	80 ～ 160	（40）	7
苯异噻唑类（benzothiazole）			
哌罗匹隆（perospirone）	12 ～ 48		5 ～ 8
鲁拉西酮（lurasidone）	40 ～ 120		18
二苯二氮䓬类（dibenzodiazepines）			
氯氮平（clozapine）	150 ～ 600	（50）	12
奥氮平（olanzapine）	10 ～ 20	（5）	33
阿塞那平（asenapine）	10		24
二苯硫氮䓬类（dibenzothiazepine）			
喹硫平（quetiapine）	300 ～ 750	（100）	7
苯甲酰胺类（benzamides）			
氨磺必利（amisulpride）	400 ～ 1200	（200）	12
喹诺酮类（quinolinone）			
阿立哌唑（aripiprazole）	10 ～ 30	（5）	75
苯基吡啶类（phenylpyridine）			
布南色林（blonanserin）	8 ～ 24		12

* 剂量范围主要参考美国精神病学会 *Practice Guidelines for the Treatment of Patients With Schizophrenia*，*Second Edition*（2010）。

** 相对于氯丙嗪 100 mg 的等效剂量，即效价的通俗表述，括号内为估计值供参考。

表 22-2　常用抗精神病药物的主要不良反应

药名	锥体外系反应	催乳素升高	体重增加	血糖异常	血脂异常	QTc延长	镇静作用	低血压	抗胆碱作用
第一代抗精神病药物									
氯丙嗪（低效价）	+	++	++	+	+	++	++	+++	+++
奋乃静（中效价）	++	++	+	+	+	0	+	++	++
氟哌利多醇（高效价）	+++	+++	0	0	0	0	0	+	0
第二代抗精神病药物									
利培酮	+	+++	++	++	++	+	+	++	+
帕利哌酮	+	+++	++	++	++	+	+	++	+
齐拉西酮	+	++	+	+	0	++	+	+	+
氯氮平	0	0	+++	+++	+++	+	+++	+++	+++
奥氮平	+	+	+++	+++	+++	+	++	+	++
喹硫平	+	+	++	+++	++	++	++	++	+
氨磺必利	+	+++	+	+	+	++	+	0	0
阿立哌唑	+	0	0	0	0	0	+	+	+

0= 可忽略或不存在，+= 罕见，++= 较常见，+++= 常见。主要参考澳大利亚与新西兰皇家精神科医师学会 *Royal Australian and New Zealand College of Psychiatrists clinical practice guidelines for the management of schizophrenia and related disorders* （ANZJP，2016）、美国精神病学会 *Practice Guidelines for the Treatment of Patients with Schizophrenia*，*Second Edition*（2010）和 Garder DM 等 *Modern antipsychotic drugs：a critical overview*（CMAJ，2005）。

二、作用机制

（一）第一代抗精神病药

　　精神分裂症的病因尚未阐明，多巴胺假说长期以来成为精神分裂症病因的主要假说。脑内有多条 DA 通路，包括中脑－边缘通路、中脑－皮质通路、黑质－纹状体通路和结节－漏斗通路。中脑－边缘通路 DA 活动过度与幻觉、妄想等阳性症状有关，还与行为强化、物质滥用等有关。第一代抗精神病药对 D_2 受体的阻断作用，主要是针对中脑－边缘通路，会缓解幻觉、妄想等阳性症状。但是中脑－边缘通路 D_2 受体严重阻断，也同时会阻断"奖赏机制"，可能导致患者愉快感缺失、情感平淡、动力缺乏等阴性症状。抗精神病药吸收后不但阻断中脑－边缘 DA 通路，同时也会阻断其他 DA 通路，当抗精神病药阻断中脑皮质 DA 通路的 D_2 受体时，由于精神分裂症患者这些部位的 DA 本身缺乏，就会导致或恶化快感缺失、阴性症状和认知症状。当黑质－纹状体通路的 D_2 受体被阻断时，会出现 EPS。如果该通路 D_2 受体长期被阻断，就会发生迟发性运动障碍。结节－漏斗 DA 通路 D_2 受体被阻断，会导致血清催乳素水平增高，即高催乳素血症，会出现泌乳、闭经、性功能障碍等。

　　第一代抗精神病药还会阻断肾上腺素能受体，主要是阻断 α_1 受体，可产生镇静作用、直立性低血压、心动过速、性功能减退、射精延迟等副作用。阻断 M_1 胆碱能受体，可产生多种抗胆碱能副作用，如口干、便秘、排尿困难、视物模糊、记忆障碍等。组胺受体主要是阻断 H_1 受体，可产生镇静作用和体重增加等。多数抗精神病药的药理作用广泛，除了与上述受体阻断有关的作用外，还具有强化其他中枢抑制剂的效应、降低体温、诱发癫痫以及对心脏和血液系统的影响等。

（二）第二代抗精神病药

第二代抗精神病药的第二代特征不但表现在临床方面，也表现在药理学机制方面。主要表现在四个方面：① 5- 羟色胺 - 多巴胺拮抗作用；②可以快速解离的 D_2 受体拮抗作用；③ D_2 受体部分激动作用；④ 5-HT 受体部分激动作用。

1. 5- 羟色胺 - 多巴胺拮抗作用　5-HT$_{2A}$ 受体是 DA 释放的抑制剂，而 5-HT$_{1A}$ 受体是 DA 释放的催化剂，二者在 DA 的释放上具有相反的作用。部分第二代抗精神病药，如利培酮等是 5-HT$_{2A}$ 受体和 D_2 受体的拮抗剂，5-HT$_{2A}$ 受体被阻断时，使 5-HT$_{2A}$ 受体对 DA 释放的抑制作用减弱，当发生在前额叶皮质区时，使前额叶的 DA 释放增加，改善阴性症状和认知症状，这些症状的发生可能与前额叶的 DA 不足有关。在前额叶皮质 D_2 受体的密度很低，没有 D_2 受体的阻断作用。5-HT$_{2A}$ 受体被阻断作用如果发生在中脑边缘愉快中枢，会使此处的 DA 释放增加，那么，这些第二代抗精神病药会加重阳性症状，事实并非如此，杏仁核的 5-HT$_{2A}$ 受体拮抗作用导致的 DA 释放并不明显。

5-HT$_{2A}$ 拮抗作用还可改善阳性症状。5-HT$_{2A}$ 受体对谷氨酸的刺激效应可能导致幻觉等阳性症状，与致幻剂对 5-HT$_{2A}$ 受体激动类似。5-HT$_{1A}$ 受体和 5-HT$_{2A}$ 受体对谷氨酸释放的调节与对 DA 释放的调节恰好相反。5-HT$_{2A}$ 受体激活则增加谷氨酸的释放，阻断 5-HT$_{2A}$ 受体则能降低谷氨酸的释放，当这种作用发生在中脑 - 边缘 DA 通路时，就能缓解阳性症状。

5-HT$_{2A}$ 拮抗作用使第二代抗精神病药有较少的 EPS。第二代抗精神病药阻断 5-HT$_{2A}$ 受体，导致纹状体 DA 的释放增加，增加的 DA 代替了药物对 D_2 受体的占有，使 D_2 受体占有率低于引起 EPS 的阈值，因此第二代抗精神病药对 5-HT$_{2A}$ 受体的阻断作用，使这类药物较少发生 EPS。

5-HT$_{2A}$ 受体拮抗作用可降低高催乳素血症。5-HT 和 DA 对垂体细胞的催乳素分泌具有相反的作用。DA 通过刺激 D_2 受体抑制催乳素的释放，而 5-HT 通过刺激 5-HT$_{2A}$ 受体促进催乳素的释放。传统抗精神病药是 D_2 受体拮抗剂，对抗 DA 对垂体泌乳细胞分泌催乳素的抑制作用，容易引起催乳素水平升高。第二代抗精神病药阻断 5-HT$_{2A}$ 受体，阻止了对催乳素释放的促进作用，同时也逆转阻断 D_2 受体造成的催乳素分泌作用。

2. 可以快速解离的 D_2 受体拮抗作用　传统抗精神病药与 D_2 受体结合紧密，药物长期占据受体，除了改善阳性症状外，还会出现 EPS 等不良反应。第二代抗精神病药与 D_2 受体的结合是快速解离式结合，是一种"松散"结合，或"按门铃"式结合，这种短暂、疏松的结合足以发挥抗精神病作用，而不至于引起明显 EPS 等不良反应。

3. D_2 受体部分激动作用　简单地说，第二代抗精神病药能将 DA 神经传导稳定在完全抑制和完全兴奋的中间状态。它既不像传统抗精神病药那样完全拮抗（虽然有抗精神病作用，但同时出现 EPS），也不像兴奋剂或 DA 本身那样完全兴奋（出现精神病阳性症状），部分激动作用介于二者之间，处于"恰好"的平衡状态，既有抗精神病作用，但又不引起 EPS 等不良反应。

4. 5-HT 受体部分激动作用　前面讨论了第二代抗精神病药对 5-HT$_{2A}$ 受体的拮抗作用、5-HT$_{1A}$ 受体对 DA 和谷氨酸释放的调节作用，5-HT$_{1A}$ 受体的激动作用可增加 DA 的释放和减少谷氨酸盐的释放。5-HT$_{1A}$ 受体部分激动剂作用于纹状体增加 DA 的释放，可缓解 EPS；作用于垂体增加 DA 的释放，可降低高催乳素的风险；作用于前额叶皮质可增加 DA 的释放，改善精神分裂症的阴性症状、认知症状和情感症状。作用于前额叶皮质减少谷氨酸盐的释放，可改善阳性症状。因此，5-HT$_{1A}$ 受体部分激动剂类似于 5-HT$_{2A}$ 受体拮抗剂的作用。有的药物同时具有 5-HT$_{1A}$ 受体激动作用和 5-HT$_{2A}$ 受体拮抗作用，二者具有增效或协同作用。分别具有两种不同作用的药物也可联合使用。

三、常用抗精神病药物

药物的使用频率在不同时期和不同地区有所区别。目前，新一代抗精神病药物的使用在发达国家和我国的发达地区已占据主导地位。但根据我国目前实际用药情况调查，氯氮平、氯丙嗪、奋乃静、氟哌啶醇和舒必利等在不少地区仍广泛使用。

（一）第一代抗精神病药

1. 氯丙嗪（chlorpromazine） 多为口服给药，适用于治疗以阳性症状为主的患者，注射制剂常用于快速有效地控制患者的兴奋、激越症状。较易产生直立性低血压、锥体外系反应、抗胆碱能反应（如口干、便秘、心动过速等）、催乳素水平升高以及皮疹等。

2. 奋乃静（perphenazine） 对躯体器官系统影响较小，适用于老年或伴有脏器（如心、肝、肾、肺）等躯体疾病患者。主要副作用为锥体外系症状。

3. 氟哌啶醇（haloperidol） 注射剂常用于处理精神科的急诊问题，也适用于老年或伴有躯体疾患的兴奋躁动的精神病患者。小剂量也可用于治疗儿童抽动秽语综合征。主要不良反应为锥体外系症状，可引发心脏传导阻滞，有猝死病例报告。长效制剂癸酸氟哌啶醇（haloperidol decanoate）锥体外系不良反应较口服用药轻。

4. 五氟利多（penfluridol） 为口服长效制剂，每周给药一次。该药碾碎后易溶于水，无色无味，给药方便，在家属协助下常用于治疗不合作患者。主要不良反应为锥体外系症状，少数患者可发生迟发性运动障碍和焦虑、抑郁反应。

5. 舒必利（sulpiride） 治疗精神分裂症需要较高剂量。静脉滴注可以用于缓解患者的紧张症性精神运动迟滞。主要不良反应为引起高催乳素血症等内分泌变化，如体重增加、泌乳、闭经、性功能减退，锥体外系症状少见。

（二）第二代抗精神病药

1. 氯氮平（clozapine） 推荐用于治疗难治性、伴自杀或无法耐受锥体外系反应的精神分裂症患者。易出现直立性低血压、过度镇静，故起始剂量宜低。心源性猝死的问题最为严重。粒细胞缺乏症发生概率大约为1%，国外报道的死亡率为0.13‰。但体重增加、心动过速、便秘、流涎等多见。此外还可见体温升高、癫痫发作、心肌炎和恶性综合征。该药几乎不引起锥体外系反应及迟发性运动障碍。临床使用中应定期进行血常规、体重及其他代谢指标进行动态监测，必要时给予干预。目前，尽管氯氮平在国内使用仍广泛，但国内外专家主张应用于难治性精神分裂症患者。

2. 利培酮（risperidone）和帕利哌酮（paliperidone） 利培酮是氟哌啶醇与选择性5-HT$_{2A}$阻滞剂利坦色林化合而成的新型药物，有口服片剂和水剂以及长效注射剂。其活性代谢物9-羟利培酮即帕利哌酮已作为新型抗精神病药开发上市，并有长效注射剂。对精神分裂症疗效较好。主要不良反应为激越、失眠以及高催乳素血症等，较大剂量可出现锥体外系反应。

3. 奥氮平（olanzapine） 化学结构和药理作用与氯氮平类似，但没有第二代的氯氮平样不良反应如粒细胞缺乏症。对精神分裂症疗效较好。主要副作用为体重增加、糖脂代谢异常，过度镇静、肝功能异常、便秘等，锥体外系反应少见。临床使用中应进行体重、血糖、血脂和肝功能监测。

4. 喹硫平（quetiapine） 与奥氮平类似也是由氯氮平化学结构改造而来。对精神分裂症阳性症状的治疗作用相对较弱，对情感症状有一定疗效。几乎不引起锥体外系反应及迟发性运动障碍。主要副作用是嗜睡、头晕和直立性低血压，偶尔出现QTc间期延长。

5．齐拉西酮（ziprasidone） 我国现有国产口服和注射剂型两种。对精神分裂症疗效肯定，可能对精神分裂症阴性症状和情感症状的疗效略有优势。几乎不引起体重增加，锥体外系反应少见。临床应用中应注意监测心电图 QT 间期。需与食物同服以提高生物利用度。

6．阿立哌唑（aripiprazole） 目前唯一用于临床的多巴胺 D_2 受体部分激动剂。治疗精神分裂症的疗效与氟哌啶醇相当，其激活作用有利于改善阴性症状和精神运动性迟滞，但用药初期易导致激越、焦虑不良反应。几乎不影响体重，较少发生锥体外系症状。

7．氨磺必利（amisulpride） 舒必利的衍生物，不良反应与其类似。改进了血脑屏障透过率和受体亲和力，对精神分裂症的疗效得以提高，低剂量改善阴性症状，高剂量对幻觉妄想等阳性症状效果明显，但催乳素水平升高和心电图 QT 间期延长较多见。

8．哌罗匹隆（perospirone） 对多巴胺和 5- 羟色胺系统引起的行为异常有效，可缓解精神分裂症的阳性和阴性症状，并激动 5- 羟色胺受体使前额叶皮质多巴胺释放增加，进而改善认知功能。不良反应有锥体外系症状、失眠和困倦等。

9．鲁拉西酮（lurasidone） 对多巴胺 D_2、$5-HT_{2A}$ 及 $5-HT_7$ 受体均具有高度亲和力。对 α_2 受体、$5-HT_{1A}$ 受体具有中度亲和力，是 $5-HT_{1A}$ 受体的部分激动剂，故对精神分裂症的阳性症状、阴性症状及认知症状有改善，且对情感症状效果较好。心脏 QT 间期延长相对少见。

10．布南色林（blonanserin） 对多巴胺 D_2、D_3 受体和 $5-HT_{2A}$ 受体有较强的亲和力，治疗精神分裂症的阳性及阴性症状的同时也产生明显的锥体外系不良反应。对认知症状也有一定改善作用。禁止与肾上腺素合用，因其可引起严重的低血压。

11．注射用利培酮微球（risperdal consta） 采用微球体药物控释技术，肌内注射，每两周注射 1 次，注射部位为臀肌或三角肌，不得静脉给药。适用于依从性不良的急性和慢性精神分裂症。疗效和不良反应与利培酮类似，但血药浓度相对稳定，不良反应发生率相对较低。

12．棕榈酸帕利哌酮注射剂（paliperidone palmitate injection） 是一种长效肌内注射用水性混悬液，三角肌 / 臀肌注射，帕利哌酮血药浓度达到稳态后，每月注射 1 次。适用于精神分裂症患者的急性期和维持期治疗。常见不良反应包括注射部分反应、嗜睡 / 镇静、头晕、静坐不能、锥体外系症状和高催乳素血症等。此外，3 个月和 6 个月剂型已上市。

13．长效奥氮平双羟萘酸盐（olanzapine for extended release injectable suspension） 将奥氮平和双羟萘酸结合，形成肌内注射混悬液，将奥氮平的药效延长至 4 周，给药频率有 2 周和 4 周可选。疗效和不良反应与口服奥氮平类似，但注射部位不良反应发生率约 8%。建议给予长效奥氮平双羟萘酸盐制剂治疗前应先使用奥氮平口服片确定耐受性。

14．阿立哌唑长效注射剂（aripiprazole，abilify maintena） 阿立哌唑以水合物多晶型存在于注射剂型中，与口服剂型有相同的疗效和耐受性。需在肌肉首次注射前口服阿立哌唑建立耐受性，首次注射阿立哌唑后连续 14 天口服阿立哌唑维持有效浓度。阿立哌唑长效针剂已有四种剂型、三种给药频率可选，包括：① 441 mg，662 mg，882 mg：每月注射一次；② 882 mg：每 6 周注射一次；③ 1064 mg：每 2 个月注射一次。

四、临床应用

抗精神病药的治疗作用表现在三个方面：①抗精神病作用，即抗幻觉妄想作用（改善阳性症状）和激活或振奋作用（改善阴性症状）；②非特异性镇静作用（改善激越、兴奋或攻击）；③预防复发作用。

（一）适应证和禁忌证

1. 适应证　抗精神病药主要用于治疗精神分裂症和预防精神分裂症的复发，控制躁狂发作，还可以用于其他具有精神病性症状的非器质性或器质性精神障碍的治疗。

2. 禁忌证　严重的心血管疾病、肝疾病、肾疾病以及严重的全身感染禁用，甲状腺功能减退和肾上腺皮质功能减退、重症肌无力、闭角型青光眼、既往同种药物过敏史也禁用。白细胞过低、老年人、孕妇和哺乳期妇女等应慎用。每一药物的应用应参照药品说明书中的禁忌证。

（二）抗精神病药治疗原则

1. 及早用药　一旦确诊，应根据临床症状，选择一种第二代抗精神病药，如利培酮、奥氮平、氨磺必利、齐拉西酮或阿立哌唑等，也可选择第一代药物如氯丙嗪、奋乃静、氟哌啶醇或舒必利等，如经 6 ~ 8 周疗效不佳，可换用不同作用机制或不同化学结构的药物，难治性患者选择第二代抗精神病药氯氮平。

2. 首选一线药物　根据相关治疗指南的建议，一般推荐第二代抗精神病药作为一线药物。第一代药物和氯氮平作为二线药物。第一代抗精神病药氯丙嗪、奋乃静、氟哌啶醇和舒必利在我国不少地区仍为治疗精神分裂症的一线药物。氯氮平在国内应用比较广泛，医生有一定的临床用药经验，但考虑氯氮平诱发不良反应（EPS 除外）较其他抗精神病药物多见，特别是心源性猝死、粒细胞缺乏症等，建议谨慎使用。

3. 单一用药　急性发作病例，包括复发和病情恶化的患者，根据既往用药情况继续使用原有效药物；剂量低于有效治疗剂量者，可增加至治疗剂量继续观察；如果已达治疗剂量并使用时间充分仍无效者，酌情加量或换药，仍以单一用药为主。

4. 小剂量起始逐渐加到有效推荐剂量　药物滴定速度视药物特性及患者个体差异及耐受性而定。维持剂量可酌情减少，并需足疗程治疗。

5. 疗效不满意者考虑联合治疗　以化学结构不同、药理作用不尽相同的药物联用比较合适，达到预期治疗目标后维持期仍以单一用药为宜。

6. 个体化治疗　根据患者性别、年龄、躯体状况、对药物耐受情况、家庭经济状况等因素综合考虑，选择药物和剂量。药物基因检测也可作为一种个体化用药选择的备选方案。

7. 定期评价疗效以调整治疗方案　认真观察评定药物不良反应，并作积极处理。

（三）药物选择和使用

1. 第一代抗精神病药　氯丙嗪镇静作用强，又具有锥体外系反应和自主神经副作用（直立性低血压和抗胆碱能作用）。硫利达嗪锥体外系反应少，但镇静作用强、自主神经副作用严重，引起心电图异常与剂量呈依赖关系。氟哌啶醇、奋乃静、三氟拉嗪、氟奋乃静有显著的锥体外系反应，但少有镇静和自主神经作用。舒必利少有锥体外系不良反应，对精神分裂症的阴性症状、紧张症以及伴发的抑郁情绪有一定疗效，催乳素升高不良反应也较多见。一般而言，兴奋躁动者宜选用镇静作用强的抗精神病药或采用速效注射制剂治疗。

2. 第二代抗精神病药　氯氮平对难治性和伴自杀的精神分裂症患者有效，几乎无锥体外系反应，但镇静和体重增加作用强、低血压和抗胆碱能作用明显、脑电图异常率高，易诱发癫痫，而且在服用该药的患者中有高达 1% 可能发生粒细胞缺乏。虽然氯氮平的临床效能更好，但由于其不良反应严重，临床上应谨慎应用。利培酮、奥氮平、喹硫平、帕利哌酮、阿立哌唑等第二代抗精神病药疗效较好，少见 EPS，但体重增加和糖脂代谢异常较多见。利培酮镇静作用小、自主神经副作用少、催乳素水平升高多见；奥氮平和喹硫平镇静作用强、自主神经副作用较多见。阿立哌唑和齐拉西酮，EPS 和体重增加少见，镇静作用小、自主神经副作用少；但阿立哌唑控制精神病性症状作用较弱，齐拉西酮心电图 Q-Tc 间期延长较多见。对阴性症状的治疗，第二代抗精神病药比第一代抗精神病药更有效。紧张型或伴强迫症状的患者可选用阿立哌唑或舒必利，难治性患者可选用氯氮平。目前，除氯氮平外，第二代抗精神病药由于 EPS 少，对阴性症状、认知症状疗效较好，有取代第一代药物的趋势。

3. 换药和治疗时间　如果患者无法耐受某个正在使用的药物，可以换用其他类型的药物。如果一种药物无效，可以换用不同化学结构类别的另一种药物。无效者换药前，应分析是否采用了充足的剂量，是否使用了充足的时间，以及患者服药是否合作。通常，如果药物足量治疗 4～6 周无效，才考虑更换药物。对于初次发病的精神分裂症患者，激越、躁动、攻击和失眠等兴奋症状，可在 2～3 周内控制；幻觉、妄想和思维障碍多在 3～4 周见效；而淡漠退缩等阴性症状需较长时间才能改善。慢性患者常常也需用药较长时间才能见效。

4. 急性期治疗　首次发作、复燃、复发、病情恶化患者的治疗均视为急性期治疗。急性期患者多表现为兴奋躁动、幻觉妄想、联想障碍、行为怪异以及敌对攻击等症状。根据患者诊断、疾病亚型、症状特点等选择药物，用药前还需进行必要的辅助检查，排除禁忌证。

合作患者以口服药物为主，通常采用滴定加量法。从小剂量开始，一般 1 周内逐步增加至有效治疗剂量。急性症状在有效剂量治疗 2～4 周后可开始改善，多数患者 4～8 周症状可得到充分缓解。如剂量足够，治疗 4～6 周无效或疗效不明显者，可考虑换药。在症状消除后进入巩固治疗期时，仍要继续以急性期治疗有效的药物、有效剂量巩固治疗至少 6 个月，然后可以缓慢减量进入维持治疗阶段。剂量应结合每个患者的具体情况实行个体化治疗。增量速度和时间应根据患者的具体情况和耐受性灵活掌握。门诊患者加量速度宜慢、日量相对小。老年、儿童和患有躯体疾病者用量应酌情减小，合并用药时应注意药物之间的相互作用。

对于兴奋躁动较严重、不合作或拒绝服药的患者，常采用注射给药。注射给药应短期应用，通常使用氟哌啶醇或氯丙嗪深部肌内注射，也可以应用苯二氮䓬类药物如氯硝西泮或地西泮注射给药。一般来说，肌注氟哌啶醇 5～10 mg 或氯丙嗪 50～100 mg，必要时 24 h 内每 4～8 h 重复一次，但肌注的总日剂量氟哌啶醇通常不超过 40 mg、氯丙嗪通常不超过 300 mg。有时也可以采用静脉注射或静脉滴注给药。注射给药急性肌张力障碍较常见，可注射抗胆碱能药物东莨菪碱 0.3 mg 缓解。出现直立性低血压应卧床，通过抬高脚部改善。对于紧张型精神分裂症患者，除电抽搐治疗有效外，舒必利静脉滴注可以用于缓解紧张症状，但是需防止滴速过快导致急性心电图改变。

5. 维持治疗　抗精神病药的长期维持治疗可以显著减少精神分裂症的复发。维持剂量通常比治疗剂量低，传统药物的维持剂量可以减至治疗剂量的 1/2，第二代药物除氯氮平外维持剂量可尽量保持原治疗剂量或略有降低。减量方法是待急性期病情充分缓解至少 6 个月后，再以每 6 个月减 1/5 的速率缓慢减至维持剂量，通常维持剂量不低于 300 mg/d 的氯丙嗪或其等效剂量。但过低的维持剂量仍有较高的复发率。维持治疗的时间，根据不同的病例有所差别。由于精神分裂症是一种慢性迁延性疾病，多数患者尤其是反复发作、经常波动或缓解不全的患者需要无限期或终身治疗。对于首发、缓慢起病的患者，维持治疗时间至少 5 年；急性发作、缓解迅速而彻底的患者，维持治疗时间可以相应较短。最终，只有不足 1/5 的患者有可能停药。长效制剂有利于解决患者的服药不合作从而减少复发，在维持治疗上有一定的优势，只要 1～4 周给药一次，从而减轻了给药负担，并且肌注能保证药物进入体内起到治疗作用。长效制剂发生迟发性运动障碍可能性较大。采用口服制剂维持良好的患者很少需要改换长效制剂治疗。

五、不良反应与处理

（一）锥体外系反应

锥体外系反应（简称 EPS）是抗精神病药阻断基底节纹状体中多巴胺 D_2 受体导致的不良反应，也是第一代抗精神病药最常见的神经系统不良反应，第二代抗精神病药较少引起此不良反应，且药物之间存在比较大的差异，其中以利培酮和帕利哌酮常见此副作用，包括以下表现形式。

1. 急性肌张力障碍（acute dystonia）　主要表现为某些肌群无法控制的持续痉挛，以颅神经支配的肌群较常发生。眼外肌痉挛可表现眼球上翻（动眼危象），面部肌群痉挛可表现为口歪、张口、伸舌、言语和吞咽困难等。其他肌群受累可相应表现为斜颈、身体扭转、角弓反张等。常在使用第一代高效价抗精神病药后 1 ~ 5 天内发生。处理：肌注东莨菪碱 0.3 mg 可在 10 min 内缓解。后期酌情减少药物剂量或换药。

2. 静坐不能（akathisia）　主观感觉内心不安、下肢不适、不能安静地坐着；客观表现为患者来回走动，站立时双脚交替踏步，或身体左右晃动、重心在左右两脚交替。多在治疗 1 ~ 2 周内发生，发生率约为 20%。处理：β 受体阻滞剂如普萘洛尔治疗有效，也可合并使用苯二氮䓬类药物。有时需减少抗精神病药剂量来改善。

3. 类帕金森病（Parkinsonism）　主要表现为动作迟缓，肌张力增高，面部缺乏表情，四肢躯干出现每秒 4 ~ 8 次的静止性震颤，姿势反射减弱，自主神经功能紊乱，流涎、多汗、皮脂溢出。一般在用药 5 ~ 30 天内发生。处理：加用抗胆碱能药物盐酸苯海索，剂量范围 2 ~ 12 mg/d，根据病情酌情减少抗精神病药物剂量。

需要注意的是，没有证据表明常规应用抗胆碱能药物会防止锥体外系症状发展，反而易发生抗胆碱能不良反应，包括记忆功能减退。因此，应避免抗胆碱能药物的过度使用。如果给予抗胆碱能药物，应该在 2 ~ 3 个月后逐渐停用。

4. 迟发性运动障碍（tardive dyskinesia，TD）　以面部、躯干或手足不自主运动为主要特征。多见于持续用药数年后，少数可在用药数月后发生，老年患者较易发生。处理：肌注异丙嗪 25 ~ 50 mg bid，可暂时减轻症状。因有些病例不可逆，应早期发现、换用低效价的第二代抗精神病药尤其是氯氮平均可减轻 TD 症状。不推荐使用抗胆碱能药物，会使症状恶化。

（二）抗胆碱能不良反应

抗精神病药阻断中枢胆碱能 M 受体可导致记忆减退，难以集中注意力、思维减慢；阻断外周 M 受体引起视物模糊、口干、心搏加快、便秘和排尿困难。严重者可出现尿潴留，麻痹性肠梗阻等。硫利达嗪、氯丙嗪和氯氮平等多见，尤其是抗精神病药合并抗胆碱能药物及三环类抗抑郁药治疗时更易发生。处理：应立即减药或停药并对症处理，注意避免联用抗胆碱能作用强的药物。

（三）心血管方面不良反应

某些抗精神病药，如氯丙嗪、硫利达嗪、齐拉西酮和氯氮平等可导致心电图的 QT 间期延长（奎尼丁样作用）等，罕见的严重者可出现尖端扭转性心律失常，极少数可能发展成为室颤或猝死。机制可能是改变心肌层中钾通道。在老年人中，药物引起的心律失常更易危及生命。密切关注心电图 QT 间期的变化以及及时发现和纠正低血钾（尤其是兴奋激越和 / 或进食进水少的新入院患者），有可能降低抗精神病药物的猝死风险。近年报道显示，服用抗精神病药人群的心源性猝死风险是未用药人群的 2 倍，年猝死率达 2.9‰。精神分裂症患者的死亡构成比中，大约 2/3 是因心血管疾病死亡，其风险也是普通人群的 2 倍。抗精神病药可引起心电图改变，包括 Q-Tc 和 P-R 间期延长，S-T 段降低，T 波低平、倒置等，Q-Tc 间期延长在特定条件下可引起尖端扭转性室速，严重者发生室颤，甚至心源性猝死。正在服用抗精神病药的患者中，心源性猝死风险是未用药者的两倍。用药前和用药期间的心电图检查可以发现心电图异常，从而可以提高药物应用的安全性。要关注电解质的情况，低血钾和低血镁会增加 Q-Tc 异常的风险。抗精神病药阻断外周肾上腺素能（α₁ 受体可引起直立性低血压、反射性心动过速、射精延迟）。直立性低血压在治疗的最初最为常见，氯丙嗪肌内注射时最容易出现，患者由坐位突然站立或起床时可以出现晕厥无力、摔倒或跌伤。直立性低血压的处理：患者头低脚高位卧床；严重病例应输液并给予阿拉明或去甲肾上腺素等升压，禁用肾上腺素。

（四）代谢综合征

第二代抗精神病药引起的体重增加、糖脂代谢异常，在降低患者依从性的同时，在一定程度上增加患心血管疾病和糖尿病的风险，已成为药物治疗中需要重视的问题。其中，氯氮平、奥氮平是最常出现代谢综合征的药物，一半以上的患者在服药一年内即出现，应以预防为主、定期监测体重及代谢指标，适当节制饮食，加强运动，二甲双胍治疗有效，必要时建议内分泌代谢专科处理。其次是利培酮、喹硫平和氨磺必利，阿立哌唑和齐拉西酮对代谢的影响最小。

（五）内分泌系统紊乱

许多抗精神病药可引起高催乳素血症，表现为女性乳房肿胀、溢乳、月经紊乱、闭经、性欲减退，男性乳房发育、性欲减退、勃起困难和射精抑制。利培酮、帕利哌酮、舒必利最为常见，奥氮平、鲁拉西酮和齐拉西酮次之，阿立哌唑、喹硫平、氯氮平、氟哌啶醇、奋乃静等影响相对较少。研究发现，小剂量阿立哌唑有降低高催乳素血症的作用。

（六）肝功能异常

抗精神病药对肝的影响常见的为谷丙转氨酶升高，多为一过性，可自行恢复，一般无自觉症状。氯氮平和奥氮平最常见，舒必利、利培酮、喹硫平、齐拉西酮等也有报道。轻者不必停药，合并护肝治疗；重者或出现黄疸者应立即停药，加强护肝治疗。

（七）精神方面不良反应

许多抗精神病药产生过度镇静、困倦等，头晕、反应迟钝常与直立性低血压有关。阿立哌唑、齐拉西酮、利培酮、哌嗪类吩噻嗪和苯甲酰胺类抗精神病药有激活作用，可出现焦虑、激越、失眠等。抗胆碱作用强的药物较易出现撤药反应，如失眠、焦虑和不安等。镇静作用强的药物倾向抑制精神运动和注意，而高级认知功能不受影响，应告诫患者勿驾驶、操作机器或从事高空作业。抗精神病药可引起抑郁，主要表现为快感缺失或心境恶劣，尤其见于多巴胺阻断作用强的传统药物。抗精神病药引起精神方面不良反应需要注意与疾病的原发症状相鉴别。抗精神病药降低抽搐阈值，引起癫痫发作，多见于抗胆碱能作用强的药物如氯氮平、氯丙嗪和硫利达嗪。利培酮、氟哌啶醇和氟奋乃静等治疗伴有癫痫的精神病患者可能相对安全。合并抗癫痫药物时应避免氯氮平合并使用卡马西平，以防粒细胞缺乏症发生。

（八）可导致死亡的严重不良反应

1. 神经阻滞剂恶性综合征（neuroleptic malignant syndrome，NMS） 是抗精神病药引起的一种少见但有潜在致死性的严重不良反应，几乎所有抗精神病药均可引起。其临床表现由轻到重呈一个连续谱，早期表现包括肌肉强直、高热、精神状态改变、自主神经功能紊乱。最常见于氟哌啶醇、氯丙嗪和氟奋乃静等药物治疗时。药物加量过快、剂量过大、躯体状况差时易发生。可以发现肌酸激酶浓度升高，但不是确诊的指征。处理：早期发现，及时停药，支持疗法，对症治疗。对症治疗的方法有使用多巴胺受体激动剂溴隐亭和肌松剂丹曲林、静脉使用地西泮、电抽搐治疗。对 NMS 后持续肌强直状态，电休克治疗疗效明确。

2. 心肌炎　氯氮平可引起心肌炎和心肌病，多在用药早期出现。服用氯氮平者出现下列症状应高度警惕：疲乏无力，发热，胸疼，呼吸障碍，休息状态下长时间心动过速，脉压小，意识欠清，水肿，EKG 改变（S-T 段、T 波异常），心律失常等。处理：早期发现，及时停药，转心内科专业治疗。

3. 粒细胞缺乏　粒细胞缺乏罕见，氯氮平发生率相对较高，氯丙嗪和硫利达嗪有偶发的病例。处理：使用氯氮平者，每周要查一次白细胞，发现白细胞降低要及时停药。如果白细胞计数低，应避免使用氯氮平、氯丙嗪、硫利达嗪等。

（九）过量中毒

抗精神病药中毒主要见于精神障碍患者服药自杀，意外过量见于儿童。表现为谵妄或昏睡，严重者出现昏迷、肌张力障碍、心电图异常、严重低血压以及心律失常、低体温、癫痫发作、肝大等。由于过量药物本身的抗胆碱能作用，EPS 通常不明显。处理：毒扁豆碱可用作解毒药，促进意识恢复。治疗基本上是对症治疗。洗胃后胃内注入活性炭，减少药物吸收；血液灌注每 6 h 一次，去除体内药物；大量输液，促进药物排泄，维持营养；保持正常体温；需要时给以抗生素预防感染；有抽搐发作给予地西泮等；血压降低给以作用于 α_1 受体的升压药如阿拉明或去甲肾上腺素等升压。多数抗精神病药蛋白结合率较高，血液透析用处不大。抗胆碱能作用使胃排空延迟，所以过量数小时后都应洗胃，不建议催吐，因为抗精神病药物会降低催吐药物的疗效，并且有可能导致吸入性肺炎。

（十）其他不良反应

一些抗精神病药可引起变态反应，包括药疹、伴发热的哮喘、水肿、关节炎、胆汁阻塞性黄疸和淋巴结病，严重的可发生剥脱性皮炎，应积极处理。长期使用抗精神病药突然停用可引起撤药反应，如焦虑、失眠、厌食等。

六、药物相互作用

选择性 5-HT 再摄取抑制剂，如氟西汀、帕罗西汀和氟伏沙明等抑制肝药物代谢酶的活性，使抗精神病药的血药浓度升高，导致不良反应发生或加剧。卡马西平通过诱导肝药物代谢酶，明显降低氟哌啶醇、氯氮平等药物的血浆浓度而使精神症状恶化。上述药物合并使用时应注意适当调整剂量。抗酸药影响抗精神病药吸收，吸烟可以降低某些抗精神病药如氯氮平的血药浓度。

抗精神病药可以增加三环抗抑郁药血药浓度、诱发癫痫、加剧抗胆碱副作用；可以逆转肾上腺素的升压作用；可以减弱抗高血压药胍乙啶的降压作用，增加 β 受体阻断剂及钙离子通道阻断剂的血药浓度而导致低血压；可以加强其他中枢抑制剂如酒精以及利尿剂的作用；有增加氯氮平、氟哌啶醇等发生恶性综合征的危险。

（李继涛　司天梅）

第三节 抗抑郁药

一、抗抑郁药概述

抗抑郁药是一类治疗各种抑郁症状的药物，不会提高正常人的情绪。该类药物除了用于治疗重性抑郁障碍，也可用于双相抑郁、强迫障碍、焦虑障碍、恐怖障碍、神经性厌食/贪食以及应激相关障碍等的治疗。抗抑郁药的发现纯属偶然，20世纪50年代初期，临床实践中发现丙米嗪（imipramine）具有一定的抗抑郁作用，最初临床试验发现对精神分裂症的抑郁症状有效，然后才用于重性抑郁障碍患者的治疗，并获得显著疗效，成为第一个真正意义上的抗抑郁药。

（一）抗抑郁药分类

目前将抗抑郁药分为以下几类：①三环和四环类抗抑郁药（tricyclic and tetracyclic antidepressants，TCAs），包括三环类抗抑郁药及在此基础上开发出来的杂环或四环类抗抑郁药；②单胺氧化酶抑制剂（monoamine oxidase inhibitors，MAOIs）；③选择性5-HT再摄取抑制剂（selective serotonin reuptake inhibitors，SSRIs）；④选择性5-HT和去甲肾上腺素再摄取抑制剂（selective serotonin and norepinephrine reuptake inhibitors，SSNRIs）；⑤去甲肾上腺素和多巴胺再摄取抑制剂（norepinephrine and dopamine reuptake inhibitors，NDRIs）；⑥选择性去甲肾上腺素再摄取抑制剂（selective noradrenaline reuptake inhibitors，SNRIs）；⑦5-羟色胺拮抗剂和再摄取抑制剂（serotonin antagonist and reuptake inhibitors，SARIs）；⑧去甲肾上腺素能及特异性5-羟色胺能抗抑郁药（noradrenergic and specific serotonergic antidepressant，NaSSA）或 α_2 肾上腺素受体拮抗剂（α_2 norepinephrine receptor antagonist）；⑨褪黑素能抗抑郁药（melatonergic antidepressant）；⑩NMDA受体激动剂：艾司氯胺酮（esketamine）。另外还有治疗抑郁的植物药或中成药。TCAs和MAOIs属传统抗抑郁药，其他归类为新型抗抑郁药。

（二）抗抑郁药剂量范围

新型抗抑郁药的疗效与传统抗抑郁药相当或差异不大，但安全性和耐受性大大改善。除TCAs以及MAOIs作为二线药物外，SSRIs、SSNRIs和其他作用机制的新型抗抑郁药均可作为一线抗抑郁药。常用的抗抑郁药及剂量范围见表22-3。

表 22-3 常用抗抑郁药物的分类和剂量范围

分类	药名	剂量范围（mg/d）
选择性5-羟色胺再摄取抑制剂（SSRIs）	氟西汀（fluoxetine）	20～60
	帕罗西汀（paroxetine）	20～60
	舍曲林（sertraline）	50～200
	氟伏沙明（fluvoxamine）	100～300
	西酞普兰（citalopram）	20～60
	艾司西酞普兰（escitalopram）	10～20
	维拉唑酮（vilazodone）	40

续表

分类	药名	剂量范围（mg/d）
选择性 5-HT 和去甲肾上腺素再摄取抑制剂（SSNRIs）	文拉法辛（venlafaxine）	75～375
	度洛西汀（duloxetine）	60～120
	米那普仑（milnacipran）	50～100
	托鲁地文拉法辛（toludesvenlafaxine）	80～160
5-HT 拮抗剂和再摄取抑制剂（SARIs）	曲唑酮（trazodone）	150～600
	伏硫西汀（vortioxetine）	5～20
去甲肾上腺素和多巴胺再摄取抑制剂（NDRIs）	安非他酮（bupropion）	300～450
选择性去甲肾上腺素再摄取抑制剂（SNRIs）	瑞波西汀（reboxetine）	8～12
去甲肾上腺素能及特异性 5-HT 能抗抑郁药（NaSSA）	米氮平（mirtazapine）	15～45
α₂ 肾上腺素受体拮抗剂	米安色林（mianserin）	30～90
褪黑素能抗抑郁药	阿戈美拉汀（agomelatine）	25～50
NMDA 受体激动剂	艾司氯胺酮（esketamine）	56～84*
三环和四环类抗抑郁药（TCAs）	丙咪嗪（imipramine）	150～250
	氯米帕明（clomipramine）	150～250
	阿米替林（amitriptyline）	150～250
	多塞平（doxepin）	150～250
	马普替林（maprotiline）	100～225
单胺氧化酶抑制剂（MAOIs）	吗氯贝胺（moclobemide）	300～600

* 艾司氯胺酮鼻喷剂起始剂量为 84 mg 每周 2 次，根据耐受性可减量至 56 mg 每周 2 次。

（三）药物相互作用

抗抑郁药可抑制肝细胞色素 P450 同工酶的代谢，因而可使由这些酶代谢的其他药物（如抗精神病药、TCAs 等）的血浓度升高，导致不良反应的发生或加重。抗抑郁药对 P450 酶的抑制作用见表 22-4。

表 22-4　抗抑郁药对细胞色素 P450 酶的抑制作用

	1A2	2C9	2C19	2D6	3A4
氟西汀	++	+	++	+++	+
帕罗西汀	+	+	+	+++	+
舍曲林	+	+	++	++	++
氟伏沙明	+++	++	++	+	++
西酞普兰	+		+	+	
艾司西酞普兰				++	
文拉法辛				+	+
度洛西汀				++	
安非他酮				+++	
米氮平	+				+
丙米嗪	+		+	+	+
阿米替林	+	+			

+++= 强抑制，++= 中度抑制，+= 弱抑制。

二、新型抗抑郁药

（一）选择性 5-HT 再摄取抑制剂（SSRIs）

20 世纪 80 年代以来，以氟西汀为代表的 SSRIs 的问世使重性抑郁障碍的治疗有了突破性进展。陆续开发并用于临床的 SSRIs，是近年广泛使用的新型抗抑郁药，代表药物有氟西汀（fluoxetine）、帕罗西汀（paroxetine）、舍曲林（sertraline）、氟伏沙明（fluvoxamine）、西酞普兰（citalopram）以及艾司西酞普兰（escitalopram）。

1. 作用机制　SSRIs 主要药理作用是选择性抑制 5-HT 再摄取，使突触间隙 5-HT 含量升高而发挥抗抑郁效果。因该类药物对 5-HT 的选择性高，对 H_1、NE、M_1 受体递质影响小，具有疗效好、毒副反应小、耐受性好、服用方便、口服易吸收、不受食物影响、半衰期长及患者依从性较好等优点，成为目前治疗重性抑郁障碍和焦虑障碍的一线药物。

2. 临床应用

（1）适应证：SSRIs 可用于治疗各种类型和不同严重程度的抑郁障碍、焦虑障碍、强迫障碍、进食障碍、躯体形式障碍和应激相关障碍。适合体弱、伴躯体疾病的患者或青少年、老年人以及对 TCAs 不能耐受的患者。对伴有焦虑的抑郁症患者疗效优于 TCAs，且更为安全。通过维持治疗，有预防恶化、复发的作用。一种 SSRIs 对患者无效时，换用另一种可能有效。SSRIs 之间可直接换用，无需药物清洗。

（2）禁忌证：禁用于对 SSRIs 类过敏以及严重心、肝、肾病患者。禁止与 MAOIs、氯米帕明等合用；原服用 SSRIs，需换用 MAOIs 时，至少应停用 SSRIs 两周以上（氟西汀需停药 5 周以上），以免出现 5-HT 综合征。与 TCAs、酚噻嗪类和 I 型抗心律失常药等合用，应谨慎。

（3）SSRIs 类药物的各自特点：氟西汀于 1988 年获美国 FDA 批准治疗重性抑郁障碍，是第一个 SSRIs。有一定的精神振奋作用，可显著改善重性抑郁障碍患者的精神运动性抑制和无力、疲乏。还可用于强迫障碍、恐惧症等的治疗。一般不会引起体重增加，能有效治疗神经性贪食和暴食发作。氟西汀起效较慢，不适用于严重抑郁障碍患者。

帕罗西汀在 SSRIs 中选择性抑制 5-HT 再摄取的能力最强，起效快，耐受性好，对严重抑郁障碍以及其他抗抑郁药治疗无明显疗效的患者仍有效。有 SSRIs 撤药症状的患者应避免使用帕罗西汀。帕罗西汀对焦虑症状也有明显作用。FDA 已批准用于广泛性焦虑障碍、惊恐障碍、社交焦虑症、强迫障碍、创伤后应激障碍等疾病的治疗。

舍曲林是处方量最大的抗抑郁药，其选择性抑制 5-HT 再摄取强度为氟西汀的 5 倍，还可较强地增加 DA 的释放，对突触后膜 5-HT 受体和肾上腺素受体均无影响，因此它较少引起帕金森综合征、泌乳素增加、疲乏和体重增加，对不稳定性心绞痛或近期心肌梗死的抑郁患者的心脏功能无不良影响。对抑郁障碍和强迫障碍疗效肯定，是第一个获准用于治疗儿童青少年情感障碍的 SSRIs，特别适用于女性患者、产后抑郁障碍和老年抑郁障碍。

氟伏沙明为 SSRIs 中阻断 5-HT 再摄取作用最弱的药物，作用温和，通常需较高剂量才能起效，超剂量时相对安全。适用于各种类型的抑郁障碍与强迫障碍，也可用于社交焦虑障碍、惊恐障碍等的治疗。不良反应常见的有恶心、困倦、口干、便秘、震颤、运动减少等。氟伏沙明在 SSRIs 中引起性功能障碍较少。

西酞普兰与其他几种 SSRIs 相比，具有选择性更高、对其他神经递质及其受体以及认知功能与精神运动性行为的影响更小的特点，故常用于老年患者。由于西酞普兰是对肝 CYP450 酶影响最小的 SSRIs，几乎没有药物配伍禁忌，故适用于躯体疾病伴发抑郁症需合用多种药物者。对于有自杀倾向的患者，西酞普兰比其他 SSRIs 过量致死的可能性更大，故不宜应用。

艾司西酞普兰为西酞普兰的左旋异构体，对 5-HT 的再摄取抑制具有高度选择性，其有效成分 S 西酞普兰不仅可以结合于突触前膜 5-HT 转运蛋白的本位点，同时可以结合异构位点，通过异构位点的结合加强其与基本位点的结合作用，从而更有效地抑制突触间隙 5-HT 的回吸收，更高效率地发挥抗抑郁作用。另外，艾司西酞普兰对 NE 和 DA 受体的活性具有较低的抑制作用。临床起效较快，用于重性抑郁障碍和广泛性焦虑障碍的治疗。

维拉唑酮的选择性 5-HT 再摄取抑制作用是重要机制，同时是一种 5-HT$_{1A}$ 受体部分激动剂。维拉唑酮与食物同时服用可提高生物利用度，否则可能导致药物浓度不足，并且有效性可能会降低。肝同工酶 CYP3A4 是主要的代谢酶，其次还有 CYP2C19 和 CYP2D6。除 CYP2C8 以外，维拉唑酮对其他底物无抑制或诱导作用，对 CYP2C19 同工酶可能有轻微的诱导作用。服药剂量不随患者的年龄调整。轻度或中度肝功能损伤不影响给药剂量，尚未在严重肝功能损害患者中进行维拉唑酮相关研究。轻度、中度或重度肾功能损害患者无需调整剂量。维拉唑酮常见不良反应包括腹泻、恶心、呕吐和失眠。

3. 不良反应与处理 药物的不良反应与药理作用有关。药物作用的靶点多，其不良反应也相对多一些。SSRIs 阻滞 5-HT 重摄取具有较高的选择性，对其他递质、受体影响较小，因此不良反应较 TCAs 及 MAOIs 少而轻。SSRIs 常见的不良反应为上述的中枢神经系统与消化道 5-HT 能兴奋的症状，严重者可出现 5-HT 综合征。部分患者可有性功能障碍（阳痿、射精延缓、性感缺失等）与撤药综合征，而抗胆碱能与心血管不良反应较少见，且即使出现，程度也较轻。罕见的有血象改变以及低钠血症。

对于较轻的不良反应，一般患者可在短期内逐渐适应，不必停药或合并其他药物。对于中等程度的不良反应，可酌情减量、对症处理或换用其他药物。对于严重或罕见的不良反应，需及时停药或进行对症处理。如患者出现精神状态和行为的改变、运动系统功能的改变以及自主神经功能紊乱等 5-HT 综合征的症状、体征时，需减药或停药，严重者在停药的同时，应进行补液、物理降温、抗感染等治疗。

（二）选择性 5-HT 及 NE 再摄取抑制剂（SNRIs）

SNRIs 同时阻断 5-HT 和 NE 再摄取蛋白发挥治疗作用，也称为双通道阻滞剂，其临床优势主要基于作用于两种单胺类递质的抗抑郁作用大于作用于其中任何一种单胺类递质的理论。SNRIs 药物有文拉法辛（venlafaxine）、度洛西汀（duloxetine）、米那普仑（milnacipran）和托鲁地文拉法辛（toludesvenlafaxine）。

1. 作用机制 SNRIs 作用机制为相对单纯地抑制突触前膜对 NE 和 5-HT 的再摄取，还有轻度的 DA 再摄取抑制作用。药物不同剂量对三种神经递质再摄取的抑制作用不同。低剂量时以抑制 DA 再摄取为主，兼有轻度的 5-HT 再摄取抑制作用。中等剂量时以抑制 5-HT 和 NE 再摄取作用为主，高剂量时则以抑制 NE 再摄取作用最强。还有轻微的 M$_1$、H$_1$、α$_1$ 受体阻断作用。TCAs 也抑制突触前膜对 NE 和 5-HT 的重摄取，但不具有选择性，SNRIs 与之不同。

2. 临床应用

（1）适应证：主要用于治疗抑郁障碍、广泛性焦虑障碍和社交焦虑障碍等，同时对伴焦虑症状、躯体症状、疼痛症状的抑郁障碍效果较好，也对纤维肌痛症、慢性疼痛和偏头疼等有效。对于其他精神障碍可能也有效，包括惊恐障碍、创伤后应激障碍、经前期烦躁综合征和强迫障碍等。SNRIs 具有良好的疗效和较高的临床治愈率。

（2）禁忌证：此类药物应禁止与 MAOIs 合用，禁用于活动性窄角性青光眼。严重肝、肾疾病、高血压、癫痫患者慎用。

（3）SNRIs 类药物的各自特点：文拉法辛主要适应证为重性抑郁障碍、难治性抑郁障碍及焦虑障碍。比其他抗抑郁药物起效更迅速，可能是文拉法辛更佳总体疗效的一个体现。文拉法辛的疗效呈现剂量依赖关系，低剂量无效的患者通常在剂量增高时可获得明显疗效。文拉法辛起效较快，安全性好，不良反应少，常见不良反应有恶心、口干、出汗、乏力，中至高剂量时血压升高较为常见。

度洛西汀既可用于重性抑郁障碍的治疗，也可用于糖尿病引起的神经性疼痛、纤维肌痛的治疗，并可用于张力性尿失禁的治疗。度洛西汀治疗急性或慢性抑郁障碍安全、有效，耐受性较好，还能缓解其他躯体症状，如肌肉疼痛、腹痛及头痛等。常见不良反应为恶心、口干、便秘、食欲低下、疲劳、瞌睡和出汗增多等。

米那普仑特异性抑制 5-HT 和 NE 再摄取，对两者的抑制作用相似，对 DA 的再摄取没有影响。米那普仑对抑郁症的急性期和维持期治疗均有较好疗效，100 mg/d 是最佳有效剂量。还可以治疗脑卒中后抑郁、脑外伤后抑郁以及慢性疼痛。米那普仑与不饱和血浆蛋白结合率低，不通过任何一种肝 CYP450 酶代谢，药物相互作用少。对 α_1、M_1、H_1 受体均无亲和力，避免了抗胆碱能不良反应，镇静、疲乏等不良反应不明显。

托鲁地文拉法辛是一种化学结构和文拉法辛相似的新的化学实体，以酯键连接托鲁基取代文拉法辛分子中的甲氧基。与文拉法辛相比，托鲁地文拉法辛亲脂性更强，有助于快速通过血脑屏障，对 DA 转运体的亲和力更强。临床前研究显示 80 mg 即可抑制 5-HT、NE 和 DA 三种转运体的再摄取功能。盐酸托鲁地文拉法辛不通过 CYP 同工酶代谢，体外代谢稳定性试验表明其在人肝 S9 和人肠 S9 中发生酯水解代谢。托鲁地文拉法辛缓释片的安全性和耐受性良好，常见的不良反应为恶心、头晕、口干、困倦和头痛。

3. 不良反应与处理　在安全性和耐受性方面，SNRIs 明显优于 TCAs，与 SSRIs 几乎相近。与 SSRIs 相比，至少在治疗早期，会出现一些不良反应，包括高血压、出汗和恶心等。恶心、口干、眩晕、头痛、嗜睡、失眠、便秘和疲劳较常见。大部分不良反应是暂时的，通常发生在治疗开始的几天，不久可消失。其他不良反应包括性功能障碍、体重变化、排尿困难等。高剂量的不良反应较低剂量增加。另外快速撤药或中断治疗可能导致撤药症状，包括头晕、口干、失眠、恶心和感觉紊乱等。

（三）去甲肾上腺素能及特异性 5-HT 能抗抑郁药（NaSSAs）

NaSSAs 对突触后 5-HT$_2$ 受体、5-HT$_3$ 受体和突触前 5-HT$_{1B}$、α_2 自受体或异质性受体有拮抗作用，同时对背侧缝际核和蓝斑神经元胞体 - 树突 5-HT$_{1B}$、α_2 自受体或异质性受体具有拮抗作用。对 5-HT$_2$ 和 5-HT$_3$ 受体拮抗可以增强 5-HT$_{1A}$ 受体的神经传递。对 H$_1$ 受体亲和力高，有镇静作用，对 M$_1$ 受体的亲和力低，抗胆碱能作用小。代表药物为米氮平（mirtazapine），适用于各种抑郁障碍的治疗，特别是伴有激越、睡眠障碍和明显焦虑症状的重性抑郁障碍患者。不宜与乙醇、苯二氮䓬类药物和其他抗抑郁药合用，禁止与 MAOIs 合用。严重心、肝、肾功能障碍及白细胞计数偏低的患者慎用。常见不良反应为镇静、困倦、头晕、疲乏、食欲和体重增加。恶心、腹泻和性功能障碍在米氮平治疗中很少发生。

米安色林（mianserine）药理作用主要是拮抗突触前肾上腺素受体，以增加 NE 和 5-HT 的传递。还对 5-HT$_2$ 和 H$_1$ 受体具有阻断作用。因此，除抗抑郁作用外，还有较强的镇静和抗焦虑作用，胃肠道反应小，对性功能影响较小，且较少引起体重增加。

（四）选择性 NE 再摄取抑制剂（NRIs）

尽管四环类药物马普替林对突触前膜 NE 重摄取抑制作用也很强，但对其他受体也有作用，故不能称为选择性 NE 再摄取抑制剂。瑞波西汀是第一个完全意义上的 NRIs。对 5-HT 影响轻微，仅有弱的抗胆碱活性，对中枢神经系统其他受体几乎无亲和力。适用于不典型抑郁、伴躯体疼痛的重性抑郁障碍、季节性情感障碍、伴帕金森病的抑郁和卒中后阻滞性抑郁等，对焦虑障碍也有一定的疗效。对 SSRIs 疗效欠佳的抑郁症患者，联合使用瑞波西汀后抑郁症状可能会得到进一步改善。推荐剂量为 8 ～ 12mg/d，分 2 次服用，2 ～ 3 周逐渐起效。有肝、肾功能障碍及老年患者，宜减半使用。常见的不良反应有焦虑、失眠、头痛、心动过速、多汗、勃起困难、早泄、静坐不能、眩晕、体位性低血压和中度抗胆碱能效应等。多数不良反应为轻至中度，与药物剂量、年龄和性别没有明显的相关，且较少出现精神运动和认知功能的改变。

（五）5-HT 受体拮抗和再摄取抑制剂（SARIs）

SARIs 药理机制相对较为复杂，对 5-HT 系统既有激动作用又有拮抗作用。拮抗 5-HT$_{2A}$ 受体，从而兴奋其他受体，特别是 5-HT$_{1A}$ 受体对 5-HT 的反应，同时抑制突触前膜对 5-HT 的再摄取而发挥抗抑郁作用。有相对强的 H$_1$、α$_2$ 受体拮抗作用。代表药物有曲唑酮（trazodone）和奈法唑酮（nefazodone）。曲唑酮不但有抗抑郁作用，而且具有抗焦虑作用、镇静催眠作用，α$_2$ 受体拮抗作用可导致直立性低血压和阴茎异常勃起，有时与 SSRIs 类药物合用，可改善 SSRIs 对性功能的影响。可用于各种轻、中度抑郁障碍的治疗，特别是伴有失眠、焦虑、性功能障碍的患者，对重度抑郁的效果稍差。常见不良反应为头疼、过度镇静作用、直立性低血压、口干、恶心、呕吐、无力，少数可能引起阴茎异常勃起。

奈法唑酮是针对曲唑酮的镇静和直立性低血压等副作用而开发的新型 SARIs 药物，是曲唑酮的同族化合物。奈法唑酮也用于治疗各种轻、中度抑郁障碍，尤其适用于伴有焦虑、迟滞或睡眠障碍的抑郁障碍患者，疗效与丙米嗪相当。常见不良反应有头晕、乏力、恶心、口干、便秘、嗜睡等，很少出现直立性低血压。但由于其致命性肝损害问题，已在多国退市。

伏硫西汀（vortioxetine）通过两种不同的作用模式，即抑制 5-HT 转运体的再摄取和调节 5-HT 受体，后者包括拮抗 5-HT$_3$、拮抗 5-HT$_7$、拮抗 5-HT$_{1D}$、部分激动 5-HT$_{1B}$、激动 5-HT$_{1A}$，发挥抗抑郁疗效。可改善抑郁及相关认知症状，有助于减少与 5-HT 能再摄取抑制相关的恶心、呕吐、失眠、性功能障碍等副作用，且对老年患者有效。与安非他酮合用时应关注恶心、腹泻及头痛的风险。肾功能损害者无需调整剂量，轻中度肝功能损害者也无需调整剂量，严重肝功能损害者应用证据不足。

（六）去甲肾上腺素和多巴胺再摄取抑制剂（NDRIs）

NDRIs 的代表药物是安非他酮（bupropion），具有 NE 和 DA 再摄取抑制作用，无明显的 5-HT 再摄取抑制作用，又具有激动 DA 的特性，长期大剂量服用可使 β 肾上腺素受体下调。疗效似乎与 SSRIs 相当，无诱发躁狂的倾向，主要适应证是抑郁障碍和戒烟，同时对多种类型的抑郁障碍均有效，适用于双相抑郁、迟滞性抑郁、睡眠过多，可用于认知缓慢或假性痴呆及对 5-HT 能药物无效或不能耐受者，还可用于注意缺陷障碍、兴奋剂的戒断和渴求，可能对肥胖也有效。常见的不良反应有坐立不安、失眠、头痛、恶心和出汗。有诱发癫痫的报道，与剂量相关，低于 450 mg/d 时，癫痫发作的风险很低。少见而严重的不良反应包括急性谵妄、紧张症和类帕金森综合征。安非他酮耐受性较好，缓释剂型的不良反应明显减少，导致性功能障碍的发生率低（可缓解部分性功能障碍），镇静作用较弱，很少有体重增加和戒断症状发生。

（七）褪黑素受体激动剂

阿戈美拉汀（agomelatine）是一种褪黑素类似物，既是褪黑素受体激动剂，也是 5-HT$_{2C}$ 受体拮抗剂。单纯的 5-HT$_{2C}$ 受体阻断剂并无抗抑郁作用。阿戈美拉汀是世界上第一个褪黑素受体激动剂抗抑郁药，作用机制完全不同，是抗抑郁治疗领域的一个新突破。在缓解抑郁核心症状的同时，显著改善患者睡眠质量，提高晨间觉醒状态。阿戈美拉汀抗抑郁的机制可能与增加海马部位神经元的可塑性及神经元增生有关，可增加海马腹侧齿状回细胞增生及神经元再生，而这一部位与情绪反应有关。阿戈美拉汀具有抗抑郁、抗焦虑及调整睡眠周期循环节律的作用，且很少造成宿睡、白天困倦等。阿戈美拉汀推荐剂量为 25 mg，每日 1 次，睡前口服。如果治疗 2 周后症状没有改善，可增加剂量至 50 mg 每日 1 次，睡前服用。独特的作用机制使得阿戈美拉汀在迅速有效的发挥抗抑郁疗效的同时，最大限度地避免了药物副作用的发生，如很少出现体重改变、性功能障碍、撤药综合征等，安全性显著优于 SSRIs 和 SNRIs 类药物。不良反应较少，常见的不良反应有头痛、恶心和乏力等，胃肠道副作用较轻。

（八）NMDA 受体激动剂

氯胺酮（ketamine）在临床上广泛用于麻醉与镇痛，亚麻醉剂量的氯胺酮对难治性抑郁症患者具有快速的抗抑郁作用。氯胺酮是一种非竞争性 NMDA 受体拮抗剂，是等比例的 S 对映体和 R 对映体的外消旋混合物。艾司氯胺酮（esketamine）是外消旋氯胺酮的 S 对映体。其可能通过阻断突触前 NMDA 受体、激活和上调突触后 AMPA 受体来发挥快速的抗抑郁作用；也通过参与酪氨酸受体激酶 B（TrkB）信号通路，来增加海马等脑区 BDNF 的表达，从而促进神经元发育存活和突触可塑性；还通过激活雷帕霉素靶蛋白（mTOR）信号通路，增加前额叶皮质突触棘的密度作用而起到抗抑郁效果。此外，还可能通过抑制糖原合成酶激酶 -3（GSK-3）达到快速抗抑郁的作用。

艾司氯胺酮鼻喷雾剂（0.2 ml：28 mg，2 喷，每喷含 14 mg）与口服抗抑郁药联合，用于缓解伴有急性自杀意念或行为的成人抑郁症患者的抑郁症状以及成人难治性抑郁症。2023 年 4 月在中国获批"对治疗伴有急性自杀意念或行为的成人抑郁症患者的抑郁症状"，推荐剂量为 84 mg，每周 2 次，持续给药 4 周。根据耐受性，剂量可减少至 56 mg，每周 2 次。在美国、欧盟等其他国家和地区，也同时获批用于治疗成人难治性抑郁症。包括诱导治疗期和维持治疗期，应根据疗效和耐受性进行剂量调整。诱导治疗期，在第 1 ~ 4 周每周给药 2 次，第 1 天起始剂量 56 mg，后续剂量 56 mg 或 84 mg；维持治疗期，在第 5 ~ 8 周每周给药 1 次，剂量为 56 mg 或 84 mg，第 9 周及之后，每 2 周给药 1 次或每周给药 1 次，剂量为 56 mg 或 84 mg。

艾司氯胺酮鼻喷雾剂仅限在医疗机构内使用，必须在医务人员的直接监督下进行给药。治疗包括在监督下进行本品鼻腔内给药和给药后观察。主要副作用包括分离症状、头晕、恶心、镇静、头痛、味觉障碍、感觉减退、眩晕、焦虑、血压升高和呕吐。大多数不良反应为轻度或中度，在给药当天给药后报告，并在当天消退。在所有推荐剂量下，艾司氯胺酮鼻喷雾剂均引起收缩压和（或）舒张压（血压）升高。给药后约 40 min 血压升高达峰值，持续约 1 ~ 2 h，故禁止用于血压或颅内压升高可导致严重风险的患者（例如动脉瘤性血管疾病、动静脉畸形、脑内出血史）。

知识拓展

别孕烯醇酮

别孕烯醇酮（brexanolone 或 allopregnanolone）于 2019 年通过美国优先审评程序，获批作为治疗产后抑郁症的突破性疗法，适应证为产后抑郁（postpartum depression，PPD）。该药是一种正向调节 GABAA 受体的神经类固醇，也是乙酰胆碱 N 受体的负变构调节剂，可能对 5-HT$_3$ 也有作用。与氯胺酮一样，该药在治疗有效患者中起效迅速，通常在 2 ~ 3 天内。该药 30 μg/(kg·h) 起始，连续静脉滴注 60 h，在此期间缓慢增加剂量，剂量范围在 30 ~ 90 μg/(kg·h)。临床试验显示别孕烯醇酮具有良好的安全性，严重不良事件发生率较低。最常见的不良反应是头痛、头晕、嗜睡，可能会有口干、脸红、潮热等不适，通常不会改变患者的 QT 间期。有个例出现窦性心动过速、意识改变和昏厥、自杀意念和故意过量服药。药品说明书对于过量镇静或突然意识丧失给出特别的黑框警告，需重视。

三、传统抗抑郁药

（一）三环类抗抑郁药（TCAs）

TCAs 是一类经典的抗抑郁剂，其中丙米嗪是最早发现的具有抗抑郁作用的化合物。TCAs 由于强大的抗胆碱能不良反应和心血管相关不良反应较多，使用日趋减少，已逐渐被新型抗抑郁药取代。

1. 作用机制 早期研究认为，TCAs 阻断了 NE 能和 5-HT 能神经末梢对 NE 和 5-HT 的再摄取，以增加突触间隙单胺类递质的浓度，临床上表现为抑郁症状改善。不同的抗抑郁药阻滞 NE 和 5-HT 再摄取的作用是不同的。

除了阻滞 NE 和 5-HT 再摄取起到治疗作用外，三环类抗抑郁药和传统抗精神病药一样也具有 M_1、α_1 和 H_1 受体阻断作用，临床应用中导致口干、便秘、视物模糊、头晕、直立性低血压、镇静、嗜睡和体重增加等副作用。三环类抗抑郁药的心脏、肝毒性作用较常见。

2. 临床应用

（1）适应证：适用于治疗各类以抑郁症状为主的精神障碍。还可以用于治疗焦虑障碍、强迫障碍、惊恐发作、恐惧症等。小剂量丙米嗪可用于治疗儿童遗尿症。对精神分裂症患者伴有的抑郁症状，治疗宜谨慎，TCAs 有可能引起或恶化精神病性症状。

（2）禁忌证：严重心、肝、肾疾患，粒细胞减少，青光眼，前列腺肥大，妊娠前 3 个月禁用。癫痫患者和老年人慎用。

（3）药物的选择：丙米嗪镇静作用弱，适用于迟滞性抑郁，还可治疗儿童遗尿症。氯米帕明既能改善抑郁，也是治疗强迫症的有效药物。阿米替林镇静和抗焦虑作用较强，适用于激越性抑郁。多塞平抗抑郁作用相对较弱，但镇静和抗焦虑作用较强，常用于治疗心境恶劣和慢性疼痛等。多塞平的抗胆碱和心血管副作用相对较少。

（4）用法和剂量：和抗精神病药一样，从小剂量开始，并根据疗效和耐受情况，用 1 ~ 2 周的时间逐渐增加到最低有效剂量。服用抗抑郁药以后，患者的睡眠可较快得到改善，但抗抑郁疗效需 2 ~ 3 周出现。例如，丙米嗪应以 25 ~ 75 mg/d 开始治疗，每日增加 25 mg，直到日剂量达到 200 mg 左右。在决定进一步加大剂量前，应维持这一剂量至少 1 周。如果患者疗效不佳，应在下一周把剂量增加到 250 ~ 300 mg/d。如果仍没有进一步改善，查血药浓度和心电图基础上调整剂量。由于三环类抗抑郁药在体内的半衰期长，一般可以每日 1 次睡前服或以睡前剂量为主方式给药。这样可以避免白天过度镇静和抗胆碱能副作用。

经过急性期治疗，抑郁症状已缓解，此时应以有效治疗剂量继续巩固治疗 6 个月。随后进入维持治疗阶段。维持剂量通常低于有效治疗剂量，可视病情及副作用情况逐渐减少剂量，一般维持 6 个月或更长时间。最终，缓慢减量，逐步停药。反复、频繁发作者应长期维持，起到预防复发作用。

3. 不良反应与处理

（1）抗胆碱能不良反应：是 TCAs 治疗中最常见的副作用，出现时间早于显效时间。表现为口干、便秘、视物模糊等。严重者可出现尿潴留、肠麻痹。处理：原则上应减少抗抑郁药的剂量，必要时加拟胆碱能药对抗副作用。

（2）中枢神经系统不良反应：多数 TCAs 具有镇静作用，与阻断组胺受体有关，过度镇静时可适当减小剂量、睡前服用或更换药物。发生震颤时可减小剂量，或换用抗抑郁药，或给予 β 受体阻滞剂治疗。TCAs 可诱发癫痫，特别是在癫痫患者或有癫痫病史的患者。剂量宜小，缓慢加药，或适当合并抗癫痫药。TCAs 导致的药源性意识模糊或谵妄，老年患者中易出现，并且与血药浓度密切相关。TCAs 还可诱发脑电图异常、睡前幻觉、精神病性症状及躁狂等。

（3）心血管系统不良反应：较常见，α 受体的阻断可发生直立性低血压、心动过速、头晕等，老年人和患有充血性心力衰竭的患者更多见。TCAs 的奎尼丁样作用可引起心律失常。TCAs 还可以引起 P-R、QRS 间期和 Q-Tc 时间延长，引起危险的Ⅱ度和Ⅲ度传导阻滞，因而不可用于具有心脏传导阻滞的患者。可引起心电图 T 波、S-T 段改变。

（4）性功能障碍：重性抑郁障碍疾病本身和抗抑郁药均可以引起性功能障碍，应详细询问病史进行鉴别。与 TCAs 有关的性功能障碍包括阳痿、射精障碍、性兴趣和性快感降低。性功能障碍会随抑郁症的好转和药物的减少而改善。

（5）其他不良反应：TCAs 可导致体重增加、外周性水肿、皮疹、偶发粒细胞缺乏等。

（6）过量中毒：过量 TCAs 可发生严重的毒性反应，危及生命。致死率高，一次吞服丙米嗪 1.25 g 即可致死。临床表现为昏迷、癫痫发作、心律失常三联征。还可有高热、低血压、肠麻痹、瞳孔扩大、呼吸抑制、心脏骤停等表现。处理：使用毒扁豆碱缓解抗胆碱能作用，每 0.5 ~ 1 h 重复给药 1 ~ 2 mg。及时洗胃、输液，积极处理心律失常、控制癫痫发作。由于 TCAs 的抗胆碱能作用使胃内容物排空延迟，即使过量服用后数小时，仍应积极采取洗胃措施。积极给予其他对症治疗，包括保持呼吸道通畅、吸氧、保温、预防感染、补液、纠正低血压等。

4. 药物相互作用　某些药物对 TCAs 的血药浓度有影响。如卡马西平、酒精、吸烟、口服避孕药、苯妥英、苯巴比妥可诱导药物代谢酶，增加 TCAs 代谢，使其血浆浓度下降。而 SSRIs、西咪替丁、哌甲酯、氯丙嗪、氟哌啶醇、甲状腺素、雌激素、奎宁等可抑制药物代谢酶，使其血浆浓度增高。T_3 可以减少 TCAs 与血浆蛋白的结合，使血液中游离 TCAs 增加。甲状腺素水平的增高还可增加神经组织对 TCAs 的敏感性。西咪替丁和 β 受体阻滞剂还可以通过减少肝血流，使 TCAs 的代谢减慢。

TCAs 对其他药物的影响表现为：拮抗胍乙啶（guanethidine）、可乐定（clonidine）抗高血压作用，加重乙醇、苯二氮䓬类药等的中枢神经抑制，与拟交感药合用导致高血压、癫痫发作，增强抗胆碱能药、抗精神病药的抗胆碱副作用，促进单胺氧化酶抑制剂的中枢神经毒性等作用。

（二）单胺氧化酶抑制剂（MAOIs）

MAOIs 主要分为两类，一类称为不可逆性 MAOIs，即以肼类化合物及反苯环丙胺为代表的老一代 MAOIs；另一类为新一代可逆性 MAOIs，以吗氯贝胺为代表。

MAOIs 主要通过抑制 DA、5-HT、NE 的代谢酶，使单胺类神经递质的浓度升高。单胺氧化酶有单胺氧化酶 A（monoamine oxidase A，MAO-A）和 B（MAO-B）两种亚型，主要生理作用是催化神经递质的氧化和异生物胺的脱酰胺作用。第一代 MAOIs 是上述两种酶的非选择性且不可逆的阻断剂，因肝损害和高血压危象等不良反应退出市场。第二代 MAOIs 是上述两种酶的选择性、可逆性阻断剂，更为短效，代表药物有吗氯贝胺（moclobemide）和托洛沙酮（toloxatone）。

吗氯贝胺有口服吸收迅速、达峰时间快（1 ~ 2 h）、不受食物酪胺的影响、抑酶作用快、停药后酶活性恢复快、无抗胆碱能作用和心脏毒性、很少引起体重增加等特点，主要用于轻型或其他药物治疗无效的抑郁症，对重度抑郁的疗效不如 TCAs。常用剂量为 300 ～ 450 mg/d，分 2 ～ 3 次服用。从第 2 周起，逐渐增加剂量，最大可达到 600 mg/d。常见不良反应有头疼、头晕、恶心、口干、便秘、失眠等，少数患者出现血压降低。与奶酪、啤酒等酪胺含量高的食物同服可能引起高血压。

　　MAOIs 常见的副作用有头痛、恶心、失眠，对心律和血压没有影响。老一代 MAOIs 中毒性肝损害多见，同时与许多药物及食物有相互作用，容易产生高血压危象。使用时应避免摄入富含酪胺的食物，如奶酪、面包、动物内脏、腌制的鱼肉以及某些葡萄酒和啤酒。MAOIs 不宜与其他抗抑郁剂（特别是 SSRIs）和麻醉品合用，否则有可能引起致死性 5-HT 综合征。

四、其他抗抑郁药

（一）治疗抑郁的植物药或中成药

　　植物提取物抗抑郁药是指从植物（贯叶连翘、圣约翰草）中提取的天然药物路优泰（neurostan），是国际上第一个用于抗抑郁的天然植物药，是一种多组分药物，含有贯叶金丝桃素、金丝桃素、黄酮等活性成分，对 5-HT、NE、DA 的再摄取有抑制作用，不良反应少，适用轻度抑郁症，剂量为每次 300 mg，3/d。

（二）复合抗抑郁药

　　1. 氟哌噻吨美利曲辛（flupentixol and melitracen）　一种氟哌噻吨和美利曲辛组成的复方制剂，每片含氟哌噻吨 0.5 mg 和美利曲辛 10 mg。氟哌噻吨作用于突触前膜 DA 自身调节受体，促进 DA 的合成和释放，使突触间隙 DA 含量增加；美利曲辛抑制突触前膜对 NE 和 5-HT 的再摄取，使突触间隙 NE 和 5-HT 含量增加。临床主要用于轻度的焦虑、抑郁。对神经衰弱、轻中度抑郁症、焦虑症、自主神经功能紊乱、焦虑抑郁状态、多种顽固性和慢性疼痛，如偏头痛、紧张性头痛（肌源性头痛）、三叉神经痛、幻肢痛等均有一定疗效。

　　2. 奥氟合剂（OFC）　奥氟合剂的有效成分是抗精神病药奥氮平和抗抑郁药氟西汀，剂量范围初始 6 ～ 25 mg/d，最大 12 ～ 50 mg/d。既可以治疗抑郁，又是心境稳定剂，FDA 批准用于双相抑郁和难治性单相抑郁。体重增加和代谢副作用是奥氟合剂重要的不良反应。

（薄奇静　王传跃）

第四节　心境稳定剂

　　心境稳定剂（mood stabilizier）又称情感稳定剂（affect stabilizier）、抗躁狂药（antimanic drugs），是治疗躁狂以及预防躁狂或抑郁复发的药物。主要包括锂盐和一些抗癫痫药，如丙戊酸盐、卡马西平、拉莫三嗪、加巴喷丁等。此外，部分第二代抗精神病药也具有心境稳定剂的作用，对躁狂发作和双相障碍也有一定疗效。

一、锂盐

　　碳酸锂（lithium carbonate）是经典的心境稳定剂，也最常用。

（一）作用机制

锂通过抑制肌醇单磷酸酶和糖原合成酶激酶，起到肌醇耗竭和 Wnt 信号激活作用，进而降低蛋白激酶 C 的活动，再经第二信使系统的 G 蛋白偶联，影响脑内主要神经递质系统，如谷氨酸全面减少、γ- 氨基丁酸水平恢复正常、去甲肾上腺素和 5- 羟色胺功能提高。锂还拮抗 $5-HT_{1A}$ 和 $5-HT_{1B}$ 自身受体，增强 5-HT 释放。此外，锂可使控制昼夜节律的下丘脑振子再同步，从而改善睡眠觉醒节律的紊乱。

（二）临床应用

1. 适应证　碳酸锂的主要适应证是躁狂发作，它是目前治疗躁狂发作的首选药物，对躁狂发作和双相障碍的躁狂或抑郁发作还有预防复发的作用。分裂情感障碍也可用锂盐治疗。对精神分裂症伴有情绪症状和兴奋躁动者，可以作为抗精神病药治疗的增效药物。

2. 禁忌证　急慢性肾炎、肾功能不全、严重心血管疾病、重症肌无力、妊娠头 3 个月以及缺钠或低盐饮食患者禁用。帕金森病、癫痫、糖尿病、甲状腺功能低下、银屑病、老年性白内障患者慎用。

3. 用法和剂量　常用碳酸锂每片 0.25 g，饭后口服给药，一般开始给 0.25 g，每日 2～3 次，逐渐增加剂量，有效剂量范围为 0.75～1.5 g/d，偶尔可达 2 g/d。或碳酸锂缓释片 0.3 g，剂量范围 0.9～1.5 g/d，分 1～2 次服用。

锂盐的中毒剂量与治疗剂量接近，有必要监测血锂浓度，可以据此调整剂量，确定有无中毒及中毒程度。锂在肾与钠竞争重吸收，缺钠或肾疾病易导致体内锂的蓄积中毒。在治疗急性病例时，血锂浓度宜为 0.8～1.2 mmol/L，超过 1.4 mmol/L 易产生中毒反应，尤其老年人和有器质性疾病患者易发生中毒。锂盐治疗一般在 7～10 天起效，如 2～3 周治疗无效，可改用抗精神病药。如治疗开始时为尽快控制急性躁狂症状，可与苯二氮䓬类药和抗精神病药联合应用。待兴奋症状控制后，应逐渐将苯二氮䓬类药和抗精神病药撤去，否则较长时间合用抗精神病药可以掩盖锂中毒的早期症状。

4. 维持治疗　锂盐的维持治疗适用于双相障碍及躁狂症的反复发作者。锂盐能减少复发次数和减轻发作的严重程度。维持治疗的时间需依具体情况而定，一般维持治疗在第二次发作缓解后给予，维持时间为保证病情稳定达到既往发作 2～3 个循环的间歇期或持续 2～3 年。维持治疗量为急性期治疗量的一半，即每日 0.5～0.75 g。保持血锂浓度约为 0.4～0.8 mmol/L。

5. 副作用　长期应用一般不产生耐受性增加和停药后戒断反应，但可能出现各种不良反应。副作用发生的频度和严重程度与患者的年龄、应用剂量、疗程等有关。剂量小、每日 1 g 以下、加量缓慢，副作用较少且轻。副作用与血锂浓度相关。一般发生在服药后 1～2 周，有的出现较晚。常饮淡盐水或给予高盐饮食，促进肾锂离子排泄，可以减少副作用，防止体内锂蓄积中毒。

根据副作用出现的时间可分为早期、后期副作用以及中毒先兆。

（1）早期副作用：无力、疲乏、思睡、手指震颤、厌食、上腹不适、恶心、呕吐、稀便、腹泻、多尿、口干等。

（2）后期副作用：由于锂盐的持续摄入，患者可出现持续多尿、烦渴、体重增加、甲状腺肿大、黏液性水肿、手指细震颤等表现。粗大震颤提示血药浓度已接近中毒水平。锂盐干扰甲状腺素的合成，女性患者可引起甲状腺功能减退。类似低钾血症的心电图改变亦可发生，但为可逆的，可能与锂盐取代心肌钾有关。

（3）锂中毒先兆：表现为呕吐和腹泻加重或再次出现、粗大震颤、抽动、呆滞、困倦、眩晕、构音不清和意识障碍等。应即刻检测血锂浓度，如血锂超过 1.4 mmol/L 时应减量。血锂浓度越高，脑电图改变越明显，因而监测脑电图有一定价值。判断锂中毒一定把临床症状与血锂浓度相结合，不可单纯依靠化验结果而忽视临床症状。如临床症状严重应立即停止锂盐治疗。

6．锂中毒及其处理　引起锂中毒的原因很多，肾锂廓清率下降、肾疾病的影响、钠摄入减少、患者自服过量、年老体弱以及血锂浓度控制的不当等。中毒症状包括：共济失调、肢体运动协调障碍、肌肉抽动、言语不清和意识模糊，重者昏迷、死亡。一旦出现毒性反应需立即停用锂盐，大量给予生理盐水或高渗钠盐加速锂的排泄，或进行人工血液透析。停药1～2天，血锂下降约为原水平的一半。但脑中浓度下降较慢，中毒症状仍可存在，在停药1～3周后锂中毒症状才可完全消失。

二、具有心境稳定作用的抗癫痫药

有数种抗癫痫药物可以作为心境稳定剂。常用的是丙戊酸盐（valproate）和卡马西平（carbamazepine）。近年开发的一些新型抗癫痫药物，如拉莫三嗪（lamotrigine）、加巴喷丁（gabapentin）、托吡酯（topiramate）、奥卡西平（oxcarbazepine）等也用于心境障碍的治疗。

（一）丙戊酸盐

常用的有丙戊酸钠（sodium valproate）和丙戊酸镁（magnesium valproate）。

1．药理作用　丙戊酸对躁狂症的疗效与锂盐相当，对混合型躁狂、快速循环型情感障碍以及锂盐治疗无效者可能疗效更好。对双相情感障碍有预防复发的作用。可用于替换对碳酸锂反应不佳或不能耐受的患者。

2．不良反应　总体来说，不良反应发生率较低。常见副作用为胃肠刺激症状以及镇静、共济失调、震颤等。转氨酶升高较多见，少数患者可出现嗜睡、震颤、共济失调、脱发等。偶见过敏性皮疹、血小板减少症或中毒性肝损害。极少数患者尤其是儿童曾出现罕见的中毒性肝炎和胰腺炎。

3．用法用量　空腹时吸收良好。丙戊酸钠片初始剂量400～600 mg/d，分2～3次服用，每隔2～3天增加200 mg，剂量范围800～1800 mg/d。丙戊酸钠缓释片起始剂量500 mg/d，分两次服用，应尽可能快地增加剂量，第三天达1000mg/d，一周末酌情加量至1500 mg/d，最大剂量不超过3000 mg/d。治疗浓度应达50～100 mg/L。

4．注意事项　白细胞减少、严重肝疾病者、孕妇禁用，肝、肾功能不全者减量使用。用药期间不宜驾车、机械操作或高空作业。本品可泌入乳汁，哺乳期妇女使用本品期间应停止哺乳，6岁以下儿童禁用，老年患者酌情减量。

（二）卡马西平

1．药理作用　对治疗急性躁狂和预防躁狂发作均有效，尤其对锂盐治疗无效的、不能耐受锂盐副作用的以及快速循环发作的躁狂患者，效果较好。卡马西平与锂盐合并应用预防双相患者复发，其疗效较锂盐与抗精神病药合用要好。

2．不良反应　卡马西平具有抗胆碱能作用，治疗期间可出现视物模糊、口干、便秘等副作用。皮疹较多见，严重者可出现剥脱性皮炎。偶可引起白细胞和血小板减少及肝损害，应监测血常规及肝功能的变化。其他尚有心脏传导阻滞、充血性心力衰竭等。

3．用法用量　口服吸收慢，初始剂量400 mg/d分2次口服，每3～5日增加200 mg，剂量范围400～1600 mg/d，血浆水平应达4～12 mg/L。剂量增加太快会导致眩晕或共济失调。突然停药可诱发癫痫，应逐渐减量停药。

4．注意事项　青光眼、前列腺肥大、糖尿病、酒精依赖者慎用，白细胞减少、骨髓抑制病史、肝、肾功能异常以及孕妇禁用。

（三）拉莫三嗪

1．药理作用　主要治疗双相快速循环型及双相抑郁发作以及预防双相抑郁的复发，也可作为难治性抑郁的增效药，对严重躁狂发作疗效不确定。

2．不良反应　不良反应主要是眩晕、头痛、复视、恶心和共济失调。10% 的拉莫三嗪治疗患者中出现药疹，包括剥脱性皮炎和中毒性表皮坏死。

3．用法用量　对于成人患者，治疗双相障碍应从小剂量开始，逐渐加量。单药治疗的目标剂量为 200 mg/d 口服，与丙戊酸盐合用时的目标剂量为 100 mg/d。

4．注意事项　合用丙戊酸盐或者超出拉莫三嗪的起始推荐剂量或加药速度过快时，药疹的风险增加。

（四）托吡酯

1．药理作用　对双相 I 型急性躁狂发作、双相抑郁、快速循环发作、分裂情感障碍有效，多数研究是在原药的基础上加用此药。

2．不良反应　最常见的不良反应包括共济失调、注意力受损、意识模糊、头晕、疲劳、感觉异常、嗜睡和思维异常。不常见的不良反应包括焦虑、遗忘、食欲缺乏、失语、忧郁、复视、情绪不稳、恶心、眼球震颤、言语表达障碍、味觉倒错、视觉异常和体重减轻。

3．用法用量　治疗剂量 200 ～ 400 mg/d，分 2 ～ 3 次口服，有些患者可能需要更高的剂量，缓慢加量。

4．注意事项　卡马西平和苯妥英可明显降低托吡酯的水平。

（五）奥卡西平

奥卡西平是卡马西平的酮衍生物，确切机制尚不清楚。奥卡西平在肝代谢，没有自身诱导作用，因此它的药物相互作用少于卡马西平。奥卡西平与卡马西平疗效相当，吸收快，耐受性良好，副作用小于卡马西平。

1．药理作用　主要治疗急性躁狂或抑郁发作，使用它预防情感障碍发作的资料很少。

2．不良反应　用药开始时可能出现轻度的不良反应，如乏力、头晕、头痛等，偶见胃肠功能障碍、皮肤潮红、血细胞计数下降等不良反应。

3．用法用量　起始剂量一般为 150 mg/d，可每日递增 150 mg，直到 1200 ～ 1600 mg/d，必要时，如果患者能耐受，也可增至 2400 mg/d，分 2 ～ 3 次服用。

▌三、第二代抗精神病药

已有研究证明第二代抗精神病药物中的氯氮平、利培酮、奥氮平、喹硫平、齐拉西酮和阿立哌唑对躁狂发作的疗效与心境稳定剂相似，其中利培酮、喹硫平、齐拉西酮和阿立哌唑已被 FDA 批准用于躁狂发作的急性期治疗，奥氮平被 FDA 批准用于治疗急性躁狂发作及双相障碍的维持和预防。已有部分研究发现氯氮平和奥氮平对双相障碍的预防作用与锂盐相似。

（李继涛　司天梅）

第五节　抗焦虑药

　　抗焦虑药物是用于消除或减轻焦虑、紧张、惊恐，并具有稳定情绪作用的药物，主要包括巴比妥类（barbiturates）、苯二氮䓬类（benzodiazepines，BZDs）、阿扎哌隆（azaperone）类，其他具有抗焦虑作用的药物还有抗抑郁药、β-受体阻滞剂、抗组胺药、部分抗精神病药等。苯二氮䓬类除了抗焦虑作用外，常作为镇静催眠药物使用，因此被滥用现象较严重，如何合理应用是值得注意的问题。

一、苯二氮䓬类抗焦虑药

　　BZDs 类药目前仍是临床上使用最多的抗焦虑药物，具有明确的抗焦虑作用，安全性较高。国内常用 BZDs 类药见表 22-5。

表 22-5　常用的苯二氮䓬类抗焦虑药

药名	半衰期（h）	适应证	常用剂量（mg/d）
地西泮（diazepam）	30 ~ 60	抗焦虑、催眠、抗癫痫、酒精替代	5 ~ 15
氯氮䓬（chlordiazepoxide）	30 ~ 60	抗焦虑、催眠、抗癫痫、酒精替代	5 ~ 30
氟西泮（flurazepam）	50 ~ 100	催眠	15 ~ 30
硝西泮（nitrazepam）	18 ~ 34	催眠、抗癫痫	5 ~ 10
氯硝西泮（clonazepam）	20 ~ 40	抗癫痫、抗躁狂、催眠	2 ~ 8
阿普唑仑（alprazolam）	6 ~ 20	抗焦虑、抗抑郁、催眠	0.8 ~ 2.4
艾司唑仑（estazolam）	10 ~ 24	抗焦虑、催眠、抗癫痫	2 ~ 6
劳拉西泮（lorazepam）	10 ~ 20	抗焦虑、抗躁狂、催眠	1 ~ 6
奥沙西泮（oxazepam）	6 ~ 24	抗焦虑、催眠	30 ~ 90
咪达唑仑（midazolam）	2 ~ 5	快速催眠、诱导麻醉	15 ~ 30

（一）药理作用

　　苯二氮䓬类药物作用于 γ-氨基丁酸（GABA）受体、苯二氮䓬受体和氯离子通道的复合物。通过增强 GABA 的活性，进一步开放氯离子通道，氯离子大量进入细胞内，引起神经细胞超极化，从而起到中枢抑制作用。表现为 4 类药理作用：①抗焦虑作用，可以减轻或消除神经症患者的焦虑不安、紧张、恐惧情绪等；②镇静催眠作用，对睡眠的各期都有不同程度的影响；③抗惊厥作用，可以抑制脑部不同部位的癫痫病灶的放电不向外围扩散；④骨骼肌松弛作用，系抑制脊髓和脊髓上的运动反射所致。

（二）临床应用

　　1. 适应证　苯二氮䓬类既是抗焦虑药也是镇静催眠药。临床应用广泛，用于治疗各型神经症、各种失眠以及各种躯体疾病伴随出现的焦虑、紧张、失眠、自主神经系统紊乱等症状，也可用于各类伴焦虑、紧张、恐惧、失眠的精神病以及激越性抑郁、轻性抑郁的辅助治疗。还可用于癫痫治疗和酒精戒断症状的替代治疗。

2. 禁忌证 凡有严重心血管疾病、肾病、药物过敏、药瘾、妊娠头 3 个月、青光眼、重症肌无力、酒精及中枢抑制剂使用时应禁用。老年、儿童、分娩前及分娩中慎用。

3. 药物的选择 选择药物时，既要熟悉不同药物的特性，又要结合患者的特点。如患者有持续性焦虑和躯体症状，则以长半衰期的药物为宜，如地西泮、氯氮䓬。如患者焦虑呈波动形式，应选择短半衰期的药物，如奥沙西泮、劳拉西泮等。阿普唑仑具有抗抑郁作用，伴抑郁的患者可选用此药。对睡眠障碍的患者常用氟西泮、硝西泮、艾司唑仑、氯硝西泮、咪达唑仑等。氯硝西泮对癫痫有较好的效果。戒酒时，地西泮替代最好。缓解肌肉紧张可用劳拉西泮、地西泮、硝西泮。多种苯二氮䓬类药物同时应用是不合理的。

4. 用法和剂量 急性期患者开始时剂量可稍大些，或肌注、或静脉给药，控制症状。一般镇静催眠用量低于抗焦虑用量，抗焦虑用量又低于酒精戒断替代治疗的用量。

5. 维持治疗 神经症患者，病情常因心理社会因素而波动，症状时重时轻。因此，苯二氮䓬类药物控制症状后，无需长期应用，长期应用也不能预防疾病的复发，且长期应用易导致依赖性。撤药宜逐渐缓慢进行。对于病情迁延或难治性患者，应考虑采用抗抑郁药、丁螺环酮或坦度螺酮等长期治疗。

6. 副作用 苯二氮䓬类药物的副作用较少，一般能很好地耐受，偶有严重并发症。最常见的副作用为嗜睡、过度镇静、智力活动受影响、记忆力受损、运动的协调性减低等。上述副作用常见于老年或有肝疾病者。血液、肝和肾方面的副作用较少见。偶见兴奋、梦魇、谵妄、意识模糊、抑郁、攻击、敌视行为等。孕期服用可能导致新生儿唇裂、腭裂。

苯二氮䓬类药物的毒性作用很小。作为自杀目的服入过量药物者，如果同时服用其他中枢抑制药物或酒精易导致死亡。过量者常进入睡眠，可被唤醒，血压略下降，在 24～48 h 后醒转。处理主要是洗胃、输液等综合措施。血液透析往往无效。

7. 耐受与依赖 苯二氮䓬类可产生耐受性，应用数周后需调整剂量才能取得更好疗效；长期应用后可产生依赖性，包括躯体依赖和精神依赖，与酒精和巴比妥可发生交叉依赖。躯体依赖症状多发生在持续 3 个月以上者，但半衰期短的药物会更快产生。长期用药者突然中断药物，将引起戒断症状。戒断症状多为焦虑、激动、易激惹、失眠、震颤、头痛、眩晕、多汗、烦躁不安、耳鸣、人格解体及胃肠症状（恶心、呕吐、厌食、腹泻、便秘）。严重者可出现惊厥，此现象罕见但可导致死亡。因此，苯二氮䓬类药物要避免长期应用，连续应用最好不超过 1 个月。停药宜逐步缓慢进行。

二、非苯二氮䓬类抗焦虑药

丁螺环酮（buspirone）和坦度螺酮（tandospirone）是非苯二氮䓬类新型抗焦虑药，化学结构属于阿扎哌隆类，系 5-HT$_{1A}$ 受体的部分激动剂。临床上较苯二氮䓬类安全，通常剂量下没有明显的镇静、催眠、肌肉松弛作用，依赖性和滥用的可能性很低。主要适用于各种神经症所致的焦虑状态以及躯体疾病伴发的焦虑状态，还可用于抑郁症的增效治疗。对惊恐发作疗效不如三环抗抑郁药。起效一般比苯二氮䓬类慢。与其他镇静药物、酒精没有相互作用。对患者的机械操作和车辆驾驶的影响比苯二氮䓬类小。孕妇、儿童和有严重心、肝、肾功能障碍者应慎用。不良反应较少，如口干、头晕、头痛、失眠、胃肠功能紊乱等。丁螺环酮抗焦虑治疗的剂量范围 15～45 mg/d，分 3 次口服。坦度螺酮抗焦虑治疗的剂量范围 30～60 mg/d，分 3 次口服。

（薄奇静　王传跃）

第六节　其他药物

一、促认知药

（一）概述

促认知药（cognitive enhancer），又称益智药、脑代谢药或神经营养药，主要用以改善痴呆患者认知功能或延缓认知功能的衰退。主要药物包括脑血管扩张药、脑代谢赋活剂、抗氧化剂、钙离子通道拮抗剂等。主要适用于各类老年期痴呆的认知功能损害的治疗。促认知药见表 22-6。

主要作用机制为增强脑细胞中酶的活性，改善脑组织代谢，或改善神经递质的合成和代谢以恢复大脑皮质功能及信息传递，或改善脑血流供应及脑细胞对氧、葡萄糖等的利用，从而减少致病因子对脑的损害，使受损的脑组织功能恢复。

表 22-6　主要促认知药

分类	中文药名	英文药名	剂量（mg/d）
作用于神经递质的药物			
乙酰胆碱前体	氯化胆碱	choline chloride	3000 ~ 5000
	卵磷脂	lecithin	25 ~ 100
胆碱酯酶抑制剂	多奈哌齐	donepezil	5 ~ 10
	利斯的明	rivastigmine	6 ~ 12
	加兰他敏	galantamine	15 ~ 45
	石杉碱甲	huperzine-A	0.4 ~ 0.6
	他克林	tacrine	120 ~ 160
谷氨酸受体拮抗剂	美金刚	memantine	10 ~ 20
抗氧化剂	司来吉兰	selegiline	5 ~ 10
脑血管扩张剂			
钙通道拮抗剂	尼莫地平	nimodipine	60 ~ 180
	氟桂利嗪	flunarizine	5 ~ 10
	桂利嗪	cinnarizine	75 ~ 150
烟酸类	烟酰胺	nicotinamide	150 ~ 300
	烟酸肌醇酯	hexanicotol	600 ~ 1200
α 受体拮抗剂	妥拉唑林	tolazoline	60 ~ 120
脑代谢赋活剂			
麦角碱衍生物	双氢麦角碱	dihydroergotoxine	3 ~ 6
	尼麦角林	nicergoline	20 ~ 60
γ 氨基丁酸衍生物	吡拉西坦	piracetam	1200 ~ 4800
	茴拉西坦	aniracetam	300 ~ 600

续表

分类	中文药名	英文药名	剂量（mg/d）
	奥拉西坦	oxiracetan	400 ~ 1200
	甲氯芬酯	meclofenoxate	600 ~ 800
维生素类	吡硫醇	pyrithioxine	300 ~ 600
长春花衍生物	长春胺	vincamine	15 ~ 60
神经肽类	脑活素	cerebrolysin	10 ~ 39 ml
	小牛血去蛋白提取物	deproteinized hemoderivative of calf blood	10 ~ 50ml
其他	阿米三嗪	almitrine	1 ~ 2 片
	胞磷胆碱	citicoline	100 ~ 1000
	银杏叶提取物	gingko biloba	120 ~ 160
	他汀类药物	statins	

（二）几种常用药物

1. 多奈哌齐（donepezil）   是一种胆碱酯酶抑制剂，可逆性地抑制乙酰胆碱酯酶对乙酰胆碱的水解从而增加受体部位的乙酰胆碱含量。适于轻、中度阿尔茨海默病的治疗。口服给药，起始剂量为 2.5 ~ 5 mg/d，一日 1 次，睡前服用，4 ~ 8 周增至 10 mg/d，推荐最大剂量：为 10 mg/d。最常见的不良反应有腹泻、恶心和失眠，通常轻微和短暂，在 1 ~ 2 日内可缓解。对心脏疾患、哮喘或阻塞性肺病患者有一定影响，也能增加患消化道溃疡的危险性，其拟胆碱作用可引起尿潴留及惊厥。

2. 利斯的明（rivastigmine）   在脑内选择性地抑制乙酰胆碱酯酶，通过延缓功能完整的胆碱能神经元对释放乙酰胆碱的降解而促进胆碱能神经传导。适于轻、中度阿尔茨海默病的治疗。起始剂量 1.5 mg，每日 2 次。如患者服用至少 2 周以后对此剂量耐受良好，可将剂量增至每次 3 mg，每日 2 次；服用 2 周耐受良好，可逐渐增加剂量至每次 4.5 ~ 6 mg，每日 2 次。当出现恶心、呕吐、腹痛或食欲减退或体重下降等不良反应时，应减量。维持剂量每次 1.5 ~ 6 mg，每日 2 次；最高推荐剂量每次 6 mg，每日 2 次。

3. 加兰他敏（galanthamine）   是可逆性胆碱酯酶抑制剂，其作用与新斯的明相似。此外，它能改善神经肌肉间的传递。适用于轻、中度阿尔茨海默病，重症肌无力，进行性肌营养不良症。口服给药治疗轻、中度阿尔茨海默病：首剂 4 mg，每日 2 次，连用 4 周。以后根据患者的耐受程度，剂量可增加到 12 mg，每日 2 次。肝功能不全患者酌情减量。不良反应与新斯的明相似，但症状较轻，偶有过敏反应。可引起心动过缓、眩晕、恶心、呕吐、腹泻、食欲减退等。

4. 石杉碱甲（huperzine A）   属于新一代的胆碱酯酶可逆性抑制剂，具有很强的拟胆碱能活性，对胆碱酯酶具有可逆的选择性抑制作用，能异化神经肌肉接头处的递质传递，显著提高乙酰胆碱的水平，促进记忆的恢复和增强记忆能力。适应证：良性记忆障碍，痴呆患者和脑器质性病变引起的记忆障碍。口服 0.1 ~ 0.25 mg，每天 2 次，常用剂量 0.4 mg/d。常见不良反应有头晕、耳鸣、恶心、口干、嗜睡、视物模糊、多汗、腹痛和肌束颤动等。

5. 司来吉兰（selegiline）   作为一种抗氧化剂和神经保护剂，是一种选择性单胺氧化酶 -B 抑制剂，并部分抑制多巴胺的再摄取及突触前受体，这些作用促进脑内多巴胺的功能。治疗痴呆的剂量为 5 ~ 10 mg/d，起始剂量为早上 5 mg，逐渐增至 10 mg。禁与 SSRIs、TCAs、杜冷丁、阿片类药合用。常见不良反应有恶心、呕吐、失眠、幻觉、兴奋、体位性低血压等。同时服用高酪胺食物有引起高血压的危险。

6. 美金刚（memantine）　为具有中等亲和力的非竞争性的 N- 甲基 -D- 天冬氨酸（N-methyl-D-aspartate，NMDA）的拮抗剂，作用于大脑中的谷氨酸 - 谷胺酰胺系统。当谷氨酸以病理性过量释放时，美金刚可减少谷氨酸的神经毒性作用，当谷氨酸释放过少时，美金刚可以改善记忆过程所必需的谷氨酸的传递。常用来治疗老年痴呆相关的认知功能减退。用法是第 1 周每日 5 mg，第 2 周每日 10 mg、第 3 周每日 15 mg、第 4 周每日 20 mg，分 2 次服用。

二、精神兴奋药

（一）概述

精神兴奋药（psychostimulants）又称精神运动兴奋药或精神振奋药，是能够振奋精神活动、增加注意集中能力的药物，而不是指兴奋剂。精神兴奋药主要选择性地作用于大脑皮质、延髓中枢或脊髓中枢等部位，从而提高中枢神经系统的功能活动，使人清醒、注意力集中。但是药物剂量过大时可引起幻觉、躁狂等症状，超大剂量导致惊厥死亡。代表药物有哌甲酯、苯丙胺、氯酯醒、咖啡因、托莫西汀等。

精神兴奋药的药理作用有以下特点：①能促使皮质兴奋，可解除嗜睡和疲劳感，但药物作用过后又可加重上述感觉。②可产生情绪高涨等欣快感。③久服可导致药物依赖及滥用。④有较多的副作用，如失眠、厌食、体重下降、血压上升等。

（二）几种精神兴奋药

1. 哌甲酯（methylphenidate）　又称利他林（ritalin），是一种比较缓和的直接作用于中枢神经系统的兴奋药，能兴奋中枢的多种精神性活动，抑制儿童多动，使患儿注意力集中，活动量减少，对别人的干扰减少，顺从性增加。还能促使思路敏捷，解除疲劳，精神振作，从而消除抑郁等消极情绪。此外，尚能兴奋呼吸中枢，使机体对血液 CO_2 的反应更为敏感，有利于呼吸功能的维持。

主要用于治疗儿童注意缺陷 / 多动障碍，为首选药物之一，也可用于儿童遗尿症、发作性睡病的治疗，与抗精神病药或抗组织胺药并用，可以减轻嗜睡或过度镇静。哌甲酯宜饭前 45 min 服用，下午用药不宜迟于午后 4 时。尽量避免睡前给药，以免引起失眠。病情需要时也可肌内或静脉缓慢注射。最高量不宜超过 80 mg/d。治疗儿童注意缺陷 / 多动障碍：口服，日剂量为 0.5 ~ 1.5 mg/kg，应从小剂量开始，逐渐加量。常见不良反应有眩晕、头痛、食欲减退、恶心、心悸、腹痛、心动过速等。曾用单胺氧化酶抑制剂者，需停药 2 周后方可用此药。6 岁以下儿童尽量避免使用。

2. 苯丙胺（amphetamine）　为肾上腺素能药物，苯丙胺通过释放 NE 和多巴胺、阻断单胺介质回收、抑制 MAO 活性而增强肾上腺素能介质的功能。具有中枢兴奋作用，能兴奋大脑皮质、呼吸中枢及血管运动中枢，使精神活动增加。临床上主要用于发作性睡病、麻醉药及其他中枢抑制药中毒、抑郁症等。

适应证：①儿童多动症；②解除疲劳、提高情绪、振奋精神，治疗发作性睡眠症；③抑制食欲，作为减肥药；④解救催眠药中毒；⑤预测抗抑郁药的治疗效果；⑥遗尿症。常见不良反应：口干、恶心、呕吐、头晕、出汗、失眠、疲乏、激动、紧张不安、震颤、心悸。服后有欣快感，兴奋后可见疲乏、迷倦、思维抑制。剂量过大可出现定向力障碍、血压升高、心律失常、幻觉、抽搐，甚至发生虚脱和晕厥。长期应用可致药物依赖并极易产生耐受性。

3．匹莫林（pemoline） 作用机制尚未被阐明，可通过多巴胺能机制发挥药效作用。作用与哌甲酯相似，其强度介于苯丙胺和哌甲酯之间。拟交感神经作用轻微。主要用于治疗注意缺陷/多动障碍、轻度抑郁及发作性睡病、过度脑力劳动所致的疲劳、记忆障碍等，也可用于遗传性过敏性皮炎。常见副作用有失眠和食欲减退，还可见眼球震颤、运动障碍、恶心、头昏、易激动等，这些副作用常在治疗初期发生，多数为一过性，继续用药或减量可自行消失。偶见抑郁、萎靡、易激惹、皮疹、胃疼、黄疸等。6岁以下儿童不宜使用。肝肾功能不良者禁用，癫痫患者慎用。孕妇、下午和晚间禁用。

4．咖啡因（caffeine） 咖啡因是茶及咖啡中的主要有效成分之一，具有兴奋中枢神经系统、心脏和骨骼肌，舒张血管和利尿等作用，尤其是对大脑皮质有较强的兴奋作用，因而可以改善思维，提高对外界刺激的感受性，消除瞌睡。较大剂量应用时还可兴奋延脑的呼吸中枢和血管运动中枢，亦可以兴奋脊髓。临床上主要用于各种原因引起的呼吸衰竭和循环衰竭，还可作为饮料，能振奋精神，消除疲劳，改善思维活动。也可用于对抗酒精、镇静剂、安眠药或抗组胺药等引起的轻度中枢抑制。常见的不良反应为胃部不适、恶心呕吐、腹部疼痛等，宜饭后服用。剂量过大可引起激动不安、耳鸣、眼花、头痛、失眠、反射亢进、肌肉抽搐，甚至惊厥等中毒反应。

5．甲氯芬酯（meclofenoxate） 有大脑皮质兴奋作用。适用于外伤性昏迷、新生儿缺氧症、小儿遗尿、各种呆滞或昏迷，以及精神药物中毒的抢救。文献报道它对精神药物（尤其是氯氮平）引起的遗尿或尿失禁有一定的疗效。不良反应主要有失眠、兴奋、激动。

6．托莫西汀（atomoxetine） 是特异性去甲肾上腺素再摄取抑制剂，属于非中枢兴奋剂。用于治疗注意缺陷多动障碍。效果与哌甲酯相当，疗效确切且耐受性良好。不良反应包括轻度的食欲抑制、恶心、呕吐、失眠、疲劳、心境不稳、眩晕、舒张压和心率增加。用药需警惕肝损害。对于用药中出现黄疸或肝损害的实验室证据者应当停药，应嘱咐患者若有瘙痒、黄疸、尿色加深、右上腹触痛或无法解释的流感样症状时及时就诊。剂量在每日 0.8 ~ 1.2 mg/kg 疗效最佳。

（薄奇静　王传跃）

第七节　精神科急症与处理

一、急性幻觉、妄想状态

（一）临床表现

急性幻觉状态（acute hallucinatory state）患者突然出现大量的幻觉，以幻听和幻视多见。幻觉内容多是对患者不利的，或带有强烈的恐怖色彩，幻觉常引起患者明显的情绪反应，并可导致逃避、自杀、自伤或暴力攻击行为。

急性妄想状态（acute delusional state）在精神科较常见，急性严重的被害妄想较常见，多引起行为异常，如患者害怕被人毒害而拒绝进食，或先下手为强攻击他人，或采取逃跑、自伤、自杀的消极行为等。

精神分裂症、心境障碍、急性应激性精神病、酒精等精神活性物质所致精神障碍、急性器质性脑病综合征、急性短暂性精神障碍等均可出现。

（二）治疗

1．针对病因进行必要的治疗，如治疗原发病、去除心理应激因素、戒除精神活性物质等。

2．使用合适的抗精神病药控制幻觉妄想，解除危险。

3．及时处理并防止自杀、自伤或暴力攻击行为等意外事件的发生。

二、抽搐

（一）临床表现

抽搐（convulsion）是一个肢体或全身肌肉强烈或节律性的收缩，可以同时有意识障碍，也可以没有意识障碍。在精神科经常遇到，需急诊处理。一些器质性疾病或药物均可引起。

抽搐发作应区别原发性或继发性。癫痫持续状态是指持续、频繁的癫痫发作，发作时间持续 30 min 以上或连续多次发作，发作间期意识不恢复。癫痫持续状态若在 1 ~ 2 h 内不制止，可危及生命，或造成永久性脑损害。

临床表现常以尖叫开始，突然意识丧失，摔倒，肌肉呈对称性强直性抽动，头、眼转向一侧，口角偏斜，口吐白色泡沫，舌唇咬破，大小便失禁，发作停止时如正常人，但有头痛、疲乏、肌肉酸痛等，暂不能记忆发作时的情况。

（二）治疗

1．及时、足量使用抗惊厥药。

2．发作时注意防咬伤舌，保持呼吸道通畅，维持生命功能，预防及控制并发症，如脑水肿、酸中毒、呼吸循环衰竭、高热等。

3．积极寻找病因并进行对因治疗。

4．停止发作后，应长期口服维持剂量的抗惊厥药。

三、谵妄状态

（一）临床表现

谵妄（delirium）是在意识清晰度明显降低的情况下，产生大量的错觉和幻觉，幻觉以生动、丰富、逼真、形象的视幻觉为主，言语性幻听较少见。伴有异常强烈的情绪反应，呈现不协调的精神运动性兴奋，冲动、伤人、损物或自伤。意识障碍昼轻夜重，呈波动性。意识恢复后部分或全部遗忘。脑部疾病如颅内感染、肿瘤、外伤、癫痫等，躯体疾病，中毒，精神活性物质滥用和戒断，精神药物等均可引起。精神科还可能出现谵妄性躁狂。

（二）治疗

1．病因明确者应积极针对病因进行治疗，并尽可能去除病因。

2．**积极控制兴奋症状**　以药物为主控制兴奋症状。选择起效迅速、安全性高、疗效好的药物，如氟哌啶醇、奥氮平等，苯二氮䓬类药物也有较好疗效。

3．**对症支持治疗**　对病因不明的谵妄患者要积极进行对症治疗。维持生命体征的平稳，纠正水、电解质和酸碱平衡紊乱，加强营养。

四、木僵状态

（一）临床表现

木僵（stupor）指动作行为和语言活动的完全抑制或减少，并经常保持某种固定姿势。患者不言、不动、不食、面部表情固定，大小便潴留，对刺激缺乏反应，可维持较长时间。木僵状态可见于精神分裂症、严重的抑郁症、急性应激障碍及脑器质性精神障碍等，表现为紧张性木僵（catatonic stupor）、抑郁性木僵（depressive stupor）、心因性木僵（psychogenic stupor）和器质性木僵（organic stupor）。

（二）治疗

1．病因治疗　病因明确者，应积极进行病因治疗。

2．缓解木僵状态　对于紧张性木僵、抑郁性木僵和心因性木僵，电抽搐治疗是最好、最快的治疗方法，可考虑早期应用，缓解后给予一定药物维持治疗。如果不适合电抽搐治疗，可以考虑应用舒必利治疗，200 ~ 400 mg 静脉滴注，疗效较好，缓解后改用口服给药。器质性木僵主要是病因治疗，不可使用电抽搐治疗。

3．对症支持治疗　无论什么原因引起的木僵状态，在缓解木僵的同时，要给予必要的对症支持治疗，保证患者饮食和饮水，必要时给予鼻饲或留置胃管。积极维持生命体征的平稳，纠正水、电解质和酸碱平衡紊乱，加强营养。积极预防压疮，预防和控制感染等。

五、自缢、溺水

（一）自缢

自缢在精神科较常见，致死的原因是身体的重力压迫颈动脉使大脑缺血缺氧，也可刺激颈动脉窦反射引起心脏骤停，导致死亡。患者自缢后的严重程度与自缢时间的长短、缢绳粗细有关。患者自缢时间短暂，其面色发绀、双眼上翻、舌微外吐、呼吸停止、全身软瘫、小便失禁，可有微弱心搏。随着时间延长，患者不仅呼吸停止，心脏也停搏、大小便失禁、四肢变凉，抢救将十分困难。

治疗：

1．一旦发现患者自缢，应立即解脱自缢的绳带套，也可用刀切断或剪刀剪断。如患者悬吊于高处，解套时要同时抱住患者，防止坠地跌伤。

2．将患者就地放平，解松衣领和腰带。如患者心搏尚存，可将患者的下颌抬起，使呼吸道通畅，并给氧气吸入。

3．如心搏已经停止，应立即进行胸外心脏按压术和人工呼吸。

4．及时吸氧及酌情应用中枢兴奋剂。

5．根据患者生命体征进行对症处理。如患者呼吸、心搏恢复，但仍昏迷，应按昏迷常规护理。复苏后期要纠正酸中毒和防止因缺氧所致的脑水肿，并给予其他支持治疗。如患者意识模糊、躁动不安，应适当保护性约束，防止坠床。

6．患者清醒后，进行心理治疗，严密观察，防再度自杀。

（二）溺水

溺水是指精神障碍患者在强烈的自杀观念的支配下，将头或上半身没入水中以求自溺而亡。人体淹没于水中使大量水分从呼吸道进入肺内而引起窒息缺氧，并导致呼吸心搏停止。溺水时间短暂者，颜面、口唇青紫，口鼻外溢血性泡沫液体，呼吸困难、意识丧失。严重者，皮肤苍白、冰凉，颜面呈灰色，昏迷，血压下降而心搏、呼吸停止，直至死亡。

治疗：

1．立即搬离水面，解开领口腰带，摘除义齿，清除口鼻中的污物，保持呼吸道通畅。倒提起腰臀部，头朝下，迅速倒出患者呼吸道和上消化道的积水。如若提不起患者，可一腿跪地，另一腿屈膝，将溺水者腹部放于膝上，使其上半身下垂，按压腹背部使水排出。如舌后坠，应将舌用舌钳拉出，以免堵塞呼吸道。

2．如患者仍窒息，立即将其放平，采取俯卧压背人工呼吸。如呼吸、心搏停止，应迅速让患者仰卧，口对口人工呼吸及胸外心脏按压同时进行。并酌情给予患者注射中枢兴奋剂及升压药、吸氧等。

3．注意保暖，促进血液循环和体温回升。严密监测患者的体温、脉搏、呼吸、血压等生命体征。

4．患者心肺复苏后意识仍未恢复，可用中枢促醒剂，并注意保持其酸碱及水、电解质平衡。如为淡水溺水，因有血容量过多，宜限制液体摄入量，并使用利尿剂。应用抗生素防止肺部感染。

5．如有明显溶血或贫血者可输红细胞或全血，为了防止游离血红蛋白引起的急性肾衰竭，可用 20% 甘露醇 100 ～ 200 ml 静滴。

六、吞食异物、噎食

（一）吞食异物

精神患者吞食异物可能是由于思维障碍所致，也可能是一种冲动行为或想以此作为自杀的方法。吞食异物的危险视吞食异物的性质有所不同，并针对性采取处理措施。

治疗：

1．冷静劝慰患者，讲出吞食何物及异物大小、数量及有何不适。吞食金属物或不明异物时应立即进行 X 线或 B 超检查，以便查明异物，及时处理。

2．尽快给患者食用多纤维的蔬菜，食用时让患者粗略咀嚼即下咽，以便粗纤维包绕异物，防止或减少异物对胃、肠壁的损伤，同时促进肠蠕动利于异物排出，可同时给予缓泻剂。

3．如患者咬碎了体温表并吞食了水银，应让患者立即吞食蛋清或牛奶。

4．自吞食异物起，要对患者每次的大便进行仔细检查，直至找全异物为止。

5．密切评估患者的生命体征和主诉。如吞服的异物较大，不可能从肠道排出，应采用外科手术取出，或者有腹痛或内出血征兆也应立即请外科会诊处理。

6．积极处理异物引起的并发症。

（二）噎食

噎食指食物堵塞咽喉部或卡在食管的第一狭窄处，甚至误入气管，引起窒息。服用抗精神病药发生锥体外系症状时，出现吞咽肌肉运动不协调而使食物误入气管。精神病患者噎食一般发生突然，轻者呼吸困难、面色发绀、双眼直瞪、双手乱抓或抽搐，重者意识丧失、全身瘫软、四肢发凉、二便失禁、呼吸停止、心率快而弱进而停止。如抢救不及时或措施不当，死亡率较高。

治疗：

1. 就地抢救，分秒必争，清除口咽部食物，疏通呼吸道，促进心肺复苏。

2. 迅速用手指掏出口咽中的食团。如患者牙关紧闭或抽搐，可用筷子等撬开口腔掏取食物，并解开患者领口。

3. 如抠出口咽部食物后患者症状仍无缓解，应立即将患者腹部俯卧于凳上，让上半身悬空，猛压其腰背部，迫使膈肌猛然上移而逼迫肺内气体猛烈外冲，使气流将进入气管的食团冲出。如果重复五、六次不能奏效，立即用大号针头在环甲软骨上沿正中部位插进气管，并尽早进行气管插管。

4. 如心脏停搏应立即作胸外心脏按压。

5. 如自主呼吸恢复，应持续吸氧，专人持续监护，直至完全恢复。

6. 取出食物后应防治吸入性肺炎。

7. 加强预防措施。

七、自杀和自伤

（一）临床表现

自杀（suicide）是一种自行结束自己生命的行为。自杀导致了死亡结局，称自杀死亡。自杀未导致死亡结局，称自杀未遂。有自杀的想法，但未采取行动，称自杀意念，如已准备行动，称自杀企图。有意采取不足以导致死亡的行为，或只是做出要自杀的样子，称为自杀姿势。

自伤（self-harm）是故意伤害自体的行为，患者的目的只是损伤自己的身体而不是要结束自己的生命。自伤的方式不同，可用刀或其他器械切割，或者吞食异物，或有意过量服用药物。必须指出，患者本意是进行非致死性自伤，但因可能危及重要器官或血管等，可导致残疾或死亡，因此不论何种自伤都应积极予以处理。

常导致自杀和自伤的精神障碍和因素有抑郁发作、精神分裂症、精神活性物质依赖或戒断、精神药物及其不良反应、心理因素等。

（二）处理

1. **预防**　首先要防止自杀和自伤行为。正确的诊断和积极治疗是预防自杀和自伤最有效的措施之一，在治疗未发挥作用之前，需要对患者进行严密的监护，24 h专人严密看护，不让有自杀自伤可能的人独处，让他们没有自杀和自伤的时间和机会。加强危险品的管理也是有效的预防措施之一。

2. **住院治疗**　有严重自杀、自伤企图的患者应住院治疗。入院后必须立即采取适当措施，针对不同的精神障碍给予相应的治疗，如 ECT、抗精神病药、抗抑郁药、抗癫痫药物治疗等。对可能发生自杀、自伤的患者加强监护。

3. **自杀未遂者的处理**　应积极处理自杀未遂的患者，如抢救心搏呼吸停止、纠正休克、处理伤口或骨折等。待处理完毕之后，再根据患者的诊断和躯体情况给予适当的药物治疗，并防止患者再度自杀、自伤。曾经有自杀观念或行为，高度预示着患者还可能再次出现自杀或自伤行为。

4. **心理治疗**　给予及时有效的心理危机干预。帮助患者认识到其思维方式是错误的，并向其保证医护人员随时准备帮助他，希望他积极配合，争取早日康复。

思 考 题

1．精神药物主要分为哪几类？列出各自的主要靶症状和 1～2 种代表药物。

2．第一代抗精神病药和第二代抗精神病药各有哪些特点？

3．抗抑郁药主要分为哪几类？简述其主要作用机制。

4．选择性 5- 羟色胺再摄取抑制剂（SSRIs）有哪些临床特点？

5．锂盐的适应证和禁忌证有哪些？锂盐治疗中为什么需要监测浓度？

6．苯二氮䓬类药物的合理应用需注意哪些问题？

7．综合性案例题

患者，男，52 岁，诊断精神分裂症，病史 30 余年，主要临床表现为疑心、凭空闻声、退缩懒散，伴情绪不稳定，行为冲动。先后 10 余次住院治疗，先后服用利培酮、奥氮平、氨磺必利等药物治疗，患者出院后服药依从性差，曾多次停药，导致病情反复波动。近 1 年开始服用氯氮平 300 mg/d，服药后患者流口水、便秘明显，患者对药物较抵触，家属反复劝说下服药。1 个月前患者停药，半个月后症状复发，凭空闻声，听到楼下邻居骂自己，到楼下砸邻居家的门。患者家属 1 天前强行给患者服用氯氮平 300 mg 后，患者自行将剩余的一瓶氯氮平全部服用，具体剂量不详。患者出现走路不稳、嗜睡。家人为求治疗，送入精神科急诊治疗。

问题：

（1）根据患者上述资料，考虑患者当前紧急问题是什么？应做哪些检查？

（2）目前应做哪些处理，解救措施包括哪些？

（3）待患者病情平稳后应做哪些健康教育？

（薄奇静　王传跃）

第二十三章

精神障碍的物理治疗

物理治疗（physical therapy）是精神科常用的治疗方式，常与药物治疗或心理治疗联合使用。国内外目前应用的物理治疗包括改良电抽搐、重复经颅磁刺激、经颅直流电刺激、迷走神经刺激和脑深部刺激。除改良电休克治疗可作为某些精神障碍的首选治疗之外，其他类型物理治疗仍处于第二线选择或辅助治疗的地位。随着人们对精神障碍治疗的要求越来越高，物理治疗得到了迅速的发展。

第一节　改良电休克治疗

▌一、历史与沿革

改良电休克治疗（modified electroconvulsive therapy，MECT）又称无抽搐电休克治疗，是在全身麻醉下使用少量电流刺激大脑诱发全面性癫痫发作，治疗精神障碍的一种方法。MECT由早先电休克治疗（electroconvulsive therapy，ECT）改进而来。

20世纪30年代，重性精神疾病有效治疗手段匮乏。在观察到癫痫发作的精神病患者症状有所改善后，匈牙利精神科医师 Ladislas J. Meduna 于1934年应用申戊四唑（metrazol）诱发癫痫发作进行治疗尝试。结果发现，患者的精神病性症状确实减轻了，但药物诱导过程中患者会有一种非常恐惧的感觉，阻碍了这类治疗的进一步发展。1938年，意大利精神科医师 Ugo Cerlettti 邀请同事 Lucino Bini 一起设计了第一台电休克仪器。经实验，不仅成功地展现出治疗的效果，而且避免了药物诱发休克治疗的不良感受。20世纪40年代始，ECT 被推行至全球各主要精神机构使用。后因精神科药物的兴起以及大众对 ECT 的污名化，ECT 的使用曾一度减少。20世纪50年代开始，MECT 整合全身麻醉和肌肉松弛的技术，克服了 ECT 可能导致患者骨折和预期性焦虑的弊端，之后又增加了全程给氧和癫痫发作监测，逐渐取代了 ECT。如今国内精神科临床已基本废止 ECT，而普及和推广 MECT 的使用。

▌二、作用机制

MECT 确切作用机制不明，目前对 MECT 的机制有以下四类推测：① MECT 能促进大脑多巴胺、5-羟色胺和去甲肾上腺素等神经递质的释放；② MECT 促进催乳素、促甲状腺激素、促肾上腺皮质激素和内啡肽等下丘脑或垂体激素的释放；③ MECT 诱导了抗惊厥效应，即每次治疗后会有癫痫发作阈值增加和发作周期缩短；④ MECT 可能通过诱导神经发生和脑内神经营养信号起效。此外，脑电与脑影像学研究显示 MECT 能改变大脑的结构和功能。

三、适应证

随着临床实践与科研的拓展，MECT 适应证正逐渐扩展，主要包括重性抑郁障碍、双相及相关障碍、精神分裂症、分裂情感性障碍、紧张症和其他躯体疾病所致的精神障碍。将 MECT 用于特定个体时，需要考虑该个体多个因素综合起来的风险 / 获益比，最大限度增加舒适性及安全性，降低患者风险。需要考虑因素包括：疾病诊断、目前症状的严重程度、精神障碍既往治疗史、MECT 的起效速度和预期疗效、医疗风险和预期的不良反应，以及其他替代治疗方案等。

案例

患者，男，60 岁，退休工人，因"心情差、饮食睡眠差 3 年，加重 7 天余"入院。入院精神检查：可引出幻觉、妄想等精神病性症状；查及情绪低落，自我评价低，兴趣丧失，精力减退，全身乏力，入睡困难，易早醒等症状，有自杀意念；余未见明显异常。HAMD-17 评分为 30 分。患者曾因抑郁障碍多次住院治疗，住院期间经 2 种及以上抗抑郁药物联合治疗后，均好转出院。本次以"伴有精神病性症状的重度抑郁症"收住我院治疗，行药物联合治疗 2 个月后，治疗仍不理想，拟行 MECT 治疗。

问题：

结合本例患者，谈谈为患者推荐 MECT 的依据有哪些？

四、禁忌证

MECT 有着良好的安全性，一般来说，它并无"绝对"的禁忌证。但以下情况可能会大幅度增加 MECT 的风险：①不稳定或严重的心血管疾病：新近发生的心肌梗死、不稳定型心绞痛、失代偿的充血性心力衰竭和严重的心脏瓣膜病；②血管动脉瘤出血或出现其他不稳定的情况，其中脑肿瘤和脑动脉瘤应特别注意；③颅内高压性疾病：如颅内占位性病变、新近脑梗死、脑组织炎性病变及其他增加颅内压的病变；④其他未控制的躯体疾病：严重的肾疾病（如嗜铬细胞瘤）、严重的呼吸系统疾病、严重的青光眼和视网膜剥离疾病、严重的消化性溃疡、新近或未愈的大关节疾病等；⑤根据患者躯体状况和对手术危险性评估，发现有严重麻醉风险，肌松药过敏等。

 知识拓展

首选 MECT 治疗的时机

大多数情况下，MECT 在精神药物治疗无效后才使用，但以下情况可将 MECT 作为首选治疗：①由于精神障碍或躯体情况的严重性，需要快速确切地改善；②其他治疗的风险大于 MECT 的风险；③在既往一次或多次疾病发作中有药物治疗反应不佳或 MECT 治疗效果良好的记录；④患者的选择。

五、MECT 治疗前评估和准备

MECT 治疗小组至少应该有一名 MECT 治疗师（一般为精神科医师）、一名麻醉师以及一名或多名护士。治疗场所应该包括独立的候诊区、治疗区和复苏区，三个区域彼此隔音隔视。治疗区应配备：麻醉机、加压给氧设备、机械通气设备、脑电图检测仪、心电监护、肌电图检测仪以及抢救车。准备药物包括：麻醉剂（丙泊酚、依托咪酯或氯胺酮，任选一种），肌松剂（琥珀胆碱），抗胆碱能药（阿托品或山莨菪碱）和心血管活性药物（如肾上腺素、去甲肾上腺素、多巴胺等）。患者可以采取住院或者门诊的方式进行 MECT 治疗。

第一次实施 MECT 之前需要常规地做好以下评估，并根据个体情况增补必要的评估：①精神病史和检查，包括既往 MECT 的疗效，目的是确定 ECT 治疗的适应证，以及确立基线精神状态和认知状态作为后续评估治疗反应和认知影响情况的参考；②躯体评估，包括一般躯体疾病史、体格检查以及口腔和牙齿的检查，目的是确定危险因素；③对麻醉风险进行评估，并根据评估调整正在使用的药物或麻醉技术；④签署知情同意书。

每次进行 MECT 治疗前，MECT 治疗师应对患者进行访视，确定当下的躯体和精神情况，检查自上次 MECT 以来的治疗记录，确定之前的治疗有无不良反应，确定有无影响 MECT 风险的躯体情况。治疗前，护理人员应确认患者在治疗前至少 6 h 没有进食任何东西（允许用一口水服药），确保患者排空膀胱，确保患者着装宽松，头发干净干燥，确保患者摘除眼镜、义齿、金属首饰等。患者进入候诊区等候，工作人员建立并维持静脉通路，记录患者的生命体征。

六、治疗方法与步骤

患者进入治疗区，平躺在治疗床，四肢保持自然伸直姿势，解开裤带和领口。打开 MECT 治疗仪和心电监护仪，连接好脑电图、心电监护和肌电图，观察患者生命体征变化。脑电图监测至关重要，因为能够帮助确认癫痫是否发生并及时结束。麻醉师负责患者呼吸道管理，从麻醉诱导开始，就应通过气囊和面罩维持使用正压通气的氧合，直到恢复充分的自主呼吸。在至少 5 L/min 的流速下，保持 100% 的氧气浓度，正压呼吸频率为 15 ~ 20/min。

1. **麻醉与肌松**　在治疗前，给予患者抗胆碱能药阿托品 0.3 ~ 0.6 mg 静脉注射或者 0.4 ~ 0.8 mg 肌注，其目的是减少迷走神经兴奋引起的缓慢心律失常或心脏停搏，以及减少口腔分泌物。需要注意的是，青光眼或前列腺肥大患者应禁用阿托品。给予患者单次静脉注射麻醉剂丙泊酚 1 ~ 2 mg/kg 诱导入睡，丙泊酚具有很强的催眠、麻醉作用，起效快，作用时间短，苏醒迅速，无蓄积作用。甲氧己、依托咪酯、氯胺酮、异丙酚和硫喷妥钠也是可选择的麻醉剂。在意识丧失后或注射麻醉剂后（出现打哈欠、角膜反射迟钝时）立即给予骨骼肌松弛剂琥珀胆碱 0.5 ~ 1.0 mg/kg 静脉推注，需要完全松弛的患者可给予更高的剂量，目的是尽量减少惊厥性运动的活动度，预防肌肉骨骼损伤及改善气道。仅在不能使用琥珀胆碱的特殊情况下，可使用非去极化骨骼肌松弛剂，例如，阿曲库铵、米库氯铵、罗库溴铵和维库溴铵。麻醉师应确保患者处于昏迷状态，并且在呼吸麻痹之前保证气道通畅。刺激前应确定骨骼肌松弛的充分性，骨骼肌松弛可以通过膝反射、踝反射或退缩反射的减弱或消失来评估。待患者肌肉完全松弛后置入牙垫或缠有纱布的压舌板，以保护牙齿和口腔结构。部分患者必要时可预防性给予短效 β 受体阻滞剂来降低心血管事件的风险。

2. **电极位置的选择**　电极的放置位置和刺激电量对 MECT 的治疗效果有明显影响。将

MECT 的 2 个电极采用以下 3 种方式之一放置，诱导癫痫发作的电流将短暂地通过大脑。①双侧放置，又称双颞侧放置，这是最初的"金标准"方式，但容易导致记忆障碍。②右单侧电极放置，又称 d'Elia 放置，这种放置避免了对左侧大脑半球的初始刺激，后者通常主导语言功能。虽然右单侧电极放置会稍微降低缓解率，但记忆障碍等不良认知副作用通常会更少。③双额部放置，一般认为双额部电极放置与双颞侧放置效果相同，但有关双额部电极放置的证据要少得多。当采用一种电极放置方式的 MECT 不能改善症状时，根据患者的临床状态和意愿，在治疗 3 ～ 5 次后可更改电极放置方式。

3. 在放置好电极位置后，需要设置刺激参数 刺激的类型和强度均影响 MECT 的有效性和不良反应。调整脉冲串持续时间和脉冲频率是改变刺激强度的最有效方法。刺激一般采用 0.5 ～ 2.0 ms 的短脉冲或小于 0.5 ms 的超短脉冲波形。短脉冲目前被认为是标准类型，原因是比超短脉冲效果好，但超短脉冲的耐受性更优，可作为备用方案，脉冲波形的具体选择取决于疗效的急迫性、既往治疗史以及患者的意愿。电刺激的剂量（即电量）通常表述为绝对电荷（单位为毫库仑）或癫痫发作阈值的倍数。决定电刺激剂量的参数包括：单个电脉冲的电流和持续时间、脉冲频率，以及一系列脉冲的总持续时间。在首次治疗时，需要按照滴定法，确定癫痫发作阈值电量。根据不同电休克治疗仪的要求、患者的具体情况如年龄、合并使用药物等，选择首次电刺激电量。如果首次电刺激后没有癫痫大发作活动，应以更高的强度再给予电刺激，例如，增加 50% ～ 100% 电量。考虑到癫痫发作可能有延迟，每次重新刺激之前应至少有 20 s 的间隔。首次治疗过程一般最多可施予 4 ～ 5 次刺激，以确定阈值电量。确定阈值电量后，在此基础上确定之后治疗的刺激电量，通常非优势半球的单侧放置时刺激电量为 3 ～ 6 倍的阈值电量，双侧颞叶和双侧额叶放置刺激电量通常是阈值电量的 1.5 ～ 2 倍。

4. 启动治疗后，需监测癫痫发作 在全身肌肉放松后，即可通电 2 ～ 6 s 给予电刺激治疗，引发癫痫大发作。监测发作的最有效手段是脑电图，原因是在麻醉剂和肌松剂的作用下，很难在患者的肢体上观察到完整的抽搐运动发作。单独目视观察会严重低估真实的发作持续时间，可能导致不必要的再次刺激，或者未能检测到延长的发作。根据脑电图记录，大多数 MECT 的癫痫发作持续 15 ～ 70 s。不足 15 s 的短暂癫痫发作可能不会发挥最大的疗效，超过 2 ～ 3 min 的延长癫痫发作可能会增加认知损害。

5. MECT 治疗后 完成治疗的患者，应满足以下条件才能离开治疗区：自主呼吸恢复、潮气量充足和咽反射恢复；生命体征足够稳定，只需要较低水平的监护；不存在需要紧急医学评估或干预的不良事件。进入恢复区的患者应在麻醉师的监督下进行管理，护士应持续地进行观察和护理，至少每隔 15 min 测量生命体征 1 次，若有需要医疗干预的情况，应及时告知麻醉师。在患者醒来和生命体征稳定之后，才能离开恢复区。临床上一般建议，患者在电休克治疗 4 h 后再恢复进食。

七、MECT 的不良反应

MECT 可能会给部分患者带来一些不良反应：①头痛是最常见的不良反应，应提前告知患者，大多不需要处理，部分患者需要服用对乙酰氨基酚或布洛芬，头痛剧烈的可考虑预防性静脉注射酮咯酸 30 mg。②恶心和肌肉酸痛较常见，一般无需处理，恶心严重者预防性静脉注射昂丹司琼 4 mg。③ MECT 引发的认知受损可分为 3 类：谵妄、顺行性遗忘和逆行性遗忘。谵妄是癫痫发作和麻醉共同的结果，通常在 MECT 术后 10 ～ 30 min 消除，出现激越者可以静脉注射 1 ～ 3 mg 的米达唑仑或 0.5 mg/kg 的丙泊酚。顺行性遗忘一般在 MECT 术后 2 周内消除，相对而言，逆行性遗忘的恢复要慢一些。对认知受损明显的患者，可采取的措施包括将双侧电极改为右侧电极放置、降低电刺激强度、增加治疗间隔时间以及改变药物剂量，必要时终止 MECT。④ MECT 相关死亡报道罕见，多项荟萃分析显示，其死亡率不超过 2/100 000。

八、MECT 疗程和维持治疗

MECT 的疗程取决于患者的治疗反应和不良反应的严重程度，通常 6 ~ 12 次一个疗程。多数国家的标准是每周进行 2 ~ 3 次 MECT。一旦患者的症状达到最大的缓解，可立即结束或逐渐减少治疗。如果实施 6 ~ 10 次的 MECT 之后，患者的症状没有明显的改善，应重新评估 MECT 的适应证，并考虑调整 MECT 的技术，例如，提升刺激剂量水平，将单侧电极放置改为双侧电极放置，或者调整精神科药物来增强治疗效果。

在一个疗程的 MECT 之后，多数情况下，患者采用精神科药物进行巩固维持治疗，在药物治疗无效或者使用不安全的情况下，部分患者可以选择使用 MECT 巩固维持治疗。

九、MECT 中药物的使用问题

许多精神药物在 MECT 疗程中可继续使用，以发挥协同作用，包括抗抑郁药、抗精神病药，但如果药物有心血管系统不良反应，药物剂量不宜过高，应减量，必要时停用，尤其是传统抗抑郁药物或抗精神病药物。而抗癫痫药和苯二氮䓬类药物常干扰 MECT（如，缩短癫痫发作持续时间），需要逐渐减量并停药。锂盐可能延长琥珀胆碱阻断神经肌肉时间，又有增加麻醉后谵妄的可能，建议减量或停用。

第二节　经颅磁刺激治疗

一、历史

重复经颅磁刺激治疗（repeated transcranial magnetic stimulation，rTMS）是经颅磁刺激的其中一种常用模式，属于非侵入性神经调节治疗。rTMS 是基于电磁感应和电磁转换的原理，它使用交流电通过贴在头皮上的金属线圈，产生快速交变（微秒）的强大（约 1.5 ~ 3 T）聚焦磁场，几乎不受阻碍的磁场穿过颅骨，并感应出电流，使一个表面皮质焦点区域的神经元去极化，从而调节皮质区域和相关神经回路的活动。虽然 MECT 比 rTMS 效果更显著，但 rTMS 耐受性更好，不需要全身麻醉和诱导癫痫发作，因此更受患者欢迎。

将经颅磁刺激用于调节神经功能的想法起源于 19 世纪末。1896 年，法国医师 d'Arorsonval 首先发现用磁场线圈刺激受试者头部能产生幻视、眩晕感觉。在随后的时间里，不同类型的磁刺激仪被用来研究运动神经和幻视，但实质性研究成果有限。直到 1985 年，英国物理学家 Anthony Barker 才真正研制出第一台现代 rTMS 设备样机。将平面线圈放置在人运动区的头皮上，观察到手部肌肉抽动，用表面电极可采集到小指外展肌的运动诱发电位，这证实了磁刺激可以成功刺激大脑皮质。1995 年，美国精神病学家 Mark S. George 及其同事率先将 rTMS 用于难治性抑郁障碍，其临床试验结果证实每天左侧背外侧前额叶皮质的 rTMS 能显著改善患者的心境，从而引发了国际 rTMS 的研究热潮。第一个多国参与、双盲的实质性临床研究成果于 2007 年发表，该项大样本随机研究证实了 rTMS 干预对抑郁障碍有显著疗效。其成果对美国食品药品管理局批准 rTMS 用于临床治疗有巨大推动作用。该研究结果随后在 Mark S. George 博士主持的大型临床试验中再次得到证实。这两个试验治疗方法相似，其主要应用参数被广泛使用，已成为 rTMS 的标准方法。迄今为止，rTMS 在全球范围内被广泛地用于多种精神障碍和神经疾病的治疗。

二、作用机制

经颅磁刺激治疗精神障碍的机制尚不十分清楚，但已有一些研究表明，经颅磁刺激可以通过以下几种方式影响大脑神经元的功能：①不同频率的 TMS 线圈可调节神经元的兴奋性和抑制性，频率为 5 Hz 或更高的高频 rTMS 可以短暂地增加皮质兴奋性，而频率为 0.2 ～ 1 Hz 的低频 rTMS 能降低皮质兴奋性。② rTMS 可能与突触可塑性的调节密切相关，调节方式类似于长时程抑制／长时程增强或长时程易化效应。③ rTMS 有许多与 MECT 相似的分子效应，例如，调节和促进单胺类神经递质增加及降低应激诱导的下丘脑 - 垂体 - 肾上腺轴过度活动。

知识拓展

经颅磁刺激的刺激模式

根据经颅磁刺激技术刺激脉冲不同，可以将经颅磁刺激技术分为三种刺激模式：单脉冲 TMS（single TMS，sTMS）、双脉冲 TMS（paired TMS，pTMS）、重复性 TMS（repetitive TMS，rTMS）。sTMS 由手动控制无节律脉冲输出，也可以激发多个刺激，但是刺激间隔较长（例如 10 s），多用于常规电生理检查。双脉冲 TMS（pTMS）以极短的间隔在同一个刺激部位连续给予两个不同强度的刺激，或者在两个不同的部位应用两个刺激仪，又称作成对脉冲方法（double-coil TMS，dTMS），多用于研究神经的易化和抑制作用。重复经颅磁刺激，指每次输出两个以上有规律的重复刺激，以前的 rTMS 又被称为快速或快速率 TMS，现在统一称为 rTMS。按照刺激频率分为高频和低频两种，频率 ≥ 5 Hz 为高频刺激（快刺激），频率 ≤ 1 Hz 为低频刺激（慢刺激）。

三、适应证与禁忌证

rTMS 已经被研究用来治疗多种精神障碍和各种神经疾病，包括重性抑郁障碍、双相障碍、精神分裂症、广泛性焦虑障碍、惊恐障碍、创伤后应激障碍、强迫障碍、睡眠障碍、轻度神经认知障碍和物质使用障碍等。在精神障碍中，rTMS 对重性抑郁障碍和精神分裂症的研究证据最多，临床上以治疗重性抑郁障碍为主。

患者存在下述情况时，应该禁止使用 rTMS：①癫痫发作的风险增高；②体内植入金属物件，例如，动脉瘤夹或子弹碎片；③植入了人工耳蜗；④体内植入了电子装置，例如，起搏器、用药泵；⑤不稳定的躯体疾病；⑥具有冲动暴力风险及无法进行有效交流者；⑦孕妇或哺乳妇女等。

四、rTMS 治疗前评估

患者在 rTMS 治疗前应接受评估，以确认精神障碍的初步诊断以及是否可安全进行治疗。评估内容包括精神病史和精神状态检查、目前和既往特定精神症状的持续时间和治疗史。另外，应收集患者的一般躯体情况，进行体格检查，选择性地进行实验室检查和神经影像学检查，目的是评估癫痫发作和神经系统疾病的危险因素，例如，癫痫发作史、颅内肿块、脑血管异常、头部金属等。在治疗前，需向患者或家属说明治疗的性质、作用和可能出现的不良反应及应对措施，签署知情同意书。

五、操作步骤

rTMS 安全性高，操作简单，在门诊和病房均可以实施。一般按照以下程序进行操作：

1. 治疗前准备　去除手机、手表、硬币等金属物品。患者坐在舒适座椅，取坐位或半卧位。

2. 确定运动阈值　第一次治疗时，首先需要确定刺激的阈值。通过机器自带的功能模块记录运动诱发电位（motor-evoked potential，MEP）。利用单脉冲刺激在手指的头部皮质运动区部位刺激，刺激强度约为 50% 机器最大输出强度，在能记录到 MEP 刺激点附近一点点地挪动和调整线圈角度找到能诱发出最大 MEP 波幅的刺激点，即为 "运动热点"。保持线圈位置不动，逐渐减小刺激强度，直至能在连续 10 次刺激中，至少 5 次可诱发出 MEP 幅度约 50 μV 的最小刺激强度，称为静息运动阈值（resting motor threshold，RMT）。因为准确寻找运动热点，常比较麻烦。有研究将靶肌轻度收缩时，连续 10 次刺激中，至少 5 次可诱发出 MEP 幅度约 200 μV 的最小刺激强度，称为活动运动阈值（active motor threshold，AMT），一般 AMT 只有 70% 的 RMT 的刺激量。在难以确定最佳刺激点时，可以尝试先检测 AMT 确定大概位置，再逐步确定最佳刺激点。

3. 设置刺激参数　确定运动阈值后，可直接通过系统操作界面选择适应特定精神障碍或症状的治疗参数。一般设备出厂时已经预设好常见精神障碍的刺激强度、频率和刺激部位。刺激强度一般从运动阈值的 80% 开始，根据治疗次数增加而适当调整治疗强度。临床和科研用的最多的刺激强度为 80%～120% 静息运动阈值。重性抑郁障碍的治疗多采用 5 Hz 及以上的 rTMS 高频刺激，治疗靶点主要在左侧背外侧前额叶皮质；如果是重性抑郁障碍同时伴有明显焦虑症状和睡眠问题，可以采用 1 Hz 的低频刺激，同时治疗靶点改为右侧背外侧前额叶皮质。双相障碍躁狂发作患者采用高频刺激，治疗靶点选择右侧背外侧前额叶皮质，因为其治疗效果比左侧更好。精神分裂症有多个针对特定症状的 rTMS 方案，例如，将背外侧额叶皮质作为刺激靶点给予高频刺激，以增加皮质活动来治疗精神分裂症的阴性症状，或将颞顶叶为刺激靶点给与 1 Hz 低频刺激，以治疗精神分裂症的听幻觉。刺激部位一般采用脑电图系统电极帽定位，或者根据运动反应，光幻觉等少数特定功能区定位。rTMS 的刺激深度为线圈下方 2～3 cm，作用范围为直径 2～3 cm 的圆形区域。

4. 治疗时长　固定好线圈和患者位置，设置好参数后即可启动治疗。治疗过程中，应监测患者的反应和症状变化，并根据需要进行调整。治疗结束后，患者可返回，无需留下观察。一般来说，单次 rTMS 治疗约 20 min，一周可做 5 次。当前推荐对抑郁障碍的最少治疗时间为 4 周，大部分患者起效时间为 4～6 周。其他疾病的治疗方案仍处于科研阶段，无临床具体方案。在 rTMS 疗程中，维持当前使用精神药物（如抗抑郁药）和非精神药物一般是安全的。

六、rTMS 的不良反应及处理

rTMS 的安全性高，相关不良反应少，大多数患者无明显不适主诉。可能的不良反应如下：

（1）头痛和不适：部分患者会有不舒服或短暂的局部头痛，这可能与头皮的感觉神经末梢受到刺激或局部肌肉持续性收缩有关。头痛多在前几次治疗出现，之后会逐渐减轻。一般头痛会自行缓解，有时需服用对乙酰氨基酚等轻度镇痛药。

（2）听觉影响：多数研究均显示 rTMS 治疗对听力无严重影响，有些患者会出现暂时性、轻度的听阈增高，该现象在儿童群体表现更明显。对主诉听力下降或耳鸣的患者可请耳鼻喉科进行听力评估，推荐使用耳塞或耳罩等保护性措施。

（3）晕厥：rTMS 治疗过程中晕厥比癫痫更常见。表现为突发短暂的意识丧失，常有面色苍白、出冷汗、迅速跌倒等。需与癫痫发作相鉴别，癫痫发作多为刺激性症状，有强直阵挛，舌头咬伤和大小便失禁等，脑电图可帮助鉴别。无论是晕厥还是癫痫发作均应立即停止 rTMS 刺激，防止患者摔倒，将患者躺下侧卧，评估呼吸及循环状况。

（4）癫痫发作：诱发癫痫是 TMS 最严重的急性不良反应。在 rTMS 安全限值确定之前，曾有过少数 rTMS 诱发癫痫的报导，但据 1998 年之后的报道，rTMS 引发癫痫发作的风险非常低。rTMS 引发癫痫的原因可能如下：患者本身存在引起癫痫发作的疾病如代谢异常或感染等、刺激参数没有遵循安全指南、睡眠剥夺或者使用了可降低癫痫阈值的药物。

（5）其他：rTMS 在认知功能、内分泌、免疫等其他系统的影响，目前报道较少。

思 考 题

1. MECT 的适应证有哪些？

2. 在前文案例中，患者及其家属因对改良电休克治疗的不理解和恐惧而拒绝该项治疗，讨论在临床工作中该如何向患者及家属介绍 MECT 治疗。

3. 综合性案例题

患者，女，36 岁。近一年坚信某外国组织派人监视自己、跟踪自己，不敢出门，不敢大声讲话。近一个月病情加重，自感脑袋里被安装了仪器，外出时经常能听见路人讲话与她有关或是她心中的想法，自己变成了透明人，没有秘密可言。患者非常紧张害怕、情绪低落，少语少动，近一周拒食拒水、拒服药物，被家人送住院。

问题：

（1）患者目前最适合哪种物理治疗方法？

（2）在进行上述物理治疗时，需重点关注患者的哪些方面？

（李　洁）

第二十四章

精神障碍的心理治疗

第一节 概　述

心理治疗是精神障碍治疗中的重要方法之一。由于精神障碍的病因并不十分清楚，受到生物 - 心理 - 社会综合因素的作用而发病，所以，精神障碍在治疗和康复过程中需要得到不同程度的心理治疗，从而增加患者的疗效和促进社会功能康复。

一、心理治疗的定义

心理治疗（psychotherapy）或称精神治疗，顾名思义，就是通过心理学的手段来帮助患者解除痛苦，恢复健康。心理治疗属于临床心理学的重要内容，是在当代心理健康维护和促进中起着重要作用的技术和方法。但由于应用心理治疗技术的不同专业背景、学科历史发展的不同阶段和专业理论流派对心理治疗内涵的理解的异同，心理治疗概念的内涵也相当丰富。《美国精神病学词汇表》将心理治疗定义为："在这一过程中，一个人希望消除症状，或解决生活中出现的问题，或因寻求个人发展而进入一种含蓄的或明确的契约关系，以一种规定的方式与心理治疗家相互作用。"英国的弗兰克（J. Frank）认为：心理治疗是提供帮助的一种形式。它与非正式的帮助是不同的。首先，治疗者接受过进行这种工作的专门训练，并得到了社会的认可；其次，治疗者的工作有相应的理论为指导，这些理论可以解释心理障碍的原因并为解决这些障碍提供有关措施。北京大学陈仲庚教授认为：心理治疗是治疗者与来访者之间的一种合作努力的行为，是一种伙伴关系；治疗是关于人格和行为的改变过程。

由于对心理治疗的内涵认识上存在一些差异，英国的艾森克提出了心理治疗的 6 个标准：①一种在两个或多个人之间的持续的人际关系；②在所有参与者中有一位具有特殊经验并经过专业训练；③其余的参与者因对自己情绪或人际适应不满意而加入；④应用心理学的原则和方法，如解释、暗示、说明等；⑤治疗程序是基于精神障碍、一般理论和患者问题的特定起因建立的；⑥治疗的目的是改善患者的问题。在此，大家对心理治疗在以下几方面得到了一致的认识。

1. 心理治疗是一种人际关系，是一种人与人之间的作用　在治疗中，治疗者投入的不仅仅是知识和技术，还有生活经验、情感以及人格，通过与患者互动，从而达到治疗目的。因此，有的学派甚至强调心理治疗者比其所用的理论和技术还要重要。

2. 心理治疗是一种相互作用的过程　心理治疗中的人际作用是相互的，不仅仅治疗者对患者有作用，患者以及治疗本身对治疗者也有作用，双方都会不断变化和成长。另外，心理治疗是一个双方合作的过程，疗效不仅取决于治疗者所用的理论和技术，而且取决于双方的合作程度。

3. 心理治疗是专业技术，不是一般的朋友之间的劝导 治疗者需经过系统且严格的训练。治疗者除了要具备丰富的理论知识之外，还要进行自我体验、专业实践，并接受有经验的治疗者的督导。

4. 心理治疗的对象是那些因无力摆脱痛苦或不能完全发挥其功能的人 心理治疗的功能有两种，一种是治疗功能，另一种是促进健康人格发展和潜能发挥的功能。

鉴于以上基本认识，目前国内学者普遍认可的心理治疗定义为：以心理学原理和理论体系为指导，以良好的治疗关系为桥梁，运用各种心理学技术，包括通过治疗师的言语、表情、行动或通过某些辅助手段如仪器，经过一定的程序，以改善患者的心理状态，增强抗病能力，达到消除心身症状，重新保持个体与环境的平衡，从而达到治疗精神障碍或矫正心理行为问题的目的。

二、心理治疗的历史与现状

（一）心理治疗的发展史

心理治疗的历史源远流长，可以说与人类文明的历史一样古老。自从有了人类文明就有了心理治疗，传统的宗教、民间健身术和巫术等均包含心理治疗功能。我国祖先创造了多种多样的心理治疗方法。早在 2000 年前，《黄帝内经》曾指出，"精神不进，志意不治，病乃不愈"，提出以"治神入手""治神为本"为治疗原则。中医理论更是对心和身的关系有着独特的见解，发明了以情胜情的活套疗法，"悲胜怒、怒胜思、思胜恐、恐胜喜、喜胜悲"，将人的五脏与人的主要情绪相连，强调心身和谐。

西方早在古埃及和古希腊时代就有用暗示治疗疾病的记录。19 世纪末至 20 世纪初，麦斯默（F.A. Mesmar）的催眠疗法使许多患者的临床症状消失，为心理治疗的发展奠定了基础。之后，奥地利神经精神科医生弗洛伊德（S. Freud）创立了精神分析学说，强调人的本能与潜意识的心理作用，成为心理治疗的一代大师。同时，以华生（J.B. Watson）等为代表的行为学派强调环境对人的心理影响。条件反射和操作性条件反射理论在心理治疗领域得到广泛应用。这两种学说在随后的半个世纪内占据着心理治疗领域的统治地位，并对当时的政治、文化以及人们的生活起着深远的影响。

20 世纪 60 年代以后，存在主义传入美国，以马斯洛（A. Maslow）的自我实现理论，罗杰斯（C.R. Rogers）的"来访者中心治疗"为代表的存在 - 人本主义理论形成了心理学的"第三思潮"。由此，精神分析、行为主义、存在 - 人本主义成为心理治疗领域的三大主流，在医学、教育、管理领域广泛应用。在同时期，随着信息科学的发展，以贝克（A.T. Beck）为代表强调认知评价在情绪障碍发病中的作用，建立了认知治疗，并逐渐促进了行为治疗与认知治疗相融合。在 20 世纪后期形成了以循证证据实践为基础的认知行为治疗流派，成为当前在医疗服务领域占主导地位的心理治疗方法。

我国现代的心理治疗起步较晚。在 20 世纪早期有相关心理治疗书籍的翻译与引进，因战乱而停滞。在新中国成立之初心理治疗迎来了短暂的春天，后由于历史原因停止不前。从 20 世纪 80 年代中叶开始，在精神专科医院、综合医院心理门诊逐渐开展心理治疗与咨询服务，通过短期专业培训和系统职业培训培养心理治疗与咨询专业人才，心理治疗逐渐步入良性发展轨道。行为治疗、认知治疗、精神动力学治疗、家庭治疗等在国内得到开展和应用。同时，本土化的治疗方法如道家认知治疗、钟氏领悟治疗等方法也得到了发展。

（二）心理治疗的现状

　　2013 年 5 月颁布的《中华人民共和国精神卫生法》首次明确了心理治疗的法律地位，标志着我国的心理治疗事业进入了一个规范发展的新阶段。我国心理治疗与心理咨询的学历教育、专业资格认证、从业人员科学规范化管理体系、机构设置、专业化程度等方面得到了不断的改进和完善。

知识拓展

心理治疗与心理咨询的异同

　　心理治疗与心理咨询所用的心理学理论、方法和技术在本质上没有区别，但二者由于从业者执业背景的不同，在服务对象、服务场所等方面略有不同。心理治疗多用于治疗患者的精神障碍或心理行为问题，多由心理治疗师或受过系统心理治疗训练的精神科医师在医疗场所开展，受到医学的影响较大，在治疗关系上治疗者相对患者来说，更主动、更具权威性，患者处于从属地位，治疗时间相对较长。心理咨询多用于解决人们的心理健康问题或个人发展成长性问题，多由心理咨询师或心理辅导师在学校等社会机构内使用，咨询时间相对较短，与来访者的关系更加平等。

　　当前，心理治疗已发展成为心理健康促进中主要的干预技术，也是精神障碍三大治疗手段中不可或缺的治疗技术。可以这样说，精神科临床上，常见精神障碍在疾病发展的不同时期均需要得到不同形式和不同强度的心理治疗服务。随着治疗技术的发展、治疗形式的多样化，以及对心理治疗研究的深入，人们逐渐认识到单一理论或方法的局限性，并尝试着运用不同的方法来治疗精神障碍患者。目前，在临床上心理治疗技术的应用存在理论与技术的整合化、治疗过程短程化、方法应用本土化和疗效评价客观化的特点。在信息技术和认知神经科学发展的推动下，现有心理治疗与这些技术的结合，进一步提升心理治疗的服务质量和服务的可及性是当前心理治疗的热点领域。

三、心理治疗的分类

　　心理治疗种类繁多，不同的分类原则可以有不同的心理治疗分类。常见的心理治疗分类方法是从理论、形式、对象、时间等维度进行。

（一）按照理论分类

　　1．心理动力学取向（psychodynamic approach）治疗　主要以领悟、潜意识动机及人格重塑等为主，以精神分析疗法为其代表。

　　2．体验和关系取向（experiential and relationship-oriented）治疗　代表疗法包括存在主义疗法、个人中心疗法和完形疗法。

　　3．认知和行为取向（cognitive and behavior-oriented）治疗　包括阿德勒学派、沟通分析治疗法、行为疗法、理性情绪疗法以及现实治疗法等。

（二）按照治疗形态分类

1. 探索性（exploratory） 治疗形态关注影响目前行为的过去的、被忽略的要素或无意识因素。治疗师活动水平低，治疗焦点是记忆中的事件，主要的治疗策略是解释，如精神分析治疗。

2. 指导性（directive） 治疗形态多源自各种学习理论，目前的行为反映了对过去应激和创伤根深蒂固的反应模式。治疗师活动水平高，治疗焦点是目前的行为，治疗策略是指导，如认知行为治疗。

3. 体验性（experiential） 治疗形态强调直面生活复杂性的即刻体验，探寻生活存在的意义，治疗师活动水平处在中等水平，治疗焦点在人性状态，治疗策略是共享经验，如存在主义疗法。

（三）按照治疗时间分类

传统上，依据心理治疗持续时间的长短进行分类，分为长程、短程和限期心理治疗，但在具体时间上并没有严格的界定。

1. 长程心理治疗 一般治疗时间大于 3 个月，有时可达十几年甚至终生，每周 1 ～ 2 次，也可少达每月或每年一次，多达每天一次。常见于精神分析和分析性心理治疗。

2. 短程心理治疗 一般治疗时间少于 3 个月，多在 10 ～ 20 次之间，短则 5 ～ 6 次，有时可少至 1 ～ 2 次。

3. 限期心理治疗 在治疗之初就将治疗的时间和次数商定好，做完为止，一般情况下不会改变。

（四）按照治疗对象分类

1. 个别心理治疗 针对的是个体，是心理治疗最常见的方式，治疗者一般也是一个人，较具私密性，能较深入地谈及个人隐私的内容。

2. 集体心理治疗 也叫团体心理治疗或小组心理治疗，面对的是一个集体，是经过选择并具有某些共同特点的患者。治疗者一般由两个人组成。

3. 家庭治疗 是以家庭为单位所进行的心理治疗。核心家庭是构成家庭的基本形式，所以该类治疗主要是以核心家庭为干预目标，家庭所有成员在现实家庭关系的背景下，共同接受治疗。

4. 婚姻治疗 面对的是一对夫妻，着重于夫妻之间的功能及沟通。

也有根据治疗的媒介措施进行分类的，如音乐治疗、艺术治疗及运动治疗等。

四、心理治疗的原则

尽管心理治疗具有各种方法，但在实施心理治疗过程中心理治疗师可以遵循的共同原则也是非常重要的，不然会给心理治疗带来负面影响，甚至使治疗难以进行下去。

（一）接受性原则

治疗师应以理解、支持、关心的态度去对待患者，要认真倾听患者的叙述和心理感受。避免不认真、不耐烦、武断地打断患者的谈话、轻率地给予解释等，以免引起患者对治疗师的不信任，导致治疗失败。在整个心理治疗过程中，治疗师要善于倾听，真诚地倾听患者的叙述，这本身就有治疗的作用。

（二）支持性原则

支持性是心理治疗师给患者提供的最基本的心理治疗干预，是所有心理治疗的基础。治疗师应与患者进行言语、非言语的信息交流，给予患者精神上的支持和鼓励，调动其心理功能及治愈疾病的信心，稳定患者的情绪，加速疾病的康复。在采用支持性原则时，治疗师应注意支持必须有科学根据，语气坚定，充满信心，充分发挥语言的情感交流作用，使患者感到有一种强大的心理支持力。

（三）成长性原则

心理治疗主要是解决患者的精神障碍或心理行为问题，这些精神障碍或心理行为问题的形成是多因素的，特别是与患者人格不够完善和成熟有关。在心理治疗过程中，治疗师应尽量采取启发式的方法指导、鼓励患者自己分析、思考心理行为问题产生的原因，探求解决这些问题多种可能的方法，并最终由患者自己决定在实际行动中使用哪种方法来解决自己的问题。在整个心理治疗过程中，患者不仅解决了当前存在的心理问题，还学习培养了解决类似问题的能力；同时通过反省发现自己在人格上的不完善、不成熟的方面，并经过长期努力来解决这些人格上的问题，最终达到人格完善、健康成长与发展的目标。

（四）保密性原则

保密性原则旨在保护患者的权利。无论是在个别治疗还是在团体治疗中治疗者都有责任采取适当的措施，对患者的有关资料严格保管，保守秘密。治疗者不得在治疗室以外的场合随意谈论患者的事情，尤其是作为茶余饭后笑谈的资料。在专业工作需要的情况下如教学、科研和学术论文中，要隐去有可能暴露患者身份的信息，如患者的姓名、工作或学习单位等。作为教学用的音像资料，要征得患者的许可。但是，对保密性原则的遵守也有例外的情况，当治疗者在工作中发现患者有危害自身或他人安全的情况时，必须采取必要的措施以防止意外事件发生。尽管这样，仍要把患者有关信息的暴露限制在合理范围之内。

（五）中立原则

心理治疗师在帮助患者解决自己痛苦的过程中需要保持中立的、客观的立场来理解患者的问题，讨论问题的成因和解决策略。尽可能避免带入个人的主观因素而影响到治疗的客观性，以促进患者的自我探索、自我反省、自我应对与自我成长。这一点在心理治疗过程中非常重要。

（六）循证实践原则

心理治疗种类繁多，许多心理治疗方法没有得到循证证据的严格检验。从循证心理治疗实践要求出发，任何一种心理治疗应用到患者身上需要得到循证证据的支持。目前心理治疗循证实践证据最高等级是盲法评估的随机对照试验的荟萃分析，最低证据是专家共识或个案研究证据。所以，在临床上如何将最有效的心理治疗方法应用到最合适的患者身上是每位治疗师要思考的问题。

五、心理治疗执业的基本要求

心理治疗工作对于专业人员的素质和能力、执业行为、伦理道德等方面有着严格的要求。心理治疗师的知识结构、工作经验和个人素质对心理治疗的疗效具有关键作用。国家有关法律、法规对心理治疗职业的基本要求如下：

（一）心理治疗人员的资质

在医疗机构工作的医学、心理学工作者获取国家医疗卫生机构颁发的职业上岗资格证书，精神科（助理）执业医师接受了规范化的心理治疗培训；通过卫生专业技术资格考试（心理治疗专业），取得专业技术资格的卫生技术人员。

（二）专业知识和专业技能

心理治疗师需要具有临床医学、精神医学知识，包括各种精神障碍的诊断与治疗；心理学知识，如普通心理学、发展心理学、变态心理学、心理治疗与咨询学、心理诊断学、社会心理学、人格心理学、心理测量学、实验心理学等理论和技能；其他相关的社会科学知识，如人类文化学、宗教、艺术、社会学、政治经济学等。心理治疗师应有一个对人性、对世界的积极的哲学思考。

（三）伦理道德职业基本要求

心理治疗师应有责任意识，在自身专业和能力限定范围内，为患者提供适宜而有效的服务；应当建立恰当的关系及界限意识；应当尊重患者的知情同意权，应遵循保密原则，尊重和保护患者的隐私权；不能违反法律、行政法规。

第二节　心理治疗的基本要素和阶段

一、心理治疗的基本要素

在上节中提到心理治疗有很多种类，每种心理治疗在不同理论指导下具有不同的操作方法或程序。但是，各种心理治疗应具有共同的要素，具备基本的心理治疗过程。粗略讲，心理治疗从建立治疗关系开始到治疗结束，包括治疗关系的建立与维系、诊断与评估、治疗计划的制订、治疗计划的实施与反馈等要素。

（一）治疗关系的建立与维系

心理治疗关系也称治疗联盟，是心理治疗的基础。可以这样讲，没有心理治疗关系就不可能进行心理治疗。心理治疗关系不能很好维系，也不可能进行深入系统的心理治疗。

心理治疗中的治疗关系不同于一般的社会关系，是一种对患者进行帮助的关系，是一种特殊的人际关系，具有建设性、真诚、亲密、安全和职业性的特点。治疗师以共情、尊重、真诚的态度对待患者，形成一种安全的人际环境，促进患者进行自我暴露和自我探索，与治疗师进行良性互动，推动心理治疗不断向前发展，从而实现心理治疗目标。所以，在整个心理治疗过程中，治疗师均要关注治疗关系的建立与维系，关注以下的基本技能要素，不断增进治疗关系。

1. 注重共情　共情（empathy）也称为同理心、神入，是指治疗师可以从当事人的说话推论出他内心的感受、信念和态度，要有能力从患者的言语中归纳出言语背后所包含的意义。同时强调共情的了解不是从客观或外在的参照标准来看事物，而是治疗师从患者内心的参照标准出发，设身处地地体验患者的内心世界；以言语准确地表达对患者内心体验的理解；引导患者对其感受作进一步的思考。共情是治疗师最重要的技巧或态度之一。在治疗最初阶段，治疗师能设身处地地对患者产生一种"感同身受"的共鸣性了解，才是帮助患者的第一步。例如，一位男性患者诉说被领导批评时的难堪，治疗者回应："你的领导当着很多同事的面批评你，你觉得被贬，也很生气。"这句话简单明了地抓住患者的情感和意义。一旦情感被解读了，患者将会很愿意继续用心去探讨情感本身以及其他相关的问题。

2. 尊重　建立一个良好心理治疗关系的关键在于治疗师是否能够接纳和尊重患者。许多学者都强调尊重患者是治疗师第一步要做的重要工作。"尊重不单是对人的一种看法、一个态度，尊重是一种价值，换言之是用行为表达出来的一种态度。"

（1）无条件的接纳：不管患者的背景如何，无论他说了什么，已经做了什么，感觉怎样，治疗师对他的所作所为都不予批判、不排斥地接纳他，并且关怀他，愿意帮助他，即先要对患者做到尊重，这可以使得在困扰中的患者感受到安全与温暖，有助于治疗工作的进行。

（2）愿意与患者在一起：表达愿意与患者在一起，而不是讨厌或不愿意在一起，就是尊重患者。而专注行为即是表示尊重的方法之一，它有"我和你在一起""我愿意花时间与精力和你一起"的意思。

（3）一切为了患者：治疗师在心理治疗过程中的所作所为，在不违背法律法规规定的情况下，尽可能为患者的利益着想，引导患者合理地将自己的长远利益最大化。

（4）开发患者的内在资源：帮助一个人不是要凡事替他做，这样会使他更依赖，永远需要帮助，而是要使他经由被协助的过程，能将他的潜能或内在资源开发出来，学会自己帮助自己，才有助于当事人的真正成长，才是真正的尊重。

（5）尊重患者是独特的个体：尊重除了对"人"一视同仁外，更需尊重患者的个别性，每个人都有与别人不相同的地方，形成独特的自我，这是需要受到尊重的。

（6）尊重患者的自我决定：只有自己可以决定自己的生活方式，所以也只有当事人有权为自己做决定。治疗师只是协助患者对要决定的各个选项或状况更了解、更清楚，而无替患者做出决定之权，并且应尊重患者的决定结果。

（7）治疗师所持的人性观决定了对患者的信任和尊重的程度：治疗者要有积极、正面的人性观，要相信人的可塑性与可改变性，才能在心理治疗中有效地帮助人。

（8）帮助治疗师处理自己的情绪：治疗师首先要能察觉自己不喜欢的情绪，并且承认它的存在；然后要去辨清当事人的哪些特质或行为是他所不喜欢、不能接纳的；最后处理自己的情绪。

3. 积极关注　积极关注（positive regard）是对患者的言语和行为的积极面予以关注，从而使患者拥有正向价值观。罗杰斯早期的文章称为"无条件积极关注（unconditional positive regard）"，后来人们倾向于以积极关注代替他的早期描述。

（1）积极关注是一种共情的态度：是指治疗师以积极的态度看待患者。注意强调他们的长处，即有选择地突出患者言语及行为中的积极方面，利用其自身的积极因素。例如：一个女大学生为演讲感到非常紧张，而且中途忘记了一段演讲词，更让她难堪，感到自己太懦弱，太怯场，太丢脸了。治疗师回应："这的确是一件让人觉得难堪的事情，但是你还是完成了演讲，并且通过了初试，而且你还做了努力想使自己平静下来……"。

（2）积极关注有助于建立治疗关系：尤其对那些自卑感强或因面临挫折而"一叶障目不见泰山"者，治疗师的积极关注往往能帮助他们全面地认识自己和周围，看到自己的长处和对未来的希望，从而树立信心，消除迷茫。

4. 真诚 真诚（genuineness）是指在治疗过程中，治疗师以"真正的我"出现，没有防御式伪装，不把自己藏在专业角色后面，不戴假面具，不是在扮演角色或例行公事，而是表里一致、真实可信地置身于与患者的关系之中。罗杰斯认为："如果咨询师本身是真诚的，则别人看他/她时也能感受到咨询师的真诚"。患者觉察出治疗师真诚的态度有助于患者的安全感及信任感的发展，也因此更愿意进入更深层的探索。

（1）为患者提供一个安全自由的氛围：让患者知道可以袒露自己的软弱、失败、过错、隐私等而无须顾忌，切实感到自己被接纳、被信任和被爱护。

（2）为患者提供一个良好的榜样：让患者以真实的自我和治疗师交流，坦然地表露自己的喜怒哀乐，宣泄情感，从而发现和认识真正的自己，并在治疗师的帮助下发生相应改变。

（二）诊断与评估

心理治疗是有目标指引的专业性干预方法。开始专业性的干预需要对患者的心理行为问题或精神障碍进行全面的了解，进行准确的诊断和评估。然后，治疗师对患者问题的性质、发生与发展过程形成全面的理解或假设，为治疗计划的制订做好准备。

1. 初始访谈 初始访谈（initial interview）是在心理治疗开始时，治疗师首次接触患者。此阶段治疗关系的建立显得尤为重要，同时针对患者问题的资料收集与评估也需要全面进行。需要全面收集患者心理行为问题或精神障碍的主要表现、诱发因素、发展变化轨迹、既往治疗经过及治疗效果，以及有重要鉴别诊断价值的信息等。在信息收集过程中，应注重如转诊档案和治疗病历，以及患者的转介和病史等直接信息和患者非言语所传递的间接信息，如眼神、着装、姿势等。所以，一个好的初始访谈对心理治疗的开始显得非常重要。通过初始访谈需要明确患者的诊断、求助的主要问题，初步形成案例概念化，患者的问题适合应用什么样的心理治疗，治疗师能否给患者提供合适的心理治疗，并初步形成治疗假设和治疗计划等。

2. 案例概念化 案例概念化（case conceptualization）又称案例解析，是治疗师对患者所患精神障碍或心理行为问题发生、发展和维持因素的全面理解后形成的假设。可以这样说，治疗师通过案例概念化对患者问题的产生原因、持续存在的有关因素、有哪些保护性因素和易感因素等形成了自己的初步假设。在案例概念化基础上形成患者的治疗计划来指导心理治疗。虽然这个假设在不同理论流派的心理治疗中可能会有所不同，但每种心理治疗流派的治疗师均需要对患者的问题形成自己的理解，即要进行各自的案例概念化。

（三）治疗计划的制订

心理治疗计划的制订需要在案例解析基础上进行。依据诊断与评估明确患者的问题，确定治疗目标。依据治疗目标和案例解析的原理提出治疗假设，包括短期目标和节目标等。要提出采用的最有效的治疗方法，使用哪些具体的技术来实现短期目标，以及可能的治疗时长。

心理治疗的最终目标都是减少患者的心理行为问题，使之能够自己面对和处理个人生活中的各种问题，提高其生理功能和社会功能，促进患者成长。在治疗目标设定上不同治疗流派治疗师与患者互动水平会有差异。认知行为治疗师会更主动调动患者的动机，与患者商定治疗目标，商定治疗计划和治疗时长，使治疗按照治疗计划进行。而动力性心理治疗师与患者互动水平相对较低，治疗目标的探寻更多在动力性理论指导下需要患者更多的自我探索，实现自我成长。在治疗目标设定上可以有短期目标和节目标。通过节目标的实现来达到短期目标，以达到某种症状的消失。在短期目标实现的基础上进一步达到个人成长、人格重建等终极目标的实现。

（四）治疗计划的实施与反馈

任何一个心理治疗计划都不是一蹴而就、一成不变的。由于治疗初期资料收集可能存在的遗漏或不准确，也有可能由于治疗关系的信任度不够，患者暂时不愿暴露有关内容。同时，在治疗计划实施过程中，患者和治疗师会发现新的情况或问题，也有可能在治疗过程中患者出现了新情况，如生活或工作变故、心理治疗不良反应等。所有这些都可能导致治疗计划的调整。在治疗计划实施过程中，治疗师与患者的互动合作也是非常重要的。治疗师与患者间就治疗计划实施中的实时恰当反馈，对于顺利执行和调整治疗计划，提高治疗效果很有必要。在结束治疗时，要进行系统全面的治疗总结与反馈，对治疗过程中有价值的方法和经验需要患者能够悟到或掌握，治疗不足或失败教训，治疗师要进行反思和总结，有利于自己进一步提升。

二、心理治疗的基本阶段

上面讨论了心理治疗从开始到结束的基本要素。如果从心理治疗工作目标和任务来看，不同流派的心理治疗家都认同把心理治疗基本过程分为初期阶段、中期阶段和后期阶段。

（一）心理治疗的初期

在心理治疗的初期，治疗师工作的重点是与患者建立彼此信任的关系，了解患者的心理状态，收集患者的问题症状的信息，并确认问题，制订治疗目标。通过病史采集和敏锐的观察，全面了解患者目前的生活状态、成长经历以及当前问题发生、发展、变化的过程，评估患者的人格、智力、行为、情感状况。建立良好的治疗关系和相互理解、信任的气氛，帮助患者明确他们的求助目的和树立信心。

（二）心理治疗的中期

这一阶段是心理治疗的重要阶段，耗时最长，而且各个阶段可能互有重叠。治疗师采用何种方法，患者出现哪些变化，完全与患者本身及问题的性质及程度有关。这一阶段主要是应用心理治疗的各种方法和技术，针对案例概念化提出的治疗假设，针对主要成因进行系统干预。主要任务是帮助患者改变其认知、情绪、行为等有关的问题。

（三）心理治疗的后期

治疗师在心理治疗后期主要是为结束治疗做准备并结束治疗。在这一阶段的主要工作是疗效评估和终止治疗。疗效评估的主要目的是评估患者目前的心理状态，以确定合适的结束时间。可以从患者症状缓解的程度、对自身重要问题认识的变化等方面来评估疗效。对整个治疗进行回顾，巩固和保持已经取得的治疗效果，处理因结束治疗带来的分离焦虑与依赖的矛盾，并将有效的应对方式应用于日常生活，使之普遍化，自己成为自己的治疗师。

第三节　心理治疗的本质、有效因素、适应证与禁忌证

从心理治疗的定义看，心理治疗是治疗师通过治疗关系帮助患者的过程。在这个过程中患者发生了什么，这些又是如何发生的，是心理治疗需要回答的根本性问题，也就是心理治疗的本质和心理治疗的有效因素。

一、心理治疗的本质

无论哪个流派的心理治疗，通过治疗师与患者的共同努力，最后患者发生了一定的变化。所以，有一种说法"心理治疗是一个改变的过程"。心理治疗的本质就是"改变"。这种改变可以发生在意识领域中，能够觉察与演练，也可以发生在无意识中而需要患者的顿悟。这种改变是动态的，是在治疗师和患者的互动中发生的。在这个互动过程中，患者不断受到治疗师的引导与启发，进行自我探索，理解自己的问题所在，学习解决问题的方法和策略，并将其应用到自己的现实生活中，从而在认知、情感或行为，甚至人格上发生了某种改变。这种改变往往是由不健康的向相对健康的、由不成熟的向相对成熟的、由非适应性的向相对适应性的行为、认知或情绪反应等的转变。在这一转变过程中，患者向更健康、更具适应性、更成熟的水平发展。从这个角度讲，心理治疗也是一个成长的过程、学习的过程。这个学习过程不只是患者的学习，实际上治疗师也在心理治疗中得到学习与提高。

二、心理治疗的有效因素

心理治疗通过治疗师与患者的互动，患者就会发生改变，那么改变的机制或有哪些因素促成这种改变呢？对促成心理治疗疗效的有效因素研究很多，大体归纳为两大类：共同因素和特定因素。

（一）共同因素

共同因素是所有心理治疗均秉承的治疗有效因素，包括内容很多，如治疗关系、合作、共情、正性奖励、治疗师因素、文化适应性、治疗环境、治疗设置等。不同专业背景在理解心理治疗共同因素时会提出不同的共同因素模型，但在理解治疗有效因素上区别不大。共同因素的情景模型（contextual model）认为以下三条路径是非常重要的。

1. 真诚的治疗关系　心理动力学认为，真诚关系是"治疗师与患者的个人关系，在一定程度上相互真诚，以有利于他人的方式来感知/体验他人"。尽管心理治疗关系受一般社会过程的影响，这是一种不同寻常的社会关系，因为：a. 互动是保密的，除法定情况外（如自杀报告）；b. 困难材料的披露（如对配偶不忠、羞耻感等）不会破坏社会纽带。心理治疗为患者提供了富有同情心和关爱他人的人际关系。治疗师与患者形成一种安全环境来讨论让患者痛苦的真实感受和背后可能的因素，促进治疗联盟的加强。强有力的治疗联盟表明患者接受了所提供的心理治疗，并与治疗师合作，为患者创造治疗成功的信心。

在建立真诚关系中，治疗师要温暖、真诚、灵活、自信、开放、容忍、诚实和关心患者。治疗师要有适宜的着装、装饰和言谈举止。同时要不断提升自己的共情、知识和治疗技能等。患者要具备一定的情绪智力、信任能力、良好的治疗动机和边界保持能力，对心理治疗持开放

或积极的态度。在治疗室的内部装饰、家具摆设等方面要为心理治疗提供一个安全舒适的物理环境。

2. 治疗期待 许多领域的研究表明期待对体验有很强的影响。一瓶葡萄酒标榜的价格会影响到饮酒愉悦程度以及神经表征。心理安慰剂效应在心理治疗中具有一定的作用。早期的治疗经历、治疗师的职业状态、公开宣传的心理治疗方法等均会影响到心理安慰效应。患者既往接受失败治疗经历，让患者对治疗失去信心，会降低对心理治疗的期待，降低治疗效果。在情景模型中，针对患者痛苦或精神障碍原理和治疗方法的解释，为患者提供了一种适应性的新解释，并为此提供了克服或应对困难的新手段，从而让患者开始相信，参与并成功完成心理治疗任务，无论如何都将有助于解决他/她的问题，这将进一步促进其对治疗的期待，注入希望，实施需要完成的心理治疗任务。在心理治疗中创造期待取决于向患者提供并被患者接受的令人信服的理论解释，以及与理论解释一致的治疗方案，让患者认为这个治疗方案可以控制或解决他/她的问题。

3. 健康促进行动的实施 不同心理治疗方法会有其特定的治疗理论、治疗方法与技术，所以，不同流派的治疗师会认为自己特定的治疗技术给患者带来了治疗效果。但在情景模型认为，不论是哪一流派的心理治疗方法，如果患者认为可以接受这种心理治疗方法，并且他/她认为这种心理治疗方法可以矫正他/她的问题，就会产生必要的期待，并且普遍促成一些有益健康的行为，以更加适应性的方式来认识世界，减少对功能失调模式的依赖（认知行为治疗），改善人际关系（人际心理治疗），更多地接纳自己（接纳和承诺疗法），表达困难的情绪（聚焦情绪疗法）和其他（心智化疗法）等。如果这些特定的治疗引发出患者的健康行为并予以实施，那么这种治疗将会是有效的。

（二）特定因素

特定因素模型认为每一种令人信服的心理治疗都包含特定的治疗有效成分。不同治疗流派的特定因素促进了该流派心理治疗疗效的获得。认知行为治疗针对抑郁和焦虑障碍的治疗中，主要的特定治疗技术是认知重组、行为激活和暴露技术；针对患者的认知歪曲开展工作，改变患者全或无、灾难化等认知模式；通过行为激活提高抑郁患者的行为奖赏水平，通过暴露技术治疗焦虑患者的回避行为，从而改善患者的病理性焦虑与抑郁情绪。精神动力学治疗通过移情与反移情体验的阐述、无意识领域症结的领悟、适度边界和深思熟虑的时间设置，以及内部对话的建立和维持等方式进行治疗，促进患者的自我探究与成长。

虽然说每一种心理治疗均有自己特定的技术成分，但心理治疗的效果更多是作为一个整体来呈现的。不同治疗方法的有效性，以及特定心理治疗成分的有效性分析的研究难度很大，这样的比较研究较少。目前有限的资料显示，有的治疗针对特定的障碍显示出更好的疗效，如恐惧症的暴露治疗，强迫症的暴露与反应阻止治疗等。在心理治疗中一种理想的模式是针对特定问题或特定人群选定具有特定效果的心理治疗，但这需要进行大量的心理治疗循证研究，是心理治疗未来走向个体化治疗的重要发展方向。

三、心理治疗的适应证与禁忌证

心理治疗的适应证取决于心理治疗本身的理论基础、治疗对象特点和问题的性质。在一般心理学原则指导下的支持性心理治疗，可以说适用于临床上的所有患者。而在特定心理治疗理论指导下的心理治疗对于治疗对象和心理问题的性质和严重程度会有所区别（参见下一节相关内容）。从循证心理治疗实践观点出发，总体上看相对最适宜进行心理治疗的是失眠障碍、适应障碍、焦虑障碍、抑郁障碍、强迫障碍和进食障碍、创伤后应激障碍等。针对精神病性障碍（如精神分裂症、双相障碍），心理治疗可作为辅助治疗，在合适进行的疾病阶段开展治疗。对于人格障碍，心理治疗可以作为一种治疗手段，有一定效果，但治疗具有挑战性，效果并不理想。针对儿童青少年的心理行为问题、发育障碍和精神障碍，心理治疗针对不同性质的问题也具有不同程度的重要作用。

心理治疗禁忌证概括讲，如果治疗师不能够与患者建立治疗关系的就不可能进行心理治疗，比如昏迷、严重躯体疾病、严重痴呆、严重行为紊乱等患者。针对特定理论流派的心理治疗也会有特定的禁忌证。

第四节　心理治疗的主要理论流派及方法

心理治疗种类繁多，为使大家对心理治疗有一个基本了解，本节针对在当前临床上相对常用的、在心理治疗历史发展中具有重要地位的主要治疗流派和方法在此进行扼要介绍。

一、精神分析和分析性心理治疗

（一）治疗原理

精神分析（psychoanalysis）又被称为动力心理学，由奥地利神经精神科医师弗洛伊德于19世纪末创立，在心理治疗发展史上具有非常重要的作用。精神分析与分析性心理治疗都通过对人类心理行为的精神分析理解，试图通过对质、澄清和解释等心理学动力法以改善心理行为问题；都需要患者的内省和治疗师的投情理解；都需要一致的对移情、反移情的注意。经典精神分析的特点是经由动力理论来了解患者潜意识的欲望与动机，认识对挫折、冲突或应激的反应方式，体会病理问题与症状的心理意义，并经指点与解释，让患者获得对问题的领悟；经过长期治疗，利用患者与治疗师所产生的移情关系，来协调患者的人际关系、调整心理结构、处理阻抗作用、化解内心的情感症结，以促进患者人格成熟及提高社会适应能力。

（二）治疗方法

传统精神分析是患者躺在睡椅或沙发上，治疗师坐在患者身后，尽可能地处于患者视野之外，除了解释，尽可能不打扰患者的思考过程，以便患者自由联想，容易使潜意识的意念表达出来。同时也建议患者讲述自己的梦，弗洛伊德把梦的解析作为重要手段。治疗师根据精神分析基础理论及个人经验，对联想、行为态度、失误及梦境内容进行分析和解释，并向患者讲述其结果，以这种方式使患者了解自己无意识的、隐蔽的愿望或冲突。出现在分析过程中的阻抗意味着自我防御。对阻抗进行分析，解除阻抗是治疗的中心任务之一。同时在治疗中重要的是治疗师应及时识别并把握移情过程，患者一旦于治疗中产生移情，许多患者的神经症或心理问题会再次出现，因与治疗师有关，文献中常称之为移情性神经症。经典精神分析治疗的中心环节是移情性神经症的建立和通过解释最终消退。会面通常每周5次或更多，每次45～50 min，整个过程视个体情况而定，一般需要300～500次，治疗时间需要半年至4年。经典精神分析注重个人的内在精神活动，是长久性的治疗，因耗时太多，经典精神分析不再被普遍采用。

近年来，以精神分析理论为基础的各种短程动力学分析治疗应用较为普遍。该治疗是建立在明确的精神诊断和精神分析系统阐述基础之上的心理治疗，也是从患者早年的生活经历中去寻找心理障碍的病因，并寻找引起思维、情感、行为问题的无意识因素。与经典精神分析不同的是短程动力学分析治疗一般聚焦于现在的冲突及其动力模式；应用会面和讨论技术，很少采用自由联想；对于移情通常局限于患者对治疗者和别人相关的表面移情反应的讨论。短程动力学分析治疗时间一般为 6～9 个月，每周 1 次，每次 40～50 min。具体治疗次数视个体的治疗效果而定，一般至少要进行 10 次。

（三）治疗对象

精神分析和分析性心理治疗的治疗对象是长期存在心理冲突的患者，这些冲突以主动的但无意识的形式持续到现在，并产生了症状、体征或特征的心理行为问题。短程动力性心理治疗比精神分析有更宽泛的治疗适应证，也可用于心身疾病的治疗。

二、行为治疗

（一）治疗原理

行为治疗（behavioral therapy）的理论基础是巴甫洛夫的经典条件反射、斯金纳的操作条件反射、桑代克的强化作用和华生的学习理论。把治疗着眼点放在可观察到的外化行为或可具体描述的心理状态，充分运用从实验与研究所获得的有关"学习"原则，按照具体治疗步骤，来改善非功能性或非适应性的心理与行为问题。行为治疗的基本理论认为个体的行为，不管是功能性的或非功能性的、正常的或病态的，都是经过学习而获得，而且能经过学习而改变、增加或消除。在临床问题的行为治疗中，重点放在显著的、可观测到的刺激与反应关系上，尤其是患者的行为，而不是推断心理状态和心理结构。

（二）治疗方法

1. 系统脱敏疗法　基本原理是一个可以引起焦虑的刺激，由于在处于全身松弛状态下的患者面前暴露，因而逐渐失去了引起焦虑的作用。根据"交互与抑制"原理，治疗师首先通过深入的肌肉放松促使患者形成一个对抗焦虑反应的心理状态；随后治疗师收集与患者相关的引发焦虑的情景，并将这些情景按照焦虑程度等级化；最后熟练地将肌肉放松状态和引起焦虑的情景在治疗中系统地配对应用。因此，系统脱敏疗法包括三步：放松训练、层次构建焦虑情景和二者配对应用。

2. 冲击疗法　又称满灌疗法，与系统脱敏疗法不同。在治疗恐惧症时，不是让患者按恐惧轻重程度逐渐面对所惧怕的情境，而是让他一步到位面对大量的惧怕情境，甚至过分地与惧怕情境接触。由于惧怕刺激的"泛滥性"来临，个体面对过分的惧怕刺激，恐惧反应会逐渐减轻甚至消失。

3. 分级暴露　分级暴露是一个避免紧张、焦虑很有效的方法。与冲击疗法的原理相同，只是由于冲击疗法有很多患者难以忍受，不能接受治疗，而且在伦理上也存在一定问题。目前多通过一系列的不同等级的恐惧情景，逐步接近恐惧的对象或环境来消除恐惧反应。分级暴露不像系统脱敏疗法，在暴露时不能进行放松训练，治疗通常在现实生活中完成。

4. 强化和消失　强化疗法又称操作性行为疗法，是指应用各种强化手段以增加某些适应性行为，减弱或消除某些不良行为的心理治疗方法。如一个小男孩在众人面前用小提琴演奏了一首歌曲，得到了大家的赞扬和好评，激发了孩子的表演欲望，一曲一曲地给大家表演起来，这些都是强化的结果。强化疗法是建立在操作学习理论基础之上的。操作学习理论认为，个体活动的结果会影响其今后行为发生的频率，如果活动的结果是积极的（即个体获得了奖励）就会形成条件反射，该行为在以后还会发生；如果活动的结果是消极的（即个体受到了惩罚）或一点刺激也没有（消失），就会产生消退作用，个体在以后就会减少或不会再出现这种行为。因此，治疗者可通过强化手段来增加适应性行为，减少或消除不良行为，从而达到治疗的目的。

5. 厌恶疗法　厌恶疗法是基于条件学习原理而建立的一种治疗方法，是运用惩罚性的刺激，通过直接或间接想象，以达到使不良行为减少或消除的目的。临床上常用的厌恶疗法有以下几种：电击厌恶疗法、药物厌恶疗法、想象厌恶疗法。以电刺激或药物作为厌恶刺激应用于暴露癖等性反常行为、物质滥用和酒精依赖等。

6. 放松疗法　放松疗法又称松弛训练，是指通过一定的肌肉松弛训练程序，有意识地控制自身的生理心理活动，降低唤醒水平，改善躯体及心理功能紊乱状态，达到治疗疾病的作用。该疗法是源于古代的一种自我身心保健方法，我国的气功、印度的瑜伽、日本的禅道、德国的自身训练等，都是以放松为目的的身心保健方法，在此不再详述。

（三）适应证

行为治疗可对焦虑障碍、进食障碍、物质依赖、性功能障碍、性心理障碍、冲动控制障碍及身心疾病等进行治疗。

三、人本主义心理学

（一）基本理论

人本主义心理学（humanistic psychology）是 20 世纪 50～60 年代在美国兴起的一门心理学流派，创始人是马斯洛，还有戈尔德斯坦、罗杰斯、奥尔波特等。他们认为个体有一种发展自身潜能的内在倾向。除了一般的生物潜能外，还有人所特有的心理潜能，如需要或动机有 7 个层次。自我实现或创造潜能的发挥是最高层次的需要，能给人"高峰体验"的喜悦，人能达到这一层次是最健康、最有价值的。建立在这一理论基础上的心理疗法，就是要实现对个体价值和尊严的关心，反对贬低人性的生物还原论和机械决定论。因此它与精神分析和行为主义相反，被西方称为现代心理学的"第三势力"。

（二）治疗方法

在人本主义理论基础上发展的心理疗法有很多种，最著名的是罗杰斯的来访者中心疗法（client-centered therapy），其他如存在主义疗法和完形疗法也属于此范畴。存在主义疗法由存在主义哲学衍生而来，认为每个人都面临两个最基本的问题——"什么是存在？"（即现实的社会是怎样的？）和"我是谁？"（即我要做个怎样的人），人必须为此做出决定和选择，为此而奋斗。咨询师要了解来访者在现实生活中怎样理解和体验存在，强调此时此地可以做些什么来解决目前的痛苦，帮助来访者认识自己的潜能，驱使他去改变自身状态和人际关系，并实现自己的生活目标。完形疗法就是从整体认识自己的各个方面，要来访者说出现在的（此时此刻）认知和体验。当来访者的情感从压抑和混乱中解放出来后，会积极地意识到自己的行为，强调这一切都应由他自己（患者）负责。完形疗法的治疗目标是使来访者成为一个完整的人，一个自信的、有自我意识的人，他本人能指导和调节自己的生活。

（三）适应证

来访者中心疗法适用于正常人群心理问题的咨询，包括个人成长发展问题、人际关系及社会适应不良等；同时也应用于团体及家庭等心理治疗实践。

四、认知行为治疗

（一）基本理论和概念

认知治疗（cognitive therapy）是 20 世纪 60 ~ 70 年代在美国心理治疗领域中发展起来的一种新的理论和技术。认知是指个人对一件事情或某个对象的认识和看法，如对自己的看法、对他人的看法、对环境的认识或对某事件的见解等。认知治疗强调认知过程是心理行为决定因素，认为情绪和行为的产生依赖于个体对事件、环境等情况所作的评价，而此评价又受个人的信念、假设观念等认知因素的影响。认知治疗就是通过改变个体的认知过程和在这一过程中产生的歪曲观念来纠正其适应不良的情绪或行为。

在认知治疗创始时就结合了行为治疗的理论、技术和原理，强调行为改变对认知改变和情绪调节的作用。同时，传统意义上的行为治疗也受到认知治疗发展的影响，二者逐渐走向融合，形成认知行为治疗（cognitive behavioral therapy，CBT）。CBT 认为一个人对事物的情绪感受、身体反应和行为反应由自己对该事物的看法、评价、态度、解释所引起；情绪的反应会进一步强化认知评价和行为反应；行为反应也会反过来影响到情绪感受和认知评价；如此循环反复，形成一个人健康的心理状态或心理行为问题，甚至精神障碍。

（二）治疗方法

贝克（A. T. Beck）是认知治疗的创始人，他发展了综合的结构化抑郁症认知理论。抑郁症患者有负性认知三联征：①对自身的负性评价；②对以往经历的负性评价；③ 对未来的负性评价。由此呈现动机行为的病态表现。除了贝克的认知治疗外，国内外常用的认知治疗方法还有理性情绪疗法、自我指导训练、应对技巧训练、隐匿示范及解决问题的技术等。目前在临床上应用最多的是 CBT，是一种结构化、注重实证的、限定时间的心理治疗。它通过识别和矫正患者歪曲认知和不健康的应对策略，促使患者的心理行为问题或精神障碍症状缓解或消失，直至人格不断完善。

1. CBT 常用技术方法 主要有识别技术、评估技术和矫正技术。

（1）识别技术：在良好的心理治疗关系基础上，应用思维记录三栏表记录情境、想法和情绪感受，明确思维与情绪、行为之间的相互关系，识别出导致情绪和行为问题的不健康的想法、评价或解释以及问题行为的性质和严重性。

（2）评估技术：应用苏格拉底式提问来评估问题行为的前因和后果；不健康想法的合理性、真实性和可能性；问题行为的性质、种类、频率、强度等。

（3）矫正技术：包括认知矫正和行为矫正。认知矫正包括使用苏格拉底式提问、优劣势分析、成本 - 效益分析、行为实验等技术方法，使患者意识到歪曲认知的不合理性或非适应性，从而产生新的相对适应性的想法或观念，并用新的适应性想法替换原来非适应性想法的过程。行为矫正技术主要通过理解和分析问题行为的学习过程和环境因素，采取相应的措施来引导和促进积极的、符合期望的行为。

2. 治疗过程 CBT 分为初始、中间和结束三个阶段。一般治疗不超过 30 次，每次治疗

40 ~ 50 min。

初始阶段主要进行治疗关系的建立与维系、收集资料、诊断和评估，在尽可能充分理解来访者问题的基础上，进行心理教育与正常化，治疗目标和计划的初步制订。

中间阶段主要是针对常见的主要的歪曲认知和问题行为进行矫正，并通过家庭作业来巩固矫正效果和发现存在的问题以便进一步实施矫正干预。

结束阶段主要是进行问题行为或精神障碍的复发的预防、提高对药物治疗或心理治疗的依从性，治疗回顾与总结以保持所取得的治疗效果，并结束治疗。

（三）适应证

CBT 可适用于小学以上文化程度的非智力障碍人群。只要能与治疗人群建立良好的人际互动关系，即可以进行认知行为治疗。目前广泛用于治疗常见精神障碍，如失眠障碍、焦虑障碍、强迫症、抑郁症、进食障碍、成瘾问题等 ICD 分类的主要精神障碍。

五、团体心理治疗

（一）基本概念

团体心理治疗（group psychotherapy）是指针对经过选择的具有相似心理问题患者，在一个或两个经过训练的治疗师引导下，采用心理治疗理论和技术，互相影响以达到缓解不良情绪、改善适应不良行为及促进人格成长的过程。典型的小组由 7 ~ 10 人组成，至少 3 人，多至十几人，甚至可到几十人。团体治疗一般每周 1 ~ 2 次，每次 1 ~ 2 h，4 ~ 8 次为一个疗程。

（二）治疗性因素

在团体治疗中，不仅是治疗师与患者的相互作用，更重要的是患者之间的相互作用，团体治疗中的小组就像一个微型社会，每个成员通过观察他人的反应方式而获得新的成熟的行为方式，通过小组内反馈，加深对自我的了解。另外，团体形式本身即具有治疗特性，处于团体中的患者具有归属感，看到其他成员具有与自己相同或类似的痛苦，其孤独感和不幸感均会减轻。团体治疗的治疗性因素包括希望的获得、凝聚力、共有感、利他感、信息传递、人际学习、社会化支持发展、原生家庭关系纠正性的重演和疏泄等。

（三）适应证

对于团体治疗，没有哪一类精神障碍是绝对禁忌的。一般来说，对于情绪障碍和适应不良行为治疗较好。

六、家庭治疗

（一）基本概念

家庭治疗（family therapy）是将家庭作为一个整体进行心理治疗的方法，实际上可以看作对一个整体进行心理治疗的类型，曾被认为是继精神分析、行为主义和人本主义之后心理治疗领域里的"第四势力"。

（二）治疗原理

家庭治疗领域里已经涌现出精神分析取向、行为主义取向和人本主义取向的家庭治疗。此外，家庭治疗有着自身独特理论基础的结构式、系统式、体验式、策略式，以及聚焦解决、叙事等与家庭有关的心理治疗流派。尽管家庭治疗的各种模式不同，但都是对家庭方向的定位。家庭中所有成员是相互联系的，家庭的每一个部分都不能被隔离出来。一个家庭的结构和组织被视为一个单位，且是决定个别家庭成员行为的重要因素。因此，家庭治疗学者认为要改变病态的现象或行为不能从单个成员着手，而应以整个家庭系统为对象。

（三）适应证

家庭治疗的主要适应证是青少年心理行为障碍及适应障碍，这类障碍往往与家庭问题密切联系。其实家庭治疗的适用范围广泛，目前它已被成功地应用于各种类型的心理问题。

七、森田疗法

（一）治疗原理

森田疗法（Morita therapy）是由森田正马创立的，其治疗原则是顺其自然地接受情绪，把应该做的事作为目的和行动准则，即所谓的顺其自然。就是说对情绪和症状顺其自然，不管怎样都要像健康人那样去行动是最重要的。

（二）治疗方法

森田疗法是以治疗神经症为特点的心理治疗。本质是通过亲身体验去理解从而达到治疗目的。森田疗法的基本方法是住院治疗，原方法把住院时间定为40天。新森田疗法住院时间为3个月，分为绝对卧床期、轻作业期、重作业期和社会康复期。

（三）适应证

森田疗法不仅适用于治疗神经症，适应证也在不断扩大，如药物依赖、酒精依赖。对于精神分裂症、抑郁症患者，主要是进入缓解期以后，不是以绝对卧床期开始，而是从作业期开始。

八、催眠治疗

（一）基本概念

催眠治疗（hypnotic therapy）是指用催眠的方法使患者的意识范围变得极度狭窄，借助暗示性语言，以消除其病理心理和躯体障碍的一种心理治疗方法。患者所具有的可暗示性、合作态度及接受治疗的积极性是催眠治疗成功的必要条件。

（二）基本原理

催眠的效果主要取决于患者的暗示性，只有暗示性高的人才可给予催眠。催眠是一种注意力和感受性高度集中的复杂过程。尽管外周意识在睡眠和催眠中都减少了，但是在睡眠中扩散的焦点意识，在催眠中处于最佳功能。催眠用于再体验过去事件、加强记忆、情绪疏泄，通过暗示减轻或消除症状、有效止痛等。

（三）适应证

催眠治疗不是一种心理治疗学派，许多心理治疗方法中都有所使用，如行为治疗、精神分析、家庭治疗等。催眠治疗适用于很多心理障碍，主要用于各种神经症、心身疾病、性功能障碍、儿童行为障碍。

九、危机干预

（一）基本概念

当严重问题或变化发生使个体感到难以解决、难以把握时，内心平衡被打破，紧张不断积累，继而出现无所适从甚至思维和行为紊乱，这就是危机状态。但危机不仅是危险与胁迫，同时还蕴含着机遇。危机干预（crisis intervention）是对于心理失衡状态的个体进行有效帮助，使他们渡过心理危机，恢复生理、心理和社会功能水平。

（二）治疗目标

危机干预的基本目标是通过适当释放蓄积的情绪，改变对危机事件的认知态度，结合适当的应对方式、社会支持和环境资源，帮助患者恢复心理平衡，最高目标是提高患者的平衡能力，使其重新适应生活。

（三）治疗步骤

危机干预的实施可分为四个步骤：第一步是对现状的评估；第二步是在此基础上初步形成目标的设想；第三步是围绕治疗目标实施治疗，帮助患者学会并掌握解决危机所需要的切实有效的方法；第四步是终止治疗关系。

思 考 题

1. 心理治疗的概念及其治疗原则是什么？
2. 简述心理治疗的有效因素。
3. 简述心理治疗的基本要素和基本阶段。
4. 认知行为治疗的主要治疗技术有哪些？
5. 综合性案例题

患者，女，39岁。2018年患者婆婆肺癌住院，患者陪床时总担心有细菌污染，反复洗手，每次要洗七八遍，直到满意为止。每次从医院回来都要将所穿衣服扔掉。逐渐认为自己家也被细菌污染了。碰触到家中物品也要反复洗手，常用乙醇、84消毒液消毒门窗把手、床头、衣柜。如果不这样做，心理就很难受，什么也干不下去。新冠疫情期间，洗手更加频繁，在家不敢碰任何东西，也不允许别人碰她的东西。有时患者没碰到东西也认为自己碰到了，非常害怕，必须要洗手。平时进出屋门要由家人为她开关门，自己从不带家门钥匙，怕弄脏了手。患者经常因不慎接触了自认为脏的东西而焦虑，甚至打自己、咬手指、寝食难安。

问题：

(1) 最适合此患者的心理治疗方法是什么？

(2) 针对该案例，如何制订心理治疗计划？

（李占江）

第二十五章

精神障碍的康复

精神障碍的康复简称精神康复，是康复医学的重要组成部分，也是精神疾病全程治疗中的重要组成部分。随着康复医学自 20 世纪 70 年代在世界范围内的蓬勃兴起，康复精神医学这一分支学科也逐渐走上相对成熟且初具规模的发展道路。

第一节　精神康复简史

回顾精神医学的早期历史，人们普遍认为许多精神疾病是一种妖魔附体造成的，只有用种种驱邪的办法把妖魔赶走才能使人恢复正常。因此，精神病人处于非常悲惨的境地，被施以极刑，甚至被打开头颅或者被处于终身监禁。

18 世纪后期以法国医生 Pinel 为代表的精神康复学先驱者们开创了为精神病人解除约束，为他们施以更人道处置的先河。19 世纪的改革者们提出尽可能地为精神病患者创造条件，开发他们存有的能力，为他们创造一个尽可能舒适的环境（Bockoven，1963），即所谓的"道义治疗"（moral therapy）。道义治疗着重于对精神残疾的评估，了解其工作、娱乐及社会活动的能力。同时，在精神病院推行作业疗法等，并且认识到这种定式活动具有治疗价值，这一点与目前的康复精神医学实践相一致。

职业康复服务也逐渐扩展到精神残疾。美国在 1943 年修订了职业康复法，在经济上和社会福利上对精神残疾人士提供合法的支持。20 世纪 50 年代末和 60 年代初，世界上不少国家开始大力发展社区精神卫生运动，也同时引入了一种新的思想，即应该帮助精神疾病患者在社区中尽可能像正常人那样维持他们自己。西方国家的非住院化运动更推动了社区精神康复服务工作的发展。精神康复医学有了不少阶段性和开创性的进展，如 20 世纪 70 年代西方国家在精神病院普遍实施开放式管理，并逐步发展过渡性社区精神康复服务设施（中途宿舍、日间看护中心、庇护工厂等）；20 世纪 70 年代后期开始风行各种家庭干预与心理教育措施的研究；20 世纪 80 年代以后开始注重较广泛地推行各种技能训练、社区病案管理以及某些职业康复方案（辅助就业措施、各种求职俱乐部）等。

我国的精神疾病社区康复工作（以往称"精神病防治康复工作"或"精神病防治工作"）起步较晚，1958 年全国第一次精神病防治工作会议（南京）制定了"积极防治、就地管理、重点收容、开放治疗"的工作方针，提出了药疗、工疗、娱疗及教育疗法相结合的工作方法。从 20 世纪 50 年代起，上海、北京等地开始探索以工作技能为中心的综合性的训练。70 年代开始，部分精神病院开始探索开放式的病房管理，但往往短期实施后终止试验或停滞不前。80 年代后随着康复医学的发展，在北京、上海、沈阳等地的精神病院内逐渐发展了一些康复性质的技能训练，如音乐疗法、社交技能训练、绘画与书法训练、行为矫正训练、就业技能训练等等。自 1991 年起中国残疾人联合会大力推行"社会化、综合性、开放式"精神病防治康复工作模式，建立了政府为主导、部门各尽其责、社会广泛参与的组织管理体系，形成了以医疗机构为骨干、社区为基础、家庭为依托的精神病防治康复工作系统。2004 年，卫生部启动了重性精神疾病防治队伍建设管理项目"686 项目"，目标是建立全国重性精神疾病社区防治和康复管理的工作机制和网络，广泛开展社区精神卫生服务。2013 年 5 月 1 日《中华人民共和国精神卫生法》正式实施，标志着我国精神疾病社区康复工作进入规范化发展的阶段。我国精神障碍防治康复工作从探索阶段、总结经验阶段，逐步过渡到稳步发展阶段。

第二节　精神康复的概念和原则

一、康复和精神康复

康复（rehabilitation）从其原文的字意来看，是指"复原""恢复原来的良好状态""重新获得能力"等。现代医学认为，康复主要是指躯体功能、心理功能和社会生活能力（包括职业能力）的恢复。

根据世界卫生组织和著名学者们的有关论述，康复的概念可以归纳为：综合协调地运用医学的、教育的、职业的、社会的和其他一切可能的措施，进行训练和再训练，调整周围的环境和社会条件，使伤、病者和残疾人尽早和最大限度地改善已经丧失或削弱的躯体功能、心理功能和社会功能，促使其重返社会和提高生活质量，完成应担负的社会职能；并要求康复对象本人、家庭及所在社区，均参与康复服务计划的制订和实施。

有关精神康复概念的变迁，著名学者 Anthony（1978）曾定义：精神康复的总任务是帮助精神残疾者适宜地重返社区和（或）保持精神残疾者原有的能力，以便继续在社区中起作用。换言之，康复工作者要竭尽全力减少康复对象对精神卫生服务系统的依赖性，或尽力保持康复对象现存的独立生活水平。Anthony 和 Liberman（1986）较全面地阐述了此概念：精神康复是通过学习（训练）措施和环境支持，以尽可能使社会性及职能（职业）性角色功能恢复到最大限度；当恢复功能受到持续性缺陷与症状的限制时，应致力于帮助此个体获得补偿性生活、学习和工作环境（如庇护工厂、中途宿舍等），以及将其功能调整或训练到实际可达到的水平。精神康复应在精神疾病急性发病或加重后立即开始，而专业人员的目标是维持长时间症状改善，建立或再建立人际关系与独立生活技能，以及帮助个体达到满意的生活质量。

总的来说，精神康复（Psychiatric Rehabilitation）的概念可归纳为：通过生物、社会、心理的康复措施，使由于精神疾病导致的精神活动表现缺损和社会功能的缺损得以恢复。换言之，服务于精神疾病患者的康复措施称为精神康复，即针对患者不同程度精神症状和不同的社会功能缺损，采取综合措施，以训练技能为主，配合必要的教育、心理干预以及综合协调、环境支持，使患者尽可能恢复正常的社会功能或重新获得技能，具有独立生活的能力，最终重返社会。

另外，在注重提高患者生活质量的同时，强调不能忽视患者生活环境中的自然照顾者，如家庭成员、亲友及寄宿处工作人员等。近年来，家庭干预技术被广泛用于精神疾病的康复过程中，它通过改变患者的家庭环境可显著降低精神分裂症的复发率和再住院率。世界卫生组织（WHO）和世界精神康复学会（WAPR）都强调贯彻实施精神病的康复任务必须由家庭承担一部分方能取得较好效果，这也是不可缺少的一个环节；这些国际组织还特别重视在社会上将精神病患者亲属组织起来，称为精神病患者的"亲友会"或"联谊会"，尽可能使患者的亲友们在社会上发挥应有的作用。

二、残疾及精神残疾

康复是针对残疾而言的。精神康复的主要任务是采取一切手段，尽量减轻精神残疾对患者的影响。有关残疾的定义，世界卫生组织（WHO，1980）编写的《国际残疾分类》一书中指出，残疾是疾病的后果，即：（内在环境）疾病或紊乱（disease）→（外向性）损伤（impairment）→（客观性）障碍（disability）→（社会性）残障（handicap）。精神疾病所致的残疾亦应合乎上述规律，按 Liberman（1987）的观点，精神病理学的损伤导致功能缺陷或障碍（disability），表现为社会技能的缺乏，并可能表现为求职技能的减退而难以在社会中独立生存，从而导致患者不能完成应有的社会角色（social role），称之为残障（handicap）。

1. 病损或残损（impairment）　是指由于各种原因所致的人的生理、心理和解剖结构的部位受到了损害。包括智力病损、心理病损、语言病损、听力病损、视力病损、内脏病损及畸形等。这是残疾发生、发展过程中的第一步。它可以进一步发展为失能，也可以直接导致残障。它可以是永久的，也可以是暂时的。

2. 失能或残疾（disability）　是指由于病损或某些疾病所造成的人体某些功能的降低，以致影响到不能以正常的方式从事正常范围的个人日常生活活动。包括行为失能、语言失能、心理失能、运动失能及各种活动失能。这是残疾发生、发展的第二步，它可以进一步发展为残障。但同样，如能得到积极的治疗与康复，这个阶段的残疾也具有双向性，既可进一步发展，也可康复。

3. 残障（handicap）　是指由于病损或失能而导致个人参与正常社会生活活动的障碍，甚至影响社会功能的正常发挥。包括识别残障（无法辨别人、地、时）、躯体残障（无法活动、不能自理生活）、运动残障、职业残障、精神残障、社交活动残障、经济自给残障等，是残疾发展的不良结局。此时社会、家庭和环境对残障的影响很大，良好的社会和家庭支持、系统合理的康复治疗将可以减轻残障的程度。

4. 精神残疾（psychiatric disability）　是指精神病人病情持续 1 年以上未痊愈，从而影响其社交能力和在家庭、社会应尽职能上出现不同程度的紊乱和障碍。导致精神残疾的疾病包括精神分裂症、情感性精神障碍、偏执性精神障碍、分裂情感性精神障碍、反应性和周期性精神病、中毒性精神障碍，药物和酒精依赖等。

5. 社会功能缺陷（social function disability）　主要是指社会功能缺乏或受限制，是部分或全部损伤引起患者扮演各种社会角色能力的困难。由于缺陷带来的社会功能残疾在精神疾病中尤以患慢性精神分裂症者最为突出，所以对精神分裂症患者残疾评估尤为重要。

6. 伤残调整生命年（disability adjusted life years，DALYs）　是采用客观定量的方法综合评价各种疾病因早逝或残疾造成的健康生命年的损失。该指标综合地考虑了死亡、患病、伤残（disability）、疾病严重程度（失能权重 disability weighting）、年龄相对重要性（年龄权数 age weighting）、时间相对重要性（贴现率 discounting rate 或时间偏好 time preference）等多种因素客观地反映疾病对人类造成的危害程度。一个 DALY 就是一个健康生命年的损失。

三、提高生活质量

提高生活质量（quality of life，QOL）是精神康复的主要目的之一。生活质量是指患者对生活状况、处境的满意程度的评价。生活质量从广义上被理解为人类生存的自然、社会条件的优劣状态，其内容包含国民收入、健康、教育、营养、环境、社会服务和社会秩序等方面。从医学的角度引进该观念时则主要指个体的生理、心理和社会功能状况，即与健康有关的生活质量。世界卫生组织将生活质量解释为个体对他们在具有相关文化和价值体系的生活中所处位置的一种知觉，这种知觉涉及个体的躯体健康、心理状态、独立水平、社会关系以及他们与所处环境的关系。

国内学者杨德森指出：各种疾病包括精神疾病患者的生活质量都会有所改变。因此，须对他们的生活质量进行评估，评估内容分为两个方面，共 12 条：

1. 物质生活质量评估的有关方面　①社会角色、社会地位、社会贡献与社会报酬；②经济收入与支出分配比例；③住房条件与生活环境；④家庭人员组成与婚姻状况；⑤家庭与个人生活方式；⑥躯体健康状况与家族病史；⑦疾病角色（sick role）及其影响。

2. 精神生活质量评估的有关内容　①个人理想、愿望，职业满意程度，职业应激因素；②家庭观念、婚姻满意程度、家庭内应激因素；③个性特征、心理健康状况自评；④有害心身健康的行为与生活方式；⑤社会适应能力与社会支持。

世界卫生组织研制了 WHOQOL-100 量表，包含 100 条问题，覆盖了与生活质量有关的 6 个领域和 24 个方面。WHOQOL-100 中文版已应用于公共卫生和其他医学领域，是一份较好的测量中国人生活质量的量表。

四、社会角色

社会角色（social role）是指导精神康复的有用概念。精神康复的目的在于帮助患者发挥其现有的才干，通过成功的社会角色以获得自信心并发挥或保持其社会角色。实际上，有些精神病如慢性精神分裂症，所遇到的最困难的问题就是难以在社会中保持其应有的社会角色。有的医务工作者或患者家属，常常把"患者角色"固定于患者身上，要求他们服从医务人员和家人的照顾，让其无条件地接受各种治疗。其后果是在不同程度上免除了患者的社会责任感，使他们变得更加被动、懒散和不合群，加重了残疾程度。从精神康复的角色出发，应努力将"患者角色"改变成为社会角色，以减轻其精神残疾的严重程度。

五、精神康复的基本原则

精神康复的基本原则主要有以下三个方面：

（一）功能训练

康复工作的现实目标是人体的功能活动。精神残疾者会出现种种心理功能缺陷，如情感交流障碍、社会交往障碍、认知障碍等，表现在生活、学习、工作等方面的功能障碍。必须通过有效的功能训练使他们重新获得或恢复失去的功能。例如目前比较盛行的独立社会技能训练，采用程式化的训练方法，临床证明非常有效，值得推广。

（二）全面康复

指在心理上（精神上）、生理上（躯体上）及社会生活上实现全面的、整体的康复，又称为整体康复或综合康复。全面康复也同样是指在康复的四大领域（医疗康复、教育康复、职业康复、社会康复）中全面地获得康复。由此看来，康复不仅仅是针对功能障碍，更重要的是面向整个人。

（三）重返社会

康复最重要的目标是通过功能改善及环境改造而促进患者重返社会。这样才能促使康复对象力争成为独立自主和实现自身价值的人，达到平等参与社会生活的目的。尽可能地创造条件在社区建立过渡性的康复设施（如日间康复中心、工疗站、中途宿舍等），以促进逐步地、较理想地回归社会，同时尽量争取社会支持以解决这类患者和残疾者的就业和职业康复问题。

第三节　精神康复的程序和步骤

精神康复的目的是使精神疾病患者或精神残疾者减少疾病对其个人生活和社会生活的限制，使用技能训练的手段开发或恢复其潜能，再加上社会环境的支持，使精神康复者最终提高生活质量，恢复社会功能，走上回归社会之路。

从罹患精神疾病开始，精神康复的过程也开始进行。这一过程包括以下几个步骤：

一、康复前的检查和评定

由于每一位精神残疾者的社会功能缺损是不同的，因此，有效的康复措施应针对个体的、具体而实际的功能缺损情况来进行。通过检查，确定精神残疾者的社会功能缺陷具体表现在哪些方面，是职业技能的缺损还是自我照料方面的问题。通过检查和评估，可以确定残疾的等级，也为日后评定康复效果提供有用的数据。

（一）始动性的评定

患者需要在督促或命令下才能被动地完成某些行为。实际上患者有能力完成，但不主动去做，这种情况称为始动性缺乏（lack of initiative）。这种缺乏既与疾病性质有关，也与环境有关。

始动性可分为两类。

第一类称为自我服务性行为始动性及个人生活行为方面的始动性，包括日常起床、洗漱、穿衣、整理床铺及进餐等行为，可以用"每日始动性评定表"进行评定。

第二类代表的是较高水平行为的始动性，包括交友、书信往来、与亲友联系、求职活动、外出购物及运用各种设施等。评定始动性的目的是给患者制订一个切实可行的康复计划，并针对评定中发现的问题，在康复训练中给予矫正，特别是对慢性衰退患者要注意设置实际的生活技能训练内容，以增强患者的主动性和自觉性，使他们不仅能在自我服务性行为方面获得改善，而且能注意加强社交活动始动性的训练，防止精神衰退的加重。

（二）社交技能的评定

社交技能（social skills）是指为了达到人际交流的目的而采取的有助于表达自己情绪及需求的所有行为。可采用"社会交际量表"（social interaction schedule，SIS）对患者的谈话技巧作定量评定及对人际交往行为进行评估。经过一段时间的社交技能训练后可采用"社交技能训练进展记录表"（progress notes for social skills training）对社交活动和独立生活技能状况及训练后的收效情况进行总结比较。

（三）职业技能评定

精神康复的目的是恢复其原有的职业能力或学习和掌握新的谋生技能，使其能自食其力或部分自食其力，做到残而不废，最终能够重返社会。

职业技能评定可分为两个层次。

第一，基本职业技能评定，包括是否遵守劳动纪律、个人卫生及衣着、工休时间的利用、对批评或表扬的态度、能否听从指挥、忠于职守、帮助同事、与别人交谈、主动提出要求等。

第二，是专业技能的评定，一般由专业技术人员评定。

（四）康复观察表或评定量表的使用

工作人员按要求填写进程表或调查表是为了系统地、有目的地收集研究资料，便于今后总结和评价康复效果，这需要靠观察患者完成特定的任务情况来完成。根据不同的研究目的，可采用现有的量表如"社会功能缺陷筛选表""Morning Side 康复状态量表""社交技能训练进展记录表""住院精神疾病患者康复疗效评定量表""生活质量综合评定问卷"等。这些表格的操作一般由精神卫生专业人员来完成。

二、制订康复计划应注意的问题

1. 确定康复目标　根据康复诊断及患者、家属、社会对患者的要求及患者的实际能力，来确定康复目标。如家庭要求患者能自理个人生活，那么，能够积极主动地照料个人生活就是康复目标之一；如家庭要求一个家庭主妇能为家庭做饭，那么，能为家庭做饭就是康复目标之一。

2. 确定康复疗程　根据功能缺损的严重程度和康复目标的难度大小、所需人力、物力情况，来确定康复疗程，短可数周至数月，长至数年。

3. 明确康复措施　确定使用行为矫正法还是功能训练等。

4. 确定康复治疗师的工作程序，和患者商定治疗时间。

5. 康复疗程中阶段性的康复疗效的评估。

三、精神康复的基本内容和方法

精神药物能够有效控制精神分裂症的症状，但很难改变精神残疾的现状。精神残疾和其他残疾一样，其核心是社会功能的缺陷。因此，在社会功能缺损与精神残疾的康复过程中，始终需要恰当的精神药物与心理社会康复措施巧妙地结合起来，才能最大限度地显示精神康复的效果。

社会功能的训练、再训练或重建成为精神康复的主要内容。

（一）个人生活自理能力的康复

个人生活自理能力包括个人卫生（如刷牙、洗脸、洗澡、理发、洗衣服、刮胡子及更换衣服等）、住处卫生情况、进餐及二便的日常料理情况以及梳妆打扮、衣着整洁及作息是否有规律等一系列情况。个人生活自理能力丧失是社会功能缺陷最严重的情况，一个人连生活都不能自理，那么其家庭职能、社交职能及职业职能将全部丧失。如何调动他们的始动性将是一个主要的康复内容。

康复的目的在于通过各种干预措施，尽快尽好地恢复其生活自理能力，这也为患者进行其他社会功能的训练打下基础。

（二）家庭生活技能的康复

家庭生活技能是保持患者家庭职能的重要技能。主要包括以下两个方面：

1. 家庭生活技能 系指患者在家庭日常生活中，是否能做到他们应该做的事情，例如分担部分家务劳动，参与家庭卫生打扫，与家人在一起吃饭、聊天、看电视、听音乐等，参与家庭事务的讨论，给家庭必要的经济支持等。

2. 对家人的关爱与责任心 对自己的子女、配偶、父母有无亲密的情感活动，对他们的健康、生活、事业和工作是否关心，是否能与他们相互交往、交流意见等给予情感上或生活上的关心与支持。如已为父母者对子女的身心健康、学习或工作、前途等是否关心，对子女的抚养教育是否尽职尽责，能否关心家庭成员的进步与前途，是否关心家庭生活今后的发展与安排等。未婚患者还应了解他们对择偶的态度和具体打算，恋爱中的患者还应了解与恋爱对象相处情况。

采取家庭各种干预措施，对于恢复患者的家庭生活技能是至关重要的，这也是为进一步进行社会交往技能康复及职业康复打下坚实的基础。

（三）程式化康复技能训练

程式化康复技能训练是近年来在社区发展较快并逐步显现良好效果的心理社会干预手段。训练有一定的模式结构和程式化。内容包括药物自我处置技能训练程式症状自我监控技能训练程式和回归社会技能训练程式等精神康复技术，每项技术都包含有康复师手册、治疗用录像带和康复者手册。常用的技能训练措施有：

1. 药物自我处置技能训练程式 药物治疗的自我管理通过对患者进行半定式的技能训练，解决用药问题，对防止复发有显著疗效。

训练程式分以下六部分：

人际交往基本技能的训练；

介绍药物治疗自我管理程式；

传授有关抗精神疾病药物的知识；

讲述正确的自我用药方法；

教患者如何识别药物不良反应；

传授患者向医生求助的技能。

通过上述步骤，目的明确，收效显著，可以达到维持用药剂量和降低复发率的目的。

2. 症状自我监控技能训练程式 症状自我监控程式化训练通过对识别、监控复发先兆症状以及处理持续症状的训练，以防止精神疾病的复发。

训练程式由 4 部分组成：

识别病情复发的先兆症状的知识和技能；

监控先兆症状的技能，使患者掌握将先兆症状及早控制的技能；

处置持续症状的技能训练；

在日常交往过程中拒绝饮酒和吸毒的技能。

3. 回归社会技能训练程式 经过药物自我处置程式化训练和症状自我监控程式化训练后患者进入回归社会技能程式化训练。目的是为患者能够顺利重新融入社会做准备。

训练内容包括 5 部分：

独立制订重返社区的计划；

社会联系的技能训练；

正确处理在社区生活中遇到压力的能力；

学会制订每日活动计划的能力；

学会制订约会和赴约计划的能力。

（四）社交能力康复

社交能力是表达自己的情绪及需求而达到人际交流的目的的所有行为，每个人在社会上均充当一定的角色，都要与人们交往，因此社交能力是人们的重要的社会功能。社交技能主要表现为与人们交往及社会活动的情况（包括对同事、亲友、同学、邻居以及与生活工作需要接触但不一定熟悉的人们的接触交往情况等，对于走访亲友的情况，是否主动逛商店、购物及主动参加各种文体活动或其他集体活动情况等）。

部分患者社交能力的障碍亦与缺乏社交活动的始动性有关，他们有能力参加各种社会活动，如交往朋友、走亲访友、书信来往、外出购物、寻求工作等社会能力，但他们从不主动去进行社会交往活动，而是需要督促或命令才能行动。因此在社会能力康复的实施过程中，提高患者社交能力方面的主动性同样是一个重要组成部分。

（五）职业能力的训练

精神病人病情稳定，经过上述各种训练后，大多数人有参与工作的需求，为此将针对患者的职业需求开展职业康复训练。

职业康复（occupational rehabilitation）指以目的明确地从事某种职业训练为基础，旨在恢复动机、信心和特殊技能，用以治疗躯体或心理缺陷的方法。职业康复的宗旨在于使残疾者最充分地发挥潜能，实现人的价值和尊严，取得独立的经济能力并贡献于社会。残疾往往使残疾者产生自卑和失去价值的心态，产生依赖于人的强烈感觉。从这种心态和感觉中解脱出来的最有效的办法是能够恢复职业或就业。国内又称"工疗"或"作业治疗"，中国香港称为"职业治疗"，中国台湾称为"职能康复"。

工作是个体社会文化角色的重要组成部分，它占据个体较多的时间，提供收入来源，帮助个体建立自我认同感并体现自我价值，并且促进个体社会生活的主观幸福感。精神疾病患者在工作选择、求职、维持工作等方面都存在很大的困难。研究指出，出院后的精神疾病患者就业率只有 15%～30%。

职业康复训练包括工作技能评估、工作适应性训练、职业技能训练、庇护性就业、过渡性就业、工作安置、职业保持等阶段。通过职业康复训练可以使患者修复或重建职业技能，恢复其为社会作贡献的能力，以实现他们的人生价值和人格尊严。社区和患者的家庭应承担对患者的职业康复任务。

职业康复可分为传统职业康复和支持性就业两类。传统的职业康复方法（traditional vocational rehabilitation）主要包括日间治疗（day treatment）、庇护性就业（sheltered workshop）、职业俱乐部（house model）、过渡性就业（transitional employment）等。传统职业康复采取的是"培训—就业"的思路，即先给予精神疾病患者足够的培训，然后再帮助其逐步就业，最终达到完全独立的工作状态。支持性就业在帮助患者获取工作方面具有明显的优势，但在维持工作和改善非工作症状方面不存在显著优势。因此最新的职业康复研究着眼于将支持性就业方法和不同的心理社会治疗方法结合起来，形成综合性的支持性就业模式。

日间治疗（day treatment）指给予那些无法参加庇护性就业或者竞争性工作的出院后精神疾病患者提供日间照顾和训练活动。主要训练内容包括：日常生活技能训练、心理教育和咨询、职前技能训练。具体训练项目包括很多手工装配活动、群体活动、娱乐休闲活动等。在日间治疗项目中，给精神疾病患者提供基本技能训练和日间照顾是首要目标，而帮助精神疾病患者就业是次要目标。很多患者在日间治疗机构接受很长时间的服务。

庇护性就业（sheltered workshop）指由政府、医院或者非政府组织提供工作场所，帮助出院后但暂时无法就业的精神疾病患者在此工作，提供实际工作培训，帮助患者逐渐适应工作，培养工作技能。

职业俱乐部（occupation club house）在美国纽约州发展起来，给每个参加俱乐部的患者提供模拟的工作。出院后患者可以通过他人引荐或者直接联系的方式自愿参加俱乐部，并且选择他们愿意尝试的工作。俱乐部的成员没有时间限制，可以享受永久的服务。职业俱乐部的主要目标是帮助出院的患者逐步接受教育、常规技能培训和工作训练。如果俱乐部的成员认为自己已经具有足够的能力，俱乐部则帮助他们参加其他的就业计划，比如过渡性就业。在职业俱乐部中，帮助出院的精神疾病患者就业是重要的目标，但不是唯一目标。

过渡性就业（transitional employment）是职业俱乐部的一种特殊形式，指康复工作者通过和雇主协商，帮助出院后精神疾病患者在真实的工作场所找到短期的工作机会。患者薪水逐步提高，但往往低于最低工资水平。

支持性就业（supported employment，SE）是最新发展的康复技术，在帮助患者获取竞争性工作方面有较好的成效。支持性就业帮助出院后的精神疾病患者尽可能地在竞争性市场中找到并从事他们喜欢的工作，从专业工作者那里得到所需技能的培训，和正常人一起工作并获得经济收入，并且得到长期的持续支持。在支持性就业项目中，Drake 和 Becker 提出的个人安置和支持（individual placement and support，IPS）是目前最典型、应用最广泛的一种支持性就业方法。IPS 采用了"安置—培训"的方式，显著地提高了精神疾病患者的求职成功率。IPS 包括 6 个原则：①将康复治疗整合到精神卫生治疗中；②治疗目的是帮助患者在正常的工作环境中获得竞争性的工作；③参与者立即参加工作，而不是经过长期的职前培训再就业；④根据患者实际的工作经历提供持续服务；⑤跟踪支持服务没有时间限制；⑥根据患者的偏好和选择，提供针对性的服务，而不是根据服务提供者的主观判断。IPS 包括 6 个步骤：引荐患者，和患者建立关系，职业测评，个体求职计划，获得工作，持续跟踪支持。

职业康复不仅是一种治疗方法，也是一种残疾人就业系统。职业康复不能以盈利为目的，也不能让患者长期从事机械、简单、枯燥的劳动，而应有计划和有目标地通过有针对性的、循序渐进的康复训练，使患者恢复和建立一定的职业技能。当患者掌握了一些职业技能时，必须解决他们的就业问题，这样才能达到真正的康复目的。有良好技能、病情迅速控制的患者往往就进入了康复的最后阶段。

（六）家庭治疗

情感表达（expressed emotion，EE）一般指用坎伯威尔家庭问卷（Camberwell family interview，CFI）询问患者亲属，评价亲属对患者情感表露倾向的一个描述性术语。情感表达是对照顾者与患者之间的人际关系的测量，它反映的是亲属与患者之间的一种特定的情感、态度和行为。调整亲属间的情感表达是家庭治疗的重要内容之一。

CFI 是一个标准化的半定式家庭问卷。该问卷旨在测量亲属对患者的 EE，包括指责、敌视、情感过分介入、热情和赞扬五大项目。使用 CFI 需要经过专门的学习和训练，通常在精神疾病的发病期用 CFI 评价亲属的 EE，评定者通过询问和录音分析，按一定标准把家庭划为高情感表达（HEE）和低情感表达（LEE）两类。

高情感表达（HEE）者的情感过分介入总分及其各项因子，如过激情感、过分奉献/牺牲、过分保护及缺乏客观性评分均得分较高，一是表明患者的家属当谈到有关患者福利等情况时产生不恰当或过分情绪紧张、焦虑而影响自身的正常活动，或引起频繁的心理或生理问题；二是极端或不恰当地牺牲其自身的社会生活以便照顾患者，视患者的需要优于自我的需要，为患者而非为自己而活着，出现共生性依赖；三是以不恰当的方式处理患者的独立性和自主性，在患者和外部世界之间充当不恰当的调和者，武断地干预患者各方面的生活；四是极不情愿患者在其力所能及的范围内独立解决自己的事情；五是不能客观而现实地评价患者的能力和将来。显然，亲属情感的过分介入，容易刺激疾病的复发。然而，亲属完全不介入，或家庭认识的模棱两可，甚至出现交流偏差，又必然会损害家庭的整合功能。这里确实有一个"适度"的问题。可以看出给家庭提供支持性心理教育，调整亲属适度的 EE，能使我们对精神疾病患者的家庭干预和治疗收效更好。

一般认为 EE 与精神分裂症的进展存在着相关关系（不是因果关系），亲属的 EE 水平可影响精神分裂症的病程和复发。多项研究表明，HEE 家庭精神分裂症复发率高，LEE 家庭精神分裂症复发率低。EE 研究也被扩展到对其他精神疾病及躯体疾病的研究中。也有不同意见和结论相反的研究报道，如认为将家庭划为 HEE 和 LEE 本身就有不合理的成分，EE 对精神分裂症患者复发的预测价值可疑等等。因此，值得进一步研究探讨。

（七）心理干预

精神分裂症是在易感素质和环境中的不良影响及生活中的应激因素相互作用下发生的。心理应激在引起精神分裂症复发中的作用尤为重要。因此，在精神康复过程中，要了解与发病有关的生活事件。了解患者在病情好转阶段对疾病的态度、顾虑，协助患者解除家庭生活中的急慢性应激，给予心理干预是十分重要的。

康复期精神分裂症患者的复发与复杂的心理、社会因素密不可分，主要因素有：长期住院治疗使经济负担日益加重，患者担心出院后经济收入减少。社会上对精神病患者的偏见和歧视由来已久，使患者有"病耻感"，承受巨大的心理压力。患者的病态行为对家属、社会产生的不良影响。患病使其感到愧疚。精神卫生知识缺乏，进入康复期后心理活动复杂，顾虑重重，从而感到紧张、孤独、茫然等。担心疾病不能根治，会遗传、复发等，影响家庭生活。

第四节　医院内和社区中康复的循环

从罹患精神疾病开始，精神康复的过程即同时开始。精神康复是改善精神障碍患者社会功能，帮助患者回归家庭和社会的重要环节，包括医院康复和社区康复。医院康复由精神卫生医疗机构承担，精神科医师对患者进行药物治疗同时应当制订康复计划。社区康复由民政、残联等设立的社区康复机构（如日间康复中心、中途宿舍、职业康复机构等）承担，两者应当有机衔接。

一、院内精神康复的主要内容及任务

提倡医院内康复，对精神科临床起到了积极的促进作用。处于急性期患者有较多的精神症状，并有较高的风险可能会伤害自己或其他人。处于康复期的患者，急性期的精神症状基本消失，此阶段主要存在的康复问题是各种功能的下降，特别是社会参与能力的下降。院内康复可促进患者精神症状的改善，防止或减慢了各种功能的衰退，促进了疾病的全面康复。主要有以下几方面内容。

（一）改善住院环境

应把精神康复的理念贯彻到病房管理的每一个细节。应为精神疾病患者创造一个尽量宽松、舒适的住院环境，减少患病后进一步的心理损伤。精神病房要具备患者生活所必需的各种设施；根据病情开展分级护理；对于病情较轻、没有危险性的患者进行"开放式管理"；建立平等的医患关系，工作人员可以不穿工作服等；有条件的医院还可以建立"家庭化病房""过渡性病房"等，有利于患者出院后顺利回归家庭。

（二）避免长期住院

我国的精神康复事业处于起步阶段，各地不少精神病院仍存在着封闭式的管理模式，精神疾病患者长期置于与世隔绝的环境中，过着单调刻板的生活。久而久之，就出现所谓的"住院综合征"（institutional syndrome）。住院综合征的主要表现有：①情感淡漠；②始动性缺乏；③兴趣丧失；④过分顺从；⑤不能表达感受，对工作人员的苛刻或不公平命令也不会表示愤慨；⑥丧失个人的人格；⑦个人的习惯、修饰及一般生活标准的退化。Barton 提出了 8 项产生住院综合征的因素：①丧失与外界世界的接触；②强加的懒散；③暴行、恐吓和戏弄；④工作人员的专横跋扈；⑤丧失个人的朋友、财产和个人的事件（例如生日）；⑥药物作用；⑦病室的不良气氛；⑧丧失出院的指望。

（三）改变传统护理方式

除必要的医疗操作外，护理上要注意不要对精神疾病患者"过分保护"。有些传统的护理模式，强调了对患者无微不至的照顾，无形中在不断地强化患者的"患者角色"，免除了患者的"社会角色"，使他们长期过着饭来张口、衣来伸手的生活，加重了患者的社会功能衰退。根据精神康复的观点，应积极鼓励患者自己的事情自己做，如让他们自己铺床、洗衣、做饭等。

（四）适时进行康复训练

在精神症状得到有效控制后，根据各项社会功能评估的结果，制订出个体化的康复计划后，康复训练即可开始。

1. 始动性缺乏的康复训练　病期较长的慢性或衰退的精神障碍患者，多以自我服务始动性缺乏为典型特征。表现为行为退缩、情感淡漠、生活懒散、仪表不整、甚至完全不能自理个人生活。此类患者的康复训练，首先应从独立生活技能的训练开始。

2. 学习技能的训练　主要是训练患者处理和应变各种实际问题的社会交往技能，这对于长期不能回归社区的患者尤为重要。训练的内容大致可分为文化知识教育及一般技能学习等，也可称为"教育疗法"。通过开展丰富多彩的集体活动，如做操、唱歌、读报等，以及组织小组活动的形式，鼓励患者发展自己的兴趣，促进患者之间的相互学习。如组织烹调小组、园艺小组等。

3. 职业技能训练　是指以实际劳动作业方面的技能训练为手段，使患者能恢复或明显提高职业技能，以达到重返社会、恢复工作的目的。职业技能训练包括两方面主要内容。

（1）工作的基本技能训练："基本技能"是指所有工作岗位都需具有的技能，具体包括，①准时上班；②个人卫生及仪容整洁，并与身份、环境相协调；③能正确利用工间休息时间；④能够接受与工作有关的表扬或批评；⑤能听从具体的指令；⑥具有完成工作任务的责任感；⑦具有帮助同事及求助于同事的能力；⑧能遵守工作中的规则、纪律；⑨对交谈有正常的反应，并有主动与同事交谈的能力。

（2）职业特殊技能的训练：为适应某一种职业、工种所必须具备的特殊技能训练。在选择此项技能训练之前，要了解患者就业和原有工作的性质、工种及具体需要的技能是什么，同时与患者的家属、单位领导取得联系。在我国，精神病院内的职业技能康复主要应用工疗的手段进行，农村地区采用农疗的方式进行。有条件的地区应积极建立庇护工厂或庇护农场，为职业训练提供场地。

二、社区精神康复的主要内容和任务

1. 要与院内康复做好链接，继续住院期间的康复内容，如独立社会技能训练，出院后重返社区的技能训练等。

2. 家庭干预　调整家庭成员之间的关系，改变不适合患者生活的家庭气氛，共同提高生活质量，减少疾病复发，用家庭联谊会和个别家庭干预的方法达到上述目的。

3. 出院后家庭照料　出院后的患者暂时不能重返社区，在家庭成员的监护下进行上述康复活动。患者的大部分时间是在家庭中度过的。家庭是患者活动最多的场所，家属是他们接触最多、关系最亲密的亲人，精神疾病患者需要一个稳定和谐的家庭环境，以利于早日康复。因此，在促进患者精神康复的过程中，家庭处于一种特殊的地位。

4. 调整亲属的情感表达方式　国外研究发现有的家属经常责怪或训斥患者，有一点事情便大惊小怪，甚至埋怨患者生病，这种情况称为"高情感表达（HEE）方式"，在这种家庭里的患者疾病复发率比较高。相反，有的家属很有耐心。能够容忍患者的一些病态表现，能够心平气和地帮助患者克服自己懒散的习惯，鼓励他们走向康复，称为"低情感表达（LEE）方式"，在这种家庭里的患者疾病复发率比较低。我们希望家属采取"低情感表达方式"来对待自己患病的亲人，有利于精神康复。

5. 参加患者亲友会　"精神疾病患者亲友会""家属联谊会"等是精神残疾人亲属自己的组织。患者亲属可以从中得到有益的培训和大量的支持，改善患者及其家属在社区生活的处境，帮助自己的亲人早日康复。

6. 开展各种职业康复　根据患者的状况，可以开展不同形式的职业康复活动，如日间治疗、庇护工厂和庇护农场、公开就业等。

医院康复和社区康复应该是一个连续过程。社区康复的各个环节也是一个循环连接的过程，如果在任何一个环节中康复者出现病情波动，当康复者失去自我控制能力时，社区精神康复服务人员要根据康复者状况，决定是否将患者转介到精神科执业医师处，判断其继续留在社区康复或入院接受治疗。

第五节　精神残疾的评估

依据 2011 年中国《残疾人残疾分类和分级》标准，将残疾人分为视力残疾、听力残疾、言语残疾、肢体残疾、智力残疾、精神残疾和多重残疾。结合临床诊断、世界卫生组织残疾评定量表Ⅱ（WHO-DAS Ⅱ）得分和适应行为表现，各类残疾的残疾程度分为四级。残疾一级为极重度，残疾二级为重度，残疾三级为中度，残疾四级为轻度。

精神残疾分级原则：18 岁以上（含）的精神障碍患者，依据世界卫生组织残疾评定量表Ⅱ（WHO-DAS Ⅱ）分值和适应行为表现；18 岁以下（不含）精神障碍患者，依据适应行为的表现。将精神残疾划分为四级：

精神残疾一级：WHO-DAS Ⅱ值大于等于 116 分，适应行为极重度障碍；生活完全不能自理，忽视自己生理、心理的基本要求。不与人交往，无法从事工作，不能学习新事物。需要环境提供全面、广泛的支持，生活长期、全部需他人监护。

精神残疾二级：WHO-DAS Ⅱ值在 106～115 分，适应行为重度障碍；生活大部分不能自理，基本不与人交往，只与照顾者简单交往，能理解照顾者的简单指令，有一定学习能力。监护下能从事简单劳动。能表达自己的基本需求，偶尔被动参与社交活动。需要环境提供广泛的支持，大部分生活仍需他人照料。

精神残疾三级：WHO-DAS Ⅱ值在 96 ~ 105 分，适应行为中度障碍；生活上不能完全自理，可以与人进行简单交流，能表达自己的情感。能独立从事简单劳动，能学习新事物，但学习能力明显比一般人差。被动参与社交活动，偶尔能主动参与社交活动。需要环境提供部分的支持，即所需要的支持服务是经常性的、短时间的需求，部分生活需由他人照料。

精神残疾四级：WHO-DAS Ⅱ值在 52 ~ 95 分，适应行为轻度障碍；生活上基本自理，但自理能力比一般人差，有时忽略个人卫生。能与人交往，能表达自己的情感，体会他人情感的能力较差，能从事一般的工作，学习新事物的能力比一般人稍差。偶尔需要环境提供支持，一般情况下生活不需要由他人照料。

思 考 题

1. 精神康复的三大原则是什么？
2. 精神残疾的定义及分级是什么？
3. 精神康复的方法有哪些？
4. 综合性案例题

患者，男，38 岁。患者于 18 岁首次发病，以频繁疑心、凭空闻声为主要表现，诊断"精神分裂症"，因患者服药依从性差，疾病反复波动，多次住院治疗。随着病情迁延，患者近几年疑心、凭空闻声减少，退缩懒散突出。平时在家生活自立差，不主动洗漱，需父母督促。每天睡觉多，上午 10 ~ 11 时起床，多在家里看电视、玩手机，很少出门，偶尔出门遛狗。对家里的事情也很少过问，不知道关心父母。

问题：

（1）针对此患者，可以从哪些方面进行康复评估，并简要叙述评估结果。

（2）如果你是康复治疗师，针对该案例如何制订康复计划？

（闫　芳）

第二十六章

社区精神卫生服务

第一节 概 述

社区（community）是指若干社会群体（家庭、氏族）或社会组织（机关、团体）聚集在某一地域里，形成一个在生活上相互关联的大集体。社区的概念，随着时代的变迁，涵盖了不同的范畴。

社区是一个随着人类社会发展而不断变化的概念。回顾人类社会发展的历程，不难看出社区是人类社会活动的产物。原始时期的生产、生活方式决定了社区结构以一个家庭（系）或若干个家庭（系）流动性的生活形式为其主要社区形式特征。由于生存的需要和自然环境的原因，多户人家的聚居以从事农业生产劳动为主，形成以村落为主要形式的农村社区。工业革命兴起后，在农村社区形成的同时，各类城镇由小到大、由少到多地形成了目前以工业生产、商业贸易、文化教育、交通运输为基础的新兴城市社区。社区的地域也由不断变动到相对固定，生产关系由相对简单到较为复杂。社区的不断发展和完善，人口逐渐增多，彼此之间的人际交往频度增多，相互承担的角色和功能是相互之间产生依赖的人际关系，经济的发展和现代化程度，对社区生活习俗产生着巨大的影响。简言之，随着时代的发展，社区的特征及功能将不断发生着变化。

目前的社区形式有两类：一类为与历史传统生活方式比较接近的农村社区，另一类则为具有多种功能的城市社区。

社会学家把社区的要素归结为以下4点：

1．它是以一定的生产关系与社会关系为基础组成的人群。

2．它有一定的地域界线，可以是某一行政区划，如区、县、街道、乡镇、居/村委会。

3．它形成了具有一定特点的行为规范和生活方式。

4．它的居民在感情和心理上具有对该社区的地方或乡土观念。

社区精神医学作为精神医学的一个重要分支，是在一定区域的社会人群中，应用普通精神医学、流行病学、社会心理学及其他行为科学的理论和技术，对精神疾病进行预防、治疗、康复和社会适应的统筹安排和管理，同时开展科学研究。

社区各项精神卫生工作通过社区精神卫生服务的开展得以实施。社区精神卫生服务是指应用社会精神病学的理论、研究方法和临床医学、预防医学等医疗技术，对社区人口中的精神疾病进行预防、治疗、康复，并为社区范围内的居民提供相应和必要的精神卫生服务。在服务对象上有广义与狭义之分。广义者，以社区中的全体居民为对象，即包括目前心理状态正常者，开展全方位式的服务，需要政府及其各部门与全社会的共同参与；狭义者，主要服务对象为社区中的现症精神疾病患者，由卫生健康委承担主要任务，同时也需要其他部门的协同和配合，我国现阶段的社区服务对象仍以后者为主，为那些目前症状不太严重的精神障碍患者提供监测、预防及早期治疗；为那些需要住院但暂时不能住院的急性精神障碍患者在家提供治疗服务。

第二节　社区精神卫生服务的组织形式

社区精神卫生服务的组织形式包括管理网络和业务网络。

一、管理网络

（一）建立省（市）、区（县）精神卫生工作领导与协调制度

国务院防治重大疾病工作部际联席会议（以下简称"联席会议"）制度是全国精神卫生工作领导与协调平台，由国家卫生健康委等30个部门和单位组成，办公室设在国家卫生健康委。其主要职责是在国务院领导下，统筹协调全国精神卫生工作，进行宏观指导；研究确定精神卫生工作方针政策和年度重点工作，并协调落实；指导、督促、检查精神卫生工作。联席会议制度各有关部门和单位按照《中华人民共和国精神卫生法》和相关政策要求，切实履行责任，形成工作合力，确保工作落到实处。

县级以上人民政府卫生行政部门会同有关部门依据国民经济和社会发展规划的要求，制定精神卫生工作规划并组织实施。

县级及以上卫生行政部门要主动配合当地人民政府建立精神卫生工作领导小组或部门协调工作机制，研究制定辖区精神卫生政策和相关制度，统筹协调解决综合管理、救治救助、人才培养、机构运行、保障等问题，负责组织辖区精神卫生工作的开展与督导。探索建立精神卫生专业机构、社区康复机构、社会组织和家庭相互支持的精神康复服务模式，完善医院康复和社区康复相衔接的服务机制。县级及乡镇（街道）卫生部门要与综治、公安、民政、人社、残联等部门建立信息共享机制，定期交换患者相关信息。

乡镇（街道）医疗卫生机构要主动配合当地政府建立由综治、卫生、公安、民政、司法行政、残联、老龄等单位参与的精神卫生综合管理小组。村（居）医务人员主动配合村（居）民委员会建立由综治网格员、基层医疗卫生机构负责精神疾病防治的工作人员（以下简称精防人员）、派出所民警、民政干事、残疾人专职委员、家属、志愿者等组成的患者关爱帮扶小组，定期召开例会，各部门根据工作实际通报重点工作情况。

（二）各主要相关部门分工及职责

1．卫生健康部门　负责制定精神卫生工作的规划、规范、技术标准；依照有关法律、法规规定实施精神卫生专业机构、精神卫生专业人员的准入和管理；组织精神疾病预防、治疗和康复工作的监督、检查、评估和技术指导；开展精神疾病调查和信息收集；指导医疗卫生机构按照国家、省（市）有关政策规定开展精神卫生工作。做好精神障碍患者的诊疗工作，掌握社区登记在档精神障碍患者的基本信息，对社区登记在档的精神障碍患者定期访视，做到"四清楚"（底数清、去向清、治疗情况清、精神状态清），做好患者的分期分级管理，加强对重点患者访视、给药及参与社区精神障碍患者康复的技术指导等工作。

2．公安部门　依法处置疑似严重精神障碍患者肇事肇祸案件；对有肇事肇祸行为或倾向的疑似严重精神障碍患者可以送医疗卫生机构进行诊断；对诊断结论表明需要住院治疗的，可

以由公安机关协助医疗机构采取措施予以实施。

3．民政部门 指导社区居（村）委会开展与精神卫生相关的工作；负责社会救助家庭中的精神障碍患者和服役期间患精神疾病的复员退伍军人的救助工作；依法做好城市流浪乞讨人员中的精神障碍患者的救助工作，及时联系医疗卫生机构，按照相关规定做好救治工作；协助相关部门推动开展社区精神卫生工作和开展针对精神残疾人员日常生活、职业技能的康复工作。

4．省（市）委社会工委 将加强精神卫生体系建设纳入本市社会建设规划，将心理健康纳入社区基本公共服务指导目录，协助相关部门，开展社区心理健康知识宣传教育和心理健康咨询服务，推进精神卫生相关的社会组织、社会工作人才队伍、志愿者建设工作。

5．残联部门 贯彻落实国家残疾人事业发展纲要，协调"社会化、综合性、开放式"精神疾病康复工作的实施；协助开展精神残疾康复工作，推动精神疾病康复机构和社区康复设施建设，促进精神残疾者平等参与社会生活；依法维护精神残疾者权益，协助相关部门做好贫困精神障碍患者救助工作；宣传普及精神卫生知识，提高公众精神健康意识。

6．综治部门 将严重精神障碍患者管控工作纳入社会管理综合治理考核内容，并加强督导检查。

7．街道、乡镇 根据本地区的实际情况，组织开展预防精神障碍发生、促进精神障碍患者康复等工作。负责指导村民委员会、居民委员会开展社区心理健康指导、精神卫生知识宣传教育活动，创建有益于居民身心健康的社区环境，提高居民的心理健康水平；对社区卫生服务机构、乡镇卫生院、村卫生室开展精神障碍康复、建立严重精神障碍患者健康档案、定期随访在家居住的严重精神障碍患者等工作给予指导和培训，为生活困难的精神障碍患者家庭提供帮助，为精神障碍患者融入社会创造条件。

二、业务网络

业务网络作为精神卫生服务的业务指导部门，同管理网络一样形成三级精神卫生服务网，在城市、农村存在不同的组织形式。

（一）城市社区精神卫生机构的组织形式

在大、中城市较为普遍的服务形式是省-市-区三级保健网，负责全省精神卫生工作。以北京市、上海市为例：市、区县及基层（街道、乡镇）分别建立由卫生健康、民政、公安等系统组成的精神病防治管理领导（协调）小组或联席会议，规划、协调与推动社区防治管理和康复工作的开展。市及区县领导小组设办公室，负责处理日常工作。市民政系统的精神病院主要是收治社会上"三无"患者和流浪人口中的精神疾病患者，公安系统的精神病医院主要收治社会上肇事肇祸的精神疾病患者和触犯刑律的精神疾病患者。

省级精神病院常常是全省精神病的医疗、教学和科研、防治工作的中心，负责规划、培训和指导全省精神病的防治管理和康复工作的实施。近年来，精神疾病的防治工作归入慢性病防治的范畴，地级市区逐渐成立了精神疾病预防控制机构，专门做本地区的精神疾病防治工作。

区县级精神病院是社区精神病防治网络的中心，根据辖区规划负责安排和指导本区精神疾病患者的防治管理和康复工作。社区卫生服务中心和社区卫生服务站是基层开展社区精神病防治管理和康复工作的第一线，通过这一级机构把防治管理和康复措施落实到每个患者，才能起到扎扎实实的效果。

（二）农村社区精神卫生机构的组织形式

目前，我国许多地区多以区县为单位建立区县、乡、村三级精神卫生防治及康复网点，把防治知识普及到乡村医生一级，以便兼职医务人员开设门诊、设立家庭病床及开展随访工作。首先是建立各级精神病防治工作领导小组，有各级卫生、民政、公安、残联等部门的领导参加，以领导和协调开展各级精神卫生工作。其次是建立以卫生部门为主体的各级业务指导体系及县、乡、村三级防治网，以开展家庭精神卫生服务为主要形式，进行精神病的防治和康复工作，并且把这项工作纳入基层卫生保健体系当中。实践证明，这是一条符合我国国情的农村精神病防治工作的重要途径。

第三节　基本公共卫生服务中的精神卫生服务内容

国家基本公共卫生服务项目自 2009 年启动，严重精神障碍患者管理服务规范是重要内容之一，主要由乡镇卫生院、社区卫生服务中心（站）等城乡基层医疗卫生机构负责组织实施，并免费向社区居民提供相关服务内容。自 2013 年人均新增费用倾向于严重精神障碍患者筛查和管理工作。基层各级精神卫生保健机构作为社区精神卫生服务的主要承担者，对于社区开展精神病的防治和康复起到了积极的作用。其他机构如残疾人联合会、公安部门和民政部门在社区精神卫生服务中也起着一定的作用。这对于使精神疾病患者能够就近诊治、早期诊断和早期治疗，提供持续性的综合性康复服务起到了相当大的作用。

一、服务对象

服务对象为辖区内常住居民中诊断明确、在家居住的严重精神障碍患者，主要包括精神分裂症、分裂情感性障碍、偏执性精神病、双相情感障碍、癫痫所致精神障碍、精神发育迟滞伴发精神障碍。

二、服务内容

包括患者信息管理、随访评估和分类干预及健康体检。

（一）患者信息管理

在将严重精神障碍患者纳入管理时，需由家属提供或直接转自原承担治疗任务的专业医疗卫生机构的疾病诊疗相关信息，同时为患者进行一次全面评估，为其建立居民健康档案，并按照要求填写严重精神障碍患者个人信息补充表。

（二）随访评估

对应管理的严重精神障碍患者每年至少随访 4 次，每次随访应对患者进行危险性评估；检查患者的精神状况，包括感觉、知觉、思维、情感和意志行为、自知力等；询问和评估患者的躯体疾病、社会功能情况、用药情况及各项实验室检查结果等。

（三）分类干预

根据患者危险性评估分级、社会功能状况、精神症状评估、自知力判断，以及患者是否存在药物不良反应或躯体疾病情况对患者开展分类干预，依病情变化及时调整随访周期。

1. 病情不稳定患者   若危险性为3～5级或精神症状明显、自知力缺乏、有严重药物不良反应或严重躯体疾病，对症处理后立即转诊到上级医院。必要时报告当地公安部门，2周内了解其治疗情况。对于未能住院或转诊的患者，联系精神专科医师进行相应处理，并在居委会人员、民警的共同协助下，至少每2周随访1次。

2. 病情基本稳定患者   若危险性为1～2级，或精神症状、自知力、社会功能状况至少有一方面较差，首先应判断是病情波动或药物疗效不佳，还是伴有药物不良反应或躯体症状恶化，分别采取在规定剂量范围内调整现用药物剂量和查找原因对症治疗的措施，2周时随访，若处理后病情趋于稳定者，可维持目前治疗方案，3个月时随访；未达到稳定者，应请精神专科医师进行技术指导，1个月时随访。

3. 病情稳定患者   若危险性为0级，且精神症状基本消失，自知力基本恢复，社会功能处于一般或良好，无严重药物不良反应，躯体疾病稳定，无其他异常，继续执行精神卫生医疗机构制定的治疗方案，3个月时随访。

4. 每次随访根据患者病情的控制情况，对患者及其家属进行有针对性的健康教育和生活技能训练等方面的康复指导，为家属提供心理支持和帮助。

（四）健康体检

在患者病情许可的情况下，征得监护人和（或）患者本人同意后，每年进行1次健康检查，可与随访相结合。内容包括一般体格检查、血压、体重、血常规（含白细胞分类）、转氨酶、血糖、心电图。

三、服务流程

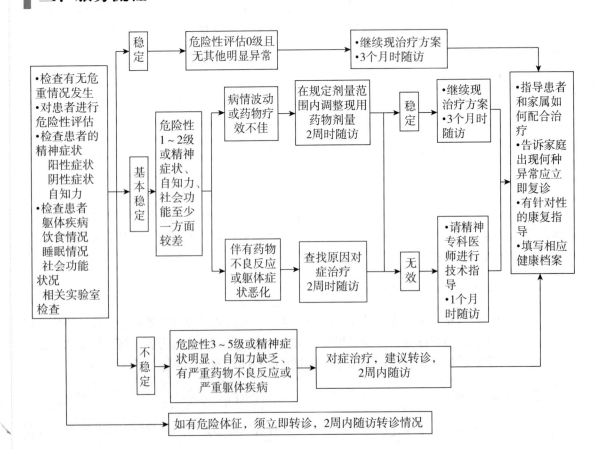

四、服务要求

1. 配备接受过严重精神障碍管理培训的专（兼）职人员，开展基本公共卫生服务中严重精神障碍管理规定的健康管理工作。

2. 与相关部门加强联系，及时为辖区内新发现的严重精神障碍患者建立健康档案并根据情况及时更新。

3. 随访包括预约患者到门诊就诊、电话追踪和家庭访视等方式。

4. 加强宣传，鼓励和帮助患者进行社会功能康复训练，指导患者参与社会活动，接受职业训练。

第四节　严重精神障碍的社区管理服务

社区精神卫生服务是由多学科团队提供的、患者参与的精神卫生服务，其功能是减少住院次数，提供康复服务，根据每个患者的需求提供相应的生活福利、开展个案管理及常规开展风险评估等。在精神卫生专业机构指导下，由基层医疗卫生机构承担患者社区管理服务。

一、主要的服务内容

（一）危险性评估

应对所有患者进行危险性评估，共分为 6 级。

0 级：无符合以下 1 ~ 5 级中的任何行为。

1 级：口头威胁、喊叫，但没有打砸行为。

2 级：打砸行为，局限在家里，针对财物，但被劝说制止。

3 级：明显打砸行为，不分场合，针对财物，不能接受劝说而停止。

4 级：持续的打砸行为，不分场合，针对财物或人，不能接受劝说而停止，包括自伤、杀人。

5 级：持械针对人的任何暴力行为，或者放火、爆炸等行为。无论在家里还是在公共场合。

（二）危重情况处置

观察、询问和检查有无出现暴力、自杀、自伤等危险行为，以及急性药物不良反应。若有，对症处理后立即转诊。

（三）分类干预

若无上述危重情况，应进一步评估患者病情。检查患者的精神状况，包括感觉、知觉、思维、情感和意志行为、自知力等，询问患者的躯体疾病、社会功能状况、服药情况及各项实验室检查结果等，并根据患者的精神症状是否消失、自知力是否完全恢复，工作、社会功能是否恢复，以及患者是否存在药物不良反应或躯体疾病情况，将患者分为病情稳定、基本稳定和不稳定 3 大类，进行分类干预。

如患者既往有暴力史、有滥用酒精 / 药物、被害妄想、威胁过他人、表达过伤害他人的想法、有反社会行为、情绪明显不稳或处在重大压力之下等情况，精防人员应在村（居）民委员会成员、民警的共同协助下，开展联合随访，并增加随访频次。

（四）精神康复

精神康复包括医院康复和社区康复，两者应有机衔接。详见第 25 章第四节。

康复服务人员与患者及家属共同制订个体化康复计划，开展康复技能训练。对住院患者，以帮助其正确认识疾病，学会按时服药和提高个人生活自理能力为主。对居家患者开展服药、生活技能、社交技能等方面的康复训练，同时指导患者家属协助患者进行相关康复训练，进一步提高患者服药依从性、复发先兆识别能力，逐步具备生活、社交和职业技能，改善患者生活质量，促进其回归社会。具备条件的地区，可建立患者个案管理团队，针对患者情况进行个案管理。

（五）健康教育与宣传

通过开展多种形式的健康教育和科普宣传，提高大众尤其是重点人群对精神卫生、心理健康的重视程度，对精神障碍的识别能力和就医意识，普及"精神障碍可防可治"的知识与理念，营造接纳、理解和关爱精神障碍患者的社会氛围。

（六）记录和网络报告

基层医疗卫生机构应按照《国家基本公共卫生服务规范》要求，对确诊的、在家居住的患者建立"居民个人健康档案"和"严重精神障碍患者个人信息补充表"；按规定分类随访干预登记患者，填写"严重精神障碍患者随访服务记录表"[相关表格参见《国家基本公共卫生服务规范（第 3 版）》]和"严重精神障碍患者个人信息和随访信息补充表"，并录入国家精神卫生信息管理系统。

随访中，发现患者死亡，或者外出打工、迁居他处、走失等，或者连续 3 次未访到，基层医疗卫生机构应填写"严重精神障碍失访（死亡）患者登记表"。

基层医疗卫生机构及市级精防机构按照《国家严重精神障碍基本数据收集分析系统管理规范（试行）》的具体要求进行患者信息网络报告。

二、个案管理

个案管理（case management）的服务形式用于精神卫生领域最早是在 20 世纪 60 年代。当时精神卫生服务的主流是将住院机构大量关闭（非住院化运动），发展以社区为基础的服务模式。其目的是避免多种社区服务的相互脱节，提高社区服务质量，以满足患者的多种需求。

个案管理（case management）是指对已经明确诊断的患者，根据患者的病情、社会经济状况和心理社会功能特点与需求，通过评估患者的精神症状、功能损害或者面临的主要问题，有针对性地为患者制定阶段性治疗方案，以及生活职业能力康复措施（又称"个案管理计划"）以使患者的疾病得到持续有效治疗，生活能力和劳动能力得到恢复，从而帮助患者重返社会生活。

个案管理有 5 大功能，即评估患者的需求，制订计划以满足上述需求，提供综合服务，监督并评估服务体系，随访并对患者进行评价。

个案管理员主要由精神科护士和社会工作者担任。他们代表患者的利益，力求同时满足精神疾病患者的生物、心理、社会需要。他们与患者定期联系，尊重患者的感受，了解患者的担心，满足患者的现实需要。他们与患者之间建立良好的关系对治疗效果至关重要，这种关系有赖于个案管理员对治疗的早期介入和评估。个案管理员的职责是协调并确保各项服务的实施。

个案管理模式可有"经纪人模式"和"治疗模式"。前者，在他人提供服务中个案管理员

（case manager）只是一名协调者；后者，个案管理员是治疗的主要提供者。经纪人的角色还表现在不同治疗机构间的转诊、帮助患者恢复学习和工作，或者协商社会保障事宜等。Rosen 1994 年描述说："个案管理将所有的治疗项目整合到一起，为患者提供综合的服务，以满足他们的特殊需要。从这个意义上说，个案管理员的职责远远超过一个服务经纪人的角色，他不是一个旅行社或者旅伴，而是一个导游、康复教练、咨询师、导师、倡导者和值得信赖的同盟者。"目前国内实施患者个案管理的人员以精防医师和精防护士为主，可以吸收经过相关培训并通过考试的社会工作者、心理卫生人员参加。上述人员组成个案管理组，根据各自的专业特长，分工合作。个案管理组长一般由精防医师担任，也可以由从事个案管理工作经验丰富的精防护士担任。个案管理组应取得负责患者治疗的精神科执业医师的支持和指导。

个案管理员应为患者的康复和预防复发制定长远目标，精神状况监测和心理教育应贯穿于疾病的各个阶段。

个案管理员的具体工作目标包括：①对患者的精神状况进行连续监测；②确保患者和家属或其他照料者充分地了解疾病和治疗的实质；③帮助患者缩短病程，合理用药；④减少住院治疗所致的创伤和焦虑；⑤为继发性疾病和精神疾病共病的发生寻求积极而充分的治疗；⑥帮助减少疾病对患者的心理社会环境造成的负面影响，比如人际关系、住房、教育、就业、财务保障等；⑦帮助患者康复，回归社会，重建正常生活。

个案管理计划分医疗计划、生活职业能力康复计划两个部分。医疗计划主要包括病史采集，患者精神、躯体状况、危险性、服药依从性和药物不良反应检查评估，制定包括药物治疗、药物管理和行为问题处理在内的医疗方案。生活职业能力康复计划主要包括患者个人日常生活、家务劳动、家庭关系、社会人际交往、社区适应、职业与学习状况、康复依从性与主动性检查评估，提出具体指导和康复措施等。

个案管理的干预等级显示了个案管理员的实际作用，其基本任务是监测患者的精神状况，更为复杂的任务包括共病问题的干预和人格问题的介入等。这些任务的完成取决于疾病的性质和严重程度、对治疗的反应、当今的医疗手段、心理和社会困扰、精神卫生服务体系和可利用的资源等多种因素。

三、应急处置

应急处置包括对有伤害自身、危害他人安全的行为或危险的疑似或确诊精神障碍患者，病情复发、急性或严重药物不良反应的精神障碍患者的紧急处置。

各地卫生健康行政部门要协调相关部门建立由精防人员、民警、村（居）民委员会成员、网格员等关爱帮扶小组成员和精神科医师、护士等组成的应急处置队伍，组织危险行为防范措施等相关培训，定期开展演练。患者家属、监护人也应当参与应急处置。

承担应急处置任务的精神卫生医疗机构应当建立绿色通道，接收需紧急住院或门急诊留观的应急处置患者；设立有专人值守的应急处置专用电话，实行 24 h 轮班；配备快速起效药物、约束带等应急处置工具包。参加应急处置的精神卫生专业人员应当为具有丰富临床经验的精神科执业医师和注册护士。

（一）应急处置工作流程

1. 伤害自身行为或危险的处置　包括有明显的自杀观念，或既往有自杀行为者，可能出现自伤或自杀行为者；已经出现自伤或者自杀行为，对自身造成伤害者。

获知患者出现上述行为之一时，精防人员应立即协助家属联系公安机关、村（居）民委员会及上级精神卫生专业机构，由家属和（或）民警协助将患者送至精神卫生专业机构或有抢救能力的医院进行紧急处置，如系服药自杀，应将药瓶等线索资料一同带至医院，协助判断所用药物名称及剂量。

2．危害公共安全或他人安全的行为或危险的处置　发现患者有危害公共安全或他人安全的行为或危险时，精防人员或其他相关人员应立刻通知公安民警，并协助其进行处置。精防人员应及时联系上级精神卫生专业机构开放绿色通道，协助民警、家属或监护人将患者送至精神卫生专业机构门急诊留观或住院。必要时，精神卫生专业机构可派出精神科医师和护士前往现场进行快速药物干预等应急医疗处置。

3．病情复发且精神状况明显恶化的处置　得知患者病情复发且精神状况明显恶化时，精防人员在进行言语安抚等一般处置的同时，应立即联系上级精神卫生专业机构进行现场医疗处置。必要时，协助家属/监护人将患者送至精神卫生专业机构门急诊留观或住院。

4．与精神疾病药物相关的急性不良反应的处置　发现患者出现急性或严重药物不良反应时，精防人员应及时联系上级精神卫生专业机构的精神科医师，在精神科医师指导下进行相关处置或转诊至精神卫生专业机构进行处置。

（二）常用处置措施

1．心理危机干预　根据现场情形判断现场人员的安全性，如果现场人员安全没有保障时，应退至安全地带尽快寻求其他人员的帮助。处置时应与患者保持一定的距离，观察好安全撤离路线。使用安抚性言语，缓解患者紧张、恐惧和愤怒情绪；避免给患者过度刺激，尊重、认可患者的感受；同时对现场其他人的焦虑、紧张、恐惧情绪给予必要的安慰性疏导。

2．保护性约束　保护性约束是为及时控制和制止危害行为发生或者升级，而对患者实施的保护性措施。经家属/监护人同意，协助民警使用有效的保护性约束手段对患者进行约束，对其所持危险物品及时全部搜缴、登记、暂存，将患者限制于相对安全的场所。

3．快速药物干预　根据病情精神科医师可采用以下药物进行紧急干预。氟哌啶醇肌内注射，可联合异丙嗪注射，必要时可重复使用；或氯硝西泮肌内注射，必要时可考虑重复使用；或齐拉西酮注射；或奥氮平口崩片口服。用药后，注意观察药物不良反应。

4．急性药物不良反应对症处理　参考抗精神病药物和心境稳定剂不良反应及处理。

（三）处置记录

对患者实施应急处置前或应急处置过程中，参加处置人员应与患者家属/监护人签署"严重精神障碍应急处置知情同意书"。患者家属/监护人无法及时赶到现场时，应由现场履行公务的民警或其他工作人员签字证实。

执行应急处置任务的精防人员或精神卫生专业人员，应在应急处置完成后24 h内填写"严重精神障碍患者应急处置记录单"一式三份。其中，一份交本级精防机构，一份留存基层医疗卫生机构，一份留应急医疗处置机构。

基层医疗卫生机构对已纳入管理的患者应在5个工作日内通过信息系统上报。对未纳入管理的患者，在确诊后的5个工作日内登记建档录入信息系统。符合《中华人民共和国精神卫生法》第三十条第二款第二项情形的患者直接纳入社区管理，其他患者在征得本人和（或）监护人同意后纳入社区管理。

思 考 题

1. 社区的概念及其四要素是什么?

2. 社区精神卫生服务的概念、服务对象是什么?

3. 简述精神疾病社区管理包括哪些主要内容。您认为哪些工作在精神疾病社区开展是最困难的? 您有何建议?

（闫 芳）

主要参考文献

[1] Guo T，Xiang YT，Xiao L，et al. Measurement-based care versus standard care for major depression：a randomized controlled trial with blind raters. the American Journal of Psychiatry，2015，172（10）：1004-1013.

[2] Yang J，Zheng P，Li Y，et al. Landscapes of bacterial and metabolic signatures and their interaction in major depressive disorders. Science Advances，2020，6（49）：eaba8555.

[3] Zheng P，Yang J，Li Y，et al. Gut microbial signatures can discriminate unipolar from bipolar depression. Advanced Science，2020，7（7）：1902862.

[4] Hu YD，Xiang YT，Fang JX，et al. Single i.v. ketamine augmentation of newly initiated escitalopram for major depression：results from a randomized，placebo-controlled 4-week study. Psychological Medicine，2016，46（3）：623-635.

[5] Xiao L，Zhu X，Gillespie A，et al. Effectiveness of mirtazapine as add-on to paroxetine v. paroxetine or mirtazapine monotherapy in patients with major depressive disorder with early non-response to paroxetine：a two-phase，multicentre，randomized，double-blind clinical trial. Psychological Medicine，2021，51（7）：1166-1174.

[6] Vigo D，Thornicroft G，Atun R．Estimating the true global burden of mental illness．Lancet Psychiatry，2016，3（2）：171-178.

[7] Baxter AJ，Charlson FJ，Hui GC，et al．Prevalence of mental，neurological，and substance use disorders in China and India：a systematic analysis. Lancet Psychiatry，2016，3（9）：832-841.

[8] Charlson FJ，Baxter AJ，Hui GC，et al．The burden of mental，neurological，and substance use disorders in China and India：a systematic analysis of community representative epidemiological studies．Lancet，2016，388（10042）：376-389.

[9] Maj M．Mood Disorders in ICD-11．European Psychiatry，2015，30：98-98.

[10] Whitty P，Gilbody S．Nice，but will they help people with depression? The new national institute for clinical excellence depression guidelines．British Journal of Psychiatry，2018，186（5）：177-178.

[11] Silove D，Alonso J，Bromet E，et al．Pediatric-onset and adult-onset separation anxiety disorder across countries in the World Mental Health Survey．Am J Psychiatry，2015，172（7）：647-656.

[12] 马辛，毛富强．精神病学．4版．北京：北京大学医学出版社，2019.

[13] 沈渔邨．精神病学．6版．北京：人民卫生出版社，2018.

[14] Gelder M，Harrison P，Cowen P．牛津精神病学教科书．刘协和，李涛，译．成都：四

川大学出版社，2010.

[15] 郭兰婷，郑毅. 儿童少年精神病学. 2版. 北京：人民卫生出版社，2016.

[16] 美国精神医学学会. 精神障碍诊断与统计手册：第5版. 张道龙，译. 北京：北京大学医学出版社，2015.

[17] 世界卫生组织. ICD-10精神与行为障碍分类. 范肖冬，汪向东，于欣，等译. 北京：人民卫生出版社，1993.

[18] 罗伯特. 美国精神障碍案例集. 庞天鉴，译. 北京：中国社会科学出版社，2000.

[19] 唐宏宇，方贻儒. 精神病学. 北京：人民卫生出版社，2014.

[20] 郑毅. 儿童注意缺陷多动障碍防治指南. 北京：北京大学医学出版社，2007.

[21] Stahl SM. Stahl精神药理学精要：神经科学基础与临床应用：第3版. 司天梅，黄继忠，于欣，译. 北京：北京大学医学出版社，2011.

[22] Hales RE. 精神病学教科书：第5版. 张明园，肖泽萍，译. 北京：人民卫生出版社，2010.

[23] 刘吉成，艾静. 精神药理学. 北京：人民卫生出版社，2016.

中英文专业词汇索引